CB019258

Pediatria

Instituto da Criança
Hospital das Clínicas

Editores da coleção
Benita G. Soares Schvartsman
Paulo Taufi Maluf Jr.
Magda Carneiro-Sampaio

Alergia e Imunologia para o Pediatra

3ª edição

Antonio Carlos Pastorino
Ana Paula Beltran Moschione Castro
Magda Carneiro-Sampaio

Editores da coleção

Benita G. Soares Schvartsman

Doutora em Pediatria pela FMUSP. Médica Assistente da Unidade de Nefrologia do Instituto da Criança do HCFMUSP.

Paulo Taufi Maluf Jr.

Professor Livre-Docente em Pediatria pela FMUSP. Médico Assistente da Unidade de Onco-Hematologia do Instituto da Criança do HCFMUSP. Responsável pelo Serviço de Pediatria do Hospital Nove de Julho, São Paulo, SP.

Magda Carneiro-Sampaio

Pediatra Especialista em Imunoalergologia, Professora Titular do Departamento de Pediatria da FMUSP e Presidente do Conselho Diretor do Instituto da Criança do HCFMUSP.

Alergia e Imunologia para o Pediatra

3ª edição

Coordenadores

Antonio Carlos Pastorino

Mestre e Doutor em Ciências pela FMUSP. Chefe da Unidade de Alergia e Imunologia – Departamento de Pediatria – HCFMUSP.

Ana Paula Beltran Moschione Castro

Mestre e Doutora em Ciências pela FMUSP. Médica Assistente da Unidade de Alergia e Imunologia do Instituto da Criança do HCFMUSP.

Magda Carneiro-Sampaio

Pediatra Especialista em Imunoalergologia, Professora Titular do Departamento de Pediatria da FMUSP e Presidente do Conselho Diretor do Instituto da Criança do HCFMUSP.

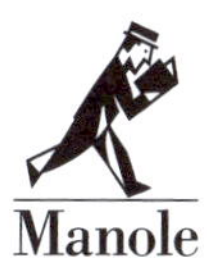

Manole

Este livro contempla as regras do Acordo Ortográfico da Língua Portuguesa de 1990, que entrou em vigor no Brasil.

Editora gestora: Sônia Midori Fujiyoshi
Editora: Patrícia Alves Santana
Capa: Hélio de Almeida
Projeto gráfico: Departamento de Arte da Editora Manole
Editoração eletrônica: Lira Editorial
Ilustrações: Alexandre Bueno e Lira Editorial

Dados Internacionais de Catalogação na Publicação (CIP)
(Câmara Brasileira do Livro, SP, Brasil)

Alergia e imunologia para o pediatra / coordenadores Antonio Carlos Pastorino, Ana Paula Belltran Moschione Castro, Magda Carneiro-Sampaio. -- 3. ed. -- Barueri, SP : Manole, 2018. -- (Coleção pediatria. Instituto da Criança HCFMUSP / editores Benita G. Soares Schvartsman, Paulo Taufi Maluf Jr., Magda Carneiro-Sampaio)

Vários autores.
Bibliografia.
ISBN: 978-85-204-5278-3

1. Alergia 2. Imunologia clínica 3. Medicina - Guias 4. Medicina preventiva 5. Pediatria I. Pastorino, Antonio Carlos. II. Castro, Ana Paula Belltran Moschione. III. Carneiro-Sampaio, Magda. IV. Schvartsman, Benita G. Soares. V. Maluf Junior, Paulo Taufi. IV. Série.

17-08422 CDD-618.92
NLM-WS 100

Índices para catálogo sistemático:
1. Medicina pediátrica 618.92
2. Pediatria : Medicina 618.92

1ª edição – 2009
2ª edição – 2010
3ª edição – 2018

Editora Manole Ltda.
Avenida Ceci, 672 – Tamboré
06460-120 – Barueri – SP – Brasil
Tel.: (11) 4196-6000
www.manole.com.br
info@manole.com.br

Impresso no Brasil | *Printed in Brazil*

Autores

Alexandra Sayuri Watanabe

Mestrado em Alergia e Imunologia Clínica pela Faculdade de Medicina da Universidade de São Paulo (FMUSP). Médica Responsável pelo Ambulatório de Anafilaxia do Hospital das Clínicas da FMUSP.

Ana Claudia Brandão

Pediatra com área de atuação em Alergia e Imunologia Pediátricas. Médica Responsável pelo Programa de Síndrome de Down do Hospital Israelita Albert Einstein.

Ana Paula Beltran Moschione Castro

Mestre e Doutora em Ciências pela Faculdade de Medicina da Universidade de São Paulo (FMUSP). Médica Assistente da Unidade de Alergia e Imunologia do Instituto da Criança (ICr) do Hospital das Clínicas da Faculdade de Medicina da Universidade de São Paulo (HCFMUSP). Especialista em Alergia e Imunologia pela Associação Brasileira de Alergia.

Andrea Keiko Fujinami Gushken

Mestre em Ciências pela FMUSP. Especialista em Alergia e Imunologia pela Associação Brasileira de Alergia e Imunopatologia (ASBAI). Especialista em Pediatria com certificado de atuação na área de Alergia e Imunologia Pediátrica pela Sociedade Brasileira de Pediatria (SBP).

Andréia C. Rangel Santos

Biologista no Laboratório de Investigação Médica 36 (LIM-36) no Instituto da Criança (ICr) do Hospital das Clínicas da Faculdade de Medicina da Universidade de São Paulo (HCFMUSP).

Antonio Carlos Pastorino

Mestre e Doutor em Ciências pela Faculdade de Medicina da Universidade de São Paulo (FMUSP). Chefe da Unidade de Alergia e Imunologia do Departamento de Pediatria da FMUSP.

Beatriz Tavares Costa Carvalho

Professora Livre-docente da Disciplina de Alergia, Reumatologia e Imunologia Clínica do Departamento de Pediatria da Universidade Federal de São Paulo (Unifesp).

Beni Morgenstern

Especialista em Alergia e Imunologia pela Associação Brasileira de Alergia e Imunologia (ASBAI). Especialista em Pediatria pela Sociedade Brasileira de Pediatria (SBP). Médico Assistente da Enfermaria de Especialidades ESP-1 do Instituto da Criança (ICr) do Hospital das Clínicas da Faculdade de Medicina da Universidade de São Paulo (HCFMUSP).

Carolina Sanchez Aranda

Mestre e Doutora em Pediatria pela Universidade Federal de São Paulo (Unifesp). Pesquisadora Associada à Disciplina de Alergia e Imunologia Clínica do Departamento de Pediatria da Unifesp.

Claudia Pech Garcia Barbosa

Mestre em Ciências pela Faculdade de Medicina da Universidade de São Paulo (FMUSP). Especialista em Alergia e Imunologia pela Associação Brasileira de Alergia e Imunopatologia (ASBAI) e pela Sociedade Brasileira de Pediatria (SBP). Médica Preceptora do Hospital Martagão Gesteira.

Cleonir de Moraes Lui Beck

Mestre em Ciências pela Faculdade de Medicina da Universidade de São Paulo (FMUSP). Especialista em Alergia e Imunologia pela Associação Brasileira de Alergia e Imunopatologia (ASBAI). Especialista em Pediatria com certificado de atuação na área de Alergia e Imunologia Pediátrica pela Sociedade Brasileira de Pediatria (SBP). Médica Colaboradora da Unidade de Alergia e Imunologia do Instituto da Criança (ICr) do Hospital das Clínicas da FMUSP.

Clóvis Eduardo Santos Galvão

Professor Colaborador Médico da Disciplina de Imunologia Clínica e Alergia da Faculdade de Medicina da Universidade de São Paulo (FMUSP). Médico Assistente do Serviço de Imunologia do Hospital das Clínicas da FMUSP, responsável pelo setor de provas diagnósticas.

Cristiane de Jesus Nunes dos Santos

Médica Assistente da Unidade de Alergia e Imunologia do Instituto da Criança (ICr) do Hospital das Clínicas da Faculdade de Medicina da Universidade de São Paulo (HCFMUSP). Especialista em Pediatria pela Sociedade Brasileira de Pediatria (SBP). Especialista em Alergia e Imunologia pela Associação Brasileira de Alergia e Imunologia (ASBAI).

Cristina Maria Kokron

Mestrado e Doutorado pela Universidade Federal de São Paulo (Unifesp). Especialista em Alergia e Imunologia pela Associação Brasileira de Alergia e Imunologia (ASBAI). Cocoordenadora do Ambulatório de Imunodeficiências Primárias do Hospital das Clínicas da Faculdade de Medicina da Universidade de São Paulo (HCFMUSP). Vice-diretora do Laboratório de Imunologia Clínica e Alergia (LIM-60) do HCFMUSP.

Dewton de Moraes Vasconcelos

Médico formado pela Faculdade de Medicina de Marília (FAMEMA). Residência em Imunologia Clínica e Alergologia pelo Hospital do Servidor Público Estadual (HSPE). Especialista em Alergologia e Imunologia Clínica pela Associação Brasileira de Alergia e Imunopatologia (ASBAI). Mestrado em Alergologia e Imunopatologia pela Faculdade de Medicina da Universidade de São Paulo (FMUSP). Doutorado em Imunologia pelo Instituto de Ciências Biomédicas da Universidade de São Paulo (ICB-USP). Médico Responsável pelo Ambulatório de Manifestações Dermatológicas das Imunodeficiências Primárias (ADEE-3003) do Serviço de Dermatologia do Hospital das Clínicas da FMUSP. Médico Pesquisador Associado ao Laboratório de Investigação Médica – Unidade 56 (Laboratório de Investigação em Dermatologia e Imunodeficiências) do Departamento de Dermatologia da FMUSP. Responsável pela linha de pesquisa em Imunodeficiências Primárias.

Diogo Cordeiro de Queiroz Soares

Médico Geneticista pelo Hospital das Clínicas da Faculdade de Medicina da Universidade de São Paulo (HCFMUSP). Especialista e Membro Titular da Sociedade Brasileira de Genética Médica. Doutorando em Ciências pela Universidade de São Paulo. Médico Titular do Departamento de Oncogenética do A.C. Camargo Cancer Center. Médico Geneticista do Núcleo de Medicina Avançada do Hospital Sírio-Libanês. Pesquisador e Responsável pelo Ambulatório de Imunogenética da Unidade de Genética do Instituto da Criança do HCFMUSP.

Dirceu Solé

Professor Titular e Livre-docente da Disciplina de Alergia, Imunológico Clínica e Reumatologia do Departamento de Pediatria da Escola Paulista de Medicina da Universidade Federal de São Paulo (Unifesp).

Fábio Fernandes Morato Castro

Professor Associado Livre-docente da Disciplina de Imunologia Clínica e Alergia da Faculdade de Medicina da Universidade de São Paulo (FMUSP). Supervisor do Serviço de Imunologia do Hospital das Clínicas da FMUSP.

Glauce Hiromi Yonamine

Nutricionista das Unidades de Alergia e Imunologia e Gastroenterologia do Instituto da Criança (ICr) do Hospital das Clínicas da Faculdade de Medicina da Universidade de São Paulo (HCFMUSP). Mestre em Ciências pelo Departamento de Pediatria da FMUSP. Especialista em Saúde, Nutrição e Alimentação Infantil pela Universidade Federal de São Paulo (Unifesp).

Gustavo F. Wandalsen

Mestre e Doutor em Ciências pela Universidade Federal de São Paulo (Unifesp). Professor Adjunto da Disciplina de Alergia, Imunologia Clínica e Reumatologia do Departamento de Pediatria da Escola Paulista de Medicina.

Herberto José Chong Neto

Pós-doutor em Saúde da Criança e do Adolescente pela Universidade Federal do Paraná. Professor Adjunto III de Pediatria da Universidade Federal do Paraná.

João Bosco de Oliveira Filho

Pós-doutorado em Imunologia pelo National Institutes of Health, EUA. Doutor em Patologia pela Universidade de São Paulo (USP). Pesquisador do National Institutes of Health.

José Alexandre Marzagão Barbuto

Professor Associado do Departamento de Imunologia do Instituto de Ciências Biomédicas. Disciplina de Medicina Molecular do Departamento de Clínica Médica da Faculdade de Medicina da Universidade de São Paulo (FMUSP).

Julia Diva Zavariz

Médica e Radiologista pela Faculdade de Medicina do ABC. Assistente de Direção e de Ensino do Instituto de Radiologia (InRad) do Hospital das Clínicas da Faculdade de Medicina da Universidade de São Paulo (HCFMUSP). Coordenadora Local do Centro de Ensino e Pesquisa em Ultrassonografia do Grupo Diagnósticos da América S/A (DASA).

Juliana Amorim Teixeira

Residência em Radiologia pela Faculdade de Medicina do ABC.

Juliana Folloni Fernandes

Médica Onco-hematologista Pediátrica. Responsável pela Unidade de Transplante de Células-Tronco Hematopoéticas do Instituto da Criança (ICr) do Hospital das Clínicas da Faculdade de Medicina da Universidade de São Paulo (HCFMUSP). Médica da Unidade de Hematologia e Transplante de Medula Óssea do Hospital Israelita Albert Einstein.

Leila Ferreira dos Santos Garcia

Mestre em Ciências pela Faculdade de Medicina da Universidade de São Paulo (FMUSP). Enfermeira do Hospital-Dia e do Ambulatório de Especialidades do Instituto da Criança (ICr) do Hospital das Clínicas da FMUSP.

Letícia Bellinaso Ferreira

Especialista em Pediatria pela Sociedade Brasileira de Pediatria (SBP). Especialista em Alergia e Imunologia pela Associação Brasileira de Alergia e Imunopatologia (ASBAI). Médica da Divisão de Saúde Suplementar do Instituto da Criança (ICr) do Hospital das Clínicas da Faculdade de Medicina da Universidade de São Paulo (HCFMUSP).

Lisa Suzuki

Doutora em Radiologia pela Faculdade de Medicina da Universidade de São Paulo (FMUSP). Coordenadora da Radiologia do Instituto da Criança (ICr) do Hospital das Clínicas da FMUSP (HCFMUSP).

Luís Eduardo Coelho Andrade

Doutor, Pós-doutor e Livre-docente. Professor Associado da Disciplina de Reumatologia da Escola Paulista de Medicina da Universidade Federal de São Paulo (Unifesp).

Luis Felipe Chiaverini Ensina

Especialista em Alergia e Imunologia pela Associação Brasileira de Alergia e Imunopatologia (ASBAI)/AMB. Mestre em Imunologia pela Faculdade de Medicina da Universidade de São Paulo (FMUSP). Co-responsável pelo Ambulatório de Alergia a Fármacos e Urticária da Disciplina de Alergia, Imunologia Clínica e Reumatologia do Departamento de Pediatria da Universidade Federal de São Paulo (Unifesp).

Luiz Antonio Nunes de Oliveira

Especialista em Diagnóstico por Imagem pelo MEC e pelo Colégio Brasileiro de Radiologia e Diagnóstico por Imagem (CBR). Médico Assistente do Instituto da Criança (ICr) do Hospital das Clínicas da Faculdade de Medicina da Universidade de São Paulo (HCFMUSP). Coordenador do Suporte em Eventos Adversos em Diagnóstico por Imagem da Sociedade Paulista de Radiologia (SEADI-SPR).

Magda Carneiro-Sampaio

Pediatra Especialista em Imunoalergologia. Professora Titular do Departamento de Pediatria da Faculdade de Medicina da Universidade de São Paulo (FMUSP). Presidente do Conselho Diretor do Instituto da Criança (ICr) do Hospital das Clínicas da FMUSP.

Marcelo Genofre Vallada

Pediatra. Mestrado e Doutorado em Pediatria pela Faculdade de Medicina da Universidade de São Paulo (FMUSP). Médico Responsável pela Unidade de Vacinas e Imunobiológicos Especiais do Instituto da Criança (ICr) do Hospital das Clínicas da FMUSP. Editor Associado da Revista do Instituto de Medicina Tropical de São Paulo.

Marcília Sierro Grassi

Médica Assistente da UTI neonatal do Instituto da Criança (ICr) do Hospital das Clínicas da Faculdade de Medicina da Universidade de São Paulo (HCFMUSP).

Mariana Machado Forti Nastri

Mestranda pelo Departamento de Pediatria da Faculdade de Medicina da Universidade de São Paulo (FMUSP). Médica da Divisão de Saúde Suplementar do Instituto da Criança (ICr) do Hospital das Clínicas da FMUSP. Especialista em Pediatria pela Sociedade Brasileira de Pediatria (SBP). Especialista em Alergia e Imunologia pela Associação Brasileira de Alergia e Imunologia (ASBAI).

Mayra de Barros Dorna

Mestre em Ciências pela Faculdade de Medicina da Universidade de São Paulo (FMUSP). Médica Assistente da Unidade de Alergia e Imunologia do Instituto da Criança (ICr) do Hospital das Clínicas da FMUSP.

Myrthes Anna Maragna Toledo Barros

Médica Supervisora do Serviço de Imunologia Clínica e Alergia do Hospital das Clínicas da Faculdade de Medicina da Universidade de São Paulo (HCFMUSP).
Doutora em Microbiologia e Imunologia pela Universidade Federal de São Paulo (Unifesp). Cocoordenadora do Ambulatório de Imunodeficiências Primárias e Coordenadora do Ambulatório deDoenças Autoimunes e Autoinflamatórias da Disciplina de Imunologia Clínica e Alergia do HCFMUSP.

Nelson Augusto Rosário Filho

Professor Titular de Pediatria Universidade Federal do Paraná (UFPR). Coordenador do Programa de Residência em Alergia pediátrica da UFPR. Especialista em Alergia, State University of New York at Buffalo. Presidente Vitalício da Associação Brasileira de Alergia e Imunopatologia (ASBAI).

Octávio Greco

Disciplina de Imunologia Clínica e Alergia do Departamento de Clínica Médica da Faculdade de Medicina da Universidade de São Paulo (FMUSP).

Patricia Palmeira

Doutora em Imunologia, Pesquisadora Científica do Laboratório de Investigação em Pediatria Clínica (LIM-36) do Hospital das Clínicas da Faculdade de Medicina da Universidade de São Paulo (HCFMUSP).

Rejane Rimazza Dalberto Casagrande

Mestre e Doutor em Ciências pela Faculdade de Medicina da Faculdade de Medicina da Universidade de São Paulo (FMUSP). Médica Pesquisadora da Unidade de Alergia e Imunologia do Departamento de Pediatria da FMUSP.

Simone Corrêa-Silva

Mestre e Doutora em Imunologia pelo Instituto de Ciências Biomédicas da Universidade de São Paulo. Professora Titular da Universidade Paulista (Unip). Pesquisadora Associada ao Departamento de Pediatria da Universidade de São Paulo (FMUSP).

Sumário

Prefácio à 3ª edição XVII
Prefácio da 2ª edição XIX
Prefácio da 1ª edição XXI
Introdução. XXIII

Seção I – Aspectos gerais do sistema imunológico

1 Uma visão geral do sistema imunológico 2
José Alexandre Marzagão Barbuto

2 Resposta imune da criança normal 16
Magda Carneiro-Sampaio, Patricia Palmeira

3 Reações de hipersensibilidade 34
Myrthes Anna Maragna Toledo Barros, Octávio Greco

Seção II – Imunodeficiências primárias – IDP

4 Imunodeficiências primárias – sinais de alerta 72
Mayra de Barros Dorna, Cristiane de Jesus Nunes dos Santos,
Magda Carneiro-Sampaio

5 Imunodeficiências primárias 77
Beatriz Tavares Costa Carvalho, Cristina Maria Kokron, Mayra de Barros Dorna

6 Tratamento das imunodeficiências primárias 144
Antonio Carlos Pastorino, Juliana Folloni Fernandes, Leila Ferreira dos Santos Garcia

Seção III – Imunodeficiências secundárias

7 Síndromes de Down, de DiGeorge e outras bem definidas associadas com imunodeficiência 162
Magda Carneiro-Sampaio, Diogo Cordeiro de Queiroz Soares, Antonio Carlos Pastorino, Marcília Sierro Grassi

8 Imunodeficiências secundárias a distúrbios nutricionais e metabólicos 186
Simone Corrêa-Silva, Antonio Carlos Pastorino

9 Outras imunodeficiências secundárias 191
Antonio Carlos Pastorino, Beni Morgenstern, Mariana Machado Forti Nastri

Seção IV – Principais doenças alérgicas

10 Asma 208
Antonio Carlos Pastorino, Rejane Rimazza Dalberto Casagrande

11 Rinite alérgica 231
Antonio Carlos Pastorino

12 Alergia alimentar 252
Ana Paula Beltran Moschione Castro, Ana Claudia Brandão, Andrea Keiko Fujinami Gushken, Cleonir de Moraes Lui Beck

13 Tratamento da alergia alimentar e uso de fórmulas especiais 277
Ana Paula Beltran Moschione Castro, Glauce Hiromi Yonamine, Claudia Pech Garcia Barbosa

14 Dermatite atópica e outras dermatoses alérgicas 290
Ana Paula Beltran Moschione Castro, Ana Claudia Brandão

15 Urticárias agudas e crônicas 312
Cleonir de Moraes Lui Beck, Letícia Bellinaso Ferreira, Ana Paula Beltran Moschione Castro

16 Reações adversas a drogas 328
Luis Felipe Chiaverini Ensina, Cristiane de Jesus Nunes dos Santos

17 Alergia a ferroadas de himenópteros 347
Alexandra Sayuri Watanabe, Fábio Fernandes Morato Castro

18 Outras doenças com envolvimento eosinofílico e IgE 363
Antonio Carlos Pastorino, Mariana Machado Forti Nastri, Diogo Cordeiro de Queiroz Soares, Magda Carneiro-Sampaio

19 Anafilaxia. 379
Nelson Augusto Rosário Filho, Herberto José Chong Neto

Seção V – Investigação diagnóstica em alergia e imunologia

20 Investigação laboratorial das imunodeficiências primárias 394
Dewton de Moraes Vasconcelos, João Bosco de Oliveira Filho,
Luís Eduardo Coelho Andrade

21 Diagnóstico por imagem nas imunodeficiências primárias 419
Luiz Antonio Nunes de Oliveira, Lisa Suzuki, Julia Diva Zavariz,
Juliana Amorim Teixeira

22 Quando e como utilizar testes genéticos na pesquisa de imunodeficiências primárias 437
Diogo Cordeiro de Queiroz Soares, Cristiane de Jesus Nunes dos Santos,
Andréia C. Rangel Santos

23 Investigação laboratorial em alergias 450
Clóvis Eduardo Santos Galvão, Fábio Fernandes Morato Castro

Seção VI – Prevenção nas doenças imunoalérgicas

24 Vacinação do paciente alérgico e imunodeficiente. 462
Marcelo Genofre Vallada, Mayra de Barros Dorna

25 Prevenção das doenças alérgicas 475
Carolina Sanchez Aranda, Gustavo F. Wandalsen, Dirceu Solé

Índice remissivo. 483
Encarte – imagens coloridas. E-1

Prefácio à 3ª edição

"A saúde ou a doença são a expressão da experiência, do sucesso ou da derrota, do organismo em sua capacidade de se adaptar às alterações do meio ambiente."

Rene Dubos, 1965.

Nossa especialidade, alergia e imunologia clínica, por muitos anos foi considerada empírica, com poucos fundamentos científicos. Hoje, porém, nós nos encontramos diante de um momento diferente, importante para a reflexão e introspecção sobre o que somos e o que queremos ser. A especialidade tem mudado sobremaneira, pois, mesmo com todo o avanço da medicina, as doenças alérgicas têm se manifestado de forma epidêmica, com aumentos expressivos de sua prevalência, com números bastante preocupantes. No entanto, o fato é que hoje, no Brasil, nossa especialidade vem ganhando força e reconhecimento pela população e pela classe médica de forma geral, não só pela demanda crescente ou pelo desenvolvimento técnico-científico mundial, diagnóstico e/ou terapêutico, mas também pelo estabelecimento de estruturas fortes de ensino, pesquisa e assistência em nossas universidades e hospitais. Com isso, temos conseguido a capilaridade necessária para que a difusão do conhecimento seja efetiva e que novos núcleos de conhecimento da especialidade sejam estabelecidos em todo o Brasil.

O aumento das alergias é preocupante, podendo atingir em mais alguns anos pelo menos 50% da população, o que significa que necessitamos estar preparados para isso. Isso nos faz refletir sobre o que está realmente acontecendo? Como o desenvolvimento da civilização e aumento da sobrevida, aparentemente tão positivos, contribuem de forma tão negativa? Estudos recentes caminham na direção da disbiose, ressaltando a importância do equilíbrio da população gigante de bactérias que vivem e convivem conosco e também nos fazem viver e morrer. Outras teorias inferem essa responsabilidade à vida urbana, aos costumes e aos hábitos da cidade. Ou seriam os desreguladores ambientais? O que exatamente tem interferido de forma tão significativa? Alimentos geneticamente modificados? Preferência por partos cesárea? Agrotóxicos? Poluição? Uso indiscriminado de antibióticos? Ou a interação de vários desses aspectos? A verdade inexorável é que, como especialistas, teremos de estar cientificamente preparados para tudo isso.

Fui convidado a escrever o Prefácio deste livro *Alergia e imunologia para o pediatra*, já em sua terceira edição, que em minha opinião transcende o especialista em pediatria e atinge também de forma certeira estudantes, residentes, clínicos e médicos especialistas com interesse na área. Para mim foi uma honra escrever este texto, não só por considerar a difusão do conhecimento fundamental no desenvolvimento de uma especialidade, mas também, neste caso, pela alta qualidade do conteúdo e dos autores.

Tenho profundo respeito e admiração pelos editores, professora Magda Maria Sales Carneiro-Sampaio, Titular da Disciplina de Pediatria da Faculdade de Medicina da Universidade de São Paulo (FMUSP) e Presidente do Conselho Diretor do Instituto da Criança, Dr. Antonio Carlos Pastorino, chefe da Unidade de Alergia e Imunologia do Departamento de Pediatria (Instituto da Criança) da FMUSP e Dra. Ana Paula Beltran Moschione Castro, médica da Unidade de Alergia e Imunologia (Instituto da Criança) da FMUSP, por serem professores de graduação, orientadores de pós-graduação, formadores de incontáveis médicos especialistas de elevada qualidade, futuros líderes para as diferentes regiões do Brasil.

Neste livro os Editores convidaram especialistas e professores brasileiros com muita experiência na área para a execução, com qualidade científica e didática, de um texto objetivo que abrange desde mecanismos básicos de imunologia e hipersensibilidade, passando pelo racional clínico e pelas imunodeficiências primárias e secundárias, até às diferentes doenças alérgicas da criança com abordagens diagnósticas e terapêuticas de vanguarda. Certamente, será de muito interesse e proveito àqueles que desejam aprofundar seus conhecimentos em alergia e imunologia clínica, assim como àqueles que desejam exercer a medicina de forma efetiva em sua prática clínica.

Hoje, em meio a tantas dificuldades políticas e socioeconômicas de nosso país, é gratificante ver que ainda existem pessoas que se dedicam, de forma incondicional, ao estudo aprofundado da alergia, à estruturação de instituições fortes de ensino, assistência e pesquisa, à difusão do conhecimento. Tudo isso com o objetivo primordial: a saúde de nossas crianças... a saúde de nosso futuro.

Fábio F. Morato Castro

Professor Associado Livre-Docente da Disciplina de Imunologia Clínica e Alergia da Faculdade de Medicina da Universidade de São Paulo e Supervisor do Serviço de Imunologia Clínica e Alergia do Instituto Central do Hospital das Clínicas da Faculdade de Medicina da Universidade de São Paulo

Prefácio da 2ª edição

O convite da Profa. Dra. Cristina Miuki Abe Jacob e do Dr. Antonio Carlos Pastorino para que também prefaciasse a 2ª edição do livro *Alergia e imunologia para o pediatra* trouxe-me um júbilo muito especial. Primeiramente, porque é grande minha alegria em ver a trajetória vitoriosa deste grupo que fundei no Instituto da Criança em 1978. Hoje liderado pela Profa. Cristina, conta com a colaboração, além do Dr. Pastorino, das Dras. Angela Bueno Ferraz Fomin e Ana Paula Beltran Moschione Castro, no momento em que ambas acabam de completar seu doutorado sob a orientação da Profa. Cristina. Trata-se, portanto, de uma Unidade de Especialidade com todos os membros de sua equipe academicamente titulados, e cada um envolvido em uma linha diferente de pesquisa, consolidando-se como uma liderança em suas respectivas áreas de atuação. Outra razão para grande alegria é ver o desenvolvimento que a especialidade Alergia e Imunologia Pediátrica vem alcançando dentro da Pediatria brasileira, levando a uma disseminação de boas práticas diagnósticas e terapêuticas a todos os recantos do país.

Como já é bem conhecido, parte significativa das doenças mais frequentes da prática pediátrica constitui enfermidades do sistema imune. A asma brônquica representa hoje, no mundo ocidental, a doença crônica mais comum da criança, do adolescente e do adulto jovem. As doenças alérgicas respiratórias acometem pelo menos 20% da população geral. No que se refere às imunodeficiências primárias (IDP), estima-se que uma em cada 500 pessoas na população geral tenha alguma forma de IDP, e que um em cada 10 mil nascidos vivos apresente uma IDP grave, algumas das quais requerendo transplante de células-tronco hematopoiéticas. As imunodeficiências secundárias a uso de drogas imunossupressoras, distúrbios nutricionais variados e transplantes de órgãos representam um contingente crescente de casos, também dentro da clínica pediátrica. Também no ensino, o grupo de alergoimunologistas do Instituto da Criança tem atuação de destaque, formando a cada ano um número significativo de novos especialistas, além de desenvolver trabalho relevante em educação continuada.

O próprio livro é uma demonstração da competência científico-profissional do grupo e de sua capacidade de articulação interna e externa. Trata-se de uma obra que tem, por um lado, bom conteúdo conceitual sobre os fenômenos fisiopatológicos que permeiam várias doenças do sistema imune na criança, em especial as de natureza alérgica e as imunodeficiências primárias; por outro, a obra tem cunho prático, de orientação de condutas diagnósticas e terapêuticas, visando a apoiar o pediatra na sua prática cotidiana, o que representa o caráter inovador de toda a coleção Pediatria do Instituto da Criança, que já alcançou 14 diferentes volumes e inicia a 2ª edição de algumas obras. Cabe ainda chamar a atenção à colaboração de alguns médicos em processo de formação no grupo, assim como destacar – e agradecer – a cooperação de colegas de reconhecida competência que atuam em outras instituições, em especial a Unifesp-EPM e as Universidades Federais do Paraná e de Goiás, além dos colegas do Serviço de Alergia e Imunologia do Departamento de Clínica Médica do nosso próprio Hospital.

Os dois capítulos iniciais trazem conceitos atualizados sobre o funcionamento e o desenvolvimento do sistema imune. Os seguintes abordam aspectos clínicos, laboratoriais e terapêuticos das imunodeficiências primárias e secundárias e, na terceira parte do livro, abordam-se as doenças alérgicas, em que também são incluídos aspectos de prevenção. Na nova edição, foram acrescentados capítulos sobre alergia a drogas e a picadas de insetos, questões pertinentes no cotidiano do pediatra.

Concluo agradecendo a oportunidade de poder me manifestar dentro desta obra tão valiosa e significativa.

Magda Carneiro-Sampaio
Professora Titular do Departamento de Pediatria e
Presidente do Conselho Diretor do Instituto da Criança

Prefácio da 1ª edição

O lançamento deste livro tem um significado muito especial, pois coincide com a comemoração dos 30 anos da Unidade de Alergia e Imunologia do Instituto da Criança do HCFMUSP, fundada em 1978. Criada inicialmente para o atendimento de crianças com alergia respiratória e infecções de repetição, foi pioneira na identificação de imunodeficiências primárias, ainda na década de 1970, e dos primeiros casos de crianças infectadas pelo vírus HIV, em meados dos anos 1980.

A criação da Unidade de Alergia e Imunologia foi uma resposta ao grande desenvolvimento que a Imunologia alcançava na época e tenho muita satisfação em constatar que a Unidade continua acompanhando os enormes progressos da área. Tem contado com a colaboração de outros grupos de pesquisadores da FMUSP e vem implantando técnicas genético-moleculares para o diagnóstico de imunodeficiências primárias. Recentemente, a Unidade passou a fazer parte de um grande programa institucional de transplante de células hematopoiéticas. Já no campo das doenças alérgicas, as doenças crônicas mais comuns da infância e adolescência, a Unidade tem se destacado na área da alergia alimentar.

A Unidade de Alergia e Imunologia conta hoje com a colaboração de três médicos assistentes (Antonio Carlos Pastorino, Ângela Bueno Ferraz Fomin e Ana Paula Moschione Castro), chefiada pela Profa. Dra. Cristina Miuki Abe Jacob e tem em mim, professora titular e fundadora da mesma, uma colaboradora e incentivadora constante. Além dos médicos, tem, desde a sua fundação, a valiosa colaboração de uma equipe multiprofissional, que contribui para que seja oferecida uma atenção global aos pacientes e seus familiares.

Ao longo dessas três décadas de atividade, a Unidade formou um número significativo de profissionais médicos e paramédicos, que hoje atuam em vários estados do Brasil e em outros países. Neste momento, cerca de 30 jovens médicos estão fazendo estágios de especialização e pós-graduação *stricto sensu*, muitos dos quais participaram da elaboração deste livro.

Falando do livro propriamente dito, como os demais da Coleção Pediatria do Instituto da Criança, ele é voltado para o pediatra geral, que lida com muitos pacientes alérgicos e com casos de infecções graves e de repetição no seu dia a dia, mas também pode ser de grande auxílio aos especialistas que se iniciam nessa área. Contempla as duas grandes áreas de Imunologia Clínica (Parte I) e da Alergia (Parte II). A sequência dos capítulos da primeira parte tem por objetivo introduzir o leitor no conhecimento da Imunologia básica e do desenvolvimento do sistema imune na criança, além de apresentar uma visão da relação patógeno-hospedeiro (Capítulos 1 e 2). Nos demais capítulos são descritas as principais imunodeficiências primárias, enfatizando seu diagnóstico e tratamento. Na Parte II, destaca-se o capítulo sobre reações de hipersensibilidade, que introduz os demais textos sobre as principais doenças alérgicas, e o capítulo final, sobre prevenção, que retoma o papel fundamental do pediatra no reconhecimento precoce dessas doenças e na atuação preventiva junto às famílias alérgicas e com imunodeficiência.

Mais que honrada, sinto-me orgulhosa em fazer o prefácio deste livro coordenado e elaborado por amigos e colaboradores do Instituto da Criança e de outras renomadas instituições. Espero que a leitura dos textos estimule o aprofundamento dos conhecimentos na área da Imunologia aplicada à Pediatria e, especialmente, que auxilie no atendimento de pacientes e seus familiares com doenças alérgicas ou imunodeficiências.

Magda Carneiro-Sampaio
Professora Titular de Pediatria da FMUSP

Introdução

Quando foi proposta a realização deste livro na 1ª edição, ficamos contentes e com a responsabilidade de transmitir nossos conhecimentos sobre os aspectos epidemiológicos, fisiopatológicos, diagnósticos e terapêuticos. Contamos com a experiência e o conhecimento da Profa. Cristina Miuki Abe Jacob, que, com sua visão ampla e ao mesmo tempo integrativa das diferentes especialidades pediátricas, trouxe para os leitores aspectos importantes da especialidade. Na 2ª edição, ainda com o apoio da Profa. Cristina, fizemos uma reavaliação e atualização dos capítulos. Devemos valorizar o espírito empreendedor da Profa. Cristina Jacob, que nos faz continuar seus projetos e princípios na condução da Unidade de Alergia e Imunologia.

Com o avanço das técnicas diagnósticas e das opções de tratamento, tanto para as doenças alérgicas como para as imunodeficiências, fica evidente que um livro sempre trará novidades, que serão ao mesmo tempo transitórias verdades.

Nesta edição, reformulamos vários capítulos, organizando e introduzindo novos conceitos sobre avanços genéticos na pesquisa de imunodeficiências e vacinação nos pacientes alérgicos e imunodeficientes.

Esperamos que esta edição possa estimular mais estudantes, pediatras e especialistas a se interessarem por aspectos novos da especialidade e contribuírem, no futuro, com o aprimoramento dessa área tão ampla e complexa.

Os coordenadores

Coleção Pediatria do Instituto da Criança do HCFMUSP

1. Hematologia Pediátrica – 2ª edição
2. Doenças Reumáticas na Criança e no Adolescente – 2ª edição
3. Doenças Respiratórias – 2ª edição
4. Endocrinologia na Prática Pediátrica – 3ª edição
5. Alergia e Imunologia para o Pediatra – 3ª edição
6. A Promoção da Saúde na Infância – 2ª edição
7. Pronto-Socorro – 2ª edição
8. Otorrinolaringologia na Infância – 2ª edição
9. Dermatologia Pediátrica – 2ª edição
10. Fisioterapia – 2ª edição
11. Terapia Intensiva
12. Nutrologia Básica e Avançada
13. Doenças Cirúrgicas da Criança e do Adolescente
14. Genética na Prática Pediátrica
15. Urologia
16. Neonatologia
17. Gastroenterologia e Hepatologia
18. Infectologia – 2ª edição
19. Cardiologia Pediátrica
20. Psiquiatria da Infância e Adolescência
21. Diagnóstico por Imagem
22. Doenças Neoplásicas da Criança e do Adolescente
23. Neurologia
24. Oftalmologia
25. Medicina de Adolescentes

Seção I

Aspectos gerais do sistema imunológico

1 Uma visão geral do sistema imunológico

José Alexandre Marzagão Barbuto

Após ler este capítulo, você estará apto a:

1. Compreender o sistema imunológico como um sistema de reconhecimento e resposta aos estímulos que detecta.
2. Descrever os diferentes locais de reconhecimento de estímulos.
3. Explicar os mecanismos de seleção negativa e positiva para a manutenção da homeostase do sistema imunológico.
4. Descrever as principais famílias de receptores para o reconhecimento de patógenos e do próprio organismo.
5. Classificar a imunidade em seus aspectos inatos e adquiridos.
6. Diferenciar a resposta imune adquirida em humoral e celular.

O sistema imunológico é de reconhecimento molecular e poderia ser descrito como um sistema de "tradução universal", uma vez que, para um organismo vivo responder/reagir a estímulos que detecte, é necessário que ele seja "equipado" com um conjunto de receptores capazes de reconhecer os estímulos significativos para a sobrevivência. No entanto, com o aumento da complexidade dos organismos vivos e, por consequência, da complexidade dos estímulos moleculares significativos presentes neste meio, tornar-se-ia impossível para um organismo complexo, como o ser humano, por exemplo, a expressão de todos os receptores necessários para reconhecer todos os estímulos significativos – não fosse a existência do sistema imunológico. Nesse sistema, surge um mecanismo único que gera um repertório completo de receptores, capazes de reconhecer qualquer molécula a que o organismo seja exposto (desde que de um tamanho mínimo – o que esteja associado a esta mesma complexidade). Deve-se notar que essa capacidade completa de reconhecimento não é uma característica de cada célula, mas sim do sistema – é o sistema imunológico que pode reconhecer tudo. Cada célula (e o clone de células dela derivado) carrega apenas um destes receptores e é capaz, portanto, de reconhecer apenas um estímulo.

Os receptores que, no repertório completo, permitem que o sistema imunológico execute a própria tarefa são mais adequadamente chamados receptores clonais (em razão da distribuição) e as moléculas por eles reconhecidas de antígenos. Ressaltando a eficiência do processo que gera os receptores clonais do sistema, pode-se notar que até mesmo moléculas que não existem na natureza, sendo produto de síntese laboratorial, como o dinitroclorobenzeno, encontram, no sistema, receptores capazes de as reconhecer especificamente – o que, inclusive, pode ser usado para a avaliação funcional do sistema, uma vez que o sistema imunológico normal deve ser capaz de reconhecer e responder especificamente a esta molécula.

Se a geração desse repertório completo soluciona o problema do reconhecimento dos diferentes estímulos a que o organismo estiver exposto, cria um novo problema: a discriminação dos estímulos. Cada estímulo deve ser acolhido pelo sistema de maneira apropriada: alguns devem ativar mecanismos de defesa, que levem à eliminação do antígeno (e do que a este estiver associado), mas outros estímulos devem ser incorporados ao conjunto de moléculas aceitáveis, não ativando mecanismos efetores, direcionados à sua eliminação. Embora esta última resposta seja tão ou mais frequente que a primeira, foi a detecção daquela, com suas manifestações exuberantes, que levou ao reconhecimento da existência do sistema imunológico e a sua associação à defesa do organismo – que é indiscutível.

Apesar de poder ocorrer de modos distintos, as diversas reações que tendem a eliminar os antígenos são usualmente agrupadas sob o termo resposta imune. Por outro lado, a resposta, também multiforme, àqueles antígenos que devem ser aceitos e não eliminados, é chamada tolerância imunológica. Tanto uma – a resposta – quanto a outra – a tolerância – são específicas e modificam o sistema, conferindo-lhe outra propriedade que é central para a eficiência: a memória imunológica. Assim, da questão (inicial) de como o sistema imunológico é capaz de reconhecer especificamente tantos antígenos, passa-se à questão de como o sistema imunológico é capaz de discriminar entre os que devem induzir uma resposta imune e aqueles que devem induzir tolerância (Figura 1.1).

Naturalmente, um sistema cuja capacidade de destruição dependa de receptores gerados aleatoriamente precisa ser controlado desde o começo de sua formação. E isso, de fato, ocorre nos órgãos linfoides primários, locais em que ocorrem os fenômenos responsáveis pela geração do repertório imune. Nesses órgãos, timo e medula óssea (no ser humano), células de origem hematopoiética (precursores linfoides) sofrem um mecanismo único de recombinação somática de segmentos gênicos, dando origem aos receptores clonais[1]. No timo, têm origem os linfócitos T,

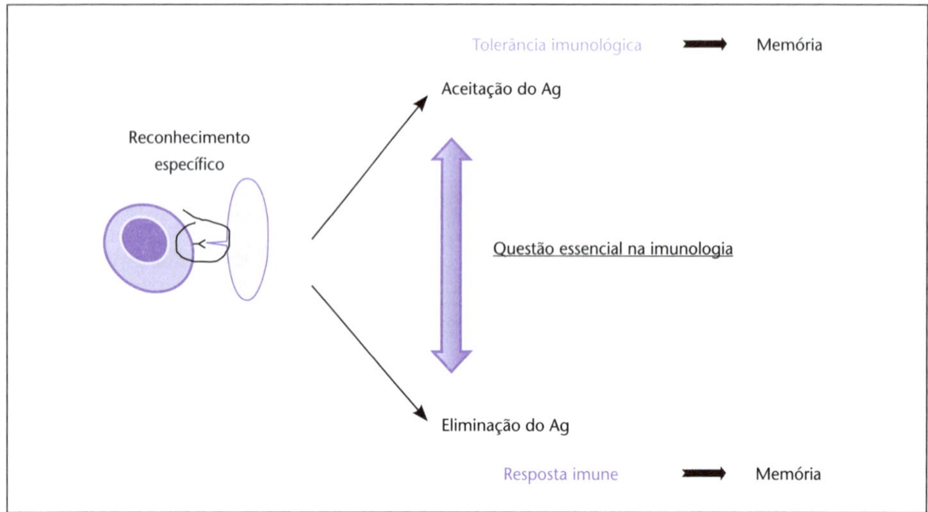

Figura 1.1 O sistema imunológico pode ser visto como um sistema de tradução universal, capaz de reconhecer especificamente qualquer molécula e, ao mesmo tempo, discriminar entre aquelas que devem ser eliminadas – por uma, assim chamada, resposta imune – e aquelas que devem ser aceitas pelo sistema – por mecanismos de tolerância imunológica. Tanto resposta quanto tolerância induzem, no sistema, uma memória imunológica, que confere ao sistema muito maior agilidade na reação a um segundo encontro com as mesmas moléculas, chamadas antígenos – por interagirem de maneira específica com os receptores clonais do sistema imunológico.
Ag: antígeno.

caracterizados por expressar o receptor das células T (TCR), fruto deste processo de recombinação somática, e na medula óssea, nos nichos de linfopoiese B, surgem os linfócitos B, que expressam as imunoglobulinas (Ig) de membrana (mIg), as quais, em associação com moléculas responsáveis por traduzir o sinal da ligação ao antígeno (AG), são identificadas como receptor das células B (BCR) e, como o TCR, também fruto de recombinação somática de segmentos gênicos. Nesses mesmos locais, os precursores dos linfócitos T e B são submetidos a processos de seleção, que eliminam células com receptores que apresentem alta afinidade por antígenos ali presentes. Ora, uma vez que esses órgãos não são expostos ao Ag de origem externa ao organismo (na verdade são até mesmo protegidos deles), a seleção que ali ocorre molda o repertório imune de maneira a evitar a autorreatividade ou a autoimunidade. Como essa forma de seleção elimina receptores – e células – ela é chamada seleção negativa[1].

Todavia, o processo de seleção negativa do repertório imunológico não é tão simples. Em cada um dos órgãos linfoides primários ele pode levar a consequências diversas. Em ambos, timo e medula óssea, ocorre, sim, a eliminação de tais células – mas esta não é a única consequência possível. Na medula óssea, pode ocorrer uma volta ao princípio e o precursor do linfócito B ganha uma nova possibilidade de acerto: ele poderá recombinar os segmentos gênicos do cromossomo (paterno ou materno) que haviam sido excluídos do processo de recombinação, uma vez que esta ocorre apenas em um dos cromossomos homólogos (pelo processo de exclusão alélica). Por outro lado, embora esse processo de exclusão alélica também ocorra no timo, lá não parece haver este retorno ao princípio quando o TCR da célula precursora do linfócito T (o timócito) apresenta alta afinidade por algum Ag ali presente. O que pode ocorrer é a diferenciação desse timócito em um tipo funcional diverso de linfócito T: em linfócito T regulador (Treg). Esses Treg são células que, ao reconhecerem um Ag, dão origem não à resposta imune, mas sim à sua supressão – levando, portanto, de maneira ativa à tolerância imunológica. O papel desses Treg na fisiologia do sistema imunológico fica muito claro ao se notar que uma mutação no gene que codifica o fator de transcrição FoxP3, caracteristicamente expresso nestas células, leva a uma síndrome autoagressiva muito grave, a IPEX (do inglês *immunodysregulation, polyendocrinopathy, enteropathy, x-linked*), mostrando que a eliminação apenas de células autorreativas não é suficiente para estabelecer um repertório saudável no sistema imunológico[2].

Por outro lado, a importância dessa mesma eliminação é demonstrada pela existência de um gene, chamado AIRE (do inglês *autoimmune regulator*) que, expresso no timo, codifica um fator de transcrição que leva à expressão neste órgão, de diversos Ag de outros órgãos do organismo. Novamente, a detecção do gene e a compreensão de sua relevância para a fisiologia do sistema se deve à existência de outra síndrome autoagressiva, a APECED (do inglês *autoimmune polyendocrinopathy-candidiasis-ectodermal dystrophy*), na qual a deficiência de expressão deste gene é o fator etiológico da autoimunidade[2].

Assim, por meio desses processos de seleção negativa, o sistema imunológico elimina (ou neutraliza funcionalmente) do repertório os receptores que reconhecem autoantígenos. Entretanto, essa seleção de repertório não tem efeito sobre a maneira que antígenos não próprios (de origem externa ao organismo) serão confrontados pelos sistema, e aqui a discriminação também é necessária – não há nenhuma vantagem para o organismo em montar uma resposta para alimentos, por exemplo! Portanto, é preciso que haja outros mecanismos atuando para dirigir a reação do sistema imunológico em uma ou outra direção. E, de fato, há[1].

Acompanhando a diferenciação dos linfócitos T no timo, nota-se que antes ainda da seleção negativa, ocorre um outro processo de seleção: uma seleção positiva. Esta somente permite a sobrevivência de timócitos cujos TCR reconheçam seus ligantes no timo. Nesse ponto, é preciso notar que, de modo geral, todos os TCR têm afinidade basal por moléculas próprias, as moléculas codificadas pelo complexo principal de histocompatibilidade (cujo nome próprio no ser humano é HLA). Esse complexo de genes codifica diferentes proteínas, que podem ser classificadas de acordo com a estrutura molecular e a distribuição celular: as proteínas de classes I e II são de membrana e, sempre quando expostas na membrana, carregam, em uma fenda molecular da estrutura, peptídeos derivados de proteínas presentes na célula – as de classe I, de proteínas presentes no citosol (e processadas em grande complexo enzimático chamado proteassoma) e as de classe II, de proteínas presentes em vesículas endossômicas (em geral, portanto, de origem extracelular e digeridas nos fagolisossomos). Assim, seria possível comparar as moléculas de HLA de classe I (HLA-A, HLA-B, HLA-C) com "vitrines" que expõem na superfície da célula os produtos de síntese interna da própria célula, enquanto as moléculas de classe II (HLA-DR, HLA-DQ, HLA-DP), seriam "vitrines" que mostram o que a célula capturou de seu microambiente[1].

Portanto, o TCR é um receptor que, essencialmente, reconhece o próprio – mas um próprio modificado pelos peptídeos que têm origem em (essencialmente todas) proteínas presentes na célula (as de síntese intracelular, modificando as moléculas de classe I e as de origem extracelular, modificando as de classe II). Os fenômenos que levam à geração e à associação destes peptídeos às moléculas de HLA são conhecidos como o processamento antigênico e são essenciais para que, em primeiro lugar, as moléculas do HLA sejam expostas na membrana das células e, em consequência, para que os linfócitos T tenham algo com que seus TCR possam interagir. Essa dependência do processamento antigênico para a exposição na membrana das moléculas de HLA e o fenômeno da seleção positiva explicam a razão de, em raras imunodeficiências, os pacientes apresentarem ausência de determinados tipos de linfócitos por defeitos de moléculas associadas ao processamento antigênico – um processo que não ocorre nestas células, mas que, como se viu, é essencial para o desenvolvimento ontogenético[1].

Voltando, portanto, à seleção positiva, é preciso reconhecer que ela parece um contrassenso – todas as proteínas presentes no timo são de origem própria – mas não é! É preciso considerar que após a seleção positiva ocorrerá a seleção negativa, que eliminará todas as células com alta afinidade por antígenos próprios (apresentados no contexto de moléculas de HLA – sempre). Assim, o que a seleção positiva garante é que todos os futuros linfócitos T venham a reconhecer seus ligantes no contexto de moléculas (HLA) presentes em células do indivíduo – mas cujos pormenores moleculares foram modificados pela substituição de peptídeos próprios (formando um complexo para o qual o TCR apresentava baixa afinidade – e por isso escapou da seleção negativa), por peptídeos estranhos. Essa troca de peptídeos pode levar ao aumento da afinidade da interação do complexo HLA-peptídeo com o TCR e, portanto, dar sinais diferentes ao linfócito T, levando à ativação. E é aqui que entram os mecanismos que permitirão a discriminação dos antígenos entre os que merecem uma resposta e aqueles que devem ser tolerados.

Apenas a ligação de um antígeno ao receptor clonal do linfócito (tanto T quanto B) não é suficiente para a ativação do linfócito – para que uma resposta imune tenha início são necessários sinais coestimuladores. Como para o linfócito B, a principal fonte desses sinais é o linfócito T ativado, a decisão sobre a reação do sistema imunológico ao Ag passa quase inteiramente para o linfócito T. Contudo, o reconhecimento antigênico do linfócito T não é direto como é no caso dos linfócitos B, cujos receptores, secretados, são os anticorpos, capazes de reagir com os antígenos na forma nativa e livre. Os linfócitos T têm o reconhecimento antigênico restrito pelas moléculas codificadas pelo complexo principal de histocompatibilidade. Essa restrição está escrita na constituição genética e é ainda garantida pela seleção positiva à afinidade do TCR por tais moléculas – modificadas pelos peptídeos gerados pelo processamento antigênico nas células. Dessa forma, fica garantida a interação do linfócito T com um tipo celular que realize a apresentação de antígenos. Essas células, por capturar os antígenos, processá-los e apresentá-los no contexto das moléculas codificadas pelo complexo principal de histocompatibilidade, são chamadas células apresentadoras de antígenos (APC, do inglês *antigen-presenting cells*). Todavia, para que essa interação dê início à resposta dos linfócitos T, as APC devem, também, ser capazes de dar os sinais coestimuladores necessários. Essencialmente três tipos celulares realizam essa função de APC profissional: os macrófagos, os linfócitos B e as células dendríticas (DC, do inglês *dendritic cell*). Entre esses, apenas as DC parecem ser capazes de dar todos os sinais coestimuladores necessários para ativar linfócitos T *naïve* – isto é, aqueles que nunca foram ativados anteriormente. É importante notar que nem todos os sinais dados pelas APC são ativadores da resposta – há também os inibidores. Na verdade, foi o reconhecimento do papel destes últimos que trouxe uma das maiores revoluções recentes à imunoterapia: anticorpos monoclonais dirigidos contra esses inibidores atuam como *checkpoint inhibitors* – que, bloqueando a inibição, liberam o sistema imunológico para agir contra o câncer de maneira que, até bem pouco tempo, poucos acreditavam que seria possível (Figura 1.2)[1].

Recapitulando, portanto, há um sistema imunológico que gera um repertório de receptores capazes de reconhecer qualquer molécula. Esses receptores sofrem processos complexos de seleção que impedem (ou dificultam) o reconhecimento de moléculas próprias. Ao mesmo tempo, a arquitetura da resposta imune centraliza a decisão entre a resposta e a tolerância no linfócito T. Este, por sua vez, só é ativado quando recebe outros sinais, além daquele transmitido pelo engajamento do TCR, e as células capazes de dar estes outros sinais são as APC profissionais. Assim, a responsabilidade pelo desencadeamento da resposta imune ou da tolerância é dividida entre os LT – que têm os receptores capazes de reconhecer os Ag – e as APC, que têm a capacidade de transmitir os sinais coestimuladores ou coinibidores, ao mesmo tempo que apresentam os Ag aos LT. Nesse contexto, resta descrever como

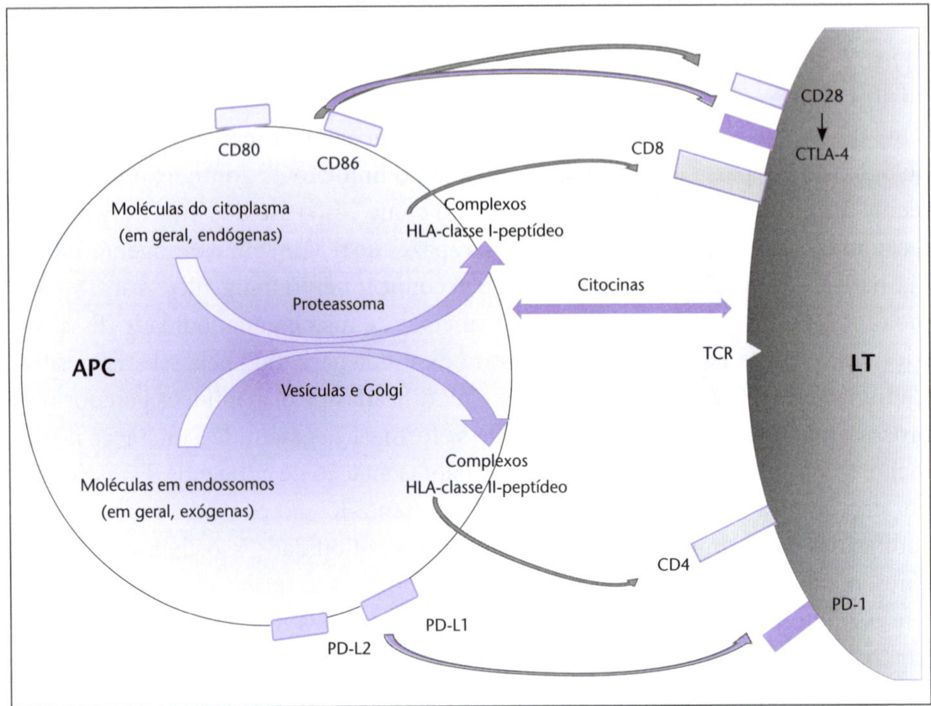

Figura 1.2 Na interação entre o linfócito T (LT) e a célula apresentadora de antígenos profissional (APC), a sinalização depende de diversas interações. A principal, e que confere a especificidade, ocorre entre o TCR e as moléculas codificadas pelo complexo principal de histocompatibilidade (HLA), apresentando peptídeos antigênicos de origem intra (nas moléculas HLA-A, HLA-B e HLA-C) ou extracelular (nas moléculas HLA-DR, HLA-DQ, HLA-DP). Ao mesmo tempo, as moléculas CD4 ou CD8 interagem com porções invariáveis das moléculas HLA e estabilizam a interação. Os principais sinais coestimuladores são dados pelas moléculas CD80 (ou B7.1) e CD86 (ou B7.2) na interação com a molécula CD28, do LT. Logo após a ativação do LT, a expressão de CD28 diminui e a de CTLA-4 aumenta, assim como a interação com CD80 e C86, mas, com maior afinidade, passa a inibir o LT. Também após a ativação, os LT passam a expressar PD-1, que, interagindo com os ligantes PD-L1 e PD-L2, também inibe o LT. Além dessas, há várias outras moléculas de membrana do LT e da APC que atuam como coestimuladoras e coinibidoras da resposta. Também as citocinas, já presentes no microambiente, ou secretadas como consequência direta da interação, influenciam e modificam a resposta tanto do LT quanto da APC.

as APC decidem entre a sinalização ativadora – que dará origem à resposta e a sinalização inibidora – que dará origem à tolerância.

Uma primeira distinção é temporal e consequência da própria ativação. Nesse caso, não se trata da distinção entre tipos de reação do sistema, mas sim de seu controle. No início da resposta, os sinais trocados entre a APC e o LT podem ser ativadores, mas com o correr da resposta passam a ser inibidores (p. ex., o descrito na Figura 1.2 para as moléculas CTLA-4 e PD-1)[1]. No entanto, é preciso notar que as APC normalmente não são capazes de dar os sinais ativadores do LT – que somente surgirão quando a APC for ativada. E, para que aconteça, entra em cena um conjunto diferente de receptores: os receptores de reconhecimento de padrões (PRR, do inglês *pattern-recognition receptors*).

Diversos PRR diferentes, ao contrário dos receptores clonais, são expressos por uma mesma célula e a capacidade de reconhecer padrões moleculares é instrumental para que a célula identifique a presença, no microambiente, de dois tipos de sinais: aqueles externos ao organismo e associados a patógenos – os *pathogen-associated molecular patterns* (PAMP) – e os do próprio organismo, mas de expressão dependente da presença de danos teciduais – os *damage-associated molecular patterns* (DAMP). Não surpreendentemente os principais tipos celulares a expressar os PRR são as APC e, desta forma, situações de desequilíbrio homeostático são reconhecidas por estas células e informadas aos LT por meio dos sinais coestimuladores dados pelas APC. A lista de PRR conhecidos é extensa (Tabela 1.1) e, embora ainda incompleta, já apresenta várias famílias de receptores com papel bastante relevante, tanto na fisiologia do sistema imunológico quanto na fisiopatologia de diversas doenças[1].

Tabela 1.1 Os receptores para padrões moleculares (PRR) são encontrados em diversos tipos celulares e, nestes, em praticamente todos os compartimentos. Eles podem ser agrupados em famílias e são essenciais para os mecanismos de imunidade inata[1]

Família	Localização	Exemplos
C-type lectin receptors (CTLR)	Membranas	Dectina-1, DEC-205
Scavenger receptors	Membranas	CD36, CD68, LOX-1
Toll-like receptors (TLR)	Membranas	TLR-3, TLR-4, TLR-9
NOD-like receptors (NLR)	Membranas e citoplasma	NOD1, NOD2, NLRP3
RIG-like receptors (RLR)	Citoplasma	RIG-I, MDA5, LGP2
AIM2-like receptors (ALR)	Núcleo	AIM2, IFI16

É interessante notar que além de encontrar PRR em todos os compartimentos celulares, até fora da célula, no plasma, fatores do complemento podem ser vistos como PRR – ao menos na capacidade de identificar moléculas associadas a situações de desequilíbrio e, assim, ativar mecanismos de defesa.

Voltando à fisiologia do sistema, APC profissionais (principalmente as DC), distribuídas por todos os compartimentos do organismo, estão continuamente capturando, processando e, nos órgãos linfoides secundários, apresentando antígenos aos linfócitos T. Todavia, por não darem os sinais coestimuladores necessários para a ativação da resposta – ou, melhor dizendo, por darem sinais inibidores, a consequência da interação com os linfócitos T é o estabelecimento ou o fortalecimento do estado de tolerância aos antígenos sendo apresentados. Quando, porém, houver um desequilíbrio que ative as APC de determinado tecido e, portanto, lhes confira a capacidade de fornecer os sinais coestimuladores, poderá ter início a resposta imune. É importante lembrar que essa interação deve ocorrer em órgão linfoide secundário – em que será possível o encontro da APC com o linfócito T expressando o TCR capaz de reconhecer aquele determinado antígeno. Coerentemente, outra consequência da ativação da APC é o aumento de receptores para quimiocinas (moléculas de natureza proteica, de baixo peso molecular e que induzem quimiotaxia), como o receptor CCR7, que atrai a célula para regiões dos órgãos linfoides secundários ricas em LT (as regiões timo-dependentes)[1].

É importante considerar que, ao longo da vida de uma pessoa, as APC estão continuamente apresentando Ag vindos dos vários tecidos, mas, presentes no tecido em homeostasia, terão sido apresentados sem os sinais de ativação e, portanto, devem ter induzido ou reforçado a tolerância imunológica. Assim, na situação de desequilíbrio apenas os novos Ag induzirão uma resposta imune – mesmo que a APC, esteja, como sempre faz, apresentando muitos antígenos diferentes, vários dos quais Ag próprios. Tais fenômenos podem estar envolvidos na geração de respostas indesejadas, quer sejam de autoimunidade, quer sejam de hipersensibilidade, e contribuem para explicar a razão de a determinação do padrão da reação do sistema imunológico a um Ag (resposta ou tolerância) muitas vezes ser imprevisível, pois depende da história imunológica do indivíduo[1].

O papel dos PRR, no entanto, não se restringe apenas à ativação das APC para que ativem os linfócitos T específicos. O engajamento dos PRR dá origem, antes mesmo de permitir a ativação dos LT, a outro conjunto de respostas dirigidas à restauração do balanço homeostático no tecido, que são designadas imunidade inata (Figura 1.3).

Algumas estratégias de imunidade inata não são respostas, mas são essencialmente estruturais e preventivas do desequilíbrio homeostático – nem por isso menos relevantes. Entre elas podem ser citadas as integridades físicas da pele e das mucosas, a remoção de células da superfície externa dos epitélios, a movimentação de líquidos e secreções etc. Da mesma forma, barreiras químicas e biológicas (como a microbiota normal da pele e das mucosas) contribuem muito para manter os diversos tecidos em equilíbrio. Todavia, quando falham e ocorre a lesão tecidual, todos os tecidos vascularizados apresentam uma reação típica: a reação inflamatória. Esta é dirigida para a restauração da integridade do tecido lesado e, para tanto, modifica a circulação sanguínea neste tecido, aumentando o afluxo de fagócitos para lá. Ao mesmo tempo, o aumento da permeabilidade vascular, que também ocorre, permite a entrada de opsoninas, moléculas do plasma que aumentam a eficiência daqueles mesmos fagócitos – entre as opsoninas estão, além de fatores do complemento, diversas das proteínas de fase aguda, caracteristicamente aumentadas no sangue de

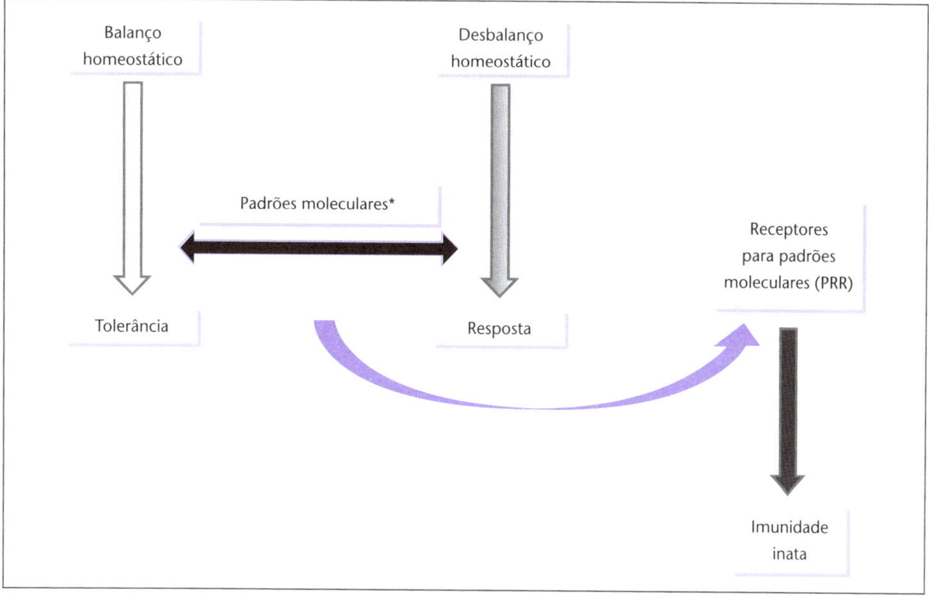

Figura 1.3 O *status* homeostático dos tecidos é reconhecido pelos PRR. Na homeostasia, direcionam a resposta para a tolerância, mas, ao reconhecerem PAMP ou DAMP, desencadeiam a imunidade inata, que abrirá a porta para a resposta.
* PAMP: *pathogen-associated molecular patterns*; DAMP: *damage-associated molecular patterns*.

pacientes com estados inflamatórios sistêmicos. Embora não seja necessário considerar outras reações – muito menos a resposta imune – para explicar a gênese e a evolução da reação inflamatória em si, na maior parte das vezes, a inflamação estabelece uma ponte muito clara para a resposta imune e, ao mesmo tempo, é alvo de modulação e mecanismo efetor da imunidade adquirida (Figura 1.4)[1].

Uma vez ativados os linfócitos T e B, a resposta do organismo se torna específica e modifica o organismo de modo a prepará-lo para que, no segundo encontro com os mesmos Ag, a resposta seja mais rápida e mais intensa. Entretanto, quando se observa resposta a determinado Ag, nota-se que também há uma ativação de linfócitos não apresentam exatamente mesma especificidade pelo antígeno. Esse fenômeno é a explicação para muitas das reações cruzadas típicas da resposta imune adquirida.

Além da especificidade, outra característica da resposta imune adquirida é a especialização – isto é, dentre as diversas manifestações e mecanismos efetores possíveis, o sistema parece selecionar aqueles que serão mais eficientes para restaurar a homeostasia diante daquela situação de desequilíbrio. Não surpreendentemente, em quase todas as situações a especialização da resposta não é absoluta e, como a especificidade da resposta é relativa, sendo mais bem descrita como predomínio de

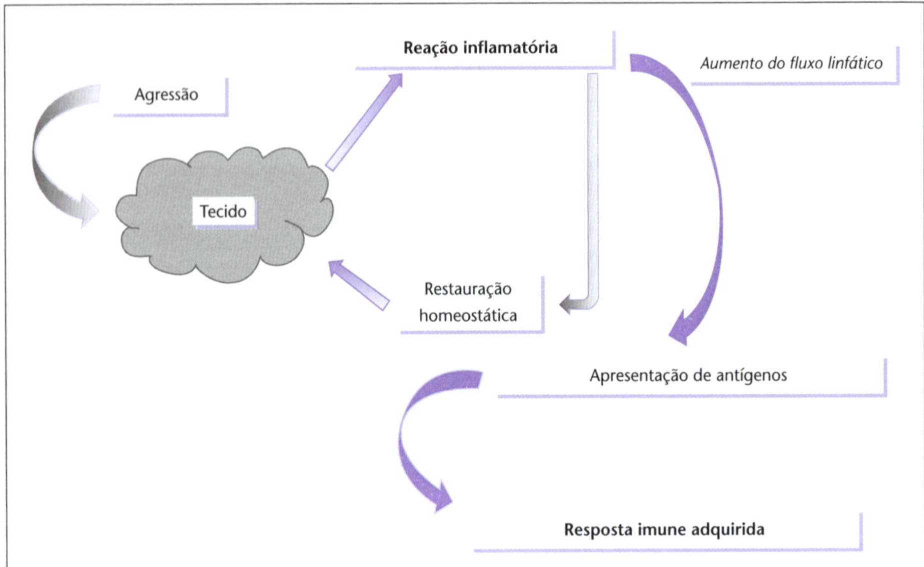

Figura 1.4 Quando um tecido vascularizado sofre uma lesão, é detectada pelos PRR das células ali presentes e é desencadeada uma reação inflamatória, cujo desenrolar tende a restaurar a integridade do tecido. Ao mesmo tempo – e facilitada pelo edema característico da inflamação –, a drenagem linfática conduz aos órgãos linfoides as APC presentes no tecido. Estas, ativadas pelos PRR, apresentarão as moléculas que capturarão no tecido aos LT no órgão linfoide e darão início à resposta imune adquirida – que, por sua vez, poderá modificar a evolução da reação inflamatória de diversas maneiras.

uma ou outra manifestação ou mecanismo efetor – e, em determinadas situações, um predomínio artificial, decorrente do desvio de atenção do observador e não do que de fato ocorre.

A primeira especialização da resposta imune adquirida que foi detectada e que até hoje é muito útil para a compreensão da fisiologia e da fisiopatologia da resposta, é a distinção entre as respostas imune humoral e imune celular. Esses dois tipos de resposta foram definidos muito antes de se ter conhecimento aprofundado sobre o sistema imunológico e foram separados por ensaios muito simples: a imunidade consequente à resposta humoral é transferível pelo soro, enquanto a imunidade pela imunidade celular não, mas pode ser transferida por células do sistema imunológico. Até hoje, essa é a melhor forma de se definir imunidade humoral e imunidade celular. É verdade que se pode dizer que a imunidade humoral é aquela cujo mecanismo efetor específico são os anticorpos – mas não se pode dizer que a imunidade celular é aquela em que os efetores específicos são os linfócitos T, pois estas células, principalmente os linfócitos T CD4+, de função auxiliadora – usualmente chamados linfócitos T *helper* (Th), determinam, essencialmente, todos os padrões da resposta imune efetora – inclusive da resposta humoral. Isso acontece porque, uma vez ativado, o linfócito T (LT) pode seguir diferentes caminhos de diferenciação, assumindo padrões de expressão de fatores de transcrição, moléculas de superfície (principalmente receptores para quimiocinas) e secreção de citocinas, o que vai determinar o padrão de ativação e resposta dos demais tipos celulares do sistema imunológico.

Assim, a resposta imune humoral depende, na maior parte das vezes, da interação entre os Th e os linfócitos B (LB). Nessa interação, o LB atua como APC e recebe, por sua vez, os sinais de membrana e solúveis (citocinas principalmente) que determinarão os caminhos de diferenciação, a direção da troca de classes que realizarão e, portanto, o tipo de anticorpo que os plasmócitos deles derivados secretarão. As moléculas de Ig podem ser classificadas, dependendo das características físico-químicas, em diferentes classes e subclasses, ou isotipos (IgM, IgG1, IgG2, IgG3, IgG4, IgA1, IgA2, IgD, IgE). O termo isotipo é usado para denotar que estes tipos são iguais em todos os indivíduos de uma mesma espécie – variações encontradas em diferentes indivíduos da mesma espécie, derivando, portanto, de variações alélicas dos genes responsáveis pela síntese, são chamadas alótipos; e variações encontradas no mesmo indivíduo – decorrentes dos mecanismos responsáveis pela geração única daquela determinada molécula de anticorpo – são chamadas idiotipos. As diferenças funcionais mais nítidas são, obviamente, as que dependem do isotipo do Ac, tendo cada uma das classes (IgM, IgG, IgA, IgD e IgE) diferentes propriedades e, portanto, funções biológicas[1].

De maneira muito simplificada, pode-se recordar que a IgM é a primeira a ser produzida (e secretada) pelo LB e, por ter uma estrutura pentamérica, é a que apresenta a maior avidez pelo Ag. A IgG, no ser humano, é a única a atravessar a placenta, conferindo ao feto proteção, mas também moldando o repertório. A IgA é a Ig típica das mucosas e, ao contrário das demais, é muito pouco inflamatória – sua ação é, na verdade anti-inflamatória – muito mais evitando outras reações do organismo que dando prosseguimento. Em contraste, tem-se a IgE, a Ig típica das reações alérgicas (das reações de hipersensibilidade do tipo I ou anafiláticas), cuja atividade é explosivamente inflamatória. Curiosamente, ainda com função específica mal definida na fisiologia da resposta imune está a IgD, cuja produção ocorre simultaneamente à da IgM. A IgD é, na verdade, a única cuja produção pelo LB não depende do fenômeno da troca de classes, mas de um *splicing* alternativo do mRNA que codifica ambas as cadeias pesadas da IgM e da IgD[1].

Voltando ao LT, é preciso lembrar que durante a diferenciação tímica, os LT foram selecionados para expressar a molécula CD4 ou a molécula CD8 na superfície. Essa expressão seletiva faz com que, na absoluta maioria das vezes, os LT $CD4^+$ reconheçam Ag apresentados no contexto de moléculas de classe II do HLA e os LT $CD8^+$, no contexto de moléculas de classe I. Em paralelo a esse padrão de reconhecimento, em geral, os LT CD4⁺ têm função moduladora da resposta imune – uma vez que a restrição da ativação os força a interagir com as APC profissionais – as tradutoras do estado homeostático dos tecidos. Essa tradução, como visto, ocorre tanto pela expressão de moléculas de superfície – coestimuladoras e coinibidoras – como por citocinas. O conjunto de sinais recebidos pelo LT acaba dirigindo a diferenciação para um ou outro caminho (Figura 1.5).

Embora a modulação da resposta imune pelo LT CD4+ seja, muitas vezes, traduzida como ativação do sistema – situação em que os LT agem como Th – ela pode ser também inibidora – situação em que os LT são reconhecidos como linfócitos T reguladores (Treg) – quer tenham sido gerados no timo, durante a seleção negativa, quer tenham sido gerados na periferia, durante a interação com as APC dos tecidos. Finalmente, é preciso lembrar que divisões rígidas não refletem o que ocorre no organismo e, portanto, mesmo em situações em que predomina um tipo de resposta, podem-se encontrar outras subpopulações de LT ativas ou mesmo células cujos padrões de expressão gênica e função não se encaixam em nenhum subtipo padrão.

Assim, os Th não parecem ser efetuadores diretos da resposta. A ação se traduz no recrutamento, na ativação e na modulação funcional de outras células do sistema. Quando interagem com os LB, a manifestação de sua atividade é dada pela

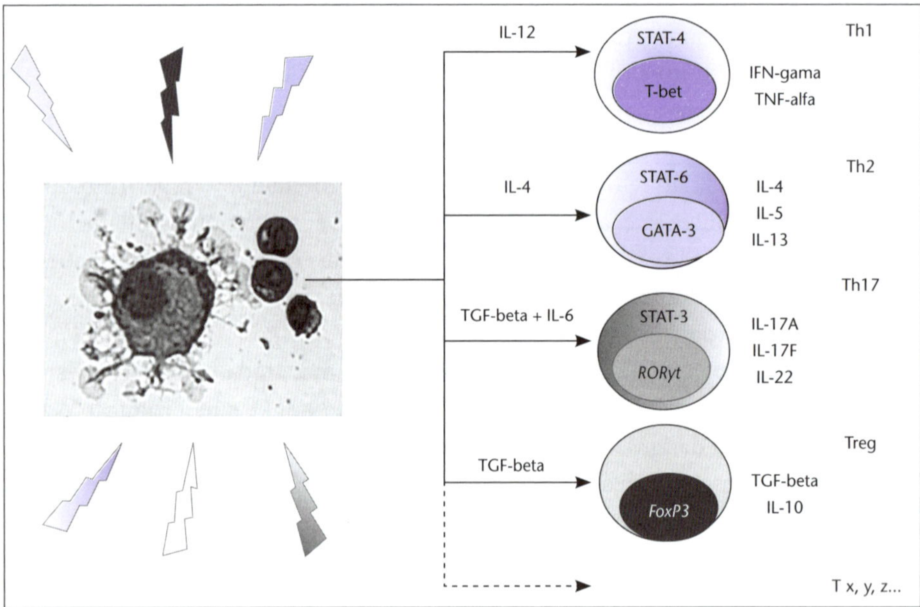

Figura 1.5 As APC recebem nos tecidos uma série de informações, as integram e as traduzem para os LT nos órgãos linfoides secundários. Dependendo do conjunto de informações e, caracteristicamente, das citocinas presentes no microambiente, os LT podem assumir diferentes vias de diferenciação, expressando diferentes fatores de transcrição e secretando diferentes padrões de citocinas.

secreção de anticorpos. Todavia, em outras situações, não é a resposta humoral que predomina ou chama a atenção. Nessas, mecanismos efetores diferentes são atuantes, mas ainda dependentes de Th.

De maneira bastante simplificada, pode-se identificar situações em que o mecanismo efetor é a citotoxicidade celular específica – quando as células efetoras são os LT citotóxicos, em geral $CD8^+$ e outras, nas quais as células efetoras são macrófagos ativados. A citotoxicidade do LT $CD8^+$ é coerente com a capacidade de reconhecimento antigênico no contexto de moléculas de classe I do HLA – que estão presentes em todas as células nucleadas do organismo humano. Por outro lado, macrófagos ativados (por ação específica do Th – e, neste caso, de Th1) adquirem capacidades microbicidas e tumoricidas muito aumentadas, mas sem especificidade.

É evidente que toda essa atividade do sistema imunológico precisa ser muito bem controlada. Já se discutiu, em parágrafos anteriores, alguns dos mecanismos de controle da resposta imune, obviamente sem os esgotar. Talvez valha lembrar que um dos mecanismos mais eficazes de controle da resposta é a eficiência. Sem Ag, a resposta imune não se mantém.

Aqui, vale mencionar um outro tipo celular, as células dendríticas foliculares (FDC, do inglês *follicular dendritic cells*). Estas células, também de morfologia dendrítica, mas de origem diversa das DC, parecem ter papel importante na manutenção da resposta humoral de memória, por guardarem Ag (principalmente com complexos de Ag-Ac) e os liberarem lentamente ao longo do tempo, assim alimentando a resposta.

CONCLUSÕES

Essa introdução ao sistema imunológico está muito longe de apresentá-lo em toda complexidade e riqueza – basta notar que não foram mencionados os diversos tipos celulares da imunidade inata, cuja participação é claramente moduladora da resposta adquirida, mas cujo peso na resposta ainda está por se definir. De qualquer modo, espera-se que essa visão geral tenha oferecido um esqueleto sobre o qual se possam acrescentar os pormenores que se aplicam às diferentes situações clínicas com que o médico depara e nas quais a compreensão da participação e do papel do sistema imunológico permitirá uma abordagem diagnóstica e terapêutica cada vez mais sólida e segura.

REFERÊNCIAS BIBLIOGRÁFICAS

1. Abbas AK, Lichtman AH, Pillai S, editors. Cellular and molecular immunology. 8th ed. Philadelphia: Saunders; 2014.
2. Sullivan KE, Stiehm ER. Stiehm's immune deficiencies. 2nd ed. London: Academic Press; 2014.

2

Resposta imune da criança normal

Magda Carneiro-Sampaio
Patricia Palmeira

Após ler este capítulo, você estará apto a:

1. Reconhecer que os órgãos linfoides são fisiologicamente aumentados nos primeiros anos de vida.
2. Entender que a linfocitose é normal nos primeiros anos de vida.
3. Entender que recém-nascidos dependem dos anticorpos IgG adquiridos transplacentariamente para sua proteção e essa IgG é catabolizada ao longo dos primeiros meses de vida.
4. Compreender que os linfócitos B são predominantemente *naïve* e apresentam menor capacidade de produção de anticorpos nos primeiros anos de vida.
5. Entender que existe uma imaturidade intrínseca dos linfócitos $TCD4^+$ com desvio de resposta para o padrão Th2 nos primeiros meses de vida.
6. Entender a limitada atividade CITOTÓXICA dos linfócitos $TCD8^+$ nos primeiros meses de vida.
7. Reconhecer que monócitos e células dendríticas apresentam menor produção de IL-12 e IFN do tipo I, responsáveis pela resposta contra patógenos intracelulares.
8. Compreender que ao nascimento a medula óssea apresenta reserva limitada de progenitores de neutrófilos, os quais também têm atividades quimiotática, de adesão e de migração reduzidas nesta fase da vida.

INTRODUÇÃO

O conhecimento sobre a imaturidade fisiológica da resposta imune nos primeiros anos de vida, em especial de seus mecanismos efetores, é essencial para a compreensão das características das enfermidades infecciosas nesse período da vida, sabendo-se que o recém-nascido e o lactente são mais vulneráveis a infecções graves por uma grande variedade de patógenos, como bactérias extra e intracelulares, vírus e fungos. Esse conhecimento é igualmente relevante para se compreender a resposta do lactente e da criança de baixa idade aos diferentes tipos de vacinas e também porque esse período de grande imaturidade no começo da vida tem sido de oportunidade para potenciais intervenções imunológicas. Conhecer o que é normal é obviamente indispensável também para reconhecer o patológico, entretanto distinguir o normal do anormal nem sempre é fácil no começo da vida, em razão do grau de imaturidade de vários elementos humorais e celulares da resposta imune, que apresentam deficiências quantitativas e qualitativas quando comparados com crianças maiores e adultos. Diante de um lactente com infecções respiratórias de repetição, por exemplo, um dos grandes dilemas do dia a dia do pediatra é distinguir se são decorrentes da imaturidade do sistema imunológico exacerbada pelo excesso de exposição a patógenos em berçários e creches – felizmente a causa mais comum – ou se representam as primeiras manifestações de uma imunodeficiência.

O sistema imunológico começa a desenvolver-se bem cedo na vida intrauterina; já no primeiro mês encontram-se no saco vitelino células-tronco com capacidade para dar origem aos progenitores dos leucócitos. Entretanto, o desenvolvimento pleno dos vários elementos celulares e humorais e, consequentemente, dos mecanismos controladores e efetores da resposta imune, ocorre em períodos diferentes ao longo da vida. Considerados em seu conjunto, os mecanismos da imunidade inata desenvolvem-se mais cedo que a imunidade adaptativa e, entre os componentes da imunidade adaptativa (linfócitos T e B), a capacidade plena de formar anticorpos é a última a ser adquirida, o que só ocorre no final da infância ou começo da adolescência. Outro ponto a ser considerado quando se estuda a resposta imune do recém-nascido e do lactente no primeiro semestre de vida refere-se à presença de anticorpos maternos, recebidos pela placenta e pelo aleitamento.

DESENVOLVIMENTO DOS ÓRGÃOS LINFOIDES NOS PRIMEIROS ANOS DE VIDA

Considerando-se as dimensões dos órgãos linfoides (primários: timo e medula óssea; secundários: baço, linfonodos, componentes do sistema imunológico das mucosas, entre os quais se destaca o anel linfático de Weldeyer), sua hipertrofia/hiperplasia é muito característica dos primeiros tempos de vida. A curva de crescimento do sistema linfoide tem um perfil muito peculiar: o timo e os órgãos linfoides secundários crescem rapidamente nos primeiros anos de vida, de forma geral alcançam seu tamanho máximo na adolescência e a seguir já começam a declinar. Entretanto, o tamanho dos órgãos linfoides na primeira década de vida, em particular nos primeiros anos, não reflete a maturidade funcional da resposta imune.

O timo é considerado o único local onde, durante toda a vida intra e extrauterina, células hematopoiéticas oriundas da medula óssea (ou do fígado fetal) se diferenciam em todas as subpopulações do que se convencionou chamar de linfócitos T (células $CD3^+$): linfócitos auxiliadores (ou *helper*) ($CD4^+$), citotóxicos ($CD8^+$), reguladores ($CD4^+CD25^+Foxp3^+$), assim como os não convencionais (Tgama delta e NKT – do inglês *natural killer* T), que são $CD3^-$, e certamente os linfócitos intraepiteliais do intestino. Dessa forma, no timo são gerados clones de linfócitos com cerca de 10^{11} especificidades diferentes, determinadas pelo seu receptor e, portanto, com capacidade de reconhecer uma gama quase infinita de antígenos diferentes.

O timo alcança seu peso máximo na adolescência (30 a 40 g), porém nos primeiros anos de vida tem seu maior tamanho em relação às dimensões corpóreas e daí não são raras as imagens de timos enormes vistas em radiografias de tórax de lactentes e pré-escolares que evoluíram sem anomalias (Figura 2.1). Dessa forma, anormal e preocupante no começo da vida é a observação do mediastino superior delgado, que pode denunciar timo hipotrófico ou ausente, como acontece nas imunodeficiências combinadas graves (SCID, do inglês *severe combined immunodefi-*

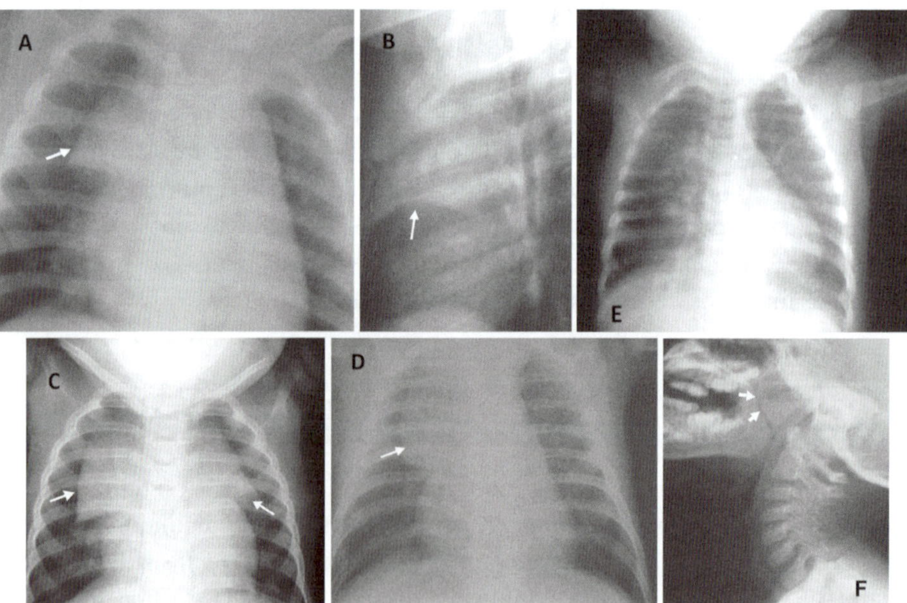

Figura 2.1 Radiografias de tórax de lactentes com quadros respiratórios agudos que justificaram o exame radiológico e que evoluíram para a normalidade (A-D). Radiografia de tórax de um lactente de 10 meses com síndrome de DiGeorge (E) e radiografia de *cavum* de uma menina de 30 meses mostrando hiperplasia fisiológica das adenoides (F). Em A, vê-se a clássica imagem do timo em vela de barco; em B (mesmo lactente), observa-se a clássica imagem da onda, muitas vezes confundida com pneumonia lobar. Em C, observa-se um timo bilobado e em D, a imagem de um timo pseudotumoral.
Fonte: Serviço de Radiologia do Instituto da Criança do HCFMUSP.

ciencies) e na síndrome de DiGeorge ou síndrome da deleção do 22q11.2, o que deve constituir um sinal de alerta para imunodeficiências primárias (IDP) graves[1]. Os avanços recentes na avaliação da função tímica com o advento das técnicas para mensuração dos TRECs (do inglês *T-cell receptor excision circles* ou, em tradução mais livre, *thymic recent emigrant cells*) – que permitem estimar o número de células recém-emigradas do timo – têm demonstrado que a atividade tímica é muito maior nos primeiros anos de vida, em particular nos três primeiros anos. A função tímica reduz-se um pouco após essa fase, mas continua alta até a adolescência, caindo progressivamente na vida adulta e na senescência[2]. A mensuração dos TRECs está começando a ser utilizada também como teste de triagem neonatal para detecção de SCID e das formas completas da síndrome de DiGeorge.

Quanto aos órgãos linfoides periféricos, apenas o baço está bem desenvolvido ao nascimento. Tem um papel crítico nos primeiros anos de vida, pois, além da função de retirar hemácias senescentes, bactérias e antígenos da circulação, também é um local importante na produção de anticorpos, função que vai sendo compartilhada com os linfonodos à medida em que eles se desenvolvem. Entende-se, assim, a fisiopatologia dos conhecidos riscos de esplenectomia nessa fase da vida, sobretudo para infecções fulminantes por bactérias encapsuladas (*Streptococcus pneumoniae, Haemophilus influenzae*), em cuja defesa os anticorpos opsonizantes têm papel crítico.

Ao nascimento, os linfonodos, assim como o tecido linfoide associado às mucosas, apresentam dimensões reduzidas, não sendo possível sua visualização ou palpação ao longo dos primeiros meses de vida. Por outro lado, a não visualização de amígdalas palatinas e/ou palpação de linfonodos em crianças com mais de 1 ano de idade pode denotar um sinal de alerta para uma imunodeficiência grave, do tipo SCID ou agamaglobulinemia. Como é da experiência de todo pediatra, a partir do segundo e até o quarto ou quinto ano de vida, a criança pode apresentar órgãos linfoides periféricos de grandes dimensões e não são infrequentes as manifestações respiratórias obstrutivas em decorrência da hipertrofia/hiperplasia dos componentes do anel linfático de Weldeyer. O aumento transitório do baço também é uma observação comum em lactentes e pré-escolares durante processos infecciosos, mesmo sem gravidade.

DESENVOLVIMENTO DOS LINFÓCITOS T

O desenvolvimento das funções dos linfócitos T é gradual ao longo dos primeiros meses de vida. Em neonatos e lactentes jovens, observa-se uma imaturidade intrínseca das células $CD4^+$, com menor capacidade para se transformar em células de memória e para exercer as funções efetoras Th1. Observa-se menor produção de IFN-gama, IL-2 e TNF-alfa nessa faixa etária, assim como menor expressão do CD154, ou seja, o ligante do CD40, uma importante molécula coestimuladora. Cabe lembrar que essas citocinas, em particular o IFN-gama, têm um papel fundamental na ativação de macrófagos, mecanismo crítico para a resistência a patógenos intracelulares, como micobactérias, toxoplasma e diversos fungos. A menor produção de IL-12 pelas células dendríticas, como se verá adiante, também é limitante da resposta Th1 do feto e do neonato. Por outro lado, as funções Th2 já estão mais estabelecidas ao nascimento e cada vez mais se consolida o conceito de que há no feto e no recém-nascido um desvio para respostas Th2, o que é visto como uma tentativa de reduzir os efeitos pró-inflamatórios potencialmente lesivos (até mesmo abortivos) da resposta polarizada para Th1. Por sua vez, a polarização da resposta para Th2 é vista como um fator que favorece a sensibilização alérgica precoce, sobretudo pelos defensores da conhecida "hipótese da higiene" para explicar a frequência crescente de doenças alérgicas e autoimunes.

Em relação à função citotóxica dos linfócitos T ($CD8^+$), há evidências de que ela também esteja reduzida nos primeiros meses de vida, o que certamente está relacionado com a maior vulnerabilidade do recém-nascido e do lactente jovem a infecções virais graves.

Células T reguladoras (Treg) estão presentes em altas frequências em recém-nascidos pré-termo e a termo e essas frequências mostram correlação inversa com a idade gestacional. No entanto, essas células exibem um perfil *naïve* quando comparadas às dos adultos, com alta expressão do marcador de células *naïve* CD45RA e da integrina envolvida no *homing* para o intestino, $\alpha 4\beta 7^+$ e menor expressão de CTLA-4, sugerindo uma menor função, particularmente nos recém-nascidos muito prematuros[3].

PRESENÇA DE LINFOCITOSE NOS PRIMEIROS ANOS DE VIDA

Outra peculiaridade da resposta imune nos primeiros anos de vida é a presença no sangue periférico de números elevados de linfócitos, tanto percentuais como absolutos, como mostrado na Tabela 2.1. Dessa forma, nessa fase da vida o mais preocupante é a linfocitopenia, caracterizada como números totais de linfócitos repetidamente inferiores a 2.500 células/mm^3, e que pode representar um sinal de alerta importante para uma imunodeficiência grave.

O significado da linfocitose fisiológica do lactente ainda não está completamente esclarecido. Se, por um lado, a linfocitose poderia ser explicada pela maior atividade tímica, por outro, a linfoproliferação homeostática pós-tímica é atualmente aceita como um mecanismo de produção de células T *naïve*[5]. A linfocitose começa a reduzir-se a partir dos 2 anos e por volta de 4 anos – mesmo período em que o crescimento dos tecidos linfoides periféricos está bem estabelecido – torna-se equivalente aos níveis de adultos, o que leva à especulação de que a linfocitose poderia ser necessária para "povoar" os órgãos linfoides secundários. A proliferação homeostática pode ter o "intuito", assim, de preencher nichos ainda vazios nos órgãos periféricos.

Tabela 2.1 Números absolutos e percentuais no sangue periférico de linfócitos totais e das principais subpopulações de linfócitos em várias faixas etárias

Leucócitos											
	Cordão umbilical	0-6 meses	6-12 meses	1-2 anos	2-3 anos	3-4 anos	4-6 anos	6-9 anos	9-12 anos	12-15 anos	15-18 anos
Número (x 10^9/L)	Nd	10,8 (4,7 – 14,8)	12,1 (6,6 – 13,6)	8,7 (7,4 – 14,3)	9,5 (6,6 – 12,9)	8,5 (5,0 – 11,2)	8,4 (6,7 – 11,9)	7,0 (4,0 – 12,5)	6,0 (5,3 – 11,2)	5,9 (4,1 – 8,3)	5,9 (4,8 – 7,4)
Linfócitos											
	Cordão umbilical	0-6 meses	6-12 meses	1-2 anos	2-3 anos	3-4 anos	4-6 anos	6-9 anos	9-12 anos	12-15 anos	15-18 anos
%	Nd	63,1 (50,1 – 70,1)	58,2 (48,4 – 76,5)	63,4 (43,0 – 65,2)	47,7 (33,4 – 62,8)	52,0 (36,3 – 60,5)	39,9 (3,2 – 59,2)	46,3 (26,0 – 49,6)	42,0 (34,5 – 48,2)	40,8 (24,2 – 51,3)	34,3 (27,0 – 44,1)
Número (x 10^9/L)	Nd	5,2 (3,2 – 9,8)	6,4 (3,8 – 9,3)	5,6 (4,6 – 6,0)	4,4 (2,8 – 6,4)	3,7 (2,2 – 5,9)	3,4 (2,8 – 4,8)	3,0 (1,8 – 5,0)	2,7 (2,1 – 4,0)	2,4 (1,5 – 2,8)	2,1 (1,5 – 2,7)
TCD4$^+$											
	Cordão umbilical	0-6 meses	06-12 meses	1-2 anos	2-3 anos	3-4 anos	4-6 anos	6-9 anos	9-12 anos	12-15 anos	15-18 anos
%	46,7 (40,2 – 61,9)	43,2 (37,8 – 46,4)	43,5 (29,8 – 63,4)	42,4 (33,0 – 55,0)	34,5 (28,1 – 43,2)	37,1 (18,3 – 42,7)	38,2 (26,8 – 42,3)	36,2 (28,4 – 44,4)	31,5 (26,5 – 414)	35,0 (30,4 – 52,9)	38,2 (29,3 – 52,9)
Número (x 10^9/L)	Nd	1,9 (1,2 – 4,0)	2,7 (1,3 – 4,4)	2,0 (1,9 – 2,9)	1,4 (0,9 – 2,4)	1,0 (0,6 – 2,3)	1,2 (1,0 – 1,9)	1,0 (0,6 – 1,4)	1,0 (0,7 – 1,5)	0,9 (0,6 – 1,2)	0,8 (0,6 – 1,0)
CD4$^+$CD27$^+$CD45HO$^-$ (*Naïve*)											
%	94,5 (91,9 – 98,1)	92,6 (89,5 – 94,6)	89,7 (83,5 – 94,7)	87,4 (82,3 – 95,1)	78,8 (71,5 – 84,2)	74,8 (64,5 – 83,8)	72,7 (57,6 – 81,0)	69,1 (55,6 – 75,8)	62,7 (53,4 – 74,7)	60,2 (49,3 – 72,0)	62,0 (49,4 – 71,9)
Número (x 10^9/L)	Nd	1,8 (1,2 – 3,7)	2,5 (1,1 – 4,2)	1,8 (1,6 – 2,8)	1,1 (0,7 – 2,0)	0,9 (0,4 – 1,9)	0,9 (0,5 – 1,4)	0,7 (0,4 – 1,1)	0,6 (0,4 – 1,1)	0,5 (0,3 – 0,8)	0,5 (0,3 – 0,7)
CD4$^+$CD27$^+$CD45HO$^-$ (Memória)											
%	5,1 (1,9 – 3,0)	6,9 (5,1 – 9,3)	9,5 (4,5 – 11,3)	12,1 (4,1 – 16,3)	19,3 (14,9 – 25,5)	23,4 (14,3 – 33,0)	29,7 (17,9 – 39,0)	30,2 (22,5 – 37,0)	30,7 (21,4 – 40,3)	35,2 (24,5 – 44,4)	33,8 (24,3 – 42,7)
Número (x 10^9/L)	Nd	0,13 (0,11 – 0,3)	0,2 (0,12 – 0,3)	0,2 (0,1 – 0,3)	0,3 (0,2 – 0,4)	0,2 (0,16 – 0,5)	0,4 (0,2 – 0,5)	0,3 (0,2 – 0,4)	0,3 (0,2 – 0,5)	0,3 (0,2 – 0,4)	0,24 (0,2 – 0,4)

(continua)

Tabela 2.1 Números absolutos e percentuais no sangue periférico de linfócitos totais e das principais subpopulações de linfócitos em várias faixas etárias *(continuação)*

CD4$^+$CD27$^+$CD45HO$^-$ (T reguladoras)											
%	5,2 (3,5 – 7,0	6,5 (4,9 – 9,6)	5,5 (3,6 – 9,0)	5,1 (3,7 – 6,7)	5,0 (2,9 – 7,4)	4,9 (3,3 – 6,8)	4,9 (3,1 – 5,1)	5,4 (2,3 – 7,7)	4,0 (2,6 – 6,1)	4,7 (2,8 – 7,2)	3,1 (2,2 – 4,1)
Número (x 10^9/L)	Nd	0,2 (0,06 – 0,3)	0,1 (0,07 – 0,3)	0,1 (0,08 – 0,2)	0,06 (0,04 – 0,07)	0,08 (0,03 – 0,1)	0,06 (0,04 – 0,09)	0,05 (0,02 – 0,09)	0,03 (0,02 – 0,09)	0,04 (0,02 – 0,06)	0,03 (0,02 – 0,04)
TCD8$^+$											
	Cordão umbilical	0-6 meses	6-12 meses	1-2 anos	2-3 anos	3-4 anos	4-6 anos	6-9 anos	9-12 anos	12-15 anos	15-18 anos
%	16,3 (14,3 – 21,3)	14,9 (7,7 – 22,0)	14,2 (11,0 – 17,8)	15,5 (14,0 – 26,0)	16,7 (12,2 – 22,6)	21,3 (14,7 – 27,2)	24,5 (17,5 – 31,1)	20,4 (13,5 – 28,8)	22,4 (16,4 – 36,3)	18,7 (13,6 – 23,9)	18,8 (13,5 – 22,0)
Número (x 10^9/L)	Nd	0,7 (0,4 – 1,9)	0,8 (0,6 – 1,5)	0,9 (0,7 – 1,5)	0,7 (0,4 – 1,2)	0,9 (0,4 – 1,2)	0,8 (0,8 – 1,2)	0,8 (0,2 – 1,4)	0,8 (0,4 – 1,0)	0,4 (0,2 – 0,6)	0,4 (0,2 – 0,5)
CD4$^+$CD27$^+$CD45HO$^-$ *(Naïve)*											
%	95,4 (90,4 – 96,1)	94,9 (78,5 – 97,1)	94,4 (68,7 – 96,6)	95,7 (77,5 – 98,5)	86,7 (57,1 – 81,4)	74,7 (54,9 – 90,6)	64,6 (53,2 – 87,2)	75,8 (57,0 – 83,7)	74,0 (49,2 – 82,7)	74,7 (62,3 – 86,3)	64,3 (48,8 – 87,5)
Número (x 10^9/L)	nd	0,7 (0,03 – 1,6)	0,8 (0,5 – 1,4)	0,8 (0,6 – 1,1)	0,5 (0,3 – 0,9)	0,7 (0,2 – 1,1)	0,6 (0,4 – 0,7)	0,4 (0,2 – 1,0)	0,4 (0,3 – 0,7)	0,3 (0,2 – 0,4)	0,3 (0,1 – 0,3)
CD4$^+$CD27$^+$CD45HO$^-$ (Memória)											
%	4,2 (1,7 – 8,8)	3,7 (3,6 – 14,6)	5,2 (3,1 – 11,8)	4,1 (1,0 – 3,3)	10,5 (5,9 – 22,3)	14,2 (5,5 – 23,3)	15,6 (3,5 – 38,9)	16,5 (9,2 – 22,5)	18,3 (11,5 – 30,7)	19,1 (12,2 – 27,2)	24,2 (9,3 – 37,6)
Número (x 10^9/L)	Nd	0,03 (0,01 – 0,3)	0,04 (0,03 – 0,1)	0,03 (0,008 – 0,1)	0,07 (0,04 – 0,2)	0,1 (0,03 – 0,2)	0,2 (0,06 – 0,4)	0,1 (0,04 – 0,3)	0,1 (0,07 – 0,3)	0,08 (0,03 – 0,2)	0,1 (0,03 – 0,2)
8 (CD19)											
	Cordão umbilical	0-6 meses	6-12 meses	1-2 anos	2-3 anos	3-4 anos	4-6 anos	6-9 anos	9-12 anos	12-15 anos	15-18 anos
%	11,9 (7,6 – 15,5)	31,3 (20,5 – 40,9)	25,1 (11,1 – 45,5)	21,1 (17,3 – 30,3)	25,7 (17,3 – 30,3)	20,0 (14,4 – 25,1)	17,9 (7,9 – 22,5)	16,5 (8,5 – 20,2)	13,1 (4,3 – 18,2)	12,3 (7,8 – 23,7)	11,5 (7,8 – 15,1)
Número (x 10^9/L)	0,9 (0,6 – 1,1)	1,6 (1,0 – 3,7)	17 (0,6 – 3,7)	1,2 (0,7 – 1,7)	1,2 (0,7 – 1,7)	0,7 (0,4 – 1,5)	0,6 (0,3 – 1,0)	0,4 – (0,3 – 0,8)	0,3 (0,1 – 0,5)	0,3 (0,1 – 0,6)	0,2 (0,1 – 0,4)

Fonte: van Gent et al., 2009[4].

Quanto aos valores percentuais das várias subpopulações de linfócitos, estes permanecem muito semelhantes aos de adultos em todas as fases da vida (Tabela 2.1), com predomínio das células T auxiliares (40 a 50%), seguida das T citotóxicas (15 a 25%), sabendo-se que as células T constituem entre 70 e 80% dos linfócitos circulantes. Alguns lactentes saudáveis podem apresentar relações CD4/CD8 elevadas, não raro alcançando valores de 2 ou mais[6]. Evidentemente, as proporções de células T *naïve* são elevadas no começo da vida, caindo gradualmente à medida em que crescem os percentuais de células de memória. Os valores percentuais de células T reguladoras não variam significativamente ao longo da vida, da mesma forma que os de linfócitos B. As células NK (morfologicamente são linfócitos, mas fazem parte da imunidade inata, como se verá adiante) representam em torno de 2% dos linfócitos totais e se caracterizam como $CD4^-CD16^+CD56^+$.

DESENVOLVIMENTO DOS LINFÓCITOS B E DA RESPOSTA DE ANTICORPOS

A síntese de imunoglobulinas é bastante reduzida durante a vida intrauterina e limitada a anticorpos da classe IgM. No cordão umbilical de neonatos saudáveis, as concentrações de IgM não ultrapassam 10 a 15 mg% (5 a 10% dos níveis de adultos normais), e valores superiores a 20 mg% podem ser indicativos de infecção intrauterina. A maior parte da IgM do cordão umbilical é originária de células B1 ($CD19^+CD5^+$) e constituída pelos chamados anticorpos naturais, capazes de proteger a criança contra alguns patógenos, como bactérias encapsuladas. Aliás, as células B1 representam 40% dos linfócitos B do baço e do sangue periférico no recém-nascido, percentuais significativamente mais elevados que os encontrados em crianças maiores e adultos.

Células B que expressam somente IgM na superfície podem ser encontradas em torno da 10ª semana. Por volta da 16ª semana de gestação, células B fetais com todos os isotipos de cadeia pesada são detectáveis na medula óssea, no entanto não é conhecido o estímulo para o *switch* de classes nesse período. Centros germinativos no baço e nos linfonodos são ausentes durante a vida fetal, mas aparecem durante os primeiros meses de vida após estimulação antigênica pós-natal.

TRANSFERÊNCIA DE ANTICORPOS MATERNOS PARA O FETO E O RECÉM-NASCIDO

A passagem transplacentária de imunoglobulinas da mãe para o feto confere ao neonato a proteção temporária contra patógenos aos quais a mãe foi exposta. Ao mesmo tempo, na medida em que entra em contato com antígenos do ambiente, o lactente passa a desenvolver seu próprio repertório de anticorpos, concomitantemente com a queda dos níveis de anticorpos adquiridos da mãe.

Admite-se que a passagem seja restrita aos anticorpos da classe IgG e que se faça fundamentalmente pela ligação da porção Fc dessas moléculas com receptores denominados FcRn, presentes nas células do sinciciotrofoblasto[7].

Embora a passagem se inicie bem cedo, em torno da 15ª semana de gestação, a concentração de IgG permanece baixa até o segundo trimestre. A taxa de aumento de IgG fetal entre a 29ª e a 41ª semana de gestação dobra quando comparada com a observada entre a 17ª e a 28ª e, por esse motivo, os RNs prematuros, principalmente os extremos, podem não receber níveis protetores de anticorpos, pois a maior parte deles é transferida ao feto após a 34ª semana de gestação[8].

Anticorpos IgG de origem materna presentes no RN a termo correspondem a uma concentração de aproximadamente 1.000 mg/dL, em média 10 a 20% superior à materna, enquanto neonatos pré-termo apresentam níveis significativamente mais baixos que os maternos e tanto mais reduzidos quanto mais baixa a idade gestacional. Anticorpos IgG de diferentes especificidades atravessam igualmente a placenta, resultando em um padrão de reconhecimento antigênico idêntico quando se comparam amostras de soro materno e de cordão umbilical do recém-nascido (Figura 2.2). Por outro lado, por esse mesmo mecanismo, também pode haver a passagem de anticorpos patogênicos para o feto ou mesmo de autoanticorpos em mães portadoras de doenças autoimunes. Exemplos desse fenômeno são a anemia e a icterícia decorrentes da incompatibilidade ABO e Rh, assim como certas manifestações em neonatos e lactentes de mães portadoras de lúpus eritematoso sistêmico[8].

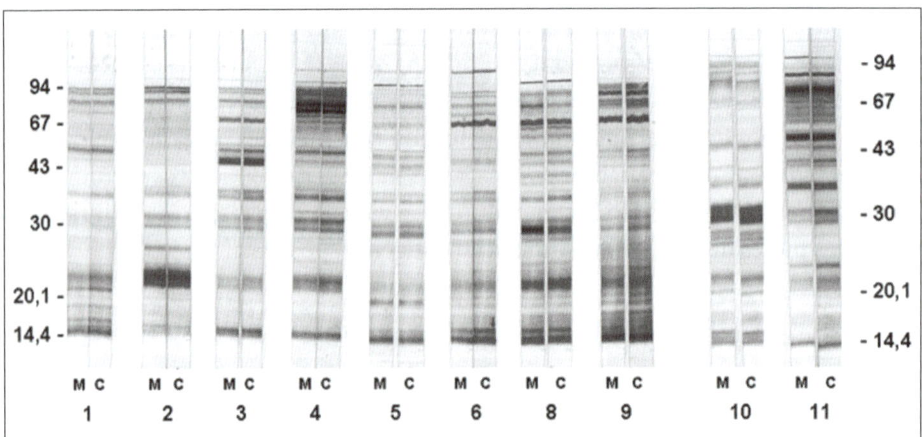

Figura 2.2 Transferência placentária de anticorpos IgG antiproteínas da membrana externa da *E. coli* êntero-hemorrágica O157:H7, representada por experimento de *immunoblotting* realizado com pares de soros maternos no momento do parto (M) e dos respectivos cordões umbilicais (C) de recém-nascidos a termo. Observa-se que existe uma quase completa identidade entre os antígenos reconhecidos pelos soros materno e de cordão umbilical. (Veja imagem colorida no encarte.)

Fonte: Laboratório de Investigação Médica 36/LIM 36.

É observada uma maior transferência de anticorpos da subclasse IgG1 (que representa 75 a 80% da IgG do sangue de adultos) em relação à subclasse IgG2 (cerca de 20% da IgG sérica total), o que tem sido interpretado como consequência da maior afinidade do Fc da IgG1 pelos FcRn. A passagem de IgG3 e IgG4 parece ser equivalente à da IgG1. Em decorrência dessa passagem diferenciada, são abundantemente transferidos anticorpos dirigidos a antígenos proteicos (antivirais, antitoxoides) e menos os anticorpos dirigidos a polissacarídeos, em especial nas mães que adquiriram imunidade por exposição natural às infecções (predominantemente IgG2), e não por imunização ativa, o que representa ainda a realidade da maior parte dos adultos de hoje[9].

Os níveis de anticorpos IgG adquiridos pelo recém-nascido são dependentes dos níveis maternos que, por sua vez, são produzidos por exposição prévia a infecção natural ou aos antígenos vacinais, o que torna a imunização materna uma estratégia potencialmente benéfica para o bebê[10]. A constatação de que as gestantes respondem bem à vacinação e são capazes de transferir todo o seu repertório de anticorpos aos seus bebês, como é visto há muitos anos com o toxoide tetânico, é encorajadora, levantando a possibilidade de proporcionar proteção até o momento em que o bebê será vacinado.

Um aspecto prático muito interessante desse conhecimento refere-se à IgE do cordão umbilical, considerada totalmente de origem fetal e por muito tempo usada como um marcador precoce de tendência ao desenvolvimento de doença atópica. Entretanto, há evidências muito recentes que contradizem esses conhecimentos e sugerem que ocorra alguma passagem de IgE da mãe para o filho, como mostram dados de estudos prospectivos de desaparecimento de anticorpos IgE específicos para alérgenos no decorrer dos primeiros meses de vida.

Finalmente, cabe destacar que fica cada vez mais patente que os anticorpos maternos não proveem apenas imunidade passiva, mas também exercem importantes funções imunorregulatórias de longo prazo e que são determinadas pelas interações idiótipo-anti-idiótipo. Acredita-se que os anticorpos IgG maternos, que representam a experiência imunológica da mãe, sobretudo com antígenos timo-dependentes, possam exercer um efeito de *imprinting* sobre o sistema imunológico fetal[11].

NÍVEIS SÉRICOS DAS DIFERENTES CLASSES DE IMUNOGLOBULINAS DE ACORDO COM A FAIXA ETÁRIA

Ao nascimento, os níveis de IgG (de origem materna) são equivalentes ou mais elevados que os maternos e essa IgG, que tem uma meia-vida de cerca de 28 dias, é catabolizada ao longo dos primeiros meses. A criança, por sua vez, começa a formar sua própria IgG, sendo mais precoce a capacidade de formar anticorpos das subclasses IgG1 e IgG3 que IgG2 e IgG4 (Tabela 2.2). Entre os 3 e os 8 meses de vida, o lactente apresenta a chamada hipogamaglobulinemia fisiológica, não tendo sido descrita sua associação com qualquer tipo de enfermidade ou riscos (Figura 2.3). Algumas crianças apresentam hipogamaglobulinemia por um período mais prolongado e que pode perdurar até o final do segundo ou terceiro anos, ou até mais tarde em alguns casos, sendo então chamada de hipogamaglobulinemia transitória da infância. Essa situação tem sido associada a uma maior suscetibilidade a infecções, sobretudo respiratórias, e em alguns casos pode estar indicado o uso de gamaglobulina endovenosa em doses de 400 mg/kg a cada 4 semanas. Até o momento não se dispõe de marcadores que assegurem que uma hipogamaglobulinemia em um lactente seja transitória e, assim, esse diagnóstico é sempre retrospectivo. Por sua vez, constituem indicadores de bom prognóstico: a) bons níveis de IgM; b) números normais de linfócitos B; c) boa capacidade de formar anticorpos para antígenos vacinais; d) ausência de outras alterações laboratoriais da resposta imune; e) presença de órgãos linfoides secundários. Os valores de IgG total e de suas subclasses, de IgM e IgA em diferentes faixas etárias, encontram-se na Tabela 2.2. A IgG total (e naturalmente a IgG1) alcança níveis de adulto por volta dos 4 a 6 anos de vida, entretanto a IgG2 é um dos últimos elementos da resposta imune a alcançar valores de adultos, o que só ocorre no final da infância, sendo essa imaturidade relacionada com o retardo na produção de anticorpos para antígenos polissacarídicos não conjugados com proteínas (Tabela 2.3).

Tabela 2.2 Níveis séricos de IgG e suas subclasses, IgM e IgA (mg/dL) de indivíduos saudáveis da população brasileira de diferentes faixas etárias (30 indivíduos por grupo, 15 do sexo masculino e 15 do sexo feminino), mostrando os percentis 3 e 97

Idade (meses ou anos)	IgG	IgA	IgM	IgG1	IgG2	IgG3	IgG4
3-6	257-776	0-37	23-56	61-481	0-65	0-60	0-13
6-9	241-888	0-92	17-95	180-475	0-89	0-67	0-12
9-12	319-1.062	0-101	27-97	163-624	2-118	0-70	0-14
12-18	496-961	0-139	25-144	267-689	0-145	0-58	0-17
18-24	489-1.052	0-156	16-168	405-588	0-213	8-53	0-20
2-3	436-1.169	0-223	12-194	262-815	30-186	0-75	0-33
3-4	463-1.156	0-183	58-179	259-905	0-311	0-95	0-34
4-5	458-1.361	7-229	21-186	283-924	44-262	0-125	0-69
5-6	453-1.418	26-213	38-182	306-931	0-296	0-140	4-33
6-8	354-1.484	21-280	17-228	209-1.087	57-288	10-121	8-71
8-10	378-1.577	19-320	50-151	349-955	74-325	11-117	0-98
10-12	535-1.562	96-279	50-154	312-970	17-409	4-115	5-77
12-14	486-1.667	72-266	27-171	265-1.016	35-413	16-91	0-92
> 20	562-1.413	41-405	61-183	145-1.017	137-397	10-101	0-91

Fonte: Fujimura, 1990[12].

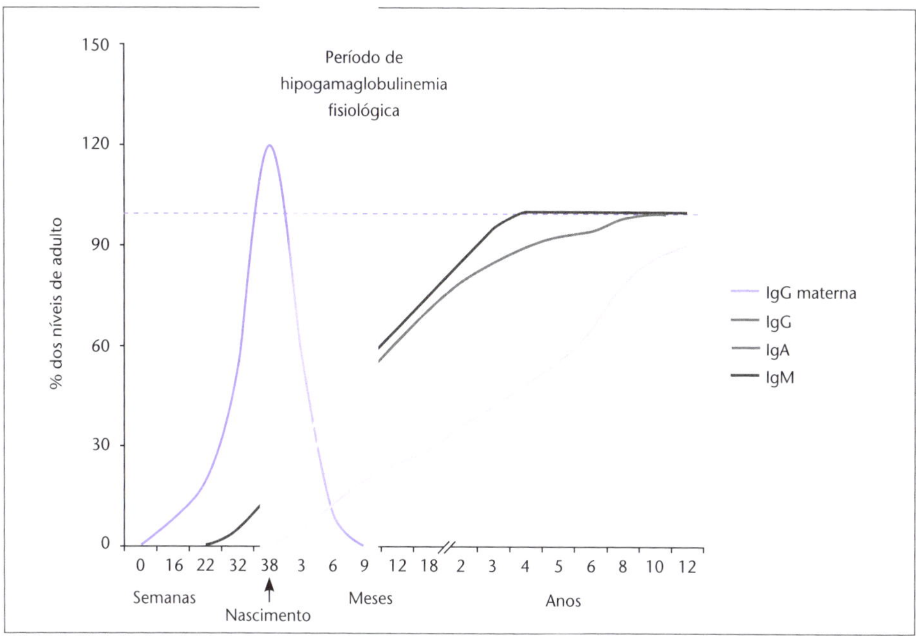

Figura 2.3 Clássica curva de desenvolvimento das imunoglobulinas séricas nas várias faixas etárias, construída com dados da literatura para a passagem de anticorpos durante a gestação e de Fujimura[12] para as imunoglobulinas séricas.

Tabela 2.3 Desenvolvimento da capacidade de produzir anticorpos para antígenos timo--dependentes (TD) e timo-independentes (TI) dos tipos 1 e 2

Tipo de resposta imune ao antígeno	Natureza do antígeno	Classe de imunoglobulina predominante	Idade de plena resposta de anticorpos
TD	Proteínas (p. ex., toxoides e antígenos virais) e polissacarídeos conjugados a proteínas	IgG1, IgG3	Entre o nascimento e os 2 meses de vida
TI-1	Produtos microbianos capazes de ativar diretamente as células B (p. ex., LPS)	IgM	Nascimento
TI-2	Polissacarídeos (PS) não conjugados (componentes de cápsulas de *S. pneumoniae, H. influenzae, N. meningitidis*)	IgM, IgG2	A partir do final do 2º ano de vida, podendo ser ainda mais tardia para alguns PS

A capacidade de produzir IgM, ao contrário, é uma aquisição precoce, sendo a presença de bons níveis de IgM uma garantia de que um lactente com infecções não é portador de uma imunodeficiência grave do tipo SCID ou agamaglobulinemia. A capacidade de formar iso-hemaglutininas (IgM anti-A e/ou B, dependendo do grupo sanguíneo) é, assim, adquirida cedo e representa um exame laboratorial simples e de baixo custo útil na avaliação da imunocompetência de lactentes. Níveis séricos de IgM equivalentes aos de adulto são alcançados já no início do segundo ano de vida (Figura 2.3 e Tabela 2.2). Alguns estudos têm demonstrado que as meninas apresentam concentrações de IgM um pouco mais altas que os meninos.

A IgA é indetectável no sangue do cordão umbilical, exceto em situações de infecção intrauterina. Seu desenvolvimento é lento, sendo comuns níveis baixos de IgA nos 2 a 4 primeiros anos de vida. Dessa forma, a deficiência seletiva de IgA (valores < 7 mg% com níveis normais de outras classes) é um diagnóstico que não deve ser estabelecido de forma definitiva antes dos 5 anos de vida. Níveis de IgA equivalentes aos de adultos só são alcançados no final da infância ou no começo da adolescência (Figura 2.3 e Tabela 2.2). Uma observação muito interessante é a de que os níveis séricos dessa classe continuam subindo ao longo da vida, mesmo após a 6ª e a 7ª década, o que faz da IgA sérica um parâmetro imunológico muito peculiar. Sua função é pouco conhecida, acreditando-se que tenha um papel anti-inflamatório e na proteção contra o desenvolvimento de fenômenos autoimunes.

O desenvolvimento da IgE depende muito da constituição alérgica da criança. Consideram-se anormais níveis superiores a 100 UI/ml, os quais podem ser indicativos de atopia, mas também de helmintíase intestinal ou sistêmica. Níveis de IgE muito elevados são vistos em algumas imunodeficiências com intensa desregulação imune, como a chamada síndrome da hiper-IgE, a IPEX (*immune, dysregulation, polyendocrinopathy, enteropathy X-linked syndrome*), a síndrome de Wiskott-Aldrich, entre outras.

DESENVOLVIMENTO DOS ANTICORPOS IGA DAS SECREÇÕES EXTERNAS

O desenvolvimento dos anticorpos IgA nas secreções externas é mais precoce que a IgA sérica. Ao nascimento, o RN ainda não é capaz de produzir IgA secretória, mas ao final do primeiro mês pequenas concentrações dessa imunoglobulina já podem ser detectadas na saliva, a secreção externa mais acessível para esse tipo de análise. No segundo semestre de vida, o lactente alcança metade dos valores de adultos, os quais são atingidos entre 2 e 4 anos de vida, portanto, muito antes da IgA sérica.

Nessa fase crítica de imaturidade do sistema imunológico das mucosas, o lactente recebe grandes quantidades de anticorpos IgA através do colostro e do leite materno. A IgA exógena não é absorvida pelo intestino do lactente e exerce seu papel protetor localmente na faringe, impedindo sua colonização por patógenos respiratórios e ao longo de todo o intestino, prevenindo-o efetivamente das diarreias infecciosas, como bem demonstram numerosos estudos epidemiológicos. Entende-se, assim, a necessidade de estimular o aleitamento materno durante todo o primeiro semestre de vida, período em que a produção de IgA secretória é ainda pouco significativa.

IMUNIDADE INATA

O sistema imunológico inato representa um conjunto de elementos celulares e de moléculas solúveis, que desempenha papel crucial na linha de frente da defesa do hospedeiro contra os patógenos, sendo capaz de efetuar o reconhecimento imediato de uma ampla variedade de microrganismos e seus componentes. É crucial para uma ativação apropriada do sistema imunológico adaptativo, pois de certa forma dirige o padrão de resposta antígeno-específica, polarizando-a para Th1 ou Th2. Compreende os fagócitos chamados de profissionais (mononucleares e polimorfonucleares), as inúmeras proteínas do sistema complemento, as células *natural killer* (NK), entre outros tantos componentes, presentes também nas mucosas.

A resposta a patógenos pelo sistema imunológico inato é desencadeada por receptores que reconhecem padrões moleculares presentes nos patógenos (do inglês *pattern recognition receptors* – PRR), encontrados em uma ampla variedade de microrganismos. Entre os mais importantes da família de PRR estão os chamados *toll-like receptors* (TLR), que reconhecem, com seletividade, um grande número de variados e complexos PAMP (*pathogen-associated molecular patterns*)[13]. O reconhecimento microbiano por fagócitos estimula o englobamento (fagocitose), a indução de morte microbiana, a produção de citocinas inflamatórias e inicia o desenvolvimento da imunidade adaptativa.

As células apresentadoras de antígenos (APC) "profissionais" são representadas pelas células dendríticas, macrófagos e linfócitos B e exibem alterações funcionais que podem levar a deficiências secundárias nas respostas de células T. As células dendríticas representam menos de 1% do número total de células do sangue periférico. As células progenitoras na medula óssea dão origem aos precursores de células dendríticas circulantes que vão residir nos tecidos específicos, onde aparecem como células imaturas com alta capacidade fagocítica. Elas constituem um grupo heterogêneo de células que apresentam diferenças de acordo com a localização anatômica, o fenótipo de receptores de superfície celular e a função no sistema imunológico. No sangue de cordão umbilical o número de células dendríticas tem sido descrito como equivalente ao de adultos, porém há evidências de que funcionalmente essas células sejam deficientes, com baixa expressão de moléculas coestimuladoras e reduzida produção de citocinas em resposta à sinalização via TLR e CD40. Há produção reduzida de IL-12, citocina importante para a ativação dos linfócitos T, e também baixa liberação de interferons não imunes (alfa e beta), que são potentes agentes antivirais. Essa imaturidade está certamente relacionada com a maior suscetibilidade do recém-nascido a alguns vírus, em particular ao *Herpes simplex*.

Em relação aos neutrófilos (fagócitos polimorfonucleares), esses apresentam ao nascimento deficiências quantitativas e qualitativas importantes. O RN dispõe de poucas células progenitoras de neutrófilos e, assim, tem uma limitação de precursores no *storage pool*, o que pode resultar em grave deficiência para mobilizar números adequados de neutrófilos por ocasião de uma infecção bacteriana. Os neutrófilos neonatais também apresentam múltiplos defeitos funcionais, incluindo quimiotaxia, adesão e migração. Assim como outros aspectos da função imune, essa imaturidade dos neutrófilos é ainda mais pronunciada em prematuros, porém os poucos dados disponíveis fora do período neonatal falam a favor de que a imaturidade dos neutrófilos seja restrita às primeiras semanas de vida.

Embora os monócitos de neonatos a termo apresentem algumas diferenças funcionais quando comparados aos monócitos de adultos, como baixa expressão de moléculas coestimuladoras, ausência de resposta ao LPS e ao IFN-gama, capacidade reduzida de se diferenciar em células dendríticas e diminuição da produção de IL-12, eles apresentam competência fagocítica equivalente à dos adultos para bactérias Gram-positivas e Gram-negativas *in vitro*[14,15].

As células NK são componentes importantes do sistema imunológico inato, pois são responsáveis por rapidamente lisar células infectadas por vírus, destruir células tumorais e produzir citocinas que direcionam respostas imunes inatas e adaptativas. As contagens de células NK são mais elevadas em neonatos que em adultos, porém algumas deficiências funcionais são detectadas, principalmente uma menor capacidade citolítica que pode contribuir para a imaturidade do sistema imunológico neonatal.

O sistema complemento representa um sistema efetor crucial da imunidade inata, no qual três vias, a clássica, a alternativa e a das lectinas, convergem para um ponto no qual importantes moléculas efetoras são geradas, como as opsoninas C3b, iC3b e C4b, a anafilotoxina C5a e o complexo de ataque à membrana (MAC) C5--C9. As diversas proteínas – efetoras e reguladoras – que compõem esse sistema não cruzam a placenta e, portanto, as concentrações detectadas no sangue do cordão são sintetizadas pelo próprio feto. Comparado com o sangue de adultos saudáveis, o do RN apresenta níveis baixos dos vários componentes desse sistema, que alcançam em média metade dos níveis de adulto, exceto o componente C9, que se encontra em valores que não ultrapassam os 20% do adulto. Estudos com lactentes saudáveis demonstram que no segundo semestre as atividades líticas tanto da via clássica como da via alternativa já são equivalentes às de adultos. As baixas concentrações de complemento no começo da vida, particularmente no período neonatal, contribuem para a maior suscetibilidade a algumas bactérias extracelulares, seja pela redução da atividade opsonizante do soro, seja pela deficiência de atividade lítica, importante para a destruição de alguns Gram-negativos[16].

CONCLUSÕES

Não há dúvidas de que a imaturidade funcional da resposta imune do recém-nascido e da criança de pouca idade constitui um determinante significativo das maiores morbidade e mortalidade por doenças infecciosas nessa faixa etária. A ausência de memória imunológica preexistente, o pequeno número de linfócitos presentes nos órgãos linfoides secundários, assim como a imaturidade do sistema imunológico das mucosas, certamente contribuem para a maior gravidade e facilitam a disseminação de infecções de qualquer natureza. Em relação às viroses respiratórias, é preciso lembrar que a falta de memória imunológica é crítica para explicar sua elevada frequência nos primeiros anos de vida.

Em relação à maior suscetibilidade a bactérias extracelulares, contribuem ainda mais para tal: i) dificuldade de rápida mobilização de grandes números de neutrófilos para o foco infeccioso, assim como a imaturidade funcional dessa linhagem celular no que diz respeito à quimiotaxia e à atividade bactericida; ii) rápido esgotamento dos anticorpos maternos durante uma infecção sem a adequada capacidade de formação de anticorpos pela própria criança; iii) baixos níveis de complemento, entre outras deficiências funcionais. Cabe destacar que a baixa capacidade de formar anticorpos opsonizantes é crítica, sobretudo, na proteção contra bactérias encapsuladas e representa uma imaturidade que pode persistir por longos períodos em algumas crianças (Figura 2.4), sendo assim parte da explicação para a elevada suscetibilidade a complicações bacterianas de infecções respiratórias, otites médias em particular, frequentemente vistas nos primeiros anos de vida. Com respeito às bactérias intracelulares (da mesma forma que alguns fungos e protozoários), o mecanismo de ativação dos macrófagos pelas células T auxiliadoras é menos eficiente no começo da vida, certamente pela polarização da resposta para Th2, tida como uma proteção contra potenciais efeitos lesivos (desencadeamento de parto prematuro e abortamento) das citocinas pró-inflamatórias da resposta Th1.

As infecções virais, em particular por enterovírus e por *H. simplex*, assumem elevada gravidade em recém-nascidos e lactentes jovens também em razão de: i) menor produção de interferons não imunes em decorrência da imaturidade da imunidade inata; e ii) capacidade citolítica deficiente tanto por parte das células T CD8+ como das células NK.

Na Figura 2.4, apresenta-se uma tentativa de resumo das faixas etárias em que se completaria a maturação funcional de alguns dos mecanismos efetores da resposta imune, cabendo advertir que existem lacunas importantes no conhecimento da área e, portanto, algumas informações contidas no referido quadro não são precisas e foram colocadas apenas como uma orientação geral para o clínico. Finalmente cabe realçar que o principal intuito de se conhecer mais as peculiaridades

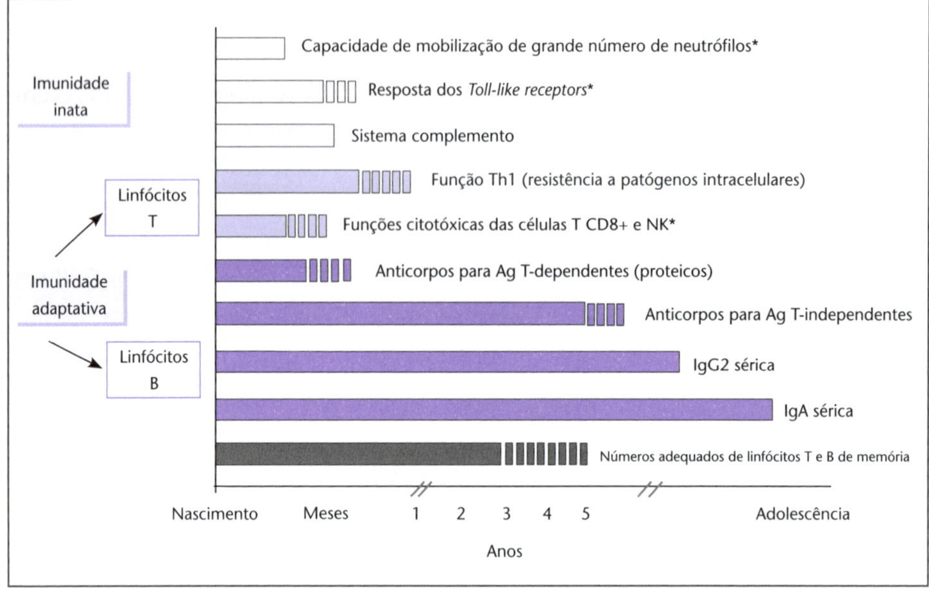

Figura 2.4 Possíveis faixas etárias em que alguns dos mecanismos efetores da imunidade anti-infecciosa alcançam sua maturidade plena, cabendo aqui a ressalva de que o conhecimento nesta área ainda apresenta lacunas importantes.

* Poucos dados fora do período neonatal.

do desenvolvimento da resposta imune da criança é prevenir e tratar melhor as infecções nessa faixa etária. Assim, o melhor entendimento dos principais pontos de imaturidade permite o desenvolvimento de novas estratégias para o manejo de recém-nascidos e crianças de baixa idade com determinados quadros infecciosos.

REFERÊNCIAS BIBLIOGRÁFICAS

1. Carneiro-Sampaio M, Jacob CM, Leone CR. A proposal of warning signs for primary immunodeficiencies in the first year of life. Pediatr Allergy Immunol. 2011;22(3):345-6.
2. Zhang L, Lewin SR, Markowitz M, Lin HH, Skulsky E, Karanicolas R, et al. Measuring recent thymic emigrants in blood of normal and HIV-1-infected individuals before and after effective therapy. J Exp Med. 1999;190(5):725-32.
3. Rennó C, Nadaf MI, Zago CA, Carneiro-Sampaio M, Palmeira P. Healthy preterm newborns show an increased frequency of CD4(+) CD25(high) CD127(low) FOXP3(+) regulatory T cells with a naïve phenotype and high expression of gut-homing receptors. Scand J Immunol. 2016;83(6):445-55.
4. van Gent R, van Tilburg CM, Nibbelke EE, Otto SA, Gaiser JF, Janssens-Korpela PL, et al. Refined characterization and reference values of the pediatric T- and B-cell compartments. Clin Immunol. 2009;133(1):95-107.
5. Hendricks DW, Fink PJ. Recent thymic emigrants are biased against the T-helper type 1 and toward the T-helper type 2 effector lineage. Blood. 2011;117(4):1239-49.

6. Comans-Bitter WM, de Groot R, van den Beemd R, Neijens HJ, Hop WC, Groeneveld K, et al. Immunophenotyping of blood lymphocytes in childhood. Reference values for lymphocyte subpopulations. J Pediatr. 1997;130(3):388-93.
7. Roopenian DC, Akilesh S. FcRn: the neonatal Fc receptor comes of age. Nat Rev Immunol. 2007;7(9):715-25.
8. Palmeira P, Quinello C, Silveira-Lessa AL, Zago CA, Carneiro-Sampaio M. IgG placental transfer in healthy and pathological pregnancies. Clin Dev Immunol. 2012;2012:985646.
9. Costa-Carvalho BT, Vieira HM, Dimantas RB, Arslanian C, Naspitz CK, Solé D, et al. Transfer of IgG subclasses across placenta in term and preterm newborns. Braz J Med Biol Res. 1996;29(2):201-4.
10. Healy CM. Vaccines in pregnant women and research initiatives. Clin Obstet Gynecol. 2012;55(2):474-86.
11. Lemke H, Coutinho A, Lange H. Lamarckian inheritance by somatically acquired maternal IgG phenotypes. Trends Immunol. 2004;25(4):180-6.
12. Fujimura MD. Níveis séricos das subclasses da imunoglobulina G em crianças normais e nefróticas [Tese]. São Paulo: Faculdade de Medicina da Universidade de São Paulo; 1990.
13. Basith S, Manavalan B, Lee G, Kim SG, Choi S. Toll-like receptor modulators: a patent review (2006-2010). Expert Opin Ther Pat. 2011;21(6):927-44.
14. Gille C, Spring B, Tewes L, Poets CF, Orlikowsky T. A new method to quantify phagocytosis and intracellular degradation using green fluorescent protein-labeled Escherichia coli: comparison of cord blood macrophages and peripheral blood macrophages of healthy adults. Cytometry A. 2006;69:152-4.
15. Gille Ch, Leiber A, Mundle I, Spring B, Abele H, Spellerberg B, et al. Phagocytosis and postphagocytic reaction of cord blood and adult blood monocyte after infection with green fluorescent protein-labeled Escherichia coli and group B Streptococci. Cytometry B Clin Cytom. 2009;76(4):271-84.
16. Ferriani VP, Barbosa JE, de Carvalho IF. Serum haemolytic classical and alternative pathways of complement in infancy: age-related changes. Acta Paediatr Scand. 1990;79(3):322-7.

3 Reações de hipersensibilidade

Myrthes Anna Maragna Toledo Barros
Octávio Greco

Após ler este capítulo, você estará apto a:

1. Classificar as reações de hipersensibilidade.
2. Reconhecer os mecanismos fisiopatológicos dos diferentes tipos de reações de hipersensibilidade.
3. Descrever as principais doenças relacionadas à hipersensibilidade do tipo I mediada por IgE.
4. Descrever as principais doenças relacionadas às hipersensibilidades dos tipos II, III e IV.

INTRODUÇÃO

O termo hipersensibilidade é utilizado quando a resposta imune adaptativa ocorre de maneira exacerbada ou inapropriada causando reações inflamatórias e lesão tecidual. As reações de hipersensibilidade não são desencadeadas no primeiro contato com antígeno e sim no contato subsequente sendo, portanto, dependentes da memória imunológica. Em 1963, Gell e Coombs[1] descreveram quatro tipos de reações de hipersensibilidade – I, II, III e IV – tendo por base o tipo de componente imunológico envolvido (anticorpos ou linfócitos T), o período de desencadeamento da reação e os diversos tipos celulares infiltrados na lesão tecidual, sendo os três primeiros mediados por anticorpos e o último por células T e macrófagos. No entanto, nos últimos anos, a caracterização das várias populações de linfócitos T e suas funções, o esclarecimento da patogênese de várias doenças e a crescente percepção da interação entre a imunidade inata e a imunidade adaptativa na geração dos processos inflamatórios levaram à necessidade da expansão da classificação de Gell e Coombs, que passou a ter subcategorias em três dos quatro tipos originais (Tabela 3.1)[2-4]. É

Tabela 3.1 Reações de hipersensibilidade

Características	Tipo I	Tipo IIa	Tipo IIb	Tipo IIc	Tipo IIIa	Tipo IIIb	Tipo IVa	Tipo IVb	Tipo IVc	Tipo IVd
	IgE-mediada	Citolítica	Neutralizante	Estimulatória	Local	Sistêmica				
Reconhecimento imune	Anticorpos						TCR			
	IgE	IgG, IgM	IgG	IgG	IgG, IgM	IgG, IgM	Linfócitos CD4^{+} Th1	Linfócitos CD4^{+} Th2	Linfócitos CD8^{+}	Linfócitos CD4^{+} Th17
Tempo de resposta	15-30 min	Minutos a horas	Tardia	Tardia	3-8h	3-8h	48-72h	48-72h	48-72h	48-72h
Antígeno	Solúvel exógeno	Superfície celular/matriz extracelular	Superfície celular (receptores)	Superfície celular (receptores)	Solúvel	Solúvel	Superfície celular/matriz extracelular	Superfície celular/matriz extracelular	Superfície celular/matriz extracelular	Superfície celular/matriz extracelular Solúvel
	Haptenização (drogas)	Haptenização (drogas)				Haptenização (drogas)	Haptenização (drogas)	Haptenização (drogas)	Haptenização (drogas)	Haptenização (drogas)
Mecanismos efetores e mediadores	▪ Ativação de mastócitos e basófilos ▪ Acúmulo de neutrófilos, basófilos e eosinófilos ▪ Liberação de mediadores vasoativos e citocinas	▪ Ativação do sistema complemento por anticorpos ▪ Opsonização e fagocitose ▪ Citólise ▪ ADCC	▪ Neutralização de receptores celulares	▪ Estimulação de receptores celulares	▪ Imunocomplexos ▪ Ativação do complemento ▪ Ativação da coagulação (microtrombose) ▪ Recrutamento e ativação de polimorfonucleares		▪ Células T ▪ Macrófagos ▪ Células NK ▪ Citocinas: IFN-gama, TNF-alfa, IL-2, IL-18	▪ Células T ▪ Células B ▪ Eosinófilos ▪ Citocinas: IL-3, IL-5, IL-4, IL-13 ▪ GM-CSF	▪ Células T ▪ CXCL8 ▪ GMCSF ▪ Perfurina, granzimas, granulisina ▪ Fas-L	▪ Células T ▪ Neutrófilos ▪ Queratinócitos ▪ Fibroblastos ▪ Citocinas: IL-17, IL-21, IL-22

(continua)

Tabela 3.1 Reações de hipersensibilidade (*continuação*)

Caracterís-ticas	Tipo I	Tipo IIa	Tipo IIb	Tipo IIc	Tipo IIIa	Tipo IIIb	Tipo IVa	Tipo IVb	Tipo IVc	Tipo IVd
	IgE-mediada	Citolítica	Neutrali-zante	Estimula-tória	Local	Sistêmica				
Expressão	▪ Contração de muscula-tura lisa ▪ Edema ▪ Dermatite	▪ Anemia ▪ Púrpura ▪ Hemorra-gia	▪ Bloqueio da resposta fisiológica	▪ Estímu-lo da resposta fisiológica	▪ Eritema ▪ Edema ▪ Necrose ▪ Pneumo-nite	▪ Doença do soro (nefrite, artrite, vasculite)	▪ Eczema ▪ Eritema ▪ Induração ▪ + outras	▪ Eczema ▪ Eritema ▪ Induração ▪ + outras	▪ Eczema ▪ Eritema ▪ Induração ▪ + outras	▪ Eczema ▪ Eritema ▪ Induração ▪ + outras
Doenças	▪ Rinite, asma, anafilaxia, urticária alérgicas ou não alérgicas ▪ Dermatite atópica (fase aguda inicial) ▪ Alergia alimentar ▪ Reações a drogas	▪ Anemia hemolítica do recém--nascido ▪ Anemia hemolítica ▪ PTI ▪ S. Good--pasture ▪ Diabetes 1? ▪ Reações a drogas	▪ Miastenia (receptor de acetil-colina) ▪ Diabete melito (antirre-ceptor de insulina)	▪ Doença de Graves ▪ Urticária autoimune	▪ Reação de Arthus ▪ Alveolites alérgicas extrínse-cas	▪ Doenças infeciosas ▪ Lúpus sistêmico ▪ Glomeru-lonefrites ▪ Vasculites ▪ Reações a drogas	▪ Derma-tite de contato ▪ Tubercu-lose ▪ Sarcoidose ▪ Granu-loma de corpo estranho ▪ Reações a drogas	▪ Dermaite atópica (fase crônica) ▪ Doenças gastroin-testinais ▪ Parasito-ses ▪ Reações a drogas	▪ Derma-tite de contato ▪ Doença celíaca ▪ Diabete tipo 1? ▪ Reações a drogas	▪ Doença de Crohn ▪ Psoríase ▪ Asma não alérgica ▪ AR ▪ Esclerose múltipla ▪ PEGA ▪ Reações a drogas

ADCC: citotoxicidade celular dependente de anticorpo; AR: artrite reumatoide; PEGA: pustulose exantemática generalizada aguda.

preciso ressaltar que essas classificações são apenas didáticas, uma vez que, *in vivo*, as reações não ocorrem isoladamente e, consequentemente, determinada doença pode envolver mais de um tipo de mecanismo de hipersensibilidade.

O objetivo deste capítulo é abordar os aspectos primordiais dos mecanismos de hipersensibilidade, assim como apresentar, sucintamente, as principais doenças decorrentes da resposta imunológica exacerbada aos vários antígenos aos quais os indivíduos estão normalmente expostos. As manifestações clínicas, os métodos diagnósticos e a conduta terapêutica referentes às diversas doenças serão abordados nos capítulos correspondentes deste livro.

REAÇÕES DE HIPERSENSIBILIDADE TIPO I

As reações de hipersensibilidade tipo I ou mediadas por IgE caracterizam-se pelo início rápido em alguns indivíduos geneticamente predispostos, após contato com antígenos (alérgenos) aos quais já haviam sido previamente expostos. Os efeitos produzidos resultam da ação conjunta de uma gama de mediadores inflamatórios liberados após reação entre alérgenos e anticorpos IgE ligados à superfície de células efetoras. As reações de hipersensibilidade tipo I também são conhecidas como reações alérgicas ou atopia[2,3,5].

A IgE é uma imunoglobulina monomérica de peso molecular de 190 kD, é termolábil e não tem a capacidade de atravessar a barreira placentária ou ativar o sistema complemento. Sua propriedade é a de fixar-se a receptores presentes na superfície de células da pele e de outros tecidos, tornando-as reativas aos alérgenos. Pelo fato de a IgE não atravessar a barreira placentária, os valores no cordão umbilical são extremamente baixos, variando de 0 a < 2 kIU/L ou < 4,8 mg/L. Após o nascimento, essa concentração aumenta lenta e gradativamente até atingir o pico máximo entre os 10 e 15 anos de idade, correspondendo a menos de 0,001% do total das imunoglobulinas circulantes. A IgE está igualmente distribuída entre o compartimento intravascular e os tecidos, e nesses encontra-se ligada aos receptores celulares, principalmente de mastócitos. Aparentemente, o papel fisiológico da IgE é a participação na morte de parasitas nematoides[6].

Há dois tipos de receptores celulares para IgE: de alta afinidade (Fc-épsilon-RI) e baixa afinidade (Fc-épsilon-RII ou CD23). Os primeiros estão presentes na superfície de mastócitos e basófilos e são responsáveis pela transmissão do sinal de desgranulação celular após a ligação da IgE ao alérgeno. Esses receptores encontram-se mais frequentemente sob a forma tetramérica (alfa-beta-gama-2), sendo compostos por três diferentes tipos de cadeias: (i) cadeia alfa, pela qual se ligam ao alérgeno; (ii) cadeia-beta, amplificadora do sinal de ativação; e (iii) cadeia gama, similar à encontrada no receptor Fc para IgG, responsável pela tradução do sinal de ativação. Em humanos, esses receptores também estão expressos, embora em níveis menores, sob a forma trimérica (alfa-gama-2) em células de Langerhans, monócitos, células dendríticas, plaquetas, neutrófilos e eosinófilos ativados, com a característica de não conterem a cadeia amplificadora beta; os receptores Fc-épsilon-RII (ou CD23) são encontrados em linfócitos T e B, monócitos, macrófagos, células de Langerhans, eosinófilos e plaquetas. Constituem glicoproteínas transmembranosas de cadeia única, que em humanos ocorrem sob duas isoformas: (i) Fc-épsilon-RIIa, encontrada apenas em linfócitos B; e (ii) Fc-épsilon-RIIb, presente em linfócitos T e B, monócitos e eosinófilos[6].

A expressão dos receptores de alta e baixa afinidades é regulada positivamente pelos níveis de IL-4 e pela concentração sérica de IgE, constituindo um mecanismo de amplificação das reações alérgicas[6]. Existe uma forma solúvel do CD23 (sCD23), que é liberada da membrana celular por proteases endógenas (p. ex., metaloproteinases) e exógenas (entre as quais inclui-se o alérgeno principal do *Dermatophagoides pteronyssinus* – Der p 1)[6].

A principal função biológica dos receptores de IgE parece ser a promoção da citotoxicidade celular dependente de anticorpos (ADCC) contra parasitas envolvendo mastócitos e eosinófilos (Fc-épsilon-RI) e macrófagos, eosinófilos e plaquetas (Fc--épsilon-RII). Adicionalmente, como os complexos antígeno-IgE ligados ao receptor de alta afinidade são internalizados e degradados, os peptídeos podem ser apresentados às células T por moléculas classe II do MHC, o que pode constituir importante via de amplificação das respostas específicas para IgE. Do mesmo modo, os receptores Fc-épsilon-RII também participam da internalização de complexos antígeno-IgE, do processamento e da apresentação por moléculas do MHC, exercendo importante papel regulador na síntese de IgE. Até agora não há evidências de que as isoformas Fc-épsilon-RIIa ou Fc-épsilon-RIIb apresentem diferentes atividades biológicas[2,6].

O papel do receptor de alta afinidade sob a forma trimérica (alfa-gama-2) na superfície de células apresentadoras de antígenos (APC) ainda não está estabelecido. Como não apresentam a cadeia beta responsável pela amplificação do sinal de ativação celular, uma hipótese é que esses receptores sejam utilizados pelas APC como iscas para o sequestro de moléculas de IgE[2,6].

A molécula de IgE liga-se à cadeia alfa do receptor Fc-épsilon-RI na superfície de mastócitos e basófilos pelo domínio constante C-épsilon-3, o que constitui um dos fatores responsáveis pela ativação celular. A ativação de mastócitos tem início quando alérgenos multivalentes ligam-se a duas moléculas contíguas de IgE prefixadas no Fc-épsilon-RI. Quando o número de receptores agregados atinge determinado limiar de ativação, os mastócitos (ou basófilos) liberam vários tipos de mediadores inflamatórios que agem diretamente nos tecidos, causando reações alérgicas (Figura 3.1). Além disso, esses mediadores recrutam e ativam outras células infla-

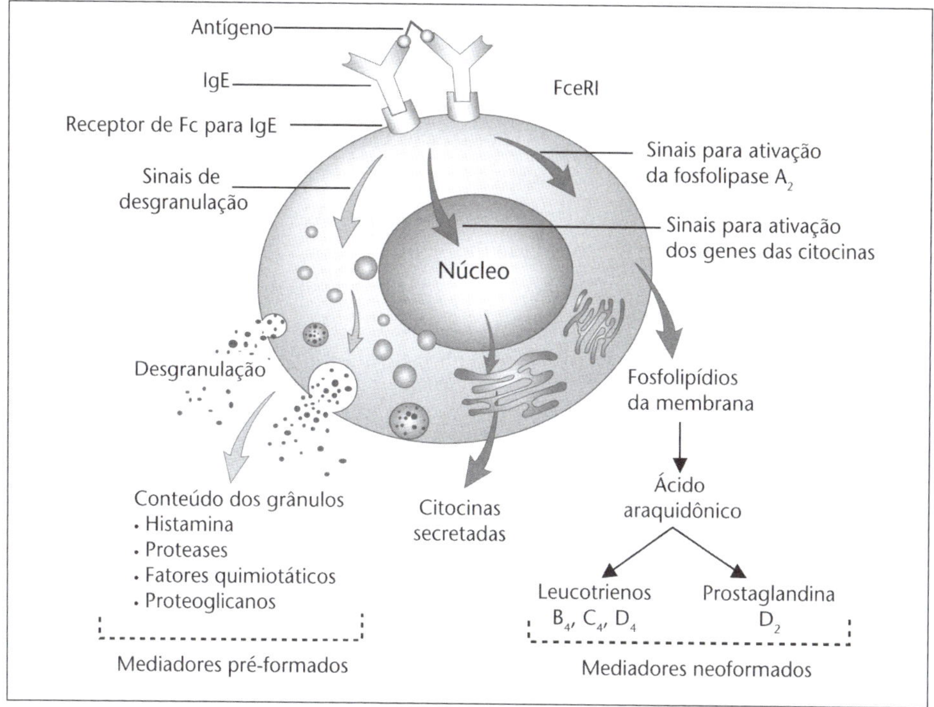

Figura 3.1 Ativação de mastócitos e liberação de mediadores.
IgE: imunoglobulina E.

matórias, especialmente eosinófilos, que por sua vez liberam mais mediadores, propagando, deste modo, reações alérgicas em cadeia[2,3,5].

PRINCIPAIS MEDIADORES LIBERADOS

Mediadores Pré-formados

Armazenados nos grânulos intracitoplasmáticos, incluem aminas vasoativas (principalmente histamina), proteases neutras (alfa-triptase, beta-triptase, quimase e carboxipeptidase mastocitária, além da catepsina G), proteoglicanos (heparina e condroitin-sulfato E) e fatores quimiotáticos para eosinófilos e neutrófilos. O principal mediador pré-formado é a histamina, derivada da histidina pela ação da histidina-descarboxilase, que constitui a única amina biogênica estocada em mastócitos e basófilos humanos (concentração intracelular calculada em 100 mM). Após a liberação, a histamina interage com quatro tipos conhecidos de receptores (H1, H2, H3 e H4), todos pertencentes à superfamília dos receptores associados à proteína G, que diferem quanto à localização, aos mensageiros secundários e às propriedades de ligação com esse mediador. Os principais efeitos da histamina através dos receptores H1, presentes em células endoteliais, células do músculo liso e sistema nervoso central (SNC) e bloqueados por anti-histamínicos, são: (i) aumento da produção e da viscosidade da secreção glandular; (ii) contração da musculatura lisa dos brônquios (broncoespasmo), do trato gastrointestinal (aumento da motilidade) e do trato geniturinário (micção involuntária); (iii) vasodilatação, levando à hipotensão e à taquicardia; (iv) aumento da permeabilidade das vênulas pós-capilares, causando edema tecidual; e (v) estímulo de terminações nervosas sensoriais provocando prurido e espirros. Os receptores H2 (bloqueados por cimetidina) estão presentes em células parietais gástricas e, em menor nível, em células inflamatórias, no epitélio brônquico, no endotélio e no sistema nervoso central. Os receptores H3 são encontrados nos SNC e periférico e os receptores H4 em leucócitos periféricos, timo, baço e cólon[2,3,5].

Mediadores Neoformados

São originados do metabolismo do ácido araquidônico presente na membrana celular. A ligação cruzada da IgE na superfície celular com o alérgeno ativa a fosfolipase A2 e libera ácido araquidônico da posição A2 de fosfolípides da membrana celular. A seguir, esse ácido é metabolizado pelas vias da cicloxigenase (COX) e da lipoxigenase com a produção de prostaglandinas/tromboxanos e leucotrienos, respectivamente. As prostaglandinas PGD2 e PGF2a, os leucotrienos sulfidopeptídeos LTC4, LTD4 e LTE4 (anteriormente denominados substância de ação lenta da anafilaxia), o fator ativador de plaquetas (PAF) e a bradicinina (gerada pela ação da triptase) são formados durante a desgranulação celular. A PGD2 é o principal mediador derivado do metabolismo do ácido araquidônico produzido pelas vias da COX-1 e COX-2 e, embora seja secretada por mastócitos, não é produzida por basófilos; os efeitos incluem hipotensão, broncoespasmo, inibição da agregação de plaquetas e quimiotaxia para neutrófilos. Os leucotrienos são responsáveis pela broncoconstrição prolongada, aumento da secreção de muco, diminuição da contratilidade cardíaca, vasoconstrição de coronárias e artérias periféricas e vasodilatação de vênulas. Também ocorre ativação dos sistemas nervosos sensitivo, autônomo e NANC (não adrenérgico e não colinérgico). O mais potente mediador quimiotático em animais é o PAF e, em humanos, o LTB4 para eosinófilos. Em humanos, já foram identificadas três populações de mastócitos: (i) os que produzem apenas triptases e que são predominantes em alvéolos pulmonares e mucosa do intestino delgado; (ii) os que produzem todos os tipos de proteases e que estão presentes na pele, submucosa intestinal, tecidos conjuntivos e vasos sanguíneos; e (iii) os mastócitos que produzem apenas quimases (mais raros) e que estão presentes na mucosa nasal e na submucosa intestinal[2,3,5].

Citocinas

São geradas por transcrição, incluindo as interleucinas de perfil Th2 (IL-4, IL-5, IL-6, IL-9, IL-10, IL-13) ao lado de TNF-alfa, TGF-beta, IL-1, IL-3, IL-8, IL-11 e IL-16, além de quimiocinas, como IL-8, CCL3 (anteriormente denominada *macrophage inflammatory protein* [MIP-1-alfa]) e CCL7 (anteriormente *monocyte-chemotactic protein 3* [MCP3]). O TNF-alfa parece ser a principal citocina produzida por mastócitos humanos, havendo evidências de que possa tanto estar armazenada nos grânulos como possa ser neossintetizada após a ativação celular. O TNF-alfa aumenta a reatividade brônquica e a expressão de moléculas de adesão em endotélio e epitélio, além de exercer efeitos antitumorais. A IL-4 está associada à síntese de IgE e a IL-3, IL-5 e o fator estimulador de colônia de granulócitos e monócitos (GM-CSF) são críticos para o desenvolvimento e a sobrevivência de eosinófilos. A reação alérgica é amplificada pela liberação de citocinas, que em conjunto promovem a síntese de IgE, a proliferação de mastócitos, basófilos e eosinófilos, a quimiotaxia e a sobrevida celular[2,3,5].

A hipersensibilidade tipo I caracteriza-se pela presença de uma fase imediata e de uma tardia que apresentam aspectos clínicos diferentes[7]. A liberação de mediadores pré-formados pelos mastócitos corresponde à fase imediata da hipersensibilidade tipo I e tem início minutos após o contato com o alérgeno. Essa etapa caracteriza-se pelo aumento da permeabilidade vascular, edema e contração da musculatura lisa e pelo recrutamento por quimiotaxia de outras células que migram para o sítio inflamatório e liberam mediadores responsáveis pela fase tardia da hipersensibilidade tipo I (*late phase reaction* – LPR). Ela é assim denominada porque tem início aproximadamente duas horas após o desencadeamento da ativação celular pelo alérgeno, sendo marcada pelo recrutamento e acúmulo seletivo de células inflamatórias representadas por eosinófilos, neutrófilos e linfócitos $TCD4^+$. Sequencialmente, ocorre aumento da expressão de moléculas de adesão, proteínas envolvidas nas diferentes etapas da migração celular, que permitem a adesão da célula ao endotélio, a diapedese e, finalmente, a migração transepitelial. Várias citocinas atuam no aumento da expressão de moléculas de adesão, como a IL-4, a IL-8 e o TNF-alfa. Outras substâncias atuam especificamente no recrutamento de eosinófilos, como RANTES (*regulated upon activation, normal T cell expressed and secreted*), CCL3 (MIP-1-alfa), CCL7 (MCP3), eotaxina e IL-5, que são considerados os grandes marcadores das reações alérgicas[2,3,5,7].

Os eosinófilos podem ser ativados por numerosos estímulos, como IL-5, IL-3, GM-CSF e imunoglobulinas (IgG, IgA e IgA secretória). Aparentemente, IL-5, IL-3 e GM-CSF (fator estimulador de colônia de granulócito-macrófago) apresentam efeito antiapoptótico e promovem a sobrevida de eosinófilos em tecidos. Estas células liberam grande variedade de mediadores pró-inflamatórios, incluindo[2,5,8]:

- Proteínas armazenadas em grânulos (proteína básica principal [MBP], peroxidase eosinofílica [EPO], proteína catiônica eosinofílica [ECP], neurotoxina derivada eosinofílica [EDN]), que exercem efeito tóxico e lesivo sobre os tecidos. A MBP corresponde a 50% do conteúdo dos grânulos e tem efeito tóxico potente sobre parasitas. Adicionalmente, tem efeito tóxico direto sobre células epiteliais do trato respiratório e causa hiper-reatividade brônquica e broncoconstrição quando instilada diretamente no pulmão de primatas, o que sugere que este mediador possa desempenhar um papel principal na patogênese da asma brônquica.
- Intermediários reativos do oxigênio (ânion superóxido, peróxido de hidrogênio e radicais do hidrogênio) e enzimas de degradação (elastase, colagenase e fosfolipase) que afetam a estrutura tecidual.
- Leucotrieno LTC4 e seus metabólitos ativos, LTD4 e LTE4, que contribuem para a ampliação da resposta inflamatória.
- Citocinas IL-1, TGF-beta, IL-3, IL-4, IL-5, IL-8 e TNF-alfa: são produzidas por eosinófilos em menor escala do que por outras células inflamatórias e seu papel na reação inflamatória alérgica ainda não foi esclarecido[2,3,5,8].

Cabe ressaltar que a reação de fase tardia pode ocorrer mesmo sem ser antecedida por uma reação de fase imediata prévia. Como exemplo, cita-se a asma brônquica não mediada por IgE e denominada não alérgica, na qual o infiltrado inflamatório de vias aéreas é caracterizado por grandes quantidades de eosinófilos e linfócitos Th2 e raros mastócitos. Nesse caso, é altamente provável que a reação inflamatória seja dependente de citocinas produzidas principalmente por células Th17 (hipersensibilidade tipo IVD)[2,6].

Os alérgenos induzem e deflagram reações mediadas por IgE, cuja produção depende do tipo do antígeno, da concentração e da via de entrada. A regulação da síntese de IgE é altamente complexa, apresentando diversas particularidades que são resumidas a seguir:

- Diferenciação de células B em células produtoras de IgE, que depende fundamentalmente da atividade das citocinas IL-4 e IL-13 produzidas por linfócitos $TCD4^+$ de perfil Th2.
- Participação de linfócitos Th2 responsáveis pelos dois sinais de ativação que levam à troca de isotipos: o primeiro sinal é dependente da interação da IL-4 com o receptor de membrana IL-4R e ativa os fatores de transcrição STAT-6 e GATA-3; esses, por sua vez, estimulam a diferenciação das células $TCD4^+$ virgens para o fenótipo Th2[2]. O segundo sinal é dado pela ligação entre as moléculas coestimulatórias CD40 e CD40 ligante (CD154) presentes na superfície de linfócitos B e linfócitos T ativados, respectivamente; a ligação CD40/CD154 ativa o fator de

transcrição NF-kappa-B desencadeando o processo de recombinação do DNA, troca de isótipo e produção da IgE[2,6].

- Participação de outras moléculas coestimulatórias na amplificação dos sinais 1 e 2 como a interação entre a molécula CD28 e seus ligantes CD80/CD86, presentes nas células T e B, respectivamente, e que fazem parte de um mecanismo de amplificação mútua de sinais capaz de amplificar as interações entre as células T e B mediadas por CD40/CD154[2,6].
- Amplificação da síntese de IgE por células não T, como basófilos, que, além de produzirem IL-4 e IL-13, também expressam CD40L. Tem sido sugerido que essas células possam atuar na diferenciação de linfócitos Th2 durante respostas alérgicas secundárias[2,6].
- Embora a troca de isótipo ocorra predominantemente nos centros germinativos dos tecidos linfoides e as maiores concentrações de IgE sejam detectadas nas tonsilas e adenoides, este processo também pode ser detectado em mucosas do trato respiratório e gastrointestinal de pacientes com alergia de vias aéreas ou alergia alimentar, mesmo naqueles que apresentam pesquisa negativa para IgE específica *in vivo* e *in vitro*[2,6].
- Regulação dos níveis de IgE mediada pela interação com receptores de baixa afinidade presentes em linfócitos[2,6]. Neste último aspecto, cabe ressaltar que, em camundongos, a ausência de receptores Fc-épsilon-RII determina níveis mais altos de IgE sérica[9].

A inalação ou a ingesta de antígeno em pequenas doses predispõe à formação da IgE. Embora a sensibilidade dos mastócitos a determinado alérgeno dependa do número de moléculas de IgE específicas ligadas ao receptor Fc-épsilon-RI, a quantidade de mediadores liberados está relacionada ao sistema enzimático celular[2,6].

Ácaros, pólens, fungos, baratas e fâneros de animais constituem exemplos de alérgenos inaláveis. Partículas de 20 mcm de diâmetro, como as de polens, depositam-se nas vias aéreas superiores e causam rinite, enquanto as de menor tamanho são inaladas e vão para os brônquios, gerando asma. As reações alérgicas também podem ser desencadeadas por alérgenos alimentares, como ovo, arroz, leite, trigo, cereais, camarão, frutos do mar, amendoim, castanha-do-brasil e tangerina. Os homens podem tornar-se alérgicos a cosméticos utilizados pelas esposas. As mulheres podem desenvolver reação anafilática após relações sexuais em decorrência de anticorpos IgE para a proteína seminal. A sensibilização à urina ou ao fânero de animais ocorre em cerca de 10% dos trabalhadores de laboratório. Sabões em pó contendo *Bacillus subtilis* podem causar sintomas graves de asma. Com o uso generalizado de luvas de látex, trabalhadores da área da saúde passaram a apresentar manifestações importantes de alergia não somente ao látex, mas também a alimentos com os quais apresenta reação cruzada, como banana, kiwi, nectarina, papaia, abacate, entre outros[2,5].

Já foi demonstrado que vários alérgenos são constituídos por enzimas. Assim, o Der p1, principal alérgeno do ácaro *D. pteronyssinus*, é uma protease cisteínica. O Der p1 aumenta a permeabilidade da mucosa brônquica, facilitando não apenas a própria passagem através do epitélio, como também a de outros alérgenos, o que permite o acesso às células do sistema imunológico e consequente sensibilização. O receptor CD23, presente em linfócitos B, regula negativamente a produção de IgE específica após ligação cruzada de determinado alérgeno às moléculas de IgE fixadas na superfície celular. Entretanto, o Der p1 cliva proteoliticamente o CD23 reduzindo, assim, a ação inibitória sobre a síntese de IgE. O Der p1 ainda cliva o receptor para a IL-2 (CD25) na superfície de células Th1, limitando a ativação e desviando, consequentemente, a resposta imune para o polo Th2 com aumento na produção de IgE[2,5].

DOENÇAS MEDIADAS POR IgE

Além de levar em conta o local de ativação dos mastócitos, o tipo de manifestação clínica presente nos pacientes alérgicos depende de vários outros fatores.

Via de Acesso do Alérgeno

A inalação leva à broncoconstrição e ao aumento da secreção de muco (asma e rinite); a ingesta causa aumento do peristaltismo e da secreção (alergia alimentar com cólicas, náuseas, vômitos e diarreia) e o contato pela via cutânea desencadeia dermatite, urticária e/ou angioedema. Reações graves podem ocorrer em pacientes que recebem grandes doses de alérgeno pela via endovenosa (p. ex., medicamentos).

Grau de Sensibilização

Em indivíduos altamente sensibilizados, até mesmo doses mínimas do antígeno são capazes de desencadear reações fatais, uma vez que a expressão de receptores Fc-épsilon-RI na superfície celular aumenta após sua ligação com a IgE[2,5].

As doenças mediadas por IgE são classificadas em atópicas e não atópicas.

A atopia é caracterizada como a tendência hereditária que um indivíduo tem de sensibilizar-se a alérgenos ambientais com a produção contínua de IgE, podendo ou não desenvolver doença[10]. Há evidências de que mães atópicas transmitem a atopia aos filhos mais frequentemente que pais acometidos pela doença. Essa observação pode ser explicada pela existência da associação entre o haplótipo mitocondrial e os níveis de IgE total e pelo fato de o genoma mitocondrial ser de transmissão materna exclusiva[11]. Também parece haver associação entre a expressão clínica da atopia e o complexo de genes que codificam várias citocinas (IL-4, IL-5, IL-6 e IL-9, entre outras) situado no cromossoma 5q23-35, assim como com o lócus referente à cadeia beta do receptor de alta afinidade para IgE[12].

As principais doenças atópicas são a asma, a rinite e a dermatite atópica.

Os aspectos característicos da asma são a dificuldade respiratória aguda reversível das vias aéreas (situação reversível causada pela contração da musculatura lisa dos pequenos brônquios), a inflamação e a secreção mucosa. Entre os numerosos fatores predisponentes para a asma, é possível citar a exposição repetida a alérgenos. Há duas formas de asma: a asma alérgica ou a mediada por IgE, causada pela desgranulação de células efetoras (mastócitos) sensibilizadas pela IgE após contato com o alérgeno sensibilizante, e a asma não alérgica, cujo mecanismo ainda não está esclarecido, sendo provavelmente decorrente do desequilíbrio do controle fisiológico do tônus da musculatura lisa. Nessa forma, as crises são desencadeadas por fatores inespecíficos, como irritação química, mudanças de temperatura, atividade física, estresse emocional, infecções respiratórias e exposição a anti-inflamatórios não esteroidais (por aumento de leucotrieno).

O lavado broncoalveolar e a biópsia da mucosa brônquica evidenciam mastócitos e eosinófilos como as principais células efetoras secretoras de mediadores e linfócitos T como células responsáveis pela manutenção da resposta inflamatória. Recentemente, foi demonstrado em pacientes com asma alérgica que a IgE monomérica ligada ao receptor FC-épsilon-RI presente em neutrófilos tem efeito antiapoptótico *in vitro*. As alterações patológicas na crise de asma são constrição brônquica e oclusão da luz dos brônquios por secreção mucosa espessa. Na asma crônica, as alterações são: espessamento da membrana basal da mucosa brônquica, hipertrofia da musculatura brônquica, hipertrofia das glândulas mucosas, aumento de eosinófilos e mastócitos na parede brônquica e de muco contendo grande número de eosinófilos[5,13,14].

A rinite alérgica constitui a manifestação mais comum de reação a alérgenos inalados. Os sintomas característicos são:

- Rinorreia aquosa.
- Descarga pós-nasal.
- Tosse e prurido nasal e de palato decorrentes de estimulação nervosa sensorial (histamina, LTC4, LTD4, LTE4, substância P e polipeptídeo intestinal vasoativo).
- Obstrução decorrente de edema de mucosa consequente ao aumento da permeabilidade vascular e à vasodilatação (histamina, cininas, LTC4, LTD4, LTE4, TNF-alfa, neuropeptídeos).

- Espirros por estimulação nervosa sensorial (histamina, LTC4, LTD4, LTE4).
- Hiper-reatividade e congestão prolongada (IL-1, IL-5, IL-6, IL-8, eicosanoicos).

Muito frequentemente, a rinite é acompanhada de conjuntivite (prurido conjuntival e palpebral, hiperemia, lacrimejamento e fotofobia), e em alguns pacientes a conjuntivite alérgica pode apresentar-se isoladamente[2,13-15].

A dermatite atópica é uma erupção cutânea crônica de etiologia variada e que ocorre com maior frequência em indivíduos jovens (desde os 3 meses de idade), que posteriormente podem desenvolver outras doenças atópicas, como asma ou rinite. A distribuição das lesões varia de acordo com as várias faixas etárias. Na maioria dos pacientes, são detectados níveis elevados de IgE produzida por linfócitos B, possivelmente decorrentes da desregulação de células T. Frequentemente, são detectados anticorpos IgE a vários alérgenos inaláveis e alimentares, mas seu real papel na etiopatogenia da doença é desconhecido.

As lesões histológicas da pele caracterizam-se pela presença de mastócitos, eosinófilos e linfócitos T. Inicialmente, os alérgenos que penetram pela via cutânea são captados pela IgE fixada aos receptores Fc-épsilon-RI das células dendríticas epidérmicas; estas migram para os linfonodos onde os complexos alérgeno-IgE são processados e apresentados a linfócitos Th2. Quimiocinas produzidas por fibroblastos e queratinócitos atraem eosinófilos e células de memória Th2 CLA+ para o local da reação, e estas últimas correspondem a 80 a 90% do infiltrado linfocitário. À medida que a lesão torna-se crônica, ocorre mudança do perfil celular com predomínio de linfócitos Th1, o que confere um aspecto similar ao encontrado na dermatite de contato grave e sugere a participação da imunidade celular na fisiopatologia da doença[13,14].

A relação entre trato gastrointestinal e atopia ainda não está bem estabelecida. Muitos indivíduos nos quais são detectados anticorpos IgE para alérgenos alimentares reagem após a ingestão desses agentes, embora pacientes com quadro repetido de náuseas e vômitos a determinado alimento possam não apresentar IgE específica. A alergia alimentar pode ser decorrente de alérgenos resistentes ao processo de digestão, conservantes ou drogas adicionados ao alimento. Na infância, o leite de vaca é o alérgeno mais comum, embora trigo, ovos e amendoim também tenham importância clínica. O contato do alérgeno com a IgE específica na superfície de mastócitos do trato gastrointestinal pode desencadear ativação celular resultando em sintomas como cólicas, dor abdominal, diarreia e vômitos. Outras manifestações de alergia alimentar são urticária, eczema e anafilaxia sistêmica[13,14,16,17].

Apesar das numerosas evidências de que a IgE desempenha um papel na etiopatogenia das doenças atópicas pela ligação ao alérgeno, muitas observações apontam a possibilidade do envolvimento de mecanismos independentes de IgE, nos quais a produção de IgE específica para determinados alérgenos possa representar apenas um epifenômeno. Deve ser ressaltado que a expansão de células Th2 envolvidas nos processos alérgicos pode ativar mecanismos efetores que não envolvem essa imunoglobulina. Assim, camundongos deficientes de IgE e sensibilizados ao *Aspergillus fumigatus* apresentam broncoconstrição após provocação alérgeno-específica[18]. Do mesmo modo, anticorpos das classes IgM, IgA ou IgG contra IgE têm sido detectados no soro de pacientes com doenças atópicas, assim como em indivíduos assintomáticos. Em alguns casos, esses anticorpos podem reagir com a IgE ligada a receptores de alta afinidade presentes na superfície de mastócitos ou basófilos e deflagrar a liberação de mediadores ou até mesmo competir com a IgE pela ligação aos receptores específicos. A hipótese de que anticorpos IgG anti-IgE possam desempenhar um papel no desenvolvimento da atopia ou na regulação da produção da IgE tem sido aventada por alguns investigadores[2,19].

DOENÇAS NÃO ATÓPICAS MEDIADAS POR IgE

Pela definição do Segundo Simpósio sobre a Definição e Manejo da Anafilaxia[20], a anafilaxia constitui uma "reação alérgica grave de início rápido e que pode levar à morte". Dependendo do tipo de estímulo desencadeante, os principais alvos na anafilaxia são a pele e os sistemas cardiovascular, respiratório e gastrointestinal, nos quais os mastócitos são mais abundantes. A anafilaxia caracteriza-se pela presença de edema e congestão, que podem ocorrer localmente (p. ex., anafilaxia cutânea) ou como reação sistêmica (anafilaxia sistêmica ou choque anafilático)[13,21-23].

A anafilaxia cutânea caracteriza-se pela presença de urticária ou pápula eritematosa, podendo ser desencadeada em indivíduos suscetíveis no local da injeção de um alérgeno com pico de reação entre 15 e 20 minutos. O mecanismo é o mesmo da reação anafilática sistêmica, mas a reação é localizada uma vez que haja fixação do anticorpo na pele e liberação local de substâncias vasoativas[13,20-23].

A anafilaxia sistêmica, também denominada choque anafilático, é uma reação generalizada que pode ser desencadeada em humanos pela exposição natural ou administração de várias medicações, como a penicilina. Esse tipo de resposta sistêmica pode ocorrer até mesmo durante a realização de testes cutâneos (puntura ou intradérmico) para diagnóstico de doenças alérgicas. O quadro clínico caracteriza-se por prurido, urticária, angioedema, broncoespasmo, hipotensão, queda da temperatura, insuficiências respiratória e cardiocirculatória. Dependendo da gravidade da crise, o paciente pode apresentar-se ansioso e agitado, ou torporoso, taquidispneico, taquicárdico, hipotenso e cianótico. Podem estar presentes na ausculta cervical e pulmonar, respectivamente, o estridor laríngeo e sibilos difusos. Choque circulatório com tontura e sensação de desmaio podem ser as únicas manifestações.

A ausência do acometimento de pele, que em geral está presente em mais de 90% dos casos, dificulta o diagnóstico. Já a rouquidão e a disfagia são sinais de alerta de edema de glote iminente. Colapso circulatório, perda da consciência e morte podem ocorrer em poucos minutos a duas horas após o estímulo antigênico[13,20-23].

Estima-se que a fase tardia da hipersensibilidade imediata ocorra em aproximadamente 1 a 20% dos pacientes, com recorrência dos sintomas após um período de recuperação da fase aguda (reações bifásicas). Na maioria dos casos, os sintomas ocorrem oito horas após o início da reação anafilática, embora possam demorar mais tempo para surgir (até 72 horas). O mecanismo exato das reações bifásicas não é conhecido, existindo evidências de que sejam mais comuns quando a introdução do agente desencadeante for por via oral. Ainda não foram identificados sintomas e/ou sinais na fase inicial que possam ser considerados sugestivos de ocorrência futura das reações tardias. Reações bifásicas fatais já foram descritas, principalmente em crianças e adolescentes[7,13].

Embora vários estímulos possam induzir a ativação de mastócitos, o mais importante é, provavelmente, a interação entre a IgE e o alérgeno específico multivalente. No entanto, qualquer fator que cause a ligação cruzada desses receptores pode causar a desgranulação celular, como as lectinas (fito-hemaglutinina e a concanavalina A) que se ligam aos resíduos de carboidratos da região Fc da IgE, assim como autoanticorpos IgG contra cadeias constituintes do próprio Fc-épsilon-RI. Nesse contexto, cabe ressaltar que os mastócitos expressam, além do receptor Fc-épsilon-RI, vários outros receptores de superfície que podem interagir com diversos estímulos, como:

- Componentes do sistema complemento (C2) ou peptídeos derivados da ativação (C3a, C4a e C5a).
- Bradicinina.
- Venenos de insetos.
- Codeína.
- Substância 48/80 (uso laboratorial).
- Neuropeptídeos (substância P)
- PAF.
- Soluções hipertônicas.
- Produtos tóxicos ainda não caracterizados, derivados de monócitos e neutrófilos[2,5,22].

Perante essa diversidade de fatores desencadeantes da ativação celular, é importante enfatizar outro conceito ao lado da reação anafilática mediada por IgE: o da reação anafilactoide ou pseudoalérgica, durante a qual a ativação de mastócitos e basófilos ocorre por outros mecanismos que não aquele mediado por IgE. Clinicamente, as reações anafiláticas e anafilactoides são indistinguíveis, embora a hipotensão e os efeitos adversos cardíacos sejam menos comuns na última. Alguns autores utilizam os dois termos indistintamente, uma vez que, além da grande semelhança das manifestações clínicas, o tratamento agudo é o mesmo para as duas entidades[2,13,21,22].

No entanto, talvez essa não seja apenas uma discussão conceitual, devendo enfatizar-se que, dependendo do agente desencadeante e da participação de anticorpos IgE, as intervenções terapêuticas e profiláticas poderão ser diferentes nas reações anafiláticas ou anafilactoides. Como exemplo, ao contrário do que ocorre na anafilaxia, a reação anafilactoide não é necessariamente desencadeada sempre que o paciente entrar em contato com a substância responsável pelo processo, além de ser dose-dependente. Em 2006, a European Association for Allergy and Clinical Immunology (EAACI) e a World Allergy Organization sugeriram a mudança do termo reações anafilactoides para anafilaxia não alérgica[20].

A urticária é caracterizada pela presença de pápulas eritematosas pruriginosas da pele, sendo geralmente de curta duração, e o angioedema, por edema dos tecidos subcutâneos e mucosas; ambos podem coexistir no mesmo paciente. As urticárias e os angioedemas podem ser divididos em físicos (frio, pressão, exposição solar, exercício físico, calor), imunológicos (alimentos, venenos de insetos, crioglobulinas) e idiopáticos[24,25].

As reações a venenos de insetos podem ser de três tipos:

1. Reações por contato (urticária) ou por inalação (asma, rinite) de partes do corpo ou produtos de insetos que aparecem em bandos (gafanhotos e cigarras) e nos domicílios (aranhas).
2. Reações cutâneas (pápula e eritema), sendo o estrófulo a reação mais comum à picada de pulgas e mosquitos; provavelmente decorre da liberação de histamina durante a picada, embora também possam ocorrer reações de hipersensibilidade tardia. Outro exemplo são as reações localizadas às ferroadas de abelhas, vespas e formigas.
3. Reações anafiláticas sistêmicas decorrentes de ferroadas de himenópteros que ocorrem até uma hora após a picada. O tratamento imediato com adrenalina é necessário e a imunoterapia pode prevenir reações graves no futuro. Os venenos de abelhas e vespas contêm vários agentes biologicamente ativos, como histamina, serotonina, fosfolipase, melitina e apamina[26].

REAÇÕES DE HIPERSENSIBILIDADE TIPO II

Segundo a classificação original de Gell e Coombs[1], as reações citotóxicas ou citolíticas são determinadas por anticorpos IgG ou IgM contra componentes antigênicos da membrana celular ou contra antígenos circulantes que se ligam à superfície das células gerando epítopos estranhos ao sistema imunológico (mecanismo de hipersensibilidade tipo II). Podem causar morte celular por vários mecanismos[2,3,5]:

- Imunoaderência das células-alvo por anticorpos ligados a células fagocitárias por meio de receptores Fc ou receptores C3b com consequente fagocitose.
- Lise direta da célula-alvo pela ativação da cascata completa do sistema complemento com inserção do complexo de ataque à membrana.
- Adsorção passiva a eritrócitos de complexos antígeno-anticorpo formados na circulação; neste caso, a destruição celular ocorre principalmente por fagocitose no baço (eritrócitos recobertos por IgG) ou fígado (eritrócitos recobertos por IgM), e não por lise intravascular.
- Citotoxicidade celular dependente de anticorpo (ADCC): ocorre lise de células recobertas por baixas concentrações de anticorpos IgG ou IgE por meio de um mecanismo extracelular não fagocitário envolvendo células linfoides (linfócitos $TCD8^+$ e células NK) e mieloides (polimorfonucleares e monócitos) que expressam receptores para Fc daquelas imunoglobulinas.

Além desses mecanismos, as reações tipo II estão associadas também às funções neutralizantes ou estimulatórias de receptores celulares. Assim, há uma tendência atual de se dividir essas reações em tipo IIa – citolíticas ou citotóxicas, tipo IIb – neutralizantes e tipo IIc – estimulatórias[2,3,5] (Tabela 3.1).

As reações de hipersensibilidade tipo II podem ocorrer contra células sanguíneas ou contra antígenos teciduais[2,3,5].

As reações pós-transfusionais contra eritrócitos são desencadeadas por anticorpos naturais contra antígenos de grupos sanguíneos ou por anticorpos produzidos após transfusões, transplantes ou gestação (tipo IIa). A reação ocorre quando anticorpos circulantes presentes no receptor reagem com eritrócitos de um doador incompatível. Existem aproximadamente 14 sistemas antigênicos em eritrócitos humanos, sendo os sistemas ABO e Rh os mais importantes, uma vez que representam a maioria dos antígenos implicados nas reações pós-transfusionais. Os demais sistemas têm menos importância clínica pelas baixas antigenicidade e frequência de incompatibilidade. A transfusão de hemácias incompatíveis produz reação imediata: febre, hipertensão, náuseas, vômitos, dor lombar e torácica. A gravidade da reação depende do tipo e da quantidade dos anticorpos envolvidos[2,3,5].

Anticorpos contra o sistema ABO (iso-hemaglutininas), geralmente do isotipo IgM, são produzidos como decorrência do contato com antígenos da flora intestinal (estruturalmente similares aos carboidratos dos grupos sanguíneos). São considerados anticorpos naturais e causam aglutinação, ativação do complemento e hemólise intravascular. Os outros grupos sanguíneos induzem anticorpos IgG que são menos aglutinantes que a IgM. As células sensibilizadas por anticorpos IgG geralmente são captadas pelo baço e pelo fígado, embora reações graves possam causar destruição de eritrócitos pela ativação do complemento, levando ao choque circulatório e à necrose tubular aguda nos rins[2,3,5].

As reações agudas decorrem de anticorpos pré-formados e podem ser evitadas pela tipagem sanguínea apropriada. Em alguns casos, podem surgir reações tardias decorrentes de uma resposta imunológica do receptor contra as células transfundidas. Inicialmente essas células sobrevivem, mas após 3 a 14 dias ocorre hemólise em razão da indução de uma resposta primária ou secundária, podendo resultar em anemia ou icterícia. Reações pós-transfusionais aos outros componentes sanguíneos também ocorrem, porém as consequências são menos graves[2,3,5].

A doença hemolítica do recém-nascido (DHRN) ou eritroblastose fetal ocorre quando a mãe do grupo Rh negativo torna-se sensibilizada aos antígenos eritrocitários do feto Rh^+ e produz anticorpos IgG que atravessam a placenta e destroem as hemácias fetais. A destruição ocorre por ativação do sistema complemento ou por ADCC (tipo IIa). O antígeno mais comumente envolvido é o Rhesus D (incompatibilidade Rh). O risco aumenta quando a mãe Rh negativo (genótipo dd), sensibilizada aos antígenos Rh positivos do primeiro filho (genótipo DD ou Dd), apresenta uma segunda gestação com feto também Rh positivo. A sensibilização da mãe ocorre geralmente durante o parto do primeiro filho Rh positivo, quando hemácias fetais alcançam a circulação materna. Em decorrência, a primeira criança incompatível não é afetada, porém as subsequentes têm risco maior de o serem, uma vez que a mãe é novamente sensibilizada a cada gravidez. Reações a outros grupos celulares também podem causar DHRN, sendo o segundo mais comum o sistema K, embora com menor frequência (9%). A criança portadora da DHRN apresenta destruição de eritrócitos, hepatoesplenomegalia, elevada bilirrubinemia e disfunção plaquetária[2,3,5].

A profilaxia da DHRN tem sido realizada com sucesso. É sabido que o risco de DHRN por incompatibilidade Rh é menor se o feto for de um grupo sanguíneo ABO diferente do da mãe. Essa observação levou à ideia de que essas mães Rh negativas destruiriam as células fetais Rh positivas mais rapidamente pelo fato de serem também ABO-incompatíveis. Consequentemente, as hemácias Rh positivas não estariam disponíveis para sensibilizar o sistema imunológico materno ao antígeno Rh D. Assim, a profilaxia da DHRN é realizada com anticorpos RhD pré-formados, que são injetados em mães Rh negativas imediatamente após o parto de crianças Rh positivas, tendo por objetivo destruir as hemácias fetais antes que haja tempo hábil para a sensibilização materna[2,3,5].

A anemia hemolítica autoimune (AHA) ocorre em indivíduos que produzem anticorpos contra antígenos eritrocitários, resultando na destruição prematura de hemácias e compensação inadequada (tipo IIa). A suspeita diagnóstica baseia-se na positividade do teste de Coombs direto, que identifica anticorpos ligados a hemácias de pacientes. Existem dois tipos principais de autoanticorpos que de um modo geral determinam a apresentação clínica da doença, e a classificação baseia-se na atividade térmica desses anticorpos:

1. Anticorpos "quentes" reativos a 37ºC: são anticorpos IgG, na maioria das vezes contra epítopos de antígenos do sistema Rh (distintos daqueles que causam reações pós-transfusionais). A anemia parece resultar da remoção acelerada dos eritrócitos sensibilizados no baço (e não de lise mediada por complemento) (tipo IIA), podendo ser primária (75% dos casos) ou secundária a doenças do colágeno (como lúpus eritematoso sistêmico), infecções virais (como mononucleose infecciosa, hepatite autoimune, aids), doenças linfoproliferativas (p. ex., linfoma de Hodgkin e leucemia linfoide crônica), neoplasias não linfoides (como câncer de ovário), e mais raramente a medicamentos, como metildopa. A patogênese da AIHA parece estar relacionada ao aumento da atividade de linfócitos $CD4^+$ e à diminuição da atividade de células $CD8^+$, levando à produção aumentada de anticorpos responsáveis pela hemólise[27,28].
2. Anticorpos "frios": também denominados crioaglutininas, são geralmente do isotipo IgM e ativam complemento, sendo dirigidos não apenas para eritrócitos, mas também para outras células sanguíneas. Esses anticorpos ligam-se às hemácias a temperaturas reduzidas, desencadeando anemia, e em alguns casos pode ocorrer necrose periférica decorrente da agregação e microtrombose em pequenos vasos causados pela destruição mediada pelo sistema complemento (tipo IIa). A maioria das reações ocorre em idosos (doenças linfoproliferativas) e, em alguns casos, após infecção pelo *Mycoplasma pneumoniae* (anticorpos anti-I) ou na hemoglobinúria paroxística noturna (anticorpos líticos de Donath-Landsteiner contra o grupo sanguíneo P)[27].

Os anticorpos "frios" e "quentes" podem ocorrer simultaneamente em um mesmo paciente, determinando um tipo de anemia mista que pode ser primária ou secundária, principalmente a doenças reumatológicas[27].

As reações imunes podem causar plaquetopenia desencadeando púrpura e outras manifestações hemorrágicas (tipo IIa). Anticorpos antiplaquetários podem ser demonstrados em 60% dos casos e, mais raramente, são detectados complexos antígeno-anticorpo. Uma semana após a transfusão de produtos sanguíneos contendo plaquetas, pode ocorrer púrpura trombocitopênica decorrente da produção de aloanticorpos. Trombocitopenia neonatal pode ocorrer quando anticorpos maternos contra antígenos plaquetários fetais atravessam a barreira placentária. A púrpura plaquetopênica idiopática aguda pode ser detectada duas semanas após quadros infecciosos (rubéola, por exemplo), principalmente em crianças. Por outro lado, a púrpura plaquetopênica idiopática crônica é mais comum em adultos, ocorrendo associada a autoanticorpos, lúpus eritematoso sistêmico e doenças linfoproliferativas[2,3,5,29].

A granulocitopenia e a agranulocitose podem ser autoimunes, dado que os autoanticorpos presentes afetam os neutrófilos de modo similar aos que atingem os eritrócitos nos casos de anemia (tipo IIa). Podem ser idiopáticas ou estar relacionadas a doenças do colágeno, vasculites e neoplasias hematológicas. A neutropenia também pode ser neonatal, decorrente da reação de anticorpos IgG maternos contra antígenos leucocitários fetais[2,3,5,30]:

Muitas medicações ou seus metabólitos podem aderir às células sanguíneas e atuar como haptenos, desencadeando reações de hipersensibilidade tipo II por meio de diferentes mecanismos[2,3,5,28-30]:

- A droga liga-se covalentemente à membrana celular (complexo hapteno-carreador) criando novos epítopos e desencadeando a produção de anticorpos (como nos casos de anemia hemolítica após administração continuada de clorpromazina e paracetamol, granulocitopenia por sulfapiridina e quinidina e plaquetopenia por sedormide e quinidina). A ligação desses anticorpos com células sanguíneas desencadeia a ativação do sistema complemento com ligação do componente C3b à membrana da célula que se torna suscetível à fagocitose por meio de receptores para C3b presentes em macrófagos hepáticos e esplênicos.
- Imunocomplexos anticorpo-droga são adsorvidos na membrana da hemácia e a lesão ocorre por lise mediada pelo complemento (p. ex., anemia por uso de quinidina).
- A medicação induz a alterações nos linfócitos, que se tornam autorreativos, e os autoanticorpos formados reagem com as hemácias mesmo na ausência da medicação deflagradora da reação (como na anemia hemolítica que ocorre em 0,3% pacientes em uso de metildopa).
- Medicações podem alterar a membrana da hemácia de tal modo a causar absorção inespecífica de anticorpos IgG (p. ex., anemia e cefalosporinas).
- Na trombocitopenia/trombose induzida por heparina, interações entre heparina, fator 4 plaquetário, Fc-gama-RIIA plaquetário e Fc-gama-R no baço (que remove plaquetas opsonisadas) estão envolvidas na etiopatogenia da doença[2,3,5].

Anticorpos IgM e IgG podem reconhecer antígenos no interior de tecidos ou podem ligar-se a antígenos extracelulares causando lesão inflamatória local por mecanismos mediados por Fc-gama-R ou ativação do sistema complemento[2,3,5]. Após transplantes de órgãos, os antígenos de superfície das células do enxerto podem induzir a produção de anticorpos pelos receptores. Nas reações agudas ou crônicas, os anticorpos podem atuar por citotoxicidade direta, opsonização ou ADCC (tipo IIa). As reações hiperagudas ocorrem na presença de anticorpos pré-formados contra o tecido enxertado, sendo observadas somente em órgãos que são diretamente revascularizados após o transplante, como os rins[2,3,5].

A síndrome de Goodpasture cursa com nefrite e hemorragia pulmonar em razão de autoanticorpos contra o domínio não colágeno (NC1) da cadeia alfa-3 do colágeno tipo IV da membrana basal de glomérulo e pulmão. Esses anticorpos ligados aos tecidos dos rins e pulmão têm a capacidade de ativar monócitos, neutrófilos e basófilos por meio de Fc-gama-Rs, iniciando a liberação de proteases, oxidantes, citocinas e prostaglandinas. A ativação local do complemento, particularmente C5a, é responsável pelo recrutamento e pela ativação de células inflamatórias, amplificando a reação. Finalmente, ocorre lise celular por ativação do complexo de ataque à membrana ou por ADCC dependente de Fc-gama-R (tipo IIa)[31].

A miastenia grave (MG) é uma síndrome autoimune órgão-específica, caracterizada pela falha da transmissão neuromuscular consequente à ligação de autoanticorpos contra receptores de acetilcolina (RAch), principalmente das subclasses IgG1 e IgG3 ou, mais raramente, contra uma tirosina-quinase músculo-específica (MuSK) – presente na junção neuromuscular (JNM). Há três hipóteses referentes ao mecanismo de ação desses anticorpos: (i) bloqueio funcional do RAch (tipo IIB); (ii) modulação antigênica (endocitose e degradação acelerada) do RAch (tipo IIB); e (iii) ligação do sistema complemento levando à destruição da membrana pós-sináptica (tipo IIa)[32]. Finalmente, cabe ressaltar que os linfócitos T também parecem participar da patogênese da MG. Embora não haja evidências de sua função como células efetoras, são capazes de reconhecer o RAch e o principal papel parece ser o de auxiliar os linfócitos B para a produção de autoanticorpos[33].

A síndrome miastênica de Lambert-Eaton (SMLE) é um distúrbio da transmissão da JNM cuja apresentação inicial mais comum é a fraqueza proximal e simétrica dos membros inferiores na ausência de atrofia muscular significativa (tipo IIb). Caracteriza-se pela presença de anticorpos anticanais de cálcio que levam à diminuição da entrada desse íon no terminal pré-sináptico, prevenindo, deste modo, a ligação de vesículas à membrana pré-sináptica e a consequente liberação de acetilcolina[34].

A doença de Graves é causada por autoanticorpos que se ligam e estimulam o receptor de TSH (TRAb) mimetizando a ação do próprio TSH e gerando hiperfunção tireodiana (tipo IIc). Esses anticorpos estimulam o crescimento da glândula (bócio) e a secreção hormonal com elevação dos níveis de T3 e T4 livre e consequente supressão dos níveis de TSH. Menos frequentemente ocorre a oftalmopatia e, mais raramente, a dermatopatia, presumivelmente decorrentes da ação de anticorpos contra antígenos presentes em fibroblastos retro-orbitários e células musculares, respectivamente. Os anticorpos anti-TSHR são específicos para a DG, sendo detectados virtualmente em todos os pacientes com hipertireoidismo. Em geral, pertencem à subclasse IgG1 e são policlonais. Mimetizam a ação do TSH estimulando a síntese do cotransportador (*symporter*) de sódio-iodo e aumentam, consequentemente, a captação do iodo pelas células tireoidianas. Esses anticorpos estimulam também a atividade da adenilciclase, determinando o aumento da síntese e da secreção de hormônios, e a sobrevida celular. No entanto, nem todos os anticorpos anti-TSHR são estimulatórios: alguns podem ter ação bloqueadora e causar hipotireoidismo (tipo IIb), sendo detectados usualmente na tireoidite de Hashimoto ou autoimune (TH). Alguns pacientes com DG apresentam a mistura dos dois tipos e a apresentação clínica é o resultado do balanço entre ambos[35].

Praticamente todos os pacientes com tireoidite de Hashimoto ou autoimune apresentam altas concentrações de anticorpos antitireoglobulina (Tg) e/ou antiperoxidase da tireoide (TPO). Os anticorpos anti-TPO são detectados em aproximadamente 95% dos pacientes, raramente ocorrem em indivíduos saudáveis e constituem o melhor marcador sorológico para o diagnóstico de TH. Os anticorpos anti-Tg são menos sensíveis e específicos para o diagnóstico dessa doença, ocorrem em 60 a 80% dos pacientes e podem ser detectados em maior proporção na população saudável[36]. As alterações histológicas caracterizam-se por infiltrado celular difuso da glândula, com predomínio de linfócitos B e T específicos para antígenos tireoidianos, presença de centros germinativos e destruição folicular. Os linfócitos B teciduais estão ativados, sendo capazes de produzir anticorpos espontaneamente *in vitro*, o que sugere que a tireoide seja o principal local de produção dos autoanticorpos[36,37]. Os anticorpos antitireoidianos pertencem geralmente às subclasses IgG1 e IgG2, fixam complemento e atravessam a barreira placentária, mas o verdadeiro papel na fisiopatologia da doença ainda não está estabelecido. Estudos recentes sugerem que os anticorpos anti-TPO e anti-Tg representem dois diferentes aspectos da resposta autoimune contra a glândula tireoide. Os anticorpos anti-Tg, que são detectados mais precocemente, parecem refletir um tipo de resposta imune (inata) inicial; por outro lado, os anticorpos anti-TPO podem caracterizar uma resposta adaptativa mais tardia[37]. É provável que os linfócitos T também participem da fisiopatologia da tireoidite autoimune de dois modos: (i) como células auxiliadoras (função Th2 com secreção de IL-4 e IL-5) para a produção de anticorpos por linfócitos B; e (ii) como células ativadoras (função Th1 com secreção de IL-2, IFN-gama e TNF-alfa) de células citotóxicas, que determinam a apoptose das células tireoidianas[36,37].

No diabete melito (DM) autoimune, insulino-dependente ou tipo 1, são detectados anticorpos contra vários autoantígenos (descarboxilase do ácido glutâmico

– GAD), células betapancreáticas, insulina, pró-insulina, receptor de insulina, proteína 2 associada ao insulinoma).

Embora anticorpos anti-GAD, enzima encontrada no citoplasma de células betapancreáticas e no SNC, estejam presentes em aproximadamente 90% dos pacientes com início recente de DM tipo 1, não está esclarecido se esses autoanticorpos estão envolvidos no desencadeamento da doença ou se são secundários à lesão tecidual[38,39]. A detecção de autoanticorpos no pâncreas de pacientes que faleceram no início da doença tem sido associada a extenso infiltrado linfoplasmocitário, havendo fortes evidências de que a destruição inicial das células betapancreáticas seja mediada, na realidade, por células $TCD4^+$ e $TCD8^+$. Presumivelmente, os autoanticorpos poderiam desempenhar um papel patogênico na destruição das células pancreáticas por meio do mecanismo de ADCC[38,39].

A doença celíaca (DCe) é uma enteropatia decorrente da ingestão de glúten em indivíduos geneticamente suscetíveis. Caracteriza-se pela presença de anticorpos antigliadina, antiendomísio e antitransglutaminase tecidual (anti-tGT) e por apresentar resposta imunológica dirigida contra a lâmina própria da mucosa intestinal. A tTG é uma enzima ubiquitária responsável pela deaminação de resíduos da glutamina e da prolina em prolaminas[40,41].

A DCe é causada pela intolerância seletiva de linfócitos T ao glúten, que contêm peptídeos estimuladores de linfócitos T, denominados neopeptídeos, que se ligam a moléculas HLA-DQ2 (antígenos de leucócitos humanos do tipo DQ2) presentes em células apresentadoras de antígenos. Ao entrar em contato com o peptídeo apresentado por meio do TCR, os linfócitos T intestinais são ativados e liberam citocinas pró-inflamatórias, como IFN-gama, TNF-alfa e IL-2, capazes de lesar enterócitos, causando assim as lesões típicas observadas na DCe[40,41].

O diagnóstico da DCe depende de abordagens clínica, laboratorial e histopatológica combinadas. Na prática, atualmente são pesquisados anticorpos antitransglutaminase (anti-TTG) e antiendomísio (EMA) do isotipo IgA[40,41]. Cabe ressaltar que a detecção desses anticorpos do isotipo A encontra-se prejudicada quando a DCe cursa associada à deficiência de IgA, o que ocorre em aproximadamente 2 a 10% dos pacientes, podendo levar a resultados falso-negativos. Nesses casos, está indicada a pesquisa de anticorpos do isotipo G, preferencialmente contra peptídeos da gliadina diamidada (DGP), que apresenta maior sensibilidade que os anticorpos IgG antiendomísio e anti-tTG[40,41].

A pesquisa dos marcadores genéticos HLA-DQ2 e HLA-DQ8 também pode ser importante. Em populações do norte da Europa, 98% dos pacientes com DCe apresentam DQ2 e/ou DQ8, de tal modo que a ausência de ambos torna a hipótese de um indivíduo ser portador da doença extremamente improvável[40,41]. O padrão-ouro para diagnóstico da DCe ainda é a endoscopia com biópsia do duodeno, caracterizada por aumento de linfócitos intraepiteliais, atrofia de vilosidades e hiperplasia de criptas[40,41].

Pênfigos são doenças bolhosas autoimunes que cursam com comprometimento da pele e/ou das mucosas. São caracterizadas por autoanticorpos que causam a perda da adesão desmossômica célula-célula na camada de Malpighi (acantólise), com consequente formação da lesão bolhosa intraepidérmica. Clinicamente, a acantólise pode ser evidenciada pelo sinal de Nikolsky. Anticorpos IgG antidesmogleína 1 parecem estar associados a lesões cutâneas, enquanto anticorpos antidesmogleína 3 são detectados apenas em pacientes com acometimento exclusivo de mucosas[42,43]. Existem evidências da participação também de células TCD4^{+} autorreativas que, presumivelmente, secretam citocinas de perfil TH2, como IL-4, IL-5 e IL-13, promovendo a síntese de autoanticorpos IgG4, que são as imunoglobulinas mais comumente detectadas nas lesões cutâneas ativas[42,43].

REAÇÕES DE HIPERSENSIBILIDADE TIPO III

As reações de hipersensibilidade tipo III ou mediadas por imunocomplexos são causadas pela deposição tecidual de imunocomplexos (IC) compostos por antígenos e anticorpos (principalmente do isótipo IgG). De um modo geral, quando os anticorpos encontram antígenos específicos, são formados complexos eficazmente removidos pelo sistema fagocítico-mononuclear. No entanto, em algumas circunstâncias os IC podem persistir e depositar-se em vários órgãos, levando à lesão tecidual. Uma vez depositados, os IC podem estimular macrófagos aos quais se ligam por meio de receptores Fc-gama, desencadeando a geração de citocinas pró-inflamatórias (IL-1 e TNF), intermediários reativos do oxigênio e do óxido nítrico. Consequentemente, ocorre a deflagração do processo de fagocitose com posterior eliminação do antígeno por macrófagos presentes no fígado e no baço[2,3,5].

À medida que quantidades maiores de complexos antígeno-anticorpos são formados, alguns deles passam a depositar-se em leitos vasculares onde podem fixar e ativar o sistema complemento. A ativação leva à liberação de fragmentos inflamatórios que apresentam várias propriedades, C3a, C4a e C5a (anafilatoxinas), causando constrição do endotélio dos vasos, com aumento da permeabilidade vascular; o fragmento C5a também quimiotático para leucócitos polimorfonucleares e C3b aumenta a fagocitose. Consequentemente, há recrutamento e ativação de células inflamatórias (mastócitos, monócitos, neutrófilos e plaquetas), com predomínio de neutrófilos que se ligam aos IC pelos receptores Fc-gama e iniciam a fagocitose. A seguir, ocorre liberação de enzimas proteolíticas (proteinases neutras e colagenases), proteínas policatiônicas e intermediários reativos do oxigênio e do nitrogênio que causam digestão tecidual e intensificam a reação inflamatória. Os complexos intravasculares podem causar agregação plaquetária com liberação adicional de aminas vasoativas, formação de microtrombos e isquemia local[2,3,5].

O tipo e o destino dos IC dependem de propriedades biofísicas e imunológicas dos anticorpos e antígenos presentes. Essas propriedades incluem tamanho, carga elétrica e valência do antígeno; isótipo e subclasse do anticorpo e a capacidade de ativação do complemento; e concentração absoluta e proporção relativa de anticorpo e antígeno presentes, assim como de sua afinidade. Desse modo, os IC grandes, constituídos de excesso de anticorpos ou pequena quantidade de antígenos, são rapidamente precipitados e tendem a se localizar na entrada do antígeno, onde são fagocitados. Por outro lado, moderados ou grandes excessos de antígeno formam IC solúveis circulantes, que eventualmente podem se depositar em tecidos[2,3,5].

Os locais de deposição dos IC dependem de diversas variáveis, sendo parcialmente determinados pela localização do antígeno nos tecidos e pela pressão hidrodinâmica intravascular, assim como pela carga eletrostática, tamanho e solubilidade do complexo. Adicionalmente, os IC podem também se ligar a receptores FC-gama da maioria das células e leucócitos, levando à ativação e consequente liberação de mediadores vasoativos e citocinas, que contribuem para a deposição dos IC pelo aumento do fluxo sanguíneo e da permeabilidade vascular[2,3,5].

As lesões e doenças mediadas por imunocomplexos podem ser decorrentes da formação de complexos desenvolvidos localmente ou na circulação. Há propostas recentes de que as doenças mediadas por imunocomplexos depositados no local de entrada do antígeno sejam classificadas como reações de hipersensibilidade tipo IIIa e aquelas mediadas por imunocomplexos formados na circulação como tipo IIIb (Tabela 3.1)[3].

O exemplo clássico de lesões mediadas por complexos formados localmente é a reação de Arthus, uma resposta inflamatória decorrente da reação entre um anticorpo precipitante e um antígeno administrado por via intradérmica em um indivíduo hiperimunizado. O antígeno injetado liga-se ao anticorpo preexistente e o IC formado precipita-se nas paredes das arteríolas com ativação subsequente do sistema complemento e desencadeamento de vasculite cutânea localizada, com necrose tecidual. A lesão caracteriza-se por edema, eritema e hemorragia, desenvolvendo-se em pouco tempo e atingindo pico entre 3 e 8 horas, com resolução espontânea. Histologicamente, são observados necrose fibrinoide da parede dos vasos e infiltrado celular de neutrófilos e eosinófilos. Nas reações mais graves, pode ocorrer trombose com consequente necrose isquêmica e hemorragia. Depósitos de antígeno, imunoglobulina e componentes do complemento são detectados por imunofluorescência direta[2,3,5].

As reações a antígenos inalados após exposição a fungos, animais e plantas são doenças humanas nas quais ocorre a reação de Arthus intrapulmonar. São denominadas alveolites alérgicas extrínsecas, sendo a IgG o isotipo responsável pela reação.

Quando o antígeno é inalado por indivíduos altamente sensibilizados (portanto, com excesso de anticorpos), são formados IC no alvéolo, causando inflamação e fibrose. Como exemplos citam-se o pulmão do fazendeiro (anticorpos circulantes contra actinomicetos), o pulmão do criador de pombos (anticorpos contra antígenos fecais) e a aspergilose broncopulmonar alérgica (anticorpos contra o *Aspergillus fumigatus*)[2,5,13].

A doença do soro é um exemplo clássico de lesão mediada por complexo solúvel formado na circulação, descrita por von Pirquet e Schick, no início do século passado. Caracteriza-se por febre, artrite, glomerulonefrite e vasculite, 10 a 14 dias após a administração de antitoxina diftérica com soro de cavalo, sendo resultante da produção de anticorpos circulantes específicos para proteínas presentes no soro heterólogo[2,5].

Na doença do soro, as lesões correlacionam-se diretamente com IC solúveis que não são captados pelo sistema fagocítico-mononuclear, uma vez que os fragmentos Fc-gama não se encontram agregados. Consequentemente, terminam depositando-se em áreas de permeabilidade aumentada como decorrência da ação de aminas vasoativas e leucotrienos liberados por plaquetas ou mastócitos por mecanismos mediados por IgE (em modelos de experimentação), como a parede de arteríolas e o glomérulo renal[2,3,5].

Nos rins, de início, apenas os complexos menores alcançam o lado epitelial, mas progressivamente complexos maiores vão sendo retidos no endotélio ou na membrana basal glomerular. O acúmulo dos complexos resulta na formação de agregados de imunoglobulinas e na ativação do complemento com liberação de C5a, que é fortemente quimiotático para neutrófilos. Essas células infiltram a parede do vaso no local da deposição dos imunocomplexos e liberam enzimas lisossômicas, como colagenase e elastase, que lesam diretamente a parede vascular. Os complexos também induzem agregação plaquetária. Como resultado da lesão da membrana basal ocorre extravasamento de proteínas séricas e proteinúria. A deposição de complexos nos capilares glomerulares é favorecida pela grande filtração e pela alta pressão hidrodinâmica existentes nos rins. À medida que o processo torna-se subagudo ou crônico, o infiltrado inflamatório passa a ser constituído predominantemente por células mononucleares. Finalmente, pode ocorrer trombose, oclusão da luz vascular e hemorragia, seguidas por alterações isquêmicas teciduais. Da imunofluorescência direta podem ser observados depósitos grosseiros de imunoglobulinas, complemento e antígeno. Por meio da microscopia eletrônica, os IC são caracterizados por grandes massas amorfas. Todos esses fenômenos são autolimitados e, portanto, transitórios, cessando quando o antígeno é eliminado[2,3,5].

No entanto, nem todos os pacientes nos quais IC circulantes são formados desenvolvem lesão vascular, havendo numerosos fatores a contribuir para o desencadeamento do processo inflamatório, como concentração e tamanho do IC e capacidade de ativação do sistema complemento; propriedades do antígeno envolvido; solubilização do IC pelo sistema complemento; estado de saturação do sistema fagocítico-mononuclear do hospedeiro; e condições hemodinâmicas apropriadas para a deposição do IC[2,3,5].

Os principais exemplos de grupos de doenças mediadas por imunocomplexos solúveis são doenças infecciosas, glomerulonefrites e vasculites.

Doenças Infecciosas

Episódios de doença do soro-símile estão frequentemente associados a infecções. Em muitas ocasiões, podem ser detectados na circulação antígenos do agente infeccioso associados aos IC. Entre os vários exemplos pode-se citar início da fase aguda da hepatite B[44]; endocardite bacteriana subaguda[45]; lues[46]; dengue[47]; malária[48]; forma virchowiana da hanseníase[49].

Glomerulonefrites

O rim constitui o maior órgão-alvo das doenças mediadas por IC solúveis. A glomerulonefrite aguda pós-estreptocócica (GNDA) está associada à exposição a algumas cepas nefritogênicas de estreptococos beta-hemolíticos do grupo A. Aproximadamente 15 dias após um quadro infeccioso de tonsilite e febre (período de latência), ocorre o início de proteinúria e hematúria, ligadas ao aparecimento de anticorpos contra antígenos estreptocócicos na circulação. A imunofluorescência direta do tecido renal demonstra depósitos glomerulares de antígenos bacterianos, imunoglobulinas e complemento. A glomerulonefrite crônica (GNC) pode ser induzida experimentalmente por injeções repetidas de pequenas quantidades de antígeno ou pela administração de IC solúveis em animais pré-imunizados. Esses mecanismos são similares aos que ocorrem em várias doenças humanas, como DM, tireoidite, carcinoma de cólon, hepatites virais e lúpus eritematoso sistêmico, nas quais ocorre oferta contínua de antígenos. No lúpus, considerado o protótipo das doenças autoimunes mediadas por IC, são detectados anticorpos circulantes contra antígenos celulares comuns, como o DNA[2,3,5].

Vasculites

Lesões vasculares causadas por IC similares às da doença do soro ocorrem em alguns tipos de vasculites de vasos de médio calibre (poliarterite nodosa clássica e doença de Kawasaki) ou pequeno calibre (vasculites associadas ao anticorpo anticitoplasma de neutrófilos – ANCA – e vasculites por imunocomplexos). As vasculites por imunocomplexos constituem um grupo heterogêneo de doenças com acometimento principal de vênulas do território pós-capilar e têm em comum o quadro de vasculite cutânea, que caracteristicamente apresenta a forma de púrpura palpável. A biópsia da lesão revela infiltração inflamatória com fragmentação de neutrófilos na parede vascular, denominada vasculite leucocitoclática. A imunoflurescência é habitualmente positiva para IgG, IgA e componentes do sistema complemento e, em poucas ocasiões, para antígenos. No soro podem ser detectados altos níveis de IC e hipocomplementemia. Esses achados reforçam a participação de imunocomplexos como agentes deflagradores da inflamação vascular[50-52].

Uma classificação alternativa tem sido proposta para esse grupo de vasculites por imunocomplexos, de acordo com a presença ou a ausência de envolvimento visceral sistêmico. Dessa forma, pacientes com púrpura cutânea isolada seriam portadores de vasculite leucocitoclástica propriamente dita, invariavelmente associada a fenômenos de hipersensibilidade a medicações e, mais raramente, a infecções. Por outro lado, púrpura palpável associada a manifestações sistêmicas definiria as demais formas conhecidas: a púrpura de Henoch-Schönlein ou púrpura anafilactoide (caracterizada por dor abdominal, artralgias, hematúria e deposição da IgA na pele e no glomérulo) e a crioglobulinemia (*livedo reticularis*, alterações renais, crioglobulinas circulantes, hipocomplementemia e depósitos de imunocomplexos em tecidos). Junto com doenças do tecido conectivo, como o lúpus eritematoso sistêmico e a artrite reumatoide, pode ocorrer vasculite de hipersensibilidade secundária, cujo diagnóstico é relativamente fácil no contexto do quadro clínico e das alterações imunológicas subjacentes às moléstias[50-52].

REAÇÕES DE HIPERSENSIBILIDADE TIPO IV

As reações de hipersensibilidade tipo IV, também chamadas reações de hipersensibilidade tardia (DTH, do inglês *delayed-type hypersensitivity*), são mediadas por linfócitos T efetores antígeno-específicos e não dependem da participação de anticorpos. São denominadas tardias pelo intervalo decorrente entre a injeção intradérmica de um antígeno em um organismo previamente sensibilizado e o estabelecimento de uma resposta inflamatória. O pico da reação tardia ocorre entre 48 e 72 horas, diferindo daqueles da reação imediata (15 a 20 minutos) e da reação tardia da hipersensibilidade tipo I (2 a 4 horas), assim como da reação de Arthus (entre 3 e 8 horas)[2,3,5].

Sob condições normais, os tecidos são mantidos sob vigilância imunológica constante por linfócitos T de memória que migram através da parede dos vasos sanguíneos. As moléculas de adesão presentes na superfície dessas células (p. ex., a

L-selectina, as integrinas VLA-4 e LFA-1 e CD44) interagem com ligantes na superfície de células endoteliais (E-selectina, VCAM-1, ICAM-1 e carboidratos). Após a adesão celular ao endotélio de vênulas, os linfócitos T alcançam o tecido adjacente. Quando não encontram antígenos aos quais estejam sensibilizados, retornam à circulação através dos vasos linfáticos[2,3,5].

Quando determinados antígenos penetram no organismo, são captados por células apresentadoras de antígenos, processados e levados para a superfície celular sob a forma de peptídeos associados a moléculas de classe I ou II do complexo principal de histocompatibilidade. Após reconhecerem determinado peptídeo apresentado por moléculas classe II, as células $TCD4^+$ de memória são ativadas, proliferam e secretam diversas citocinas, como IL-2, IFN-gama e, principalmente, TNF-alfa. Esta última ativa o endotélio vascular, sendo responsável pelo alargamento das junções celulares (*tight junctions*) e consequente extravasamento de fluido intravascular e hemácias com formação de edema e eritema tecidual. O endotélio ativado expressa uma série de moléculas de adesão que permitem a aderência e o extravasamento de fagócitos para os tecidos. Essas células fagocitam o antígeno e podem atuar, como no caso de macrófagos, como células apresentadoras de antígenos. Linfócitos T de memória e linfócitos T efetores também reconhecem as moléculas de adesão expressadas pelo endotélio ativado e migram para o tecido, onde proliferam e secretam citocinas. Se os linfócitos pertencerem à população Th1, ocorrerá preferencialmente migração e ativação de macrófagos e se forem Th2, de eosinófilos; além disso, eles também auxiliam na maturação de linfócitos T $CD8^+$ citolíticos para células-alvo infectadas por vírus[2,3,5].

Os macrófagos, uma vez ativados, promovem a fagocitose e a lise de microrganismos intracelulares e produzem TNF-alfa, IL-1, IL-6 e PGE2, que contribuem para a fase tardia da reação tipo IV. Nessa fase, ocorre lesão tecidual e, ao final, fagocitose e digestão dos restos teciduais pelos macrófagos. A cascata de coagulação é iniciada, levando à oclusão da luz vascular e impedindo que o antígeno escape para a circulação. Enquanto houver persistência do estímulo antigênico, os linfócitos $TCD4^+$ (Th1) proliferam, liberando citocinas que atraem e ativam novos macrófagos, ampliando a reação inflamatória[2,3,5].

As reações determinadas por DTH podem ser consideradas variações de um mesmo tema: a inflamação crônica. Recentemente, de acordo com o tipo de população de linfócitos T envolvida, características histológicas e apresentações clínicas as reações tipo IV de hipersensibilidade foram subdivididas em quatro variedades: (i) tipo IVa; (ii) tipo IVb; (iii) tipo IVc; e (iv) tipo IVd (Tabela 3.1)[2-4,53].

Como exemplo de reação tipo IVa cita-se a dermatite de contato, que se constitui basicamente em um fenômeno epidérmico, caracterizado por reação eczematosa no local do contato com determinadas substâncias químicas (níquel, cromatos, substâncias químicas encontradas na borracha, entre outros). Essas substâncias constituem haptenos, isto é, compostos químicos de baixo peso molecular (menos de 1 kDa) e não imunogênicos, mas que, como são lipossolúveis, penetram na epiderme e conjugam-se por ligações covalentes a proteínas do organismo (carreadores) para formarem antígenos completos. Inicialmente, ocorre uma fase de sensibilização que dura em torno de 10 a 14 dias no homem. A via epidérmica favorece respostas imunológicas do tipo Th1, uma vez que os antígenos são captados e processados por células de Langerhans que expressam moléculas de classe II do MHC. Essas células migram para os linfonodos regionais, onde apresentam os antígenos a linfócitos $TCD4^+$ auxiliares; aí também ocorre formação de uma população de linfócitos $TCD4^+$ ativados e uma de linfócitos de memória[54,55].

A primeira manifestação da hipersensibilidade de contato ocorre de 4 a 8 horas após a segunda exposição ao imunógeno, durante a chamada fase efetora. Os linfócitos $TCD4^+$ de memória são ativados pela apresentação do conjugado hapteno-proteína carreadora processado pelas células de Langerhans. Sequencialmente, aquelas células passam a produzir e secretar IL-2, IL-3, IFN-gama, TNF-alfa e GM-CSF entre outras citocinas importantes para essa fase do processo de reação de hipersensibilidade. Segue-se, então, uma proliferação de linfócitos T induzida por IL-2[54,55].

Os queratinócitos, responsáveis pela integridade estrutural da epiderme, desempenham também um papel central na resposta imune da epiderme: sob ação do IFN-gama, produzem citocinas estimulatórias, como IL-1 e IL-6. Como consequência, ocorre intensa migração de linfócitos para o sítio da inflamação e formação de eczema. A maior população celular infiltrante é da linhagem de linfócitos $TCD4^+$, porém se encontram também linfócitos $TCD8^+$, células de Langerhans e, em menor proporção, basófilos e mastócitos (geralmente sofrem desgranulação). Na fase mais tardia (48 a 72 horas), há infiltração de macrófagos com liberação de prostraglandina-E, que induzem à regulação negativa e à degradação do conjugado hapteno-proteína carreadora. Cabe ressaltar que o contato com substâncias irritantes também causa lesões eczematosas, mas por mecanismos não imunológicos. No entanto, embora a reação inicial seja diferente, os eventos imunológicos posteriores à aplicação, tanto de alérgenos como de irritantes, são semelhantes[54,55].

A hipersensibilidade tipo tuberculínica, historicamente conhecida como reação de Mantoux, foi originalmente descrita por Koch. Este pesquisador observou que a injeção subcutânea de antígenos lipoproteicos derivados do bacilo da tuberculose (tuberculina) em pacientes com tuberculose causava uma área de endurecimento e edema no local da inoculação após 24 a 48 horas. A reação tuberculínica, protótipo da reação de hipersensibilidade tipo IV de Gell e Coombs ou tipo IVa, constitui um exemplo da resposta de memória a um antígeno solúvel previamente encontrado durante a infecção. Doze horas após o estímulo intradérmico em um indivíduo previamente sensibilizado, ocorre migração de linfócitos para as regiões perivasculares. A população de células $CD4^+$ excede a de células $CD8^+$ na proporção de 2:1. Algumas células $CD4^+$ infiltram a epiderme. Após 48 horas, também são encontradas células $CD1^+$, com macrófagos e células de Langerhans, que começam a migrar para fora da epiderme. Os macrófagos são, provavelmente, as principais células apresentadoras de antígeno na reação de hipersensibilidade tuberculínica, embora células de Langerhans e células $CD1^+$ também possam estar envolvidas. Após 72 horas, os queratinócitos passam a expressar moléculas classe II do MHC. O grande predomínio de linfócitos e macrófagos na reação tipo IV contrasta com o caráter predominantemente neutrofílico da reação de Arthus (hipersensibilidade tipo III). A reação normalmente desaparece após 5 a 7 dias, porém a persistência do antígeno no tecido pode provocar o desenvolvimento da lesão tuberculínica em uma reação granulomatosa. Antígenos solúveis de vários microrganismos, como *Mycobacterium tuberculosis*, *Mycobacterium leprae* e *Leishamania tropica* induzem a reações semelhantes em indivíduos previamente sensibilizados[2,3,5,56].

A reação granulomatosa é a variante da hipersensibilidade tardia com maior importância clínica, causando a maioria dos efeitos patológicos em doenças que envolvam a participação da imunidade celular. Caracteristicamente, constitui uma resposta imune exacerbada desencadeada pela persistência de microrganismos no interior de macrófagos incapazes de destruí-los (como o bacilo da tuberculose) ou de complexos imunes formados localmente (p. ex., alveolite extrínseca). Histologicamente, a reação granulomatosa caracteriza-se por acúmulos teciduais focais de macrófagos, muitos dos quais originam células epitelioides ou se fundem formando células gigantes multinucleadas com núcleos periféricos; também estão presentes linfócitos e plasmócitos, cercados por quantidades variáveis de tecido fibroso (granulomas). A natureza das células epitelioides, características da reação granulomatosa, ainda não está totalmente esclarecida, havendo evidências de que sejam derivadas de macrófagos. Sua função está relacionada ao isolamento do imunógeno ou antígeno não degradável no centro do granuloma, com o objetivo de impedir a disseminação. As células gigantes multinucleadas constituem um estágio terminal de diferenciação da linhagem monócito/macrófago e a função está relacionada à fagocitose de alvos maiores (fragmentos de material não degradável ou parasitos multicelulares)[2,3,5].

Outro tipo de lesão granulomatosa é a conhecida como granuloma de corpo estranho ou não imunológico, causada por material estranho não imunogênico que o organismo não consegue degradar (pedaço de vidro, talco, sílica, zircônio, berílio etc.). Nessa reação, os linfócitos não estão presentes e o resultado final é a formação de granuloma de células epitelioides[2,3,5].

Embora a hipersensibilidade tardia seja uma medida da ativação celular, sua presença nem sempre significa imunidade protetora, uma vez que a infecção pode não ser controlada evoluindo para doença crônica. Há várias doenças que se caracterizam por reações granulomatosas, como tuberculose, hanseníase, esquistossomose, sarcoidose e doença de Crohn. Um aspecto comum a todas é a persistência de estímulo antigênico. A ativação dos macrófagos pelos linfócitos limita a infecção, porém o estímulo crônico pode levar à lesão tecidual pela liberação dos produtos de macrófagos como intermediários reativos de oxigênio e hidrolases[2,3,5].

Na tuberculose, ocorre um equilíbrio entre os efeitos dos macrófagos ativados, que por um lado controlam a infecção e, por outro, causam lesão tecidual. O aspecto da lesão é uma reação granulomatosa típica com necrose central caseosa com completa destruição da arquitetura. A região central é rodeada por linfócitos e pode ocorrer fibrose por depósito de fibras colágenas em decorrência da proliferação de fibroblastos. No pulmão, as reações granulomatosas levam à formação de cavidades e disseminação da micobactéria, geralmente acompanhadas de intensa fibrose, visíveis ao exame radiológico[56].

A hanseníase possui três formas de apresentação: (i) tuberculoide; (ii) *borderline*; e (iii) virchowiana. Na primeira, a pele do paciente apresenta poucas placas hipopigmentadas, que são bem definidas, mostrando intenso infiltrado epiteloide e linfocítico e ausência de microrganismos. Em contraste, a forma virchowiana gera múltiplas lesões cutâneas confluentes, caracterizadas por numerosos bacilos, macrófagos "gordurosos" e poucos linfócitos. A forma *borderline* apresenta características dos dois tipos. A forma tuberculoide da hanseníase é tida como exemplo clássico de reação de hipersensibilidade tipo IV de Gell e Coombs ou tipo IVa, que ocorre tanto naturalmente como durante o tratamento; nesse caso, as lesões cutâneas hipopigmentadas que contêm o *M. leprae* tornam-se edemaciadas e inflamadas, pelo fato de o paciente ter-se tornado capaz de montar uma reação de hipersensibilidade tipo tardia. Na hanseníase, a imunidade protetora está geralmente associada à imunidade celular, mas declina por meio do espectro hanseniano atingindo o máximo no polo virchowiano (hipersensibilidade tipo IIIB) quando ocorre a incapacidade da formação de granulomas completos e o aumento de anticorpos anti-*M. leprae* não protetores[49].

Na sarcoidose, doença crônica de etiologia desconhecida, os macrófagos ativados e granulomas acumulam-se em vários tecidos, geralmente acompanhados de fibrose. Nenhum agente foi ainda detectado, porém micobactérias têm sido implicadas, pelas semelhanças na patologia. Um dos paradoxos da imunologia clínica é que essa doença normalmente está associada à depressão da imunidade celular tanto *in vivo* como *in vitro*. Pacientes com sarcoidose são anérgicos ao teste de tuberculina, entretanto, ao injetar-se o antígeno tuberculínico com cortisona, os testes tornam-se positivos, sugerindo que células T sensíveis à cortisona sejam responsáveis pela anergia. Cabe ressaltar que a cortisona normalmente deprime a resposta de hipersensibilidade tardia, ao contrário do que é observado em pacientes com sarcoidose[57].

A doença de Crohn é uma moléstia não infecciosa em que os granulomas são proeminentes. Caracteriza-se por processo inflamatório no íleo e no cólon, com acúmulo de macrófagos e linfócitos em todas as camadas do intestino. Os granulomas e a fibrose causam estreitamento do intestino e das fístulas que penetram em outros órgãos. A natureza do antígeno ou do agente infeccioso desencadeante e a perpetuação do processo são desconhecidas. O papel da intolerância alimentar na indução das lesões tem sido estudado pelas dietas de exclusão, as quais têm sido eficazes em grande número de pacientes. Porém, não se sabe se a melhora ocorrida deve-se à dieta ou à mudança na flora intestinal[58].

Na esquistossomose, o hospedeiro torna-se sensível aos ovos do *Schistosoma*, o que causa típica reação granulomatosa no tecido parasitado. No entanto, ao contrário do que ocorre nas reações de hipersensibilidade mediadas por linfócitos Th1, há o predomínio do número de eosinófilos em relação ao de macrófagos (hipersensibilidade tipo IVb mediada por Th2)[59].

Mecanismos imunológicos envolvendo a hipersensibilidade tipo IVc têm sido relacionados à etiopatogenia de algumas doenças autoimunes. Assim, tem sido proposto que linfócitos TCD8+ efetores sensibilizados para autoantígenos sejam capazes de desencadear lesão tecidual, tanto por citotoxicidade direta como por resposta inflamatória mediada por macrófagos ativados. Como exemplos são citados o DM insulino-dependente[39], a esclerose múltipla[60], a doença celíaca[41] e a artrite reumatoide[61].

Finalmente, o mecanismo tipo IVd, mediado por linfócitos Th17 e as principais citocinas IL-17, IL-21 e IL-22, tem sido implicado na patogênese de doenças autoimunes, como psoríase e doença inflamatória intestinal, em doenças anteriormente consideradas mediadas por linfócitos Th1, como artrite reumatoide e esclerose múltipla, e outras doenças, como dermatite atópica, dermatite de contato e asma[2,3,5].

É amplamente conhecido que os medicamentos podem desencadear reações adversas relacionadas aos mecanismos de hipersensibilidades tipos I, II, III e IV de Gell e Coombs. Mas, recentemente, quatro farmacodermias graves de resposta tardia foram associadas aos subtipos de hipersensibilidade tipo IV[53]:

1. IVa: reação tuberculínica (PPD).
2. IVb: SHIM/DRESS (síndrome de hipersensibilidade induzida por medicamentos anteriormente denominada DRESS, do inglês *drug rash with eosinophilia and systemic symptoms*]).

3. IVc: síndrome de Stevens-Johnson (SSJ) e necrólise epidérmica tóxica (NET).
4. IVd: pustulose exantemática generalizada aguda (PEGA).

Também pode ocorrer ativação da hipersensibilidade tardia por superantígenos, que constituem toxinas produzidas por várias cepas de *Staphylococcus aureus*. Podem desencadear intensa ativação de linfócitos T ao reagirem simultaneamente com a cadeia beta da molécula de MHC classe II (fora da fenda de ligação do antígeno) e com a porção variável da cadeia beta (V-beta) do receptor de células T (TCR). Esses superantígenos estimulam os linfócitos diretamente colocando em aposição as superfícies do receptor de células T e a molécula do MHC classe II, mimetizando o efeito de ativação convencional que ocorre durante o reconhecimento do peptídeo antigênico presente na fenda do MHC pelo TCR. Como consequência, ocorre liberação de IL-2 e TNF. Entre as doenças causadas por superantígenos originados do *S. aureus* citam-se a síndrome do choque térmico, o choque tóxico relacionado ao uso de tampões vaginais (*tampon-related toxic shock*), a síndrome da pele escaldada (síndrome de Leyell) e a toxicidade alimentar[62].

CONCLUSÕES

As reações de hipersensibilidade estão intimamente ligadas às respostas mediadas por diferentes mecanismos imunológicos implicados tanto na defesa quanto na causa de doenças do ser humano. O mecanismo IgE do tipo I está relacionado com as doenças alérgicas e o conhecimento facilita o entendimento das doenças relacionadas e o tratamento.

REFERÊNCIAS BIBLIOGRÁFICAS

1. Gell PGH, Coombs RRA, editors. Clinical aspects of immunology. Oxford, England: Blackwell; 1963.
2. Abbas AK, Lichtman AH, Pillai S, editors. Cellular and molecular immunology. 8th ed. Philadelphia: Saunders; 2014.
3. Bellanti JA. Immunology IV. Clinical applications in health and disease. Bethesda: I Care Press; 2012.
4. Posadas SJ, Pichler WJ. Delayed drug hypersensitivity reactions - new concepts. Clin Exp Allergy. 2007;37(7):989-99.
5. Delves PJ, Martin SJ, Burton DR, Roitt IM, editors. Roitt's essential immunology. 13th ed. Chichester: Wiley-Blackwell; 2017.
6. Oettgen HC. Immunobiology of IgE and IgE receptors. In: Adkinson NF, Bochner BS, Burks WA, Busse WW, Holgate ST, Lemanske RF Jr., O'Hehir RE, editors. Middleton's allergy principles and practice. 8th ed. St. Louis: Saunders; 2014.
7. Lieberman P. Biphasic anaphylactic reactions. Ann Allergy Asthma Immunol. 2005;95:217.

8. Kita H, Bochner BS. Biology of eosinophils. In: Adkinson NF, Bochner BS, Burks WA, Busse WW, Holgate ST, Lemanske RF Jr., O'Hehir RE, editors. Middleton's allergy principles and practice. 8th ed. St. Louis: Saunders; 2014.
9. Yu P, Kosco-Vilbois M, Richards M, Kohler G, Lamers MC. Negative feedback regulation of IgE synthesis by murine CD23. Nature. 1994;369(6483):753-6.
10. Medeiros APFC, Bisaccioni C. Atopia. In: Motta AA, Agondi RC, editors. Alergia & imunologia. Aplicação clínica. São Paulo: Atheneu; 2015.
11. Raby BA, Klanderman B, Murphy A, Mazza S, Camargo CA, Silverman EK, Weiss ST. A common mitochondrial haplogroup is associated with elevated total serum Immunoglobulin E levels. J Allergy Clin Immunol. 2007;120(2):351-8.
12. Vercelli D. Genetic regulation of IgE responses: Achilles and the tortoise. J Allergy Clin Immunol. 2005;116(1):60-4.
13. Grammer LC, Greenberger PA, editors. Patterson's allergic diseases. 7. ed. Philadelphia: Wolters Kluwer, Lippincott Williams & Wilkins; 2009.
14. Sarinho ESC, Alves JGB, editors. Alergia e imunologia na criança e no adolescente. Rio de janeiro: MedBook; 2012.
15. Castro FFM, editor. Rinite alérgica – modernas abordagens para uma clássica questão. São Paulo: Lemos Editorial; 1998.
16. Burks W. Clinical manifestations of food allergy: An overview. Up To Date®, 2016.
17. Castro FM, Jacob CMA, Castro APBM, Yang AC. Alergia alimentar. Barueri: Manole; 2010.
18. Mehlhop PD, van de Rijn M, Goldberg AB, Brewer JP, Kurup VP, Martin TR, Oettgen HC. Allergen-induced bronchial hyperreactivity and eosinophilic inflammation occur in the absence of IgE in a mouse model of asthma. Proc Natl Acad Sci USA. 1997;94(4):1344-9.
19. Sabroe RA, Poon E, Orchard GE, Lane D, Francis DM, Barr RM, et al. Cutaneous inflammatory cell infiltrate in chronic idiopathic urticaria: comparison of patients with and without anti-Fc épsilon RI or anti-IgE autoantibodies. J Allergy Clin Immunol. 1999;103(3Pt1):484-93.
20. Sampson H, Munoz-Furlong A, Campbell R, Adkinson Jr. N. Bock S. Branum A, et al. Second symposium on the definition and management of anaphylaxis: summary report--Second National Institute of Allergy and Infectious Disease/Food Allergy and Anaphylaxis Network symposium. J Allergy Clin Immunol. 2006;117(2):391-7.
21. Simons FER, Arduasso LR, Bilò MB, Cardona V, Ebisawa M, El-Gamal YM, et al. International consensus on (ICON) anaphylaxis. World Allergy Organ J. 2014;7(1):9.
22. Schwartz LB. Systemic anaphylaxis, food allergy, and insect sting allergy. In: Goldman L, Schafer AI, editors. Goldman's Cecil Medicine. 24th ed. Philadelphia: Saunders; 2012.
23. Kelso JM, Campbell RL. Differential diagnosis of anaphylaxis in children and adults. Up To Date®, 2016.
24. Bernstein JA, Lang DM, Khan DA, Craig T, Dreyfus D, Hsieh F, et al. The diagnosis and management of acute and chronic urticaria: 2014 update. J Allergy Clin Immunol. 2014;133(5):1270-7.
25. França AT, Valle SOR, editors. Urticária e angioedema. 3th ed. Rio de Janeiro: Revinter; 2014.
26. Watanabe AS. Reações alérgicas causadas por venenos de Hymenoptera. In: Motta AA, Agondi RC, editors. Alergia & Imunologia. Aplicação clínica. São Paulo: Atheneu; 2015.
27. Bass GF, Tuscano ET, Tuscano JM. Diagnosis and classification of autoimmune hemolytic anemia. Autoimmun Rev. 2014;13(4-5):560-4.
28. Schrier SL, Brugnara C. Pathogenesis of autoimmune hemolytic anemia: Warm agglutinins and drugs. Jan 2017 UpToDate®.
29. Loa E, Deane S. Diagnosis and classification of immune-mediated thrombocytopenia. Autoimmun Rev. 2014;13(4-5):577-83.
30. Youinou P, Jamin C, Le Pottier L, Renaudineau Y, Hillion S, Pers JO. Diagnostic criteria for autoimmune neutropenia. Autoimmun Rev. 2014;13(4-5):574-6.

31. Pusey CD, Kalluri R. Pathogenesis and diagnosis of of anti-GBM antibody (Goodpasture's) disease. Jan 2017 UpToDate®.
32. Bird SJ. Pathogenesis of myasthenia gravis. 2017 UpToDate®.
33. Conti-Fine BM, Milani M, Kaminski HJ. Myasthenia gravis: past, present, and future. J Clin Invest. 2006;116(11):2843-54.
34. Weinberg DH. Clinical features and diagnosis of Lambert-Eaton myasthenic syndrome. 2017 UpToDate®.
35. Menconi F, Marcocci C, Marinò M. Diagnosis and classification of Graves' disease. Autoimmun Rev. 2014;13(4-5):98-402.
36. Davies TF. Pathogenesis of Hashimoto's thyroiditis (chronic autoimmune thyroiditis). Jan 2017. UpToDate®.
37. Caturegli P, De Remigi A, Rose NR. Hashimoto thyroiditis: Clinical and diagnostic criteria. Autoimmun Rev. 2014;13(4-5):391-7.
38. Pietropaolo M. Pathogenesis of type 1 diabetes mellitus. Jan 2017. UpToDate®.
39. Canivell S, Gomis R. Diagnosis and classification of autoimmune diabetes mellitus. Autoimmun Rev. 2014;13(4-5):403-7.
40. Bai JC. Ciacci C, Corazza GR, Schuppan D, Farthing M, Catassi C, et al. World Gastroenterology Organisation Global Guidelines on celiac disease. J Clin Gastroenterol. 2013;47(2):121-6.
41. Mubarak A, Houwen RH, Wolters VM. Celiac disease: an overview from pathophysiology to treatment. Minerva Pediatr. 2012;64(3):271-87.
42. Ishii N, Ishida-Yamamoto A, Hashimoto T. Immunolocalization of target autoantigens in IgA pemphigus. Clin Exp Dermatol. 2004;29(1):62-6.
43. Cunha PR, Barraviera SRCS. Dermatoses bolhosas auto-imunes. An Bras Dermatol. 2009;84(2):111-24.
44. Liberal R, Grant CR, Longh MS, Mieli-Vergani G, Vergani D. Diagnostic criteria of autoimmune hepatitis. Autoimmun Rev. 2014;13(4-5):435-40.
45. Low DE. Nonpneumococcal streptococcal infections, rheumatic fever. In: Goldman L, Schafer AI, editors. Goldman's Cecil medicine. 24th ed. Philadelphia: Saunders; 2012.
46. Hook EW. Syphilis. In: Goldman L, Schafer AI, editors. Goldman's Cecil Medicine. 24th ed. Philadelphia: Saunders; 2012.
47. Thomas SJ, Rothman AL, Srikiatkhachorn A, Kalayanarooj S. Dengue virus infection: clinical manifestations and diagnosis. Feb 2017. UpToDate®.
48. Rosenthal PJ, Kamya MR. Malaria. In: Goldman L, Schafer AI, editors. Goldman's Cecil medicine. 24th ed. Philadelphia: Saunders; 2012.
49. Holland SM. The nontuberculous mycobacteria. In: Goldman L, Schafer AI, editors. Goldman's Cecil medicine. 24th ed. Philadelphia: Saunders; 2012.
50. Merkel PA. Overview of and approach to the vasculitides in adults. Jan 2017. UpToDate®.
51. Stone JH. The systemic vasculitides. In: Goldman L, Schafer AI, editors. Goldman's Cecil medicine. 24th ed. Philadelphia: Saunders; 2012.
52. Cabra D, Morishit K. Vasculitis in children: Classification and incidence. Jan 2017. UpToDate®.
53. Adam J, Pichler WJ, Yerly D. Delayed drug hypersensitivity: models of T-cell stimulation. British J Clin Pharmacol. 2011;71(5):701-7.
54. Saint-Mezard P, Berard F, Dubois B, Kaiserlian D, Nicolas JF. The role of CD4+ and CD8+ T cells in contact hypersensitivity and allergic contact dermatitis. Eur J Dermatol. 2004;14(3):131-8.
55. Peiser M, Tralau T, Heidler J, Api AM, Arts JH, Basketter DA, et al. Allergic contact dermatitis: epidemiology, molecular mechanisms, in vitro methods and regulatory aspects. Current knowledge assembled at an international workshop at BfR, Germany. Cell Mol Life Sci. 2012;69(5):763-81.
56. Ellner J. Tuberculosis. In: Goldman L, Schafer AI, editors. Goldman's Cecil Medicine. 24th ed. Philadelphia: Saunders; 2012.

57. Iannuzzi M. Sarcoidosis. In: Goldman L, Schafer AI, editors. Goldman's Cecil medicine. 24th ed. Philadelphia: Saunders; 2012.
58. Lichteistein GR. Inflammatory bowel disease. In: Goldman L, Schafer AI, editors. Goldman's Cecil medicine. 24th ed. Philadelphia: Saunders; 2012.
59. Clerinx J, Soentjens P. Epidemiology, pathogenesis, and clinical manifestations of schistosomiasis. Jan 2017. UpToDate®.
60. Lublin FD, Reingold SC, Cohen JA, Cutter GR, Sørensen PS, Thompson AJ, et al. Defining the clinical course of multiple sclerosis: the 2013 revisions. Neurology. 2014;83(3):278-86.
61. Firestein GS. Pathogenesis of rheumatoid arthritis. Jan 2017. UpToDate®.
62. Chambers H. Staphylococcal infections. In: Goldman L, Schafer AI, editors. Goldman's Cecil medicine. 24th ed. Philadelphia: Saunders; 2012.

Seção II

Imunodeficiências primárias – IDP

4

Imunodeficiências primárias – sinais de alerta

Mayra de Barros Dorna
Cristiane de Jesus Nunes dos Santos
Magda Carneiro-Sampaio

Após ler este capítulo, você estará apto a:

1. Identificar os sinais de alerta em pacientes que deverão ser investigados para imunodeficiências primárias.
2. Descrever manifestações associadas a imunodeficiências primárias que não estejam contempladas nos sinais de alerta clássicos.

INTRODUÇÃO

As imunodeficiências primárias (IDP) são um conjunto grande e rapidamente crescente de doenças geneticamente determinadas. Atualmente, mais de 300 doenças monogênicas foram identificadas com manifestações clínicas e gravidades heterogêneas[1]. As infecções são as manifestações mais frequentes e tanto infecções de repetição como infecções graves e por agentes oportunistas são os mais importantes sinais de alerta que devem motivar a investigação de IDP.

DIAGNÓSTICO

As infecções do trato respiratório como otites, sinusites, bronquites e pneumonias são as mais frequentes. No entanto, é sabido que crianças saudáveis apresentam diversas infecções respiratórias, especialmente nos primeiros anos de vida, e essa predisposição decorre da imaturidade normal do sistema imunológico, associada a questões anatômicas e funcionais que dificultam a eliminação das secreções, por exemplo. Some-se a isso o fato de frequentarem a escola ou a creche, a exposição a fatores irritativos ambientais, como poluição e tabaco, além do papel de doenças inflamatórias alérgicas como rinite e asma[2-4]. Portanto, identificar quais crianças devem ser investigadas pode não ser uma tarefa simples até que uma criança apresente um número muito exagerado de infecções, infecção ameaçadora à vida ou sequelas decorrentes destas.

O diagnóstico precoce de IDP tem grande impacto na morbidade e mortalidade desses pacientes e, por isso, difundir o conhecimento sobre esse grupo de doenças e as situações clínicas que indiquem sua presença é de fundamental importância. Um estudo publicado pela Jeffrey Modell Foundation mostrou que a educação dos médicos e do público geral tem impacto significativo na promoção do diagnóstico mais precoce das IDP[5]. Nesse contexto, há mais de duas décadas, um grupo de especialistas listaram 10 situações clínicas que consideravam importantes sinais de alerta para IDP e, desde então, essa lista tem sido utilizada para difusão do conhecimento sobre este tipo de imunodeficiência (Quadro 4.1).

Quadro 4.1 Os 10 sinais de alerta para imunodeficiências primárias (IDP)[6]

A presença de 2 ou mais sinais de alerta deve motivar a investigação de IDP
1. Quatro ou mais novas otites em um ano
2. Duas ou mais sinusites graves em um ano
3. Dois ou mais meses em uso de antibiótico com pouco efeito
4. Duas ou mais pneumonias em um ano
5. Baixo ganho de peso ou estatura
6. Abscessos cutâneos profundos recorrentes ou abscessos de órgãos
7. Monilíase oral persistente ou infecção fúngica cutânea
8. Necessidade de antibióticos endovenosos para curar infecções
9. Duas ou mais infecções de sítios profundos incluindo septicemia
10. Histórico familiar de imunodeficiência primária

Porém, somente muitos anos depois é que estudos passaram a avaliar a capacidade desses sinais de alerta em identificar de fato pacientes com IDP. Um estudo realizado por Subbarayan et al. identificou que, entre os 10 sinais de alerta, o maior preditor de imunodeficiência era a existência de um familiar com diagnóstico médico de IDP[7]. O histórico familiar era 18 vezes mais frequente em pacientes com IDP que em pacientes sem este diagnóstico[7]. Os outros dois sinais de alerta mais importantes nesse estudo foram: a necessidade de antibióticos endovenosos para tratar infecções bacterianas como identificador de pacientes com defeitos de fagócitos e o déficit ponderoestatural na identificação de pacientes com imunodeficiências celulares[7]. Juntos, esses três sinais de alerta foram capazes de identificar 96% dos pacientes com defeitos de fagócitos e do complemento e 89% dos pacientes com defeitos de células T, demonstrando que os sinais de alerta eram úteis na identificação de pacientes com IDP[7]. Outro estudo, realizado por MacGinnitie et al., avaliando 141 crianças que haviam sido encaminhadas para investigação de IDP, encontrou sensibilidade de 63% e especificidade de 23% dos 10 sinais de alerta na identificação de pacientes com IDP[8].

Os achados de tais estudos mostraram que os 10 sinais de alerta apresentam limitações como ferramenta de triagem para um grupo tão amplo e heterogêneo de doenças. Como exemplo, a presença de apenas um episódio infeccioso, ainda que grave ou causado por agente oportunista, não é contemplada nos 10 sinais. Além disso, os recentes avanços no diagnóstico molecular de IDP permitiram o reconhecimento de novas apresentações clínicas, nas quais as infecções não são o foco principal ou podem mesmo estar ausentes. Manifestações autoimunes, autoinflamatórias e malignidades fazem parte de um grupo crescente de IDP que não seriam identificadas pelos sinais de alerta clássicos[9] (Tabela 4.1).

Tabela 4.1 Exemplos de imunodeficiências com manifestações autoimunes, inflamatórias e neoplásicas

Imunodeficiência	Manifestações clínicas
Síndrome linfoproliferativa autoimune (ALPS)	Linfoproliferação crônica (adenomegalia, hepatoesplenomegalia), citopenias autoimunes e linfoma
Poliendocrinopatia autoimune com candidíase e distrofia ectodérmica (APECED)	Candidíase mucocutânea crônica, distrofia ectodérmica e poliendocrinopatias autoimunes (hipoparatireoidismo, insuficiência adrenal, hipogonadismo)
Desregulação imune, poliendocrinopatia e enteropatia ligada ao X (IPEX)	Diarreia crônica por enteropatia autoimune, endocrinopatia autoimune (diabete neonatal e tireoidite), eczema
Doenças autoinflamatórias	Febre periódica, polisserosites, artralgia, alterações cutâneas

Novas estratégias de refinamento dos 10 sinais de alerta originais já foram propostas. O Grupo Brasileiro de Imunodeficiências (BRAGID) apresentou uma versão modificada dos sinais de alerta[10], que privilegia manifestações relacionadas a imunodeficiências graves e particularidades dos pacientes brasileiros, como a vacinação obrigatória com BCG (Quadro 4.2).

Posteriormente, Carneiro-Sampaio et al. propuseram 12 sinais de alerta para imunodeficiência primária no primeiro ano de vida (Quadro 4.3)[11]. A proposta se fundamenta no fato de que as IDP mais graves geralmente se manifestam no primeiro ano de vida e seu reconhecimento precoce é fundamental para assegurar a sobrevida dessas crianças.

Quadro 4.2 Os 10 sinais de alerta para imunodeficiências primárias (IDP) do Grupo Brasileiro de Imunodeficiências (BRAGID)[10]

A presença de 2 ou mais sinais de alerta ou 1 infecção grave devem motivar a investigação de IDP
1. Duas ou mais pneumonias em um ano
2. Quatro ou mais novas otites em um ano
3. Estomatite de repetição ou monilíase por mais de 2 meses
4. Abscesso de repetição ou ectima
5. Um episódio de infecção sistêmica grave (meningite, osteoartrite ou septicemia)
6. Infecções intestinais de repetição ou diarreia crônica
7. Asma grave, doenças do colágeno ou doença autoimune
8. Efeito adverso a BCG ou infecção por micobactéria
9. Fenótipo clínico sugestivo de síndrome associada à imunodeficiência
10. Histórico familiar de imunodeficiência primária

Quadro 4.3 Sinais de alerta para imunodeficiência primária no primeiro ano de vida[11]

1. Infecção fúngica, viral ou bacteriana persistente ou grave
2. Evento adverso a vacinas contendo germe vivo, especialmente BCG
3. Diabete melito persistente ou outra doença autoimune e/ou inflamatória
4. Quadro sepse-símile, febril, sem identificação de agente infeccioso
5. Lesões cutâneas extensas
6. Diarreia persistente
7. Cardiopatias congênitas (em especial, anomalias dos vasos da base)
8. Atraso na queda do coto umbilical (> 30 dias)
9. Histórico familiar de imunodeficiência ou de óbitos precoces por infecção
10. Linfocitopenia (< 2.500 células/mm^3) ou outra citopenia, ou leucocitose na ausência de infecção, persistentes
11. Hipocalcemia com ou sem convulsão
12. Ausência de imagem tímica à radiografia de tórax

Em 2012, O'Sullivan e Cant sugeriram a elaboração de sinais de alerta para diferentes especialidades médicas, uma vez que especialistas teriam maior chance de encontrar manifestações de IDP relacionadas à própria área de atuação e deveriam considerar as imunodeficiências no diagnóstico diferencial. Foram propostos sinais para neonatologistas, infectologistas, gastroenterologistas, pneumologistas, otorrinolaringologistas e dermatologistas, entre outros[12]. Mais recentemente, Costa-Carvalho et al.[13] organizaram tabelas contendo as manifestações clínicas principais, avaliação imunológica inicial e doenças relacionadas a esses achados para cinco diferentes especialidades médicas (pneumologia, gastroenterologia, dermatologia, hematologia e infectologia), facilitando o reconhecimento de pacientes com suspeita de IDP[13].

CONCLUSÕES

O diagnóstico precoce é fundamental para melhora do prognóstico e sobrevida dos pacientes com IDP. Estratégias de triagem neonatal são promissoras, porém atualmente restritas a um número pequeno de doenças. O rápido reconhecimento de sinais clínicos e laboratoriais sugestivos de IDP permanece como importante ferramenta diagnóstica. Os 10 sinais de alerta propostos pela fundação Jeffrey Modell, publicados há mais de 20 anos, exerceram papel importante na conscientização sobre IDP. No entanto, reconhece-se que o espectro de manifestações das IDP foi ampliado e que, portanto, os sinais a serem valorizados também devem ser expandidos. Além das infecções, manifestações autoimunes, inflamatórias e neoplasias merecem destaque.

REFERÊNCIAS BIBLIOGRÁFICAS

1. Bousfiha A, Jeddane L, Al-Herz W, Ailal F, Casanova JL, Chatila T, et al. The 2015 IUIS Phenotypic Classification for Primary Immunodeficiencies. J Clin Immunol. 2015;35(8):727-38.
2. Towns S, Wong M. Assessment of the child with recurrent respiratory infections. Aust Fam Physician. 2000;29(8):741-5.
3. Schwartz B, Reichler MR, Jereb J, Giebink GS, Henderson FW, Collet JP. Respiratory infections in day care. Pediatrics. 1994;94(6 Pt 2):1018-20.
4. Nafstad P, Hagen JA, Oie L, Magnus P, Jaakkola JJK. Day care center and respiratory health. Pediatrics. 1999;103:(4 Pt 1):753-8.
5. Modell V, Gee B, Lewis DB, Orange JS, Roifman CM, Routes JM, et al. Global study of primary immunodeficiency diseases (PI) — diagnosis, treatment, and economic impact: an updated report from the Jeffrey Modell Foundation. Immunol Res. 2011;51(1):61-70.
6. Jeffrey Modell Foundation. Disponível em: http://www.info4pi.org/library/educational-materials/10-warning-signs (Acesso 18 maio 2017).
7. Subbarayan A, Colarusso G, Hughes SM, Gennery AR, Slatter M, Cant AJ, Arkwright PD. Clinical features that identify children with primary immunodeficiency disease. Pediatrics. 2011;127(5):810-6.
8. MacGinnitie A, Aloi F, Mishra S. Clinical characteristics of pediatric patients evaluated for primary immunodeficiency. Pediatr Allegy Immunol. 2011;22(7):671-5.
9. Arkwright PD, Gennery AR. Ten warning signs of primary immunodeficiency: a new paradigm is needed for the 21st century. Ann NY Acad Sci. 2011;(1238):7-14.
10. BRAGID. Brazilian Group for Immunodeficiency. Os 10 sinais de alerta para imunodeficiência primária. Disponível em: www.imunopediatria.org.br [Acesso em 18 maio 2017].
11. Carneiro-Sampaio M, Jacob CM, Leone CR. A proposal of warning signs for primary immunodeficiencies in the first year of life. Pediatr Allergy Immunol. 2011;22(3):345-6.
12. O´Sullivan M, Cant A. The 10 warning signs: a time for a change? Curr Opin Allergy Clin Immunol. 2012;12(6):588-94.
13. Costa-Carvalho B, Grumach AS, Franco JL, Espinosa-Rosales FJ, Leiva LE, King A, et al. Attending to warning signs of primary immunodeficiency diseases across the range of clinical practice. J Clin Immunol. 2014;34(1):10-22.

Imunodeficiências primárias 5

Beatriz Tavares Costa Carvalho
Cristina Maria Kokron
Mayra de Barros Dorna

Após ler este capítulo, você estará apto a:

1. Elaborar a suspeita diagnóstica dos principais grupos das imunodeficiências primárias na faixa etária pediátrica, com base nos dados de histórico familiar e manifestações clínicas.
2. Reconhecer os principais fenótipos clínicos associados às imunodeficiências primárias mais prevalentes.
3. Suspeitar do diagnóstico da imunodeficiência combinada grave, que constitui uma emergência pediátrica para encaminhamento e tratamento em centros especializados.

INTRODUÇÃO

As imunodeficiências primárias (IDP) correspondem a um grupo heterogêneo de doenças genéticas com diferentes mecanismos fisiopatológicos envolvidos e prevalências que variam desde 1/600 na deficiência de imunoglobulina (Ig) A em populações ocidentais, até 1/200.000 no caso da doença granulomatosa crônica (DGC). As IDP foram historicamente consideradas doenças raras. No entanto, estudos recentes tendem a mostrar que as imunodeficiências primárias são mais comuns do que se acreditava, estimando-se que cerca de 6 milhões de pessoas sejam portadoras de alguma imunodeficiência primária, enquanto apenas entre 27 mil e 60 mil indívíduos tenham sido identificados[1].

Deve ser ressaltado que, além da prevalência, a gravidade das IDP é bastante variável, e que em algumas a mortalidade é extremamente alta. Esse é o caso de pacientes com imunodeficiência combinada grave (SCID), que, se não forem diagnosticados precocemente, evoluem para óbito ainda no primeiro ano de vida. Assim, um paciente com SCID deve ser reconhecido pelos pediatras e o encaminhamento para centros especializados deve ser rapidamente providenciado.

A maioria das IDP é caracterizada pelo aumento da suscetibilidade a infecções, queixa frequentemente recebida pelo pediatra, e conhecida há muito tempo. Atualmente, esse conceito deve ser ampliado também pela maior suscetibilidade a doenças alérgicas, inflamatórias e autoimunes. Nem sempre a principal manifestação é a recidiva ou a gravidade das infecções. Esse fato deve alertar os pediatras para outras manifestações que podem estar associadas à presença de IDP. Como exemplo, pode-se citar a síndrome da desregulação imunológica-poliendocrinopatia-enteropatia ligada ao cromossomo X (IPEX), que se inicia precocemente e cujas manifestações clínicas podem estar associadas a doenças autoimunes de instalação precoce, como diabetes, hipotireoidismo e diarreia autoimune, conforme será citado mais adiante.

Para auxiliar a suspeita diagnóstica de IDP pode-se utilizar os sinais de alerta da Jeffrey Modell Foundation, conforme citado no Capítulo 4, "Imunodeficiências primárias: sinais de alerta". Mais recentementemente foram propostos novos sinais de alerta pela Unidade de Alergia e Imunologia do Instituto da Criança do HCFMUSP, que tem como objetivo instruir os pediatras para outras manifestações precoces de IDP, ainda no primeiro ano de vida, contemplando doenças inflamatórias e autoimunes[2].

A classificação das IDP se baseia nos grandes setores da resposta imunológica e é revisada e publicada pelo Comitê da International Union of Immunologycal Societies (IUIS), a cada dois anos, em forma de tabelas definidas pela patogênese semelhante e/ou pelas consequências clínicas[3]. A última destas revisões foi publicada em 2015 e acrescentou 30 novos defeitos genéticos à revisão anterior[4]. Além disso, em 2013, o Comitê da IUIS propôs uma nova classificação, baseada em fenótipos clínicos, e a revisão publicada em 2015 foi adotada em diversas partes deste capítulo[5].

CLASSIFICAÇÃO DAS IMUNODEFICIÊNCIAS

Desde a descrição do primeiro defeito genético do sistema imunológico por Bruton, em 1952, cerca de 300 outros determinados por genes únicos foram identificados[5]. A última classificação da IUIS dividiu as imunodeficiências primárias da seguinte forma[3]:

1. Deficiências afetando as imunidades celular e humoral.
2. Imunodeficiências combinadas com características associadas ou sindrômicas.
3. Deficiências predominantemente de anticorpos.
4. Doenças de desregulação imunológica.
5. Defeitos congênitos de número e/ou função de fagócitos.

6. Defeitos de imunidade intrínseca e inata.
7. Desordens autoinflamatórias.
8. Deficiências do complemento.
9. Fenocópias de IDP

Neste capítulo, serão consideradas as imunodeficiências mais comuns na faixa etária pediátrica, bem como as que apresentam manifestações características.

Imunodeficiências Afetando a Imunidade Humoral e Celular – Imunodeficiências Combinadas

A imunidade celular, mediada pelos linfócitos T, está reduzida nos primeiros anos de vida, sendo compensada pelo elevado número de linfócitos. A maioria destas células tem característica de *naïve* ou células virgens, ainda sem especificidade antigênica. A menor resposta proliferativa dessas células a antígenos reflete a ausência de células de memória. As deficiências combinadas e/ou celulares estão entre as de maior risco na população pediátrica, necessitando de abordagem imediata e agressiva para que estes pacientes tenham a melhor evolução clínica possível. Com o avanço das técnicas laboratoriais foi possível reconhecer várias imunodeficiências primárias que ainda não tinham diagnóstico definitivo.

Imunodeficiência combinada grave

A SCID (do inglês *severe combined immunodeficiency*) faz parte do grupo das imunodeficiências combinadas de T e B. É uma das formas mais graves de IDP e se caracteriza pela ausência ou disfunção de linfócitos T, o que afeta tanto a imunidade celular quanto a imunidade humoral. Se não diagnosticada e tratada precocemente, o paciente evolui para óbito nos primeiros anos de vida. Por isso é considerada uma "emergência pediátrica"[7-9].

Na realidade, trata-se de um grupo heterogêneo de defeitos genéticos que comprometem o desenvolvimento do linfócito T durante a vida intrauterina. Independentemente do fenótipo imunológico, T-B- ou T-B+ (+ ou – referindo-se à presença ou à ausência das células), todos os pacientes apresentam quadro clínico semelhante. Em alguns casos também há alteração do número e da função das células *natural killer* (NK+ ou NK-)[3].

Com o advento do teste de triagem neonatal para SCID verificou-se que é uma doença rara, com prevalência de 1:58.000 nascimentos com média de idade ao diagnóstico 4 a 7 meses[10]. Leiva et al., em 2007[11], apresentaram dados do Registro da Sociedade Latino-Americana para as Imunodeficiências As incidências mínimas estimadas no Brasil foram de 0,04/100.000 no período anterior a 1996 e de

0,12/100.000 no período de 1996 a 2004 refletindo claramente um subdiagnóstico em nosso meio.

As imunodeficiências combinadas graves podem ser classificadas de acordo com a presença ou a ausência de algumas células[3]:

- T-B+: defeito da cadeia gama-comum do IL2R, deficiência da JAK3, deficiência da IL7Rα, deficiência do CD45, deficiência do CD3δ, deficiência do CD3ε, deficiência do CD3ζ, deficiência da coronina 1A.
- T-B-: defeitos da DNA recombinase (RAG1, RAG2), deficiência do DCLRE1C (Artemis), deficiência da DNA PKcs, deficiência da cernunnos/XLF, deficiência da DNA ligase IV, deficiência da AK2 (disgenesia reticular), deficiência de ADA.

As crianças em geral são normais ao nascimento. Porém, nas primeiras semanas de vida, começam a apresentar monilíase oral, diarreia e déficit de ganho pôndero-estatural[7-9]. As doenças respiratórias são persistentes, do tipo bronquiolite. Pneumonia intersticial de evolução insidiosa e progressiva sugere infecção por organismos oportunistas como *Pneumocystis jirovecii.* Ela pode estar acompanhada de outros vírus respiratórios, como adenovírus, vírus sincicial respiratório, parainfluenza 3, citomegalovírus (CMV) e vírus Epstein-Barr (EBV). Infecções bacterianas são menos frequentes inicialmente, por conta da presença de IgG materna circulante. No entanto, começam a surgir otites de repetição e infecções invasivas, como pneumonia e sepse, com resposta ruim aos antimicrobianos. Geralmente os germes envolvidos são pneumococo, *Haemophilus influenzae, Moraxella catarrhalis, Pseudomonas aeruginosa, Staphylococcus aureus,* meningococo e *Mycoplasma pneumoniae.* A diarreia crônica viral pode levar à desnutrição. Infecções fúngicas disseminadas são mais raras, porém fatais, causadas por *Aspergillus,* criptococo e histoplasma. Candidíases de pele e mucosas são frequentes. Em pacientes vacinados com a BCG, a infecção localizada ou disseminada pode ser a primeira manifestação clínica. Eles também estão sujeitos a infecções por *Toxoplasma gondii* e *Cryptosporidium parvum.*

Pode ocorrer a doença do enxerto *versus* hospedeiro (GVHD), ocasionada pela passagem transplacentária de linfócitos T maternos, que proliferam no recém-nascido. Manifesta-se na pele nas seguintes formas: eczema crônico insidioso, no segundo ou terceiro mês de vida, evoluindo com eritrodermia esfoliativa generalizada. A maioria dos pacientes também apresenta linfonodomegalia, hepatoesplenomegalia e alopécia total. A doença também pode ocorrer em caso de transfusão de hemoderivados não irradiados (Figura 5.1).

O histórico familiar positivo de mortes precoces por infecção, assim como consanguinidade dos pais, são dados importantes para o diagnóstico de SCID.

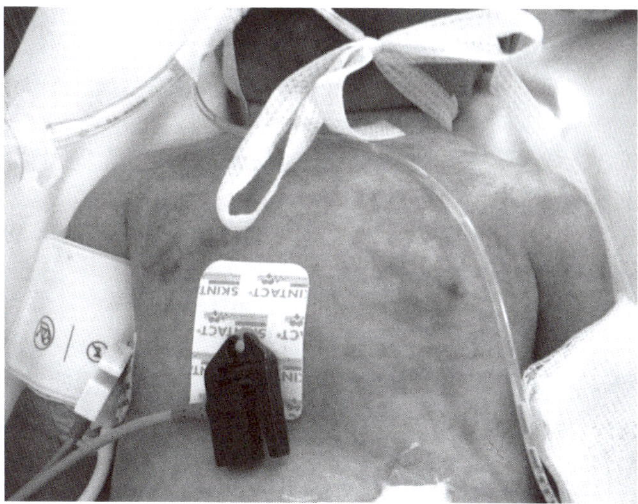

Figura 5.1 Doença do enxerto *versus* hospedeiro em paciente com imunodeficiência combinada grave. (Veja imagem colorida no encarte.)

Ao exame físico, a criança encontra-se desnutrida (Figura 5.2). Pode haver desconforto respiratório e distensão abdominal. Hepatoesplenomegalia pode estar presente, principalmente se houver disseminação do BCG (Figura 5.3).

Outras características clínicas, associadas às infecções, estão presentes somente em mutações específicas, como:

- Disgenesia reticular: neutropenia grave e surdez.
- Deficiência de ADA: surdez, problemas de comportamento, anomalias costocondrais e toxicidade hepática.
- Deficiência de PNP: deterioração neurológica progressiva e anemia hemolítica.
- Defeitos na recombinação V(D)J e reparo de DNA: células sensíveis à radiação, microcefalia, dismorfismos faciais, problemas na dentição, atraso de crescimento e psicomotor.

A investigação laboratorial das imunodeficiências combinadas graves deve incluir: hemograma com diferencial das células (número absoluto de linfócitos, neutrófilos e eosinófilos), dosagem de IgA, IgM e IgG, perfil simples das subpopulações de linfócitos (CD3$^+$/CD4$^+$/CD8$^+$) e teste para o HIV. Em caso de resultados como linfopenia ou hipogamaglobulinemia, prosseguir a investigação por meio de testes de linfoproliferação, perfil mais detalhado das subpopulações de linfócitos, incluindo estágios de maturação de células T, B e NK (Tabela 5.1). Radiografia de tórax para avaliar a presença ou a ausência da sombra tímica (Figura 5.4).

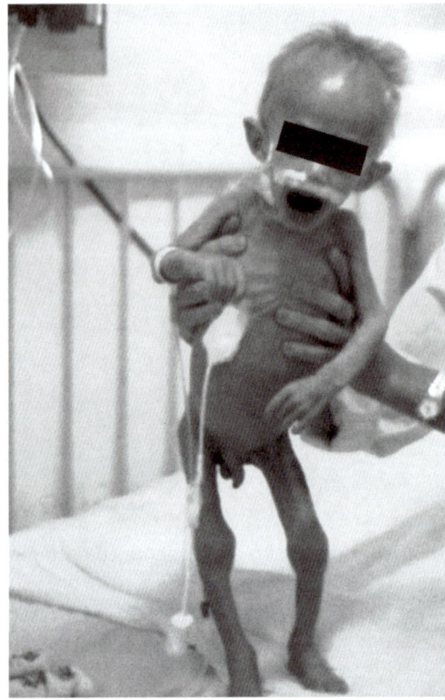

Figura 5.2 Déficit pôndero-estatural em paciente com imunodeficiência combinada grave. (Veja imagem colorida no encarte.)

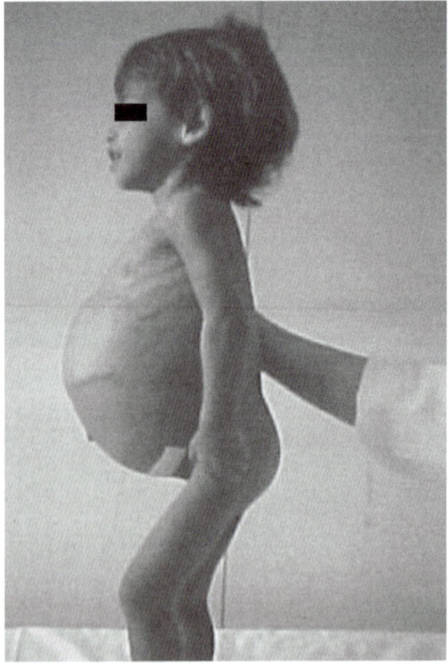

Figura 5.3 Infecção disseminada pelo bacilo de Calmette-Guèrin (BCG) pós-vacinal em paciente com imunodeficiência combinada grave. (Veja imagem colorida no encarte.)

Tabela 5.1 Valores de referência de linfócitos/mm^3, em população brasileira saudável

		cordão	0-3 m	3-6 m	6-12 a	1-2 a	2-6 a	6-12 a	12-18 a	19-44 a
	p10	798	2.438	1.919	2.156	1.969	1.515	1.280	1.161	844p
CD3	p50	1.532	3.352	3.404	3.413	3.209	2.180	1.845	1.505	1.331
	p90	2.994	5.247	5.368	5.004	4.392	3.701	2.413	2.077	1.943
	p10	485	4.686	4.358	4.360	957	780	618	630	476
CD4	p50	1.115	2.282	2.248	2.064	1.620	1.178	907	837	813
	p90	2.263	3.417	3.375	3.066	2.727	2.086	1.348	1.182	1.136
	p10	264	486	523	560	563	453	390	332	248
CD8	p50	421	877	881	1.108	1.030	730	612	449	418
	p90	982	1.615	1.798	1.803	1.753	1.700	1.024	776	724
	p10	278	395	955	811	711	631	471	460	138
CD19	p50	548	1.057	1.795	1.278	1.184	962	728	690	234
	p90	1.228	1.697	2.596	1.792	1.553	1.283	1.031	1143	544
	p10	279	239	199	164	153	135	127	114	134
NK	p50	674	499	379	416	318	269	236	228	235
	p90	2.151	1.020	731	801	703	601	515	446	545

O reconhecimento da linfopenia característica pode fazer com que o diagnóstico seja feito até mesmo ao nascimento. Número de linfócitos < 2.000 células/mm^3 em recém-nascidos e < 4.000 células/mm^3 em crianças de 6 a 9 meses são considerados valores anormais. No entanto, deve-se salientar que a contagem normal de linfócitos não exclui a doença, pois as subpopulações podem estar reduzidas ou ausentes[9].

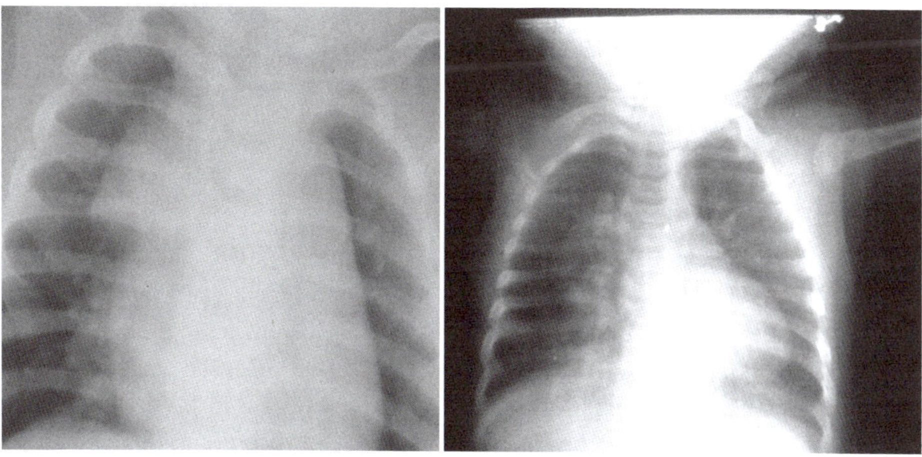

Figura 5.4 Radiografia de tórax para avaliação da sombra tímica. A: tórax normal com presença de sombra tímica em "vela de barco". B: tórax com ausência de sombra tímica em paciente com imunodeficiência combinada grave.

Na prática, em nosso meio, a realização da citometria de fluxo para a determinação dos linfócitos T e B e subpopulações em sangue periférico é a ferramenta mais importante para o diagnóstico.

Em razão da gravidade da doença e à urgência no diagnóstico e tratamento, em 2005, pesquisadores dos Estados Unidos iniciaram o rastreamento de recém-nascidos para SCID quantificando os círculos de excisão de receptores de células T (TREC). Os TREC são pequenos pedaços circulares de DNA formados durante o processamento do rearranjo do receptor de células T do timo. Como eles não se replicam durante a divisão celular, eles funcionam como marcadores para o número de células T *naïve* recentemente emigradas do timo. Esse teste já é padronizado em nosso meio[13].

Possível diagnóstico SCID, considerando os seguintes critérios da European Society for Immunodeficiency (ESID [www.esid.org]), deve ser pensado quando:

- Início da doença clínica no primeiro ano de vida.
- Ausência de sombra tímica na radiografia de tórax.
- Pelo menos um dos seguintes achados:
  - Infecção bacteriana, viral ou fúngica/oportunista invasiva.
  - Diarreia persistente e incapacidade de prosperar – baixo ganho pôndero-estatural.
  - Histórico de membro da família afetada com SCID.

Além disso, pacientes que apresentam sintomas clínicos de dermatite/eritrodermia, linfadenopatia e/ou hepatoesplenomegalia e outros eventos adversos secundários à imunização com BCG, para pacientes brasileiros com SCID[14].

Após o diagnóstico de SCID, deve ser solicitado o HLA (antígeno de histocompatibilidade) do paciente e dos familiares diretos (pais e irmãos). Se houver compatibilidade de alguém da família, deve-se fazer o transplante de células-tronco hematopoiéticas (HSCT) o quanto antes. Se não houver compatibilidade, o paciente deve ser cadastrado no registro de receptores de medula (rereme@inca.gov.br) para busca de doador não aparentado.

Outro grupo de doenças é o *leaky* SCID, isto é, uma SCID com alguma função da proteína envolvida[15]. Nesses casos, o quadro é menos grave e as crianças tendem a sobreviver além dos 12 meses. A explicação para a ocorrência são mutações hipomórficas, em que as proteínas têm função residual. As infecções são graves e prolongadas, porém resolvem-se gradativamente. Estão presentes respostas parciais a anticorpos. Doenças autoimunes, tumores relacionados ao EBV e granulomas cutâneos foram descritos associados a esses casos[8,9]. Assim como para o SCID, pacientes com suspeita de *leaky* SCID devem ser submetidos aos mesmos testes laboratoriais[16].

Síndrome de Omenn

A síndrome de Omenn foi originalmente descrita em pacientes com mutações hipomórficas nos genes ativadores das recombinases (RAG1/RAG2), porém posteriormente foram descritas mutações em outros genes causadores da imunodeficiência combinada grave: cadeia gama comum (IL2RG), Artemis, IL7R-alfa, ADA, deleção de 22q11.2, CHD7. A síndrome de Omenn é caracterizada por um exantema generalizado, descamação e esfoliação eritematosa, eritrodermia perdedora de proteínas e pele com consistência de couro. Pode estar presente ao nascimento ou desenvolver-se ao longo das primeiras semanas de vida. Cabelo, sobrancelhas e cílios podem cair. Hepatomegalia e linfadenopatia são frequentes, particularmente axilar e inguinal. Os pacientes podem apresentar déficit de ganho pôndero-estatural, diarreia e infecções persistentes, como nas outras formas de imunodeficiência combinada grave e infecções de pele por estafilococo ou *Pseudomonas* sp. são particularmente comuns. Pneumonite e enterite tendem a ser mais inflamatórias do que infecciosas. O quadro clínico se assemelha à reação enxerto *versus* hospedeiro provocada por linfócitos maternos. Laboratorialmente, existe aumento significativo dos níveis de IgE sérica e eosinofilia importante com presença de linfócitos T. Esses linfócitos T autólogos são oligoclonais e autorreativos, pois se expandem sem a regulação dos mecanismos de tolerância central e periférica[9,17].

Imunodeficiências combinadas menos graves que as SCID

Com o auxílio dos testes genéticos a nova Classificação das Imunodeficiências Combinadas cresceu muito em número: DOCK2, deficiência do CD40 ligante, deficiência do CD40, deficiência do ICOS, deficiência do CD3γ, deficiência do CD8, deficiência do ZAP-70, deficiência do MHC classe I, deficiência do MHC classe II, deficiência do ITK, deficiência do MAGT1, deficiência do DOCK8, deficiência do RhoH, deficiência do MST1, deficiência do TCRα, deficiência do LCK, deficiência do MALT1, deficiência do CARD11, deficiência do BCL10, deficiência do IL-21, deficiência do IL-21R, deficiência do OX40, deficiência do IKBKB, deficiência do LRBA, deficiência do CD27, deficiência do NIK e deficiência do CTPS1. As características de herança e as mutações podem ser visualizadas no trabalho de Piccard et al.[3] Como não é possível falar de todas, algumas serão descritas neste capítulo.

Deficiência do CD40 ligante ou síndrome hiper-IGM ligada ao X

A síndrome da hiperimunoglobulina M (HIGM) faz parte dos defeitos de troca de classe de imunoglobulinas ou recombinação de *switch* de classe (CSR) associada a níveis aumentados ou normais de IgM e baixos níveis de IgG sérica, IgA, e IgE levando a infecções graves e de repetição[18]. Trata-se de uma doença rara com incidência estimada de 1:1.000.000, causada por uma mutação na molécula CD40L, uma proteína de superfície que se expressa nos linfócitos T $CD4^+$. A interação entre linfócitos T $CD4^+$ com linfócitos B leva à maior sobrevida dos linfócitos B e indução do *switch* de classe com auxílio da produção de citocinas com consequente maturação da resposta de anticorpos. A molécula CD40L consiste em 261 aminoácidos, codificada no cromossomo X (Xq26-27). É uma proteína transmembrana e é expressa como um trímero.

De acordo com os casos do registro da Sociedade Latino-Americana de Imunodeficiência, a média de idade da primeira manifestação clínica foi de 7 meses (0,1 a 4 anos) e a idade do diagnóstico foi de 2,3 anos (0,3 a 13,6). A neutropenia estava presente em 48% dos pacientes. Cerca de 80% tiveram pneumonia, seguida de infecção do trato respiratório superior (63%) e diarreia crônica (46%)[19] (Tabela 5.2).

Esses pacientes apresentam suscetibilidade à infecção por qualquer microrganismo, incluindo oportunistas[20].

Tabela 5.2 Microrganismos identificados em pacientes com deficiência do CD40L na América Latina[19]

Bactérias extracelulares	*P. aeruginosa, K. pneumoniae, Actinobacter, S. marcescens, E. coli, E. cloacae, B. pertussis,* pneumococo e *S. aureus*
Fungos	*P. jirovecii, C. albicans, Aspergillus* sp., *Microsporidium* sp., *P. brasiliensis, H. capsulatum, C. neoformans*
Bactérias intracelulares	*Mycoplasma pneumoniae, Mycobacterium tuberculosis*
Vírus	CMV, vírus da hepatite B, *Herpes simplex, Molluscum contagiosum, HPV, Parainfluenza virus type II*
Protozoários	*G. lamblia; C. parvum, Isospora* sp.

Mais de 80% dos pacientes que apresentaram infecção fúngica tiveram evolução grave. Felizmente, as doenças autoimunes e autoinflamatórias foram raramente identificadas.

Deficiência do DOCK8 (*dedicator of cytokinesis 8*)

A deficiência do DOCK8 é uma doença autossômica recessiva causada por mutação de perda de função do gene DOCK8. Caracterizada por infecções virais de repetição, atopia grave e início precoce e malignidade. Quase todos os pacientes apresentam dermatite atópica com alergia a múltiplos alimentos e antígenos ambientais semelhantes à asma. Com relação à infecção por bactérias extracelulares, quase todos os pacientes apresentam suscetibilidade a infecções de pele de repetição. A maioria dos pacientes apresenta infecções de repetição do trato respiratório superior e inferior, como pneumonias de repetição e evolução para bronquiectasia. Os patógenos mais frequentes são: *Streptococcus pneumoniae, Haemophilus influenzae, Pneumocystis jirovecii*, adenovírus e vírus sincicial respiratório. Alguns pacientes apresentam giardíase e infeccão por *Salmonella*. Vírus do grupo herpes, como o vírus herpes simples (HSV), papiloma vírus humano (HPV), molusco contagioso e vírus da varicela-zóster, são comuns (Figura 5.5). Alguns poucos pacientes apresentam colangite esclerosante. Infecção crônica pelo HPV e EBV tem risco de evoluir para linfoma. Metade dos pacientes evolui para óbito aos 20 anos de idade, geralmente por câncer[21-26].

Laboratorialmente, esses pacientes apresentam IgG e IgA normal ou elevada com IgM baixa. Por ser um ID combinado demonstram defeitos na expansão dos linfócitos T $CD8^+$ com produção de IFN-alfa e TNF reduzidas. Alguns pacientes podem apresentar células B e NK em número e função reduzidos[24-26].

Deficiência do CTLA4 (*cytotoxic T-lymphocyte-associated protein 4*) ou LRBA

O CTLA4 é uma proteína inibitória expressa em células T ativadas e células T regulatórias (Tregs) e funciona com um regulador negativo essencial da resposta das células T inibindo doenças autoimunes[27,28]. É uma molécula homóloga ao CD28, e atua competindo com este, ligando-se com alta afinidade ao B7-1(CD80) e ao B7-2 (CD86), moléculas primariamente expressas pelas APC. O CTLA4 é o gene da suscetibilidade a doenças autoimunes[29,30].

O LPS-*responsive beige-like anchor* (LRBA) é um gene localizado no cromossomo 4q31.3, essencial para o funcionamento normal do sistema imunológico. Mutações nesse gene têm sido relatadas em pacientes com ICV e autoimunidade. A deficiência do LRBA geralmente cursa com grande variedade de manifestações clínicas e laboratoriais, incluindo hipogamaglobulinemia acompanhada de doenças autoimunes e/ou doença inflamatória intestinal-*like*[31-34].

A deficiência do LRBA tem sido associada a imunodeficiência, doença intestinal inflamatória, enteropatia e autoimunidade incluindo púrpura trombocitopênica idiopática e anemia hemolítica[32,35].

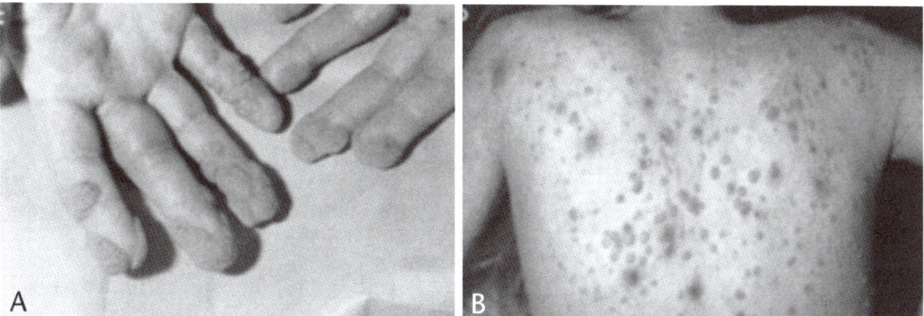

Figura 5.5 Infecções virais disseminadas em pacientes com imunodeficiência combinada por deficiência de DOCK8. A: Verrugas em mãos. B: Molusco contagioso no dorso. (Veja imagem colorida no encarte.)
Fonte: Zhang et al.[25].

As principais características são diarreia crônica, organomegalia, infecção do trato respiratório e hipogamaglobulinemia. Apesar da diarreia crônica, nenhum patógeno foi identificado na maioria dos casos. Retardo de crescimento, tireoidite autoimune, enteropatia autoimune, diabetes tipo 1 e artrite idiopática juvenil têm sido associados à doença. Outras condições menos frequentes incluem gastrite atrófica, miastenia gravis, vitiligo, doença celíaca e doença celíaca-*like*.

Laboratorialmente há redução dos linfócitos B em cerca de 40% dos pacientes, quase 60% dos casos cursam com hipogamaglobulinemia, muitas vezes de um único isotipo[34].

Imunodeficiências Combinadas com Características Associadas ou Sindrômicas

Este grupo de imunodeficiências é bastante amplo e alguns exemplos de doenças são: síndrome de Wiskott-Aldrich (WAS), síndrome hiper-IgE autossômica dominante, defeitos de reparo do DNA (como ataxia-telangiectasia e síndrome de Bloom), síndrome CHARGE e síndrome de DiGeorge.

Síndrome de Wiskott-Aldrich

A WAS é uma imunodeficiência ligada ao X, causada por mutações no braço curto do cromossomo X (Xp11.22-11.2384), gene que codifica sua proteína (WASp), a qual é expressa no citoplasma de todas as células hematopoiéticas, incluindo as células-tronco ($CD34^+$), plaquetas, linfócitos, neutrófilos, macrófagos e células dendríticas, participando da transdução de sinais da superfície da célula para o citoesqueleto de actina[36]. Portanto, a WASp está envolvida na locomoção celular, sinalização celular e formação da sinapse imune, participando do processo de fagocitose e apoptose[37].

Manifestações clínicas sugerindo WAS frequentemente estão presentes ao nascimento e consistem em petéquias, eczema, hematoma e diarreia sanguinolenta. O achado mais consistente ao diagnóstico é a trombocitopenia com plaquetas pequenas. As plaquetas na WAS apresentam sobrevida reduzida e trombocitopoiese ineficaz[37].

As infecções geralmente iniciam-se nos primeiros 6 meses de vida, e os pacientes são suscetíveis a bactérias extracelulares e vírus. A pneumonia por *Pneumocystis jirovecii* ocorre em cerca de 10 a 20% dos pacientes com WAS, sendo por isso recomendado o uso de sulfametoxazol-trimetoprima após o diagnóstico[38].

A gravidade da imunodeficiência pode variar. As funções de linfócitos T e B são afetadas. O defeito de organização do citoesqueleto parece interferir na interação dos linfócitos T-B, acarretando uma função auxiliadora anormal das células T $CD4^+$ para as células B, dificultando o desenvolvimento de células de memória e *switch* de classes destas últimas[39]. O número de linfócitos B pode ser normal ou pouco diminuído. Níveis séricos de IgG geralmente são normais, níveis de IgM estão moderadamente diminuídos, mas podem ser normais ou aumentados, IgA e IgE frequentemente têm níveis elevados. A resposta de anticorpos é adequada para alguns antígenos e insuficiente para outros, com falta de resposta a polissacarídicos.

A presença de doença autoimune é frequente, podendo estar presente em 40% dos pacientes. A anemia hemolítica autoimune é a mais comumente relatada, seguida de vasculite, doença renal, púrpura de Henoch-Schönlein-*like* e doença inflamatória intestinal[37,38].

Tumores malignos podem ocorrer durante a infância, mas são mais frequentes em adolescentes e adultos jovens, sendo a mais frequente o linfoma de células B, geralmente EBV positivo, o que sugere uma relação direta com defeito destes linfócitos[38].

Mutações no gene da WASp causam também a trombocitopenia ligada ao X (XLT), que é a forma mais leve da doença. Essa é uma das raras imunodeficiências em que se estabeleceu uma correlação do fenótipo/genótipo permitindo a distinção entre as trombocitopenias com plaquetas pequenas com implicações diretas na terapêutica a ser instituída (Tabela 5.3).

O tratamento do paciente com WAS continua sendo um grande desafio. O diagnóstico precoce é muito importante para uma profilaxia e tratamento adequados. Caso suspeite-se de uma infecção, deve ser iniciada antibioticoterapia; tem sido

Tabela 5.3 Manifestações clínicas causadas por mutação na WASP

	WAS	Trombocitopenia ligada ao X (XLT)	XLT intermitente	Neutropenia ligada ao X (XLN)
Trombocitopenia	+	+	(+)	------
Plaquetas pequenas	+	+	+	-------
Eczema	+\++\+++	-\+	-------	-------
Imunodeficiência	+\++	-\(+)	-------	-------
Infecções	+\++	-\(+)	-------	+
Autoimunidade e/ou malignidade	Frequente	Possível	-------	-------
Neutropenia congênita	-------	--------	-------	+
Expressão WASP	Ausente ou prejudicada	Presente em quantidade reduzida	Presente em quantidade normal	Presente
IVIG	Sim	Não		
Considerar se doador idêntico transplante de células-tronco	Sim	Não	Não	
Esplenectomia	Não	Não		

Fonte: adaptada de Ochs[39].

recomendado o uso da imunoglobulina em doses habituais. O eczema, se grave, requer terapia agressiva com corticosteroide local, e se não houver resposta está indicada a via sistêmica.

É contraindicado o uso de ácido acetilsalicílico, já que interfere na função plaquetária.

Até o momento, a única terapia curativa é o transplante de HSCT. Têm sido realizados ensaios clínicos com terapia gênica em humanos.

Deficiência do STAT5b

A STAT5b é um transdutor de sinal e fator de transcrição essencial para sinalização de IL-2 e IL-15, fatores-chave para o crescimento para células T e NK, assim como outras citocinas. Pacientes com mutação no gene que codifica esta proteína apresentam nanismo, características dismórficas, eczema, pneumonia intersticial e autoimunidade. A característica mais marcante desta síndrome é o nanismo associado a níveis normais do hormônio do crescimento, mas níveis muito baixos do *insulin-like growth factor-1* (IGF-1). Outras características são fronte proeminente, nariz em sela e voz infantil. A maioria dos pacientes apresenta infecção pelo vírus da varicela, vírus do herpes e *Pneumocystis jirovecii*, sugerindo um defeito das células NK ou células T citotóxicas[40].

Ataxia-telangiectasia (A-T)

A ataxia-telangiectasia é uma doença degenerativa rara, que afeta 1:40.000 nascidos vivos, de herança autossômica recessiva. É ocasionada por mutações do gene *ataxia telangiectasia mutated* (ATM)[41].

A doença apresenta como características: ataxia cerebelar progressiva, telangiectasia oculocutânea, fácies característica, alteração de postura com escoliose associada, apraxia progressiva dos movimentos oculares, coreoatetose com distonia de postura de mãos e pés (Figura 5.6), infecções sinopulmonares de repetição, alterações na imunidade celular e humoral (deficiência de IgA), retardo no crescimento, anormalidades endócrinas, incluindo insuficiência primária gonadal, osteoporose, resistência insulínica, diabetes, aumento na incidência de neoplasias, hipersensibilidade à radiação ionizante, exacerbação dos eventos adversos aos medicamentos habitualmente utilizados no tratamento do câncer, instabilidade cromossômica e defeito no processamento e reparação do DNA[42]. Ainda, de acordo com Ambrose e Gatti[43], são descritas manifestações de disfunção mitocondrial com consequente estresse oxidativo e risco para aterosclerose.

A ataxia frequentemente se inicia na primeira infância e é o primeiro sinal observado pelos pais e o mais importante no diagnóstico da doença. Outros sintomas importantes são a perda de equilíbrio e o aparecimento das telangiectasias[44,45].

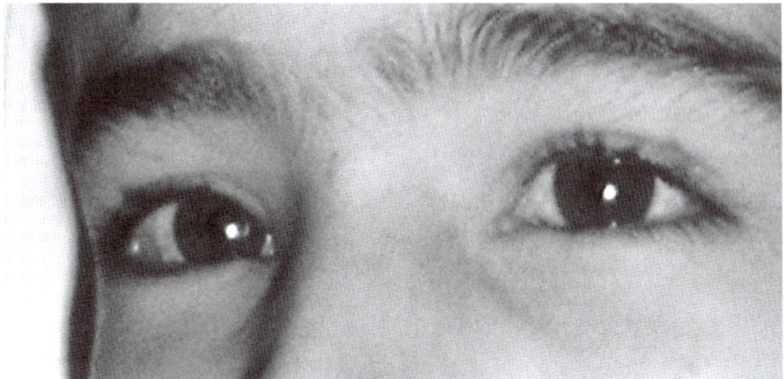

Figura 5.6 Telangiectasias em paciente com ataxia-telangiectasia. (Veja imagem colorida no encarte.)

O diagnóstico pode ser fortemente suspeitado pelo nível sérico elevado de alfafetoproteína[42,45].

Um atraso no diagnóstico da A-T pode comprometer o início dos cuidados com o paciente e outros membros da família. O diagnóstico precoce permite alertar o paciente e a família quanto à necessidade de reduzir a exposição à radiação; oferece a oportunidade de se fazer um aconselhamento genético aos pais e permite identificar heterozigotos que possam ter risco aumentado para neoplasias ou complicações da terapia do câncer[42,44].

Tratamento de suporte nas imunodeficiências combinadas

Feito o diagnóstico de imunodeficiência combinada grave, devem ser instituídas medidas de proteção contra infecções. Lavar as mãos, evitar o contato com portadores de doenças respiratórias e gastrointestinais, bem como limitar o número de cuidadores são algumas delas. É necessário colocar o paciente em isolamento (para crianças hospitalizadas). A amamentação é contraindicada somente se a mãe for CMV+ e houver risco de transmissão neonatal. Está indicado sulfametoxazol-trimetoprima para a profilaxia da infecção pelo *P. jirovecii*. Também é recomendado o uso profilático de antifúngicos e antivirais, em casos de infecção herpética pregressa. Deve ser iniciada imunoglobulina intravenosa (IgIV), a cada 4 semanas. Deve ser instituída antibioticoterapia de amplo espectro oral ou endovenosa durante episódios de infecção aguda. A imunossupressão pode ser necessária para controle da inflamação em casos de reação enxerto *versus* hospedeiro ou na síndrome de Omenn. Transfusões sanguíneas devem ser realizadas com produtos irradiados e filtrados, dado o risco de contaminação, especialmente pelo CMV, e de reação enxerto *versus* hospedeiro. Estão contraindicadas as vacinas de vírus vivos atenuados e BCG. Suporte nutricional e suplementos vitamínicos geralmente são necessários em razão de intolerâncias alimentares relacionadas à infecção ou à doença inflamatória do trato gastrointestinal[8,9].

Tratamento curativo

O transplante de HSCT oferece a chance de cura para a imunodeficiência combinada grave. Começou a ser realizado em centros internacionais a partir de 1968 e, desde então, centenas já foram realizados. Em trabalho realizado na Duke University com 161 pacientes com SCID, a taxa de sobrevida de 48 lactentes transplantados antes de 3,5 meses de idade foi de 94%, comparada à taxa de sobrevida de 70% entre os 113 que receberam o transplante após essa idade[47,48].

Diversos fatores estão envolvidos no desfecho do transplante:

- A idade e a condição clínica da criança: se o diagnóstico e o transplante são realizados precocemente, a morbidade por infecções é menor e o estado nutricional será melhor, favorecendo o bom prognóstico.
- O doador: idealmente é um irmão HLA idêntico. Alternativas de doador são medula óssea ou cordão umbilical HLA idênticos não aparentados ou medula óssea ou sangue periférico haploidênticos (da mãe ou do pai).
- O condicionamento e o tipo de genótipo e fenótipo da imunodeficiência combinada grave: teoricamente, na ausência de células T e especialmente NK, não existe necessidade de condicionamento. Porém, a reconstituição imune das células B é ruim e persiste a necessidade do uso de imunoglobulina intravenosa para toda a vida. Condicionamentos de intensidade reduzida vêm sendo usados. Portanto, o condicionamento e a imunossupressão variam conforme o genótipo e fenótipo da doença. Independentemente, o próprio genótipo ou fenótipo da doença está associado a melhor ou pior prognóstico. Sabidamente os defeitos da cadeia gama comum, da JAK3 (exceto por infecção pelo HPV a longo prazo) e do IL-7Rα têm os melhores prognósticos. Os defeitos de recombinação V(D)J e a deficiência de ADA, em decorrência de sequelas neurológicas, têm os piores prognósticos[17].

A terapia gênica vem sendo realizada em pacientes com deficiência de ADA e imunodeficiência combinada grave ligada ao X, porém essa terapia ainda se encontra em fase experimental[17]. O transplante de timo de doadores não aparentados mostrou-se efetivo na reconstituição imune em pacientes com síndrome de DiGeorge completa, mas a opção de um transplante de células-tronco de um doador HLA idêntico é satisfatória nesses casos[8].

BCG

No Brasil, de acordo com o Programa Nacional de Imunização, a BCG é indicada para crianças de 0 a 4 anos de idade, sendo obrigatória para as com menos de 1 ano, como dispõe a Portaria n. 452, de 06 de dezembro de 1976, do Ministério da Saúde (http://portal.saude.gov.br/portal/saúde). Geralmente é aplicada ao nascimento ou no primeiro mês de vida.

As cepas vacinais atualmente utilizadas são derivadas da original e preparadas com bacilos vivos de *Mycobacterium bovis* com virulência atenuada. Existem várias cepas de BCG sendo utilizadas e o número de bacilos por dose e a composição bioquímica variam consideravelmente. A subcepa utilizada no Brasil é a Moreau/Rio de Janeiro, considerada de boa imunogenicidade.

Apesar de a BCG ser a mais antiga das vacinas, os dados sobre a eficácia protetora ainda são conflitantes. Ela confere proteção documentada contra a meningite tuberculosa e a tuberculose (TB) disseminada em crianças. Ela não previne a infecção primária e, o mais importante, não previne a reativação da infecção latente, que é a principal fonte de disseminação do bacilo na comunidade. O impacto da vacinação na transmissão da *M. tuberculosis* é, portanto, limitado[49]. Além da BCG, o controle da TB tradicionalmente tem como bases o diagnóstico precoce, o tratamento adequado dos casos pulmonares e a busca de contactantes.

A Organização Mundial da Saúde (OMS) coloca como contraindicação para a vacinação, entre outras: pessoas com defeitos da imunidade (infecção sintomática pelo HIV, imunodeficiência congênita sabida ou suspeita)[49]. Também é recomendado o adiamento da aplicação da vacina nos seguintes casos: peso ao nascer inferior a 2 kg, reações dermatológicas na área de aplicação, doenças graves e uso de drogas imunossupressoras.

Segundo o Manual de Eventos Adversos Pós-vacinação do Ministério da Saúde, a lesão vacinal evolui da seguinte forma: 1ª à 2ª semana: mácula avermelhada com enduração de 5 a 15 mm de diâmetro; 3ª à 4ª semana: pústula que se forma com o amolecimento do centro da lesão, seguida pelo aparecimento de crosta; 4ª à 5ª semana: úlcera com 4 a 10 mm de diâmetro; 6ª à 12ª semana: cicatriz com 4 a 7 mm de diâmetro, encontrada em cerca de 95% dos vacinados. Pode ocorrer aumento de gânglios axilares e supra/infraclaviculares, homolaterais ao local da aplicação, único ou múltiplos, não supurados, firmes, móveis, frios, indolores, medindo até 3 cm de diâmetro, sem sintomas gerais. A evolução é variável, em torno de 4 semanas. Permanecem estacionários durante 1 a 3 meses. Desaparecem espontaneamente sem necessidade de tratamento[50].

Segundo a OMS, as complicações após a BCG são raras: reações locais significativas, como ulceração local extensa e linfadenite regional, ocorrem em < 1:1.000 casos e na maioria (> 99%) imunodeficientes. A incidência estimada de disseminação fatal é de 0,19 a 1,56 por milhão de vacinados e praticamente só acontece em pessoas com a imunidade celular comprometida gravemente (Tabela 5.4)[49].

Em trabalho multicêntrico envolvendo 17 países, foram identificados 349 pacientes com SCID que haviam recebido a BCG. Destes, 51% apresentaram reação adversa, sendo 34% disseminada e 17% localizada. A linfadenopatia foi a manifestação clínica mais frequente, seguida de acometimento de pele e pulmões[51]. Em nosso meio, detectamos 60 pacientes com SCID que foram imunizados com a BCG e 65% destes apresentaram reação adversa relacionada à vacina[14].

Critérios diagnósticos por disseminação do BCG

Tabela 5.4 Sugestão de critério diagnóstico para infecção disseminada pelo bacilo Calmette--Guérin (BCG) em pacientes com imunodeficiência primária

Diagnóstico	Clínica	Laboratório
Definitivo	Sintomas sistêmicos como febre ou subfebril, perda de peso ou crescimento inadequado e > 2 áreas de envolvimento, além do local da vacinação	Identificação do *M. bovis* por cultura ou PCR e alterações histopatológicas típicas com formação de granulomas
Provável	Sintomas sistêmicos como febre ou subfebril, perda de peso ou crescimento inadequado e > 2 áreas de envolvimento além do local da vacinação	Identificação do complexo do *M. tuberculosis* por PCR, sem diferenciação entre o *M. bovis* ou outro membro do complexo *M. tuberculosis* e culturas negativas com alterações histopatológicas típicas com formação de granulomas
Possível	Sintomas sistêmicos como febre ou subfebril, perda de peso ou crescimento inadequado e > 2 áreas de envolvimento, além do local da vacinação	Ausência de identificação da micobactéria por PCR ou cultura, com alterações histopatológicas típicas com formação de granulomas
Critério de exclusão	Inflamação sem alterações histopatológicas típicas	Ausência de identificação de micobactéria por PCR
Diagnóstico diferencial	Inflamação prolongada com granuloma em paciente com IDP	

Transplante de células-tronco hematopoiéticas

O transplante de HSCT é uma terapia curativa para muitos pacientes com imunodeficiência primária.

Três fatores principais precisam ser abordados quando se considera TCTH: a célula-tronco doadora fonte, o regime de condicionamento e a profilaxia da GVHD. Em geral, os riscos de rejeição de enxerto e GVHD são proporcionais ao grau de semelhança do HLA entre receptor e doador. O risco de toxicidade e morte por infecção é proporcional à intensidade do regime de condicionamento pré-transplante. O TCTH está recomendado nas seguintes ID combinadas: SCID, deficiência de DOCK8, WAS, síndrome de XHIM, deficiência de XLP1 (SAP) e deficiência de XLP2 (XIAP).

Avanços recentes em HSCT para imunodeficiências primárias foram obtidos graças a: descobertas das bases moleculares das múltiplas imunodeficiências; implementação da tipagem HLA de alta resolução; desenvolvimento de regimes de condicionamento reduzidos de toxicidade e não mieloablativos; resultados de transplante precoce demonstrando melhora nos resultados a longo prazo de séries multicêntricas; disponibilidade de novas terapias antivirais e antifúngicas; testes de triagem neonatal em recém-nascidos identificando SCID e adoção de transplante precoce para melhores resultados em lactentes com SCID[46].

Vacinas

A princípio todas as vacinas de microrganismos vivos são contraindicadas para pacientes com SCID ou ID combinadas. Caso o paciente tenha recebido a BCG, tem sido prescrita isoniazida pelo grande número de pacientes com eventos adversos em nosso meio[14,51].

Antibióticos, antivirais e antifúngicos

A instituição de cada um destes medicamentos vai depender do quadro clínico do paciente. Mas, como regra, a profilaxia para *P. jirovecii* deve ser iniciada com sulfametoxazol-trimetropima, três vezes por semana, e também a imunoglobulina humana, pela via intravenosa ou subcutânea, de modo a manter níveis de IgG ao redor de 600 mg/dL. O fluconazol é o antifúngico de escolha para monilíase e o uso vai depender do quadro clínico. O mesmo para uso de antivirais.

Deficiências Predominantemente de Anticorpos

Características dos pacientes com imunodeficiências humorais

Defeitos da imunidade humoral são decorrentes de falha de produção de anticorpos por defeitos nos linfócitos B ou por falhas de interação entre linfócitos T e B. Apesar de as principais manifestações, neste grupo de imunodeficiências, estarem relacionadas com problemas de produção de anticorpos, algumas dessas doenças têm por base defeitos nos linfócitos T e podem inclusive apresentar manifestações de defeitos da imunidade celular.

As deficiências humorais determinam infecções de repetição, frequentemente graves, principalmente das vias respiratórias, por bactérias encapsuladas, mas também podem causar infecções do trato gastrointestinal[3,52]. Em crianças, são comumente observadas otites, sinusites e pneumonias recorrentes, assim como infecções virais respiratórias e gastrointestinais. O aumento do número de infecções com frequência causa distúrbios no crescimento e no desenvolvimento.

Diante da suspeita de defeitos da imunidade humoral, deve-se avaliar não apenas as alterações quantitativas, mas também as qualitativas (produção de anticorpos), determinando-se assim os níveis séricos de Ig, as subclasses de IgG e sorologias para determinação de anticorpos específicos. A dosagem de anticorpos antes e após desafios antigênicos (vacinações) também pode ser necessária. As iso-hemaglutininas podem ser quantificadas em lactentes que não completaram o esquema de vacinação básico, já que estes anticorpos são detectados a partir dos 6 meses de idade. É importante lembrar que ao nascer a criança tem níveis de IgG próximos aos da mãe, por haver passagem placentária dessa classe de Ig no último trimestre de gestação. Esses níveis caem gradativamente, atingindo os valores mais baixos entre o 4º e 6º mês de vida. Entretanto, antes de perder os anticorpos maternos, a criança desenvolve a capacidade de responder à maioria dos antígenos. Os níveis séricos de IgG se elevam gradativamente nos primeiros 3 anos de vida quando atingem em torno de 60% dos níveis do adulto e então o aumento passa a ser mais lento. Os níveis de adulto são alcançados no final da infância – início da adolescência, conforme descrito no Capítulo 1, "Uma visão geral do sistema imunológico". Na Tabela 5.5 estão apontados os grupos de deficiências de anticorpos com os seus fenótipos. Com base nessas informações pode-se concluir que o diagnóstico de certeza de algumas deficiências humorais, como a deficiência de IgA, é difícil de ser realizado antes dos 4 anos de vida.

Tabela 5.5 Principais fenótipos dos defeitos de anticorpos

Fenótipo	Principais características clínicas	Principais características biológicas de linfócitos B	Proteínas afetadas conhecidas
Pan-agamaglobulinemia (ausência de IgM, IgG e IgA)	Infecções bacterianas (respiratórias) e infecções por enterovírus	Ausência de linfócitos B CD19+	l5, BLNK, BTK, Cm, Iga, Igb, PI3K
Pan-hipogamaglobulinemia variável (ICV)	Infecções bacterianas (respiratórias e intestinais), autoimunidade, neoplasias e risco aumentado de granuloma	Redução da frequência de linfócitos B de memória CD27+; plasmócitos anormais nos tecidos	CD19, CD20, CD21, CD27, CD81, DNMT3B, ZBTB24, ICOS, SAP, TACI e BAFFR
Defeitos de recombinação de troca de classe de IG (ausência ou redução nos níveis de IgG e IgA)	Infecções bacterianas e oportunistas	Redução da frequência de linfócitos B de memória CD27+	CD40 e CD40L
	Infecções bacterianas, autoimunidade e linfadenopatias	Frequência normal de linfócitos B de memória CD27+	AID, UNG
Deficiência seletiva de IgA	Maioria assintomática	Indeterminada	Indeterminada
Deficiência seletiva de IgM	Infecções frequentes por bactérias encapsuladas	Ausência de produção de IgM (ausência de iso-hemaglutininas e anticorpos específicos a polissacarídeos)	Indeterminada
Deficiência seletiva de IgG2 e/ou IgG4	Infecções bacterianas frequentes, diagnóstico após os 2 anos de idade, por vezes transitórias na infância	Produção alterada de anticorpos específicos a polissacarídeos	Indeterminada
Deficiência seletiva de anticorpos polissacarídeos	Infecções bacterianas (após os 2 anos de idade)	IgG normal inclusive subclasses	Proteínas da via NF-kB (CARD11, HOIL1, e NEMO), BTK e CD20

Fonte: adaptada de Durandy et al.[53].

Principais imunodeficiências humorais

Agamaglobulinemias

A agamaglobulinemia ligada ao cromossomo X (XLA ou agamaglobulinemia de Bruton) é decorrente de defeitos em uma molécula de transdução de sinal chamada tirosina-quinase de Bruton (BTK), que é essencial para a maturação dos linfócitos B, bloqueando a maturação no nível de pré-B. A BTK está presente também em células mieloides e eritroides, mas não é essencial para seu desenvolvimento e função. Mutações no gene BTK respondem por 80 a 90% das agamaglobulinemias[53,54]. O quadro clínico é caracterizado por infecções bacterianas do trato respiratório com início entre o 3º e o 18º mês de vida. As crianças com quadro mais grave podem desenvolver meningoencefalite por enterovírus ou poliomielite associada à vacina. Os portadores de agamaglobulinemia apresentam níveis de Ig muito reduzidos (< 200 mg/dL), tecidos linfoides muito diminuídos ou ausentes (tonsilas palatinas e adenoides), pela ausência de centros germinativos, e os linfócitos B também estão ausentes ou muito diminuídos (< 2%). A resposta de anticorpos (IgG) a antígenos vacinais é deficiente ou ausente e o título de iso-hemaglutininas (IgM) é baixo. Caracteristicamente os linfócitos T estão normais em número e função, entretanto, um estudo recente mostrou que o repertório de células T está alterado e limitado[55]. Neutropenia pode estar presente em 15 a 25% dos casos. Apesar de não muito frequentes, esses pacientes têm incidência aumentada de quadros autoimunes/inflamatórios, como artrite reumatoide e outras artrites, e doença inflamatória intestinal[56]. Existe dúvida quanto ao aumento da incidência de processos malignos na agamaglobulinemia, com incidência de 4,2%, especialmente os processos linforreticulares e neoplasias gastrointestinais[57].

O diagnóstico de pacientes com níveis muito baixos de Ig e linfócitos B (< 2%) pode ser confirmado pela pesquisa da expressão de BTK em plaquetas e monócitos por citometria de fluxo, pesquisa da proteína BTK por *Western blot* e pelo sequenciamento genético. Em algumas ocasiões, o diagnóstico de XLA é difícil de ser estabelecido, uma vez que alguns pacientes desenvolvem manifestações mais graves e alterações laboratoriais características da doença mais tardiamente. O tratamento consta da reposição de imunoglobulina, por via endovenosa ou subcutânea na dose de 300 a 600 mg/kg/mês[57,58]. A antibioticoterapia profilática também pode ser necessária nos casos de doença sinopulmonar grave que não melhora apesar da reposição de Ig. O diagnóstico precoce, a utilização de antibióticos de amplo espectro e a reposição de imunoglobulina mudaram o prognóstico dessa doença. Entretanto, as infecções, especialmente infecções enterovirais crônicas, e a doença pulmonar crônica, continuam sendo as duas maiores complicações da XLA[57].

Ao menos seis defeitos genéticos diferentes foram descritos como causas de agamaglobulinemia autossômica recessiva: as mutações do gene da cadeia pesada μ (IGHM), mutações da cadeia leve substituta (CD179b), a proteína de tradução de sinal BLNK, imunoglobulina associada à cadeia alfa (CD79a), imunoglobulina associada à cadeia beta (CD79b), PIK3R1. O quadro clínico é semelhante ao da agamaglobulinemia ligada ao cromossomo X e o tratamento é o mesmo[57].

Hipogamaglobulinemia transitória da infância

A hipogamaglobulinemia transitória da infância (HTI) é considerada a acentuação e o prolongamento da hipogamaglobulinemia fisiológica da infância, que ocorre entre os 3 e 6 meses de vida. É definida como uma associação entre níveis anormalmente baixos de IgG, acompanhada ou não de níveis baixos de IgA e IgM, e as outras causas de hipogamaglobulinemia foram excluídas. Muitos casos são assintomáticos, outros apresentam infecções bacterianas e virais de repetição, principalmente do trato respiratório (40 a 90%). Atopia também é bastante prevalente neste grupo de pacientes. Em geral, a HTI apresenta resolução espontânea até os 4 anos de idade[52]. A maioria dos pacientes tem produção normal de anticorpos específicos, com raras infecções graves. A suspeita diagnóstica é feita em pacientes com hipogamaglobulinemia, após exclusão de outras causas, enquanto a confirmação do diagnóstico ocorre retrospectivamente, após a normalização dos níveis de IgG. Moschese et al.[59] estudaram a população de linfócitos B de memória de pacientes com hipogamaglobulinemia transitória e observaram que é menor nos pacientes que persistiram com hipogamaglobulinemia, sugerindo que essa avaliação possa predizer o diagnóstico de imunodeficiência comum variável (ICV). A base genética é desconhecida, mas há relatos de incidência aumentada em membros de famílias com outras imunodeficiências. O tratamento, na maioria dos pacientes, é pela antibioticoterapia profilática, para controle dos processos infecciosos. Em casos muito graves, pode ser necessária a reposição de imunoglobulina.

Deficiência da imunoglobulina A

A deficiência de IgA (DIgA) é a IDP mais comum, sendo a maior parte dos pacientes assintomática[60,61].

A DIgA é definida pelos critérios estabelecidos pela IUIS (2005), pelo Pan-American Group for Immunodeficiency (PAGID) e pela ESID e consiste na presença de concentrações de IgA sérica inferiores a 7 mg/dL, em crianças com idade acima de 4 anos, além de concentrações normais de IgG e IgM, produção normal de anticorpos e ausência de alterações na imunidade celular[3,61,62].

Pacientes com deficiência parcial de IgA apresentam concentrações de IgA no soro superiores a 7 mg/dL e menores que dois desvios-padrão (2 DP) abaixo das concentrações de referência para idade[63].

A frequência da DIgA em estudos populacionais é variável, desde 1:143 até 1:1000 indivíduos[61]. Entretanto, pesquisas em países asiáticos apontam frequências de 1:4.000 e, no Japão, de 1:18.000 indivíduos[63,64]. Tal variabilidade na frequência parece refletir a importância do componente genético para a expressão da doença.

Em doadores de sangue saudáveis que apresentam DIgA também foram descritas variações entre 1:400 a 1:3.000[65,66]. No Brasil, Carneiro-Sampaio et al.[67], ao avaliar 11.576 doadores de sangue saudáveis, detectaram frequência de 1 em cada 965 indivíduos.

Em relação ao tipo de herança genética responsável pela DIgA, por muitos anos considerou-se a associação com o complexo maior de histocompatibilidade (MHC), em especial HLA-A1, B8, DR3 e DQ2, e genes desta região como IGAD1e MSH5[68,69]. Entretanto, mais recentemente, mesmo com os avanços do sequenciamento de nova geração (NGS), não há consenso sobre quais defeitos genéticos devem ser pesquisados nos pacientes com IgAD[69].

Um achado interessante é a associação entre DIgA e ICV em vários grupos familiares de pacientes com DIgA, podendo sugerir que ambas as doenças representem duas variantes fenotípicas associadas ao mesmo defeito molecular[70,71]. Corroborando esta análise, a progressão de DIgA para ICV é observada em alguns pacientes (menos de 5%)[69,72].

As manifestações clínicas da DIgA decorrem da falta da IgA nas secreções mucosas e, por essa razão, são principalmente relacionadas aos tratos respiratório e gastrintestinal. Um fator que pode interferir na expressão da sintomatologia clínica é a existência de um mecanismo compensatório nesses pacientes, representado pelo aumento das concentrações de IgM nas secreções. Pacientes com DIgA apresentam maior risco de infecções, com ênfase nas sinopulmonares, causadas por bactérias extracelulares encapsuladas. Koskinen[65] demonstrou que infecções de maior morbidade, como pneumonia e septicemia, também foram mais frequentes nesses pacientes. Vale ressaltar que os pacientes com DIgA e que apresentam também deficiência de subclasses de IgG são mais propensos a apresentar estas infecções. Ainda, foi demonstrado que mesmo pacientes com DIgA podem acabar apresentando sequelas como bronquiectasias ou bronquiolite obliterante, ressaltando a importância do acompanhamento[61,73].

Doenças digestivas também são frequentes na DIgA, sendo importante ressaltar as infecções por *Giardia lamblia, Campylobacter jejuni, Clostridium difficile, Salmonella* sp. e rotavírus. Em decorrência das baixas concentrações de IgA secretora, a *G. lamblia* prolifera e adere ao epitélio intestinal. Por conseguinte, são relatadas recidivas dessa infecção, apesar de tratamento medicamentoso adequado, o que ressalta o papel anti-infeccioso da IgA na mucosa do trato digestivo. Também pode ser verificada nos pacientes com DIgA a associação entre giardíase, má-absorção e hiperplasia nodular linfoide, bem como doenças inflamatórias intestinais e doença celíaca. Esta, desencadeada pela resposta imunológica inapropriada às proteínas do trigo, particularmente à gliadina, apresenta prevalência aumentada em pacientes com DIgA. A IgA secretora se liga a algumas proteínas (p. ex., transglutaminase, gliadina e prolamina) no trato gastrointestinal e a falta de IgA pode resultar no processamento anormal destes antígenos. Um estudo italiano multicêntrico encontrou prevalência de 2,6% de DIgA entre os pacientes com doença celíaca, o que representa aumento de 10 a 16 vezes acima dos valores observados na população geral[61,74,75].

Além das doenças infecciosas, os pacientes com deficiência de IgA apresentam também maior prevalência de fenômenos autoimunes e atopia. As doenças atópicas nos pacientes com DIgA são constantes, entre elas asma, rinite alérgica e, menos frequentemente, alergia alimentar. Deve-se lembrar que a atopia pode ser a única manifestação clínica em alguns pacientes com DIgA. Pastorino et al.[76] encontraram associação entre atopia e DIgA em 9 de 237 pacientes asmáticos, resultado semelhante ao encontrado na literatura em outros grupos de asmáticos avaliados. Estudos relatam prevalência de atopia em 25 a 50% dos pacientes com DIgA[60,73,77].

Em relação às doenças autoimunes, vários autores relatam a associação com a DIgA, como artrite idiopática juvenil (AIJ), lúpus eritematoso sistêmico (LES), hipotireoidismo, anemia hemolítica, púrpura trombocitopênica idiopática, entre outras[73,77]. A frequência de doenças autoimunes em pacientes com DIgA varia entre 7 e 36%[78]. Jacob et al.[73] observaram a prevalência de autoimunidade de 19% entre 126 pacientes portadores de DIgA acompanhados no Instituto da Criança, HCFMUSP. A prevalência de AIJ em casos de DIgA varia entre 2 a 4% e de LES entre 1 a 4%, correspondendo à ocorrência 20 a 30 vezes maior que as taxas encontradas na população normal. A prevalência de DIgA está aumentada nos pacientes com doenças autoimunes e vice-versa[71,80].

Concentrações elevadas de autoanticorpos podem ser verificadas no sangue dos pacientes com DIgA, mesmo na ausência de manifestações clínicas de autoimunidade, especialmente fator reumatoide, anticorpo anticardiolipina e fator antinúcleo. Anticorpos anti-IgA da subclasse IgG_1 são encontrados em 9 a 44% dos pacientes com DIgA[77]. Embora possa ocorrer a presença de anticorpos anti-IgA, reações graves ou fatais consequentes a transfusões por hemoderivados foram estimadas em apenas aproximadamente 1,3 por milhão de unidades de sangue ou hemoderivados transfundidos.

Várias teorias tentam explicar as causas do elevado risco de autoimunidade em pacientes com DIgA. Uma delas se refere à ausência de IgA nas superfícies mucosas, que poderia facilitar a entrada de antígenos do ambiente, podendo haver reações cruzadas com autoantígenos. Outras possibilidades seriam a existência de defeito na eliminação de antígenos no organismo, o que resultaria na deposição de imunocomplexos em muitos tecidos gerando inflamação, e de defeito primário da célula T. Nesse caso, uma disfunção no linfócito T poderia ser responsável tanto pela imunodeficiência observada como pela autoimunidade. Ainda, a DIgA pode resultar de fatores genéticos que podem predispor os indivíduos afetados a autoimunidade e imunodeficiência[73,77,78].

Doenças neoplásicas, como adenocarcinoma de estômago e linfomas, particularmente de células B, estão associadas à DIgA, especialmente nos pacientes mais idosos, entretanto, Shkalim et al. observaram a prevalência de 4,8% de doenças malignas em crianças israelenses[61,81].

A terapêutica da DIgA consiste no tratamento dos processos infecciosos e na monitoração dos fenômenos autoimunes e neoplásicos. Pode ser necessária a antibioticoterapia prolongada ou mesmo profilática. O paciente deve ser orientado a tomar vacinas como pneumocócica e hemófilo. Como essas manifestações podem aparecer apenas após a infância, o seguimento clínico prolongado é de fundamental importância para o diagnóstico precoce dessas alterações. A avaliação de familiares dos pacientes com DIgA deve ser realizada pela anamnese dirigida a processos infecciosos e fenômenos autoimunes. Nos familiares com essas características, deve ser realizado o encaminhamento para investigação da imunodeficiência[61,82].

Imunodeficiência comum variável

A ICV constitui a mais comum das IDP sintomáticas. Compreende um grupo heterogêneo de síndromes de defeitos primários de anticorpos caracterizados por hipogamaglobulinemia[83]. A prevalência varia de 1:10.000 a 1:100.000 casos e é aparentemente mais alta em habitantes do norte europeu e seus descendentes. A ICV é caracterizada por níveis baixos (menores que 2 DP da média para a idade) de pelo menos duas classes de Ig: IgG e IgA e/ou IgM. A produção de anticorpos específicos em resposta à exposição natural ou à imunização é reduzida ou ausente, característica universal na ICV. No Quadro 5.1 pode-se observar a definição de ICV segundo o Documento de Consenso Internacional (ICON)[83].

Quadro 5.1 Definição de imunodeficiência comum variável (ICV) segundo o Documento de Consenso Internacional (ICON)

1. A maioria dos pacientes apresenta pelo menos uma das manifestações clínicas características (infecções, autoimunidade, linfoproliferação). Entretanto, o diagnóstico de ICV pode ser dado a indivíduos assintomáticos que preencherem os critérios de 2 a 5, especialmente em casos familiares
2. A hipogamaglobulinemia deve ser definida de acordo com as referências para a idade do laboratório em que a dosagem está sendo realizada. O nível de IgG deve ser repetidamente baixo em pelo menos 2 dosagens em intervalo mínimo de 3 semanas em todos os pacientes. A repetição da dosagem pode não ser realizada se o nível for muito baixo (< 100 a 300 mg/dL, dependendo da idade) e outras características estiverem presentes e se for considerado melhor para o paciente iniciar a reposição de IgG o mais breve possível
3. Níveis de IgA ou IgM também devem estar baixos (observar que alguns especialistas preferem afunilar a definição solicitando IgA baixa para todos os pacientes)

(continua)

Quadro 5.1 Definição de imunodeficiência comum variável (ICV) segundo o Documento de Consenso Internacional (ICON) (*continuação*)

4. É altamente recomendado que todos os pacientes com níveis de IgG > 100 mg/dL sejam avaliados na resposta a antígenos T-dependentes e T-independentes, sempre que possível. Em todos os pacientes que realizarem estas análises, a incapacidade de resposta deve ser demonstrada a pelo menos um tipo de antígeno (T-dependente ou T-independente). A critério médico, a dosagem de anticorpos específicos pode ser dispensada se todos os outros critérios forem preenchidos e se o retardo causado pelas dosagens de anticorpos pré e pós-vacinais possa ser deletério para a saúde do paciente
5. Outras causas de hipogamaglobulinemia devem ser excluídas
6. Estudos genéticos para investigar causas monogênicas de ICV ou polimorfismos modificadores de doença não são geralmente necessárias para o diagnóstico e o tratamento para a maioria dos pacientes, especialmente para aqueles que apresentem apenas infecções sem desregulação imune, autoimunidade, malignidade e outras complicações. Neste último grupo, entretanto, defeitos monogênicos podem indicar a necessidade de terapias específicas (p. ex., TCTH), e o diagnóstico genético molecular deve ser considerado quando possível

TCTH: transplante de células-tronco hematopoiéticas.
Fonte: adaptado de Bonilla et al.[83].

O número de linfócitos B está normal em grande parte dos pacientes, mas pode estar aumentado, diminuído ou, em 12% dos casos, indetectável[83]. Entretanto, os subtipos desses linfócitos B apresentam distribuição alterada, com redução da proporção de linfócitos B de memória com troca de isotipo e plasmócitos[84]. Geralmente, os pacientes apresentam número normal de linfócitos B, porém, estas células exibem um fenótipo característico de células imaturas, apresentando dificuldade na diferenciação para células efetoras e de memória. É descrita redução de células B de memória comutadas ($CD19^+CD27^+$ IgM^-IgD^-), como característica mais frequente e, também, a expansão da população de células B $CD21^{low}$, considerada uma população imatura, estando os dois distúrbios associados a doença granulomatosa, esplenomegalia ou autoimunidade[83,84].

Apesar de a maioria dos pacientes apresentar números normais de linfócitos T circulantes, a imunidade celular pode estar comprometida em 50% dos pacientes[85], caracterizando-se por inversão da relação CD4/CD8, tanto por diminuição de linfócitos T $CD4^+$ como por aumento de linfócitos T $CD8^+$, e testes de hipersensibilidade cutânea tardia [tuberculina (PPD), tricofitina, candidina] negativos. *In vitro*, observa-se redução da linfoproliferação com mitógenos e antígenos em até 40% dos pacientes. Entre outras anormalidades da imunidade celular observadas na ICV estão redução das células T reguladoras, diminuição de células T *naïve*, defeitos envolvendo o efluxo tímico, redução na expressão de CD40L em células T ativadas, redução na produção e na expressão de citocinas, defeito na tradução de sinal do receptor de célula T, além de distúrbios nas células dendríticas e monócitos. O número de TREC (círculos de excisão do receptor de célula T) também está reduzido, sugerindo desregulação tímica. As células NK também estão, em geral, em número normal[83,84].

O quadro clínico, na maioria de infecções de repetição, inicia-se em qualquer idade, mas tem dois picos preferenciais: um entre 5 e 10 anos e outro na 2ª ou 3ª década de vida. Aproximadamente 25% dos pacientes com ICV iniciam as manifestações na infância e na adolescência. O diagnóstico antes dos 6 anos é difícil pela imaturidade imunológica e pela persistência da hipogamaglobulinemia transitória da infância em algumas crianças[86,87].

Assim como nos adultos, as manifestações clínicas na criança são principalmente de infecções sinopulmonares e otites de repetição, muitas vezes com tosse crônica. As complicações pulmonares, como bronquiectasias e espessamento brônquico, podem estar presentes em 73% dos pacientes com ICV de qualquer idade. Outras doenças pulmonares associadas à ICV são doença granulomatosa – doença pulmonar intersticial granulomatosa-linfocítica (GLILD), bronquiolite folicular, hiperplasia linfoide e pneumonia intersticial linfoide[83,84,86]. Os distúrbios gastrointestinais, como as diarreias infecciosas (especialmente giardíase e *H. pylori*), má-absorção e doença inflamatória intestinal também são bastante prevalentes na ICV. A hiperplasia nodular linfoide ocorre frequentemente em adolescentes com ICV[83,86,87].

Entre 20 e 50% dos pacientes apresentam doenças autoimunes associadas, como anemia hemolítica autoimune, púrpura trombocitopênica idiopática, gastrite atrófica, anemia perniciosa, tireoidite autoimune, doença inflamatória intestinal e vitiligo. Dentre estas, as mais prevalentes são as hematopatias autoimunes[83,84].

Processos malignos também têm a incidência aumentada em portadores de ICV (1,5 a 20,7%) e geralmente ocorrem na idade adulta. Observa-se risco 300 vezes maior de apresentar linfoma, em especial linfoma de Hodgkin, e até 50 vezes maior de apresentar câncer gástrico[88,89]. O desenvolvimento de doenças malignas nas crianças com ICV não é comum, mas os dados são limitados[87].

O quadro clínico e laboratorial da ICV é bastante heterogêneo e sugere etiologias diversas. O diagnóstico dessa doença é feito em pacientes com hipogamaglobulinemia, cujas outras causas bem definidas foram afastadas [agamaglobulinemia, síndrome de hiper-IgM, *X-linked lymphoproliferative syndrome* (XLP)]. Também devem ser excluídas outras condições associadas a hipogamaglobulinemias secundárias, apontadas na Tabela 5.6.

Em crianças com infecções bacterianas anormalmente frequentes e recorrentes, especialmente do trato respiratório, e com hipogamaglobulinemia, a ICV deve sempre ser considerada entre os diagnósticos diferenciais. A investigação precisa incluir quantificação de Ig e avaliação da capacidade de produzir anticorpos específicos em resposta a infecções ou imunizações prévias. Adicionalmente, deve ser pesquisado o histórico familiar com relação à suscetibilidade aumentada a infecções e manifestações não infecciosas características de ICV. Após a exclusão de outras causas de hipogamaglobulinemia pode-se aceitar o diagnóstico de ICV para esses pacientes[87,90].

Tabela 5.6 Causas de hipogamaglobulinemia

Hipogamaglobulinemia secundária a drogas	Agentes antimaláricos, captopril, carbamazepina, glicocorticoides, sais de ouro, penicilamina, fenitoína, sulfassalazina, anti-CD20 (rituximabe)
Defeitos monogenéticos e outros defeitos	Ataxia-telangiectasia Imunodeficiências combinadas Síndromes de hiper-IgM Deficiência de transcobalamina II e hipogamaglobulinemia Agamaglobulinemia ligada ao X Síndrome linfoproliferativa ligada ao X Algumas doenças metabólicas
Anomalias cromossômicas	Síndrome do cromossomo 18q; monossomia 22; trissomia 8; trissomia 21
Doenças infecciosas	HIV; rubéola congênita; CMV congênito; infecção congênita por *Toxoplasma gondii*; EBV
Doenças malignas	Leucemia linfocítica crônica; imunodeficiência com timoma; linfoma não Hodgkin; gamopatia monoclonal
Outras doenças sistêmicas	Imunodeficiências causadas por perda excessiva de imunoglobulinas: nefrose, queimaduras graves, linfangiectasia, enteropatia perdedora de proteínas

Fonte: adaptada de Bonilla et al.[83].

A fisiopatologia da ICV permanece pouco conhecida. A doença aparentemente resulta da desregulação do sistema imunológico em vários níveis, levando à falha da diferenciação de linfócitos B e consequente prejuízo da produção de anticorpos. Desse modo, é possível que vários defeitos da imunorregulação resultem no via final comum – a hipogamaglobulinemia – o que poderia explicar a grande heterogeneidade do quadro clínico da ICV. Apenas 10% dos pacientes apresentam histórico familiar de ICV, deficiência de IgA, deficiência de subclasses de IgG ou deficiência de anticorpo específico, parente com hipogamaglobulinemia ou padrão de herança familiar, tanto autossômica dominante como recessiva[83,84].

Pela variedade de manifestações clínicas e imunológicas descritas em pacientes com ICV, Chapel et al.[91] propuseram a divisão dos pacientes em cinco fenótipos clínicos: sem complicações (apenas infecções de repetição); presença de autoimunidade; doença linfoproliferativa benigna; enteropatia; e presença de linfoma. Jolles[86], em 2012, propôs os seguintes subgrupos: sem complicações (apenas infecções de repetição), citopenias (trombocitopenias, anemia hemolítica e neutropenias), pacientes com linfoproliferação policlonal (granulomas, pneumonia linfocítica intersticial, linfadenopatia persistente inexplicável) e enteropatias não explicadas.

O tipo de herança genética envolvido na ICV ainda não foi estabelecido, e é provavelmente poligênica em grande parte dos casos. A herança autossômica dominante é a mais frequentementemente observada nos casos familiares, mas a maioria dos casos de ICV é esporádica[83,92]. Há evidências de que a ICV e a DIgA sejam doenças polares de um mesmo espectro de imunodeficiências com as seguintes características: mulheres com ICV apresentam risco maior de ter filhos com DIgA, ambas as imunodeficiências podem ocorrer na mesma família e o fato de que, ocasionalmente, como já ressaltado, pacientes com DIgA podem evoluir para hipogamaglobulinemia[68,82,93].

Diversos defeitos monogênicos foram descritos desde 2003, quando foi descrita a mutação de ICOS (*inducible T cell costimulator*) em quatro famílias germânicas com fenótipo de ICV[94]. Entre eles estão: mutações em CD19, CD81, CD20, CD21, TACI (*transmembrane activator and calcium-modulating cyclophilin-ligand interactor*), BAFF-R (*B cell activating factor receptor*), TWEAK (*TNFSF12* – indutora fraca de apoptose relacionada ao TNF), NFKB2, MOGS (*mannosyl-oligosaccharide glucosidase*). Pacientes com mutações em LRBA e CTLA-4, inicialmente integrantes do complexo ICV, foram classificados em outros grupos de IDP[3,92].

O tratamento da ICV é o mesmo da agamaglobulinemia: reposição de imunoglobulina na dose de 300 a 600 mg/kg/mês, por via intravenosa ou subcutânea, associada à antibioticoterapia profilática, se necessário[85]. O início do tratamento com imunoglobulina reduz significativamente a incidência de infecções agudas, como otites e pneumonias, entretanto, apesar da reposição adequada, Quinti et al.[97] observaram aumento da prevalência de pacientes com doenças crônicas, como sinusite e doença pulmonar, em todas as faixas etárias, inclusive crianças, o que poderia ser explicado em parte pelo fato de que as Ig da superfície de mucosas, IgA e IgM, não são repostas e, consequentemente, doenças crônicas respiratórias e gastrointestinais poderiam continuar a progredir.

Em crianças com hipótese de ICV, a indicação de reposição de imunoglobulina deve ser reavaliada periodicamente, pois a hipogamaglobulinemia pode ser transitória e normalizar durante o desenvolvimento[87,90].

Síndromes de hiper-IGM ou defeitos de recombinação de troca de classe

As síndromes de hiper-IgM constituem um grupo que se caracteriza por defeitos moleculares na troca de classes de Ig (*switch*) e defeitos de hipermutação somática, processos determinantes para o refinamento do repertório de anticorpos, gerando resposta imunológica altamente antígeno-específica. Observa-se a deficiência de IgG, IgA e IgE, com níveis normais ou aumentados de IgM[50,52,53]. Esse fenótipo é mais frequentemente causado por um defeito no ligante de CD40 (CD40L, também denominado CD154), que leva à forma mais comum da doença, a síndrome de hiper-IgM ligada ao cromossomo X, e já descrita nas imunodeficiências combinadas. Defeito no CD40 também foi relatado em famílias com consanguinidade. Esse defeito, autossômico recessivo, é muito raro e o fenótipo clínico é o de uma imunodeficiência combinada, similar ao da hiper-IgM ligada ao X[50].

Outros defeitos intrínsecos dos linfócitos B, que também causam síndrome de hiper-IgM, são a deficiência de AID (deaminase induzida por ativação) e a deficiência de UNG (uracil-DNA-glicosilase), moléculas essenciais para a troca de classe de Ig e hipermutação somática. As manifestações clínicas são semelhantes às das deficiências de CD40L e CD40, exceto pela presença de infecções oportunistas e hiperplasia linfoide. Ainda, defeitos de NEMO (displasia ectodérmica hipo-hidrótica com imunodeficiência), PMS2 e a síndrome da rubéola congênita também causam hiper-IgM[50,53].

O tratamento das deficiências de CD40L e CD40 consta de reposição de imunoglobulina, que determina redução importante na frequência das infecções sinoplumonares. Antibioticoprofilaxia com sulfametoxazol + trimetoprima é necessária para prevenir as infecções por *P. jirovecii*. O único tratamento curativo é o TCTH, quando possível.

O tratamento das deficiências de AID e UNG é baseado na reposição de imunoglobulina, por via endovenosa ou subcutânea, reduzindo significativamente o número de infecções sinopulmonares, assim como a hiperplasia linfoide.

Deficiência de subclasses de IgG

A deficiência de subclasses de IgG é definida como a redução abaixo de 2 desvios-padrão da média para a idade de uma ou mais subclasses de IgG, com nível total de IgG normal[95]. Assim como na deficiência de IgA, a maior parte dos indivíduos é assintomática, existindo relatos que sugerem que 20% da população pode apresentar deficiência de subclasses de IgG. Esta correlação pouco consistente entre os níveis de subclasses de IgG e doença determina uma especulação com relação ao fato de esta consistir ou não em uma IDP, ou apenas representar um retardo da aquisição dos níveis de subclasses de IgG. Entretanto, infecções bacterianas do trato respiratório superior e inferior ocorrem com maior frequência nos indivíduos com níveis reduzidos de subclasses. A deficiência de IgG2 é mais observada em crianças e a de IgG3, em adultos. A produção de anticorpos específicos pode estar comprometida, em especial os antígenos polissacarídeos, principalmente na deficiência de IgG2. A deficiência de IgG2 pode estar associada a outras deficiências, em especial à de IgA (até 15%). As doenças atópicas são mais comuns em pacientes com deficiência de subclasses de IgG do que na população normal. A deficiência de IgG3, quando sintomática, também causa infecções sinopulmonares recorrentes. Acredita-se que a deficiência de IgG4 seja comum na população geral, sendo a maioria dos afetados assintomática. Como a IgG1 constitui a maior parte das subclasses de IgG, a redução dos níveis acarreta hipogamaglobulinemia, sendo então investigada como tal.

O diagnóstico da deficiência de IgG2 é feito pela dosagem dessa subclasse de IgG. Em artigo recente, Wahn e von Bernuth[95] sugerem não realizar a dosagem de subclasses de IgG antes dos 2 anos de idade; nas crianças de 2 a 4 anos, quantificar apenas em casos seletos; e acima dos 4 anos, sugere-se quantificar apenas em adição a outros parâmetros, como a resposta a antígenos proteicos e polissacarídios. O tratamento depende da gravidade do quadro clínico, e pode ser necessário apenas acompanhamento com antibioticoterapia profilática ou até reposição de imunoglobulina nos casos mais graves. O acompanhamento evolutivo é fundamental para observar se não há aquisição tardia dessas subclasses, sendo a deficiência apenas um retardo na aquisição de níveis normais.

Deficiência de anticorpo específico antipolissacarídio com imunoglobulinas normais

A deficiência de anticorpo específico é uma imunodeficiência primária caracterizada por níveis normais de imunoglobulinas (IgG, IgA, IgM, subclasses de IgG), mas com infecções sinopulmonares bacterianas de repetição e produção deficiente de anticorpos específicos contra antígenos polissacarídios[96]. Por isso a denominação – deficiência de anticorpos específicos com imunoglobulinas normais. Essa deficiência pode ser isolada ou fazer parte de outra falha imunológica. A incidência da deficiência de anticorpo específico na população não é conhecida, mas foi observada em 6 a 14% das crianças com infecções de repetição, mas há trabalhos mostrando até 23%. Essa deficiência pode ser dividida em quatro fenótipos, de acordo com a resposta à vacina pneumocócica 23-valente: grave, moderada, leve e memória[96]. O tratamento inclui vacinas conjugadas, antibioticoterapia para os quadros agudos ou mesmo de forma profilática e, mais raramente, reposição de imunoglobulina. Assim como na deficiência de subclasses de IgG, essa imunodeficiência pode representar apenas um retardo na aquisição destes anticorpos, sendo obrigatório o acompanhamento evolutivo dos pacientes.

Doenças de Desregulação Imunológica

A desregulação imunológica em pacientes com IDP se manifesta pela ocorrência de alergias mais graves e persistentes e autoimunidades múltiplas, precoces, recorrentes ou refratárias ao tratamento. Essas manifestações clínicas tornaram-se mais evidentes à medida que os tratamentos se tornaram cada vez mais possível o controle dos quadros infecciosos, que eram os grandes responsáveis pela morbimortalidade dos pacientes com IDP, bem como novas IDP em que o quadro de desregulação imunológica sem predisposição a infecções foram também identificados[97]. As doenças de desregulação imunológica se apresentam como quatro fenótipos principais, de acordo com a classificação fenotípica das IDP[5]:

- Linfo-histiocitose hemofagocítica (HLH).
- Síndromes com autoimunidade.
- Imunodesregulação com colite.
- Doenças relacionadas ao interferon tipo I.

Na sequência, serão descritas algumas das principais imunodeficiências que compõem cada um destes fenótipos.

Linfo-histiocitose hemofagocítica (HLH)

As linfo-histiocitoses hemofagocíticas (HLH), também chamadas síndromes hemofagocíticas, compreendem um conjunto de doenças que se caracterizam por hiperinflamação sistêmica, com intensa liberação de citocinas pró-inflamatórias. Essa hiperinflamação é decorrente da ativação imune descontrolada e ineficaz, quase sempre desencadeada por um processo infeccioso[98]. A HLH é uma situação clínica grave e geralmente fatal se não tratada, devendo ser suspeitada em toda sepse em que um patógeno não for identificado e/ou exista má resposta ao tratamento antimicrobiano, com deterioração progressiva do quadro clínico. As HLH podem ser divididas em primárias e secundárias.

As HLH primárias ou familiares ocorrem na frequência estimada de 1:50.000 a 100.000 nascidos vivos, são geralmente precoces, graves e potencialmente fatais. Ocorrem mais frequentemente no primeiro ano de vida, com alguns relatos de casos com início nas primeiras semanas[99]. As HLH primárias são determinadas por defeitos genéticos que interferem na atividade citotóxica dos linfócitos (T $CD8^+$ e células NK), dificultando a erradicação dos agentes infecciosos. A persistência do microrganismo desencadeia mais inflamação como tentativa de controle do processo infeccioso, porém, permanecendo ineficaz na destruição, essa inflamação torna-se excessiva e descontrolada. A produção exagerada de citocinas ativa também, de forma importante, as células fagocíticas como macrófagos que, por sua vez, também passam a secretar grandes quantidades de citocinas. Os sinais e sintomas clínicos decorrem dessa secreção exagerada de citocinas (febre, pancitopenia, hipertrigliceridemia, níveis séricos elevados de ferritina e do CD25 solúvel, hipofibrinogenemia), bem como da infiltração dos diversos órgãos por linfócitos e macrófagos ativados (linfonodomegalia, esplenomegalia, hepatomegalia, aumento de enzimas hepáticas e de bilirrubinas, sintomas neurológicos)[99]. Atualmente existem pelo menos 12 defeitos genéticos associados à HLH familiar (Tabela 5.7), sendo os mais frequentes os defeitos do gene da perforina e do Munc 13-4.

Tabela 5.7 Defeitos genéticos identificados como causa de HLH familiar[100]

Doença	Gene	Proteína	%
fHLH-1	Desconhecido 9q21.3-22		Rara
fHLH-2	PRF1	Perforina	20 a 37%
fHLH-3	UNC13D	Munc 13-4	20 a 33%
fHLH-4	STX11	Sintaxina 11	< 5%
fHLH-5	STXBP2	Proteína 2 ligadora da sintaxina	5 a 20%

(continua)

Tabela 5.7 Defeitos genéticos identificados como causa de HLH familiar[100] (*continuação*)

Doença	Gene	Proteína	%
Síndromes com albinismo oculocutâneo parcial			
Síndrome de Griscelli	RAB27A	Rab27A	5%
Síndrome de Chediak-Higashi (Figura 5.7)	LYST	Lyst	2%
Síndrome de Hermansky-Pudlak 2	AP3B1	Subunidade 1 do complexo AP-3	Rara
Desencadeados por EBV e formas raras			
XLP1	SH2D1A	SAP	7%
XLP2	BIRC4	XIAP	2%
Deficiência de ITK	ITK	ITK	Rara
Deficiência de CD27	CD27	CD27	Rara
XMEN	MAGT1	MAGT1	Rara

EBV: vírus Epstein-Barr; fHLH: linfo-histiocitose familiar.

A HLH secundária tem aparecimento geralmente mais tardio e corresponde às formas em que não há um defeito genético envolvido. Está associada a infecções graves, como leishmaniose visceral, doenças reumatológicas ou neoplasias, sobretudo linfomas[98,101]. Neste grupo de HLH secundárias, está incluída a síndrome de ativação macrofágica (SAM), termo utilizado para denominar a HLH desencadeada por doenças reumatológicas, especialmente a AIJ e menos frequentemente o LES[102].

O diagnóstico de HLH deve ser considerado em todo paciente que apresentar febre prolongada sem resposta a antimicrobianos, hepatoesplenomegalia e citope-

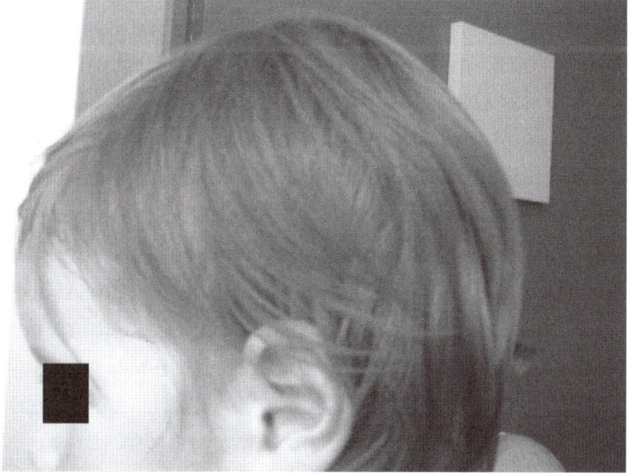

Figura 5.7 Cabelos prateados em paciente com síndrome de Chediak-Higashi. (Veja imagem colorida no encarte.)

nias[99]. O diagnóstico de HLH é dado pelo encontro de defeito genético ou pelo encontro de 5 dos 8 seguintes achados clínicos e laboratoriais[103]:

- Febre ≥ 38,5 °C.
- Esplenomegalia.
- Citopenias (duas ou mais linhagens):
  - Hemoglobina < 9,0 g/dL (em RN, Hb < 10 g/dL).
  - Plaquetas < 100.000/mm³.
  - Neutrófilos < 1.000/mm³.
- Hipertrigliceridemia e/ou hipofibrinogenemia:
  - Triglicérides de jejum > 265 mg/dL.
  - Fibrinogênio < 150.
- Ferintina > 500 mcg/L.
- CD25 solúvel ≥ 2.400 U/mL.
- Atividade de NK ausente ou diminuída.
- Hemofagocitose na medula óssea, liquor ou linfonodos.

Pacientes com AIJ e LES têm critérios diagnósticos diferentes das demais condições primárias e secundárias[102-105]. É recomendada extensa pesquisa de desencadeantes infecciosos como EBV, CMV, herpes simples, adenovírus, parvovírus B19 e leishmaniose, uma vez que estes são desencadeantes passíveis de tratamento[99].

O tratamento da HLH tem como grande dificuldade o atraso no diagnóstico, decorrente da raridade da doença, as apresentações clínicas variáveis, bem como a falta de especificidade dos achados clínicos e laboratoriais[107]. O tratamento tem como objetivo controlar a hiperinflamação pelo uso de imunossupressores como corticosteroide, ciclosporina e etopósido. A escolha da intensidade e do tipo de imunossupressão dependerá da causa da HLH (primária ou secundária), do tipo de desencadeante e da situação clínica e laboratorial do paciente. Em pacientes estáveis e não gravemente doentes, em especial nos casos de HLH secundária, pode-se optar por tratar o desencadeante com ou sem a associação de corticosteroide e monitorá-lo rigorosamente[106]. Rituximabe geralmente auxilia no controle da infecção por EBV[106]. Imunoglobulinas poderão ser úteis em alguns casos de infecções virais e serão necessárias quando imunossupressões intensas forem utilizadas, como nas HLH primárias, em que se utiliza a combinação de dexametasona, etopósido e ciclosporina[106]. O TCTH será necessário como tratamento definitivo nas HLH primárias.

Em conclusão, a HLH é uma síndrome rara, porém grave e com alta mortalidade, que deve fazer parte dos diagnósticos diferenciais de todo paciente com quadro clínico de sepse que não responda adequadamente ao tratamento antimicrobiano ou que evolua com deterioração clínica ou laboratorial. Atenção especial deve ser dada a pacientes com histórico familiar de morte em situações clínicas de sepse refratária ao tratamento.

Síndromes com autoimunidade

De acordo com a classificação fenotípica, o segundo subgrupo das doenças de desregulação imunológica são as síndromes que cursam com autoimunidade[5]. Dentre essas, destacam-se a síndrome da linfoproliferação autoimmune (ALPS), a poliendocrinopatia autoimune com candidíase e distrofia ectodérmica (APECED) e imunodesregulação, poliendocrinopatia e enteropatia ligada ao X (IPEX).

Síndrome autoimune linfoproliferativa

A síndrome linfoproliferativa autoimune ou ALPS (*autoimmune lymphoproliferative syndrome*) é uma síndrome de desregulação imunológica que decorre de defeitos em proteínas envolvidas na apoptose dos linfócitos ou na morte celular programada, levando à incapacidade de regular a homeostase dos linfócitos[107]. Em decorrência desses defeitos, pacientes com ALPS apresentam linfoproliferação benigna, autoimunidades e risco aumentado do desenvolvimento de linfoma[107].

As reais prevalência e incidência são desconhecidas, mas existem cerca de 500 pacientes de 300 diferentes famílias com este diagnóstico[108]. Os sinais e sintomas geralmente surgem precocemente na infância, mas têm sido relatados cursos mais indolentes, bem como apresentações de início mais tardio[109,110].

Dentre as manifestações clínicas, a linfoproliferação é, em geral, a mais frequente e de início mais precoce (Figura 5.8). A linfadenopatia e/ou esplenomegalia pode inclusive ser assintomática, achados do exame físico de rotina[107,108]. ALPS deve ser considerado entre os diagnósticos diferenciais de crianças com linfadenopatia e/ou esplenomegalia crônica (por mais de 6 meses), não febril, após descartadas todas as causas infecciosas e doenças malignas. Dentre as autoimunidades, destacam-se as citopenias autoimunes, que geralmente são mais graves no início da infância, podem acometer várias linhagens, são crônicas e podem ser refratárias ao tratamento[107]. Outros órgãos podem, menos frequentemente, ser acometidos por autominuidade, como fígado, rins e olhos[111].

Os principais achados dos exames laboratoriais de pacientes com ALPS são: citopenias (mais frequentemente anemia e plaquetopenia), eosinofilia e monocitose, presença de autoanticorpos como Coombs, fator reumatoide, fator antinúcleo, hipergamaglobulinemia e níveis séricos elevados de vitamina B12, IL-10 e ligante do Fas e número aumentado de linfócitos T duplo negativos. Dentre esses achados, o aumento do número de linfócitos T duplo negativos, linfócitos T que expressam o receptor de linfócitos T alfa/beta, mas não expressam nem CD4 nem CD8 na su-

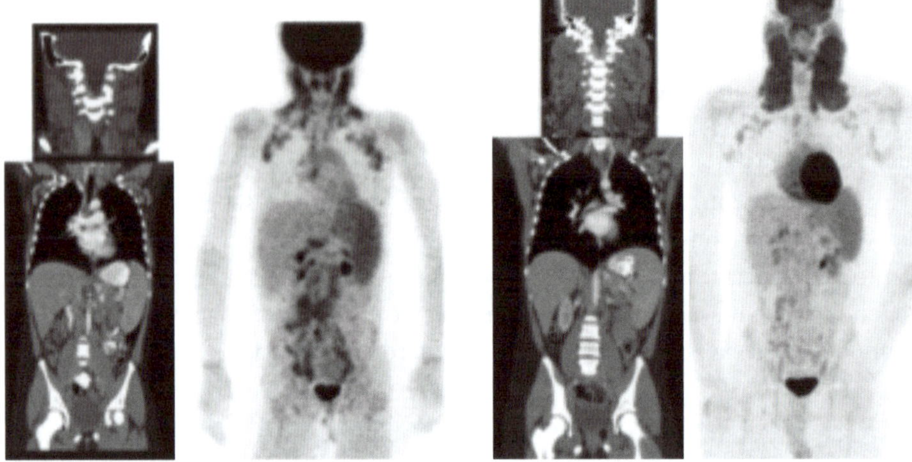

Figura 5.8 Imagens de tomografia computadorizada e PET de pacientes com ALPS evidenciando linfoproliferação.
Fonte: Rao e Oliveira, 2011[108].

perfície, é a alteração laboratorial mais marcante e considerada patognomônica da doença, sendo um critério obrigatório para o diagnóstico de ALPS[107,112].

O diagnóstico de ALPS se baseia em critérios definidos por um consenso internacional, representados na Tabela 5.8[113]. O diagnóstico de ALPS é definitivo se o paciente apresentar os dois critérios requeridos e um critério acessório primário. Por sua vez, o diagnóstico de ALPS é considerado provável se o paciente apresentar os dois critérios requeridos e um critério acessório secundário[112].

Tabela 5.8 Critérios diagnósticos de ALPS[112]

Critérios requeridos	Linfadenopatia, esplenomegalia ou ambas crônicas (> 6 meses), não malignas e não infecciosas
	Linfócitos T CD3 + TCR-alfabeta + CD4-CD8- (≥ 1,5% do total de linfócitos ou 2,5% dos linfócitos CD3+) com contagem normal ou elevada de linfócitos
Acessório: Primário	Defeito de apoptose dos linfócitos (2 ensaios separados)
	Mutações somáticas ou da linhagem germinativa no Fas, ligante do Fas ou CASP10
	Níveis elevados de sFASL (> 200 pg/mL) OU níveis elevados de IL-10 (> 20 pg/mL) OU níveis plasmáticos ou séricos elevados de vitamina B12 (> 1.500 ng/L) OU níveis elevados de IL-18 (> 500 pg/mL)
Acessório: Secundário	Achados imuno-histológicos típicos revisados por patologista com experiência
	Citopenias autoimunes (anemia hemolítica, plaquetopenia ou neutropenia) E concentrações elevadas de IgG (hipergamaglobulinemia policlonal)
	Histórico familiar de linfoproliferação não maligna e não infecciosa com ou sem autoimunidade

CASP10: caspase 10; FASLG: gene do ligante do Fas; SFASL: ligante do FAS solúvel.

O prognóstico a curto e longo prazos dos pacientes com ALPS é bom, sendo a mortalidade associada à sepse pós-esplenectomia, anemia hemolítica grave e malignidades reportados na minoria dos pacientes[108]. Até o momento nenhuma terapêutica curativa está disponível, sendo a experiência com o TCTH ainda muito limitada e reservada para casos graves ou que evoluíram para linfoma[107]. Desse modo, o tratamento atualmente se baseia no manejo das manifestações autoimunes e linfoproliferativas e na vigilância para o desenvolvimento de linfoma. As citopenias autoimunes são inicialmente tratadas com corticosteroide, que pode ou não ser combinado com gamaglobulina intravenosa (IGIV)[108]. Micofenolato de mofetila (MMF) foi usado com sucesso em casos de citopenia autoimune como agente poupador de corticosteroide, bem como no tratamento de outras complicações autoimunes, como uveíte, glomerulonefrite, hepatite e doença pulmonar infiltrativa autoimune[107]. Sirolimo foi usado com excelente resposta em pacientes com citopenias refratárias, tendo sido notado que adenopatia e esplenomegalia resolveram-se com o uso deste imunossupressor na maioria dos pacientes[113]. Desse modo, o sirolimo tem sido considerado um boa opção para o tratamento de pacientes com citopenias refatárias associadas a adenopatias maciças e esplenomegalia contribuindo para as citopenias[107]. Rituximabe é reservado para casos de trombocitopenia em que as alternativas de imunossupressão falharem, uma vez que a resposta tem se mostrado temporária para trombocitopenia autoimune, falha no caso de anemia hemolítica autoimune e com toxicidades que incluem hipogamaglobulinemia e neutropenia prolongadas[107]. Um fluxograma com sugestão para o manejo de citopenias crônicas refratárias associadas à ALPS foi proposto por Rao e Oliveira em 2011[108]. A esplenectomia, por sua vez, não é uma terapêutica aconselhável no tratamento de citopenias autoimunes de pacientes com ALPS. Isso porque muitos pacientes acabam por recorrer das citopenias após a esplenectomia e, além disso, o procedimento está relacionado a infecções fatais[114]. Desse modo, a esplenectomia em pacientes com ALPS deve ser considerada apenas naqueles que mantem citopenias graves que os coloquem em risco de morte, para as quais se acredita que o sequestro esplênico seja uma importante causa e que não responderam a nenhuma das alternativas terapêuticas[107].

Poliendocrinopatia autoimune, candidíase e displasia ectodérmica (síndrome APECED)

A síndrome APECED, também conhecida como síndrome poliglandular autoimune tipo 1 (APS-1), é uma rara doença com herança autossômica recessiva, decorrente de mutações no gene AIRE (*autoimmune regulator*)[115,116]. O gene AIRE, localizado no cromossomo 21q22.3, é expresso predominantemente nas células medulares do epitélio tímico (mTEC) e está relacionado ao processo de tolerância central, pelo aumento da expressão de antígenos teciduais específicos nas mTEC[116].

Defeitos nesse processo de tolerância central permitem a existência de alguns clones de linfócitos autorreativos que deveriam ter sido eliminados[116]. Como consequência, pacientes com esse defeito genético apresentam autoimunidades diversas, sendo as mais prevalentes o hipoparatiroidismo, a insuficiência adrenal e a produção de anticorpos contra IL-17 A, IL-17F e IL-22, cuja consequência clínica é a candidíase mucocutânea crônica ou recorrente[116]. Essas três manifestações clínicas são consideradas a tríade clássica da APECED[115]. No entanto, diversas outras manifestações autoimunes podem ocorrer: asplenia, vitiligo, anemia perniciosa, diabetes, hepatite, ceratoconjuntivite, hipotiroidismo, alopécia, falência ovariana ou testicular[115]. Também já foram relatados polineuropatia desmilienizante inflamatória crônica, esclerodermia, esclerose lateral amiotrófica, degeneração pigmentar da retina, síndrome de Sjögren, artrite reumatoide, vasculites cutâneas, anemia hemolítica autoimune e doença celíaca[116]. Além das autoimunidades e da candidíase mucocutâneas, pacientes com síndrome APECED podem apresentar displasia ectodérmica, como hipoplasia do esmalte dentário, distrofia ungeal e calcificações da membrana timpânica[116].

A síndrome APECED é rara, com maiores prevalências entre os sardínios (1:14000), finlandeses (1:25000) e judeus iranianos (1:9000)[117-119]. O tratamento consiste no uso de antifúngicos para tratamento da candidíase e na vigilância e tratamento das autoimunidades. De fundamental importância é a orientação dos pacientes quanto aos sinais e sintomas das endocrinopatias, especialmente de insuficiência adrenal, uma vez que a apresentação inicial pode ser de choque e, sem a devida orientação, a suspeição e identificação da causa do choque podem ser atrasadas com implicações na morbimortalidade.

Síndrome de desregulação imunológica com poliendocrinopatia e enteropatia ligada ao X (IPEX)

A síndrome de desregulação imunológica com poliendocrinopatia e enteropatia (IPEX) é uma doença rara, grave e potencialmente fatal, causada por mutações no gene FOXP3, localizado no cromossomo X. Mutações no gene FOXP3 causam a ausência de linfócitos T reguladores (Tregs), um subgrupo de linfócitos T que apresentam potentes efeitos imunossupressores, sendo particularmente importantes no processo de tolerância periférica. Desse modo, meninos com IPEX apresentam autoimunidades e manifestações alérgicas de início precoce, geralmente nos primeiros meses de vida. As características mais marcantes desta síndrome são: enteropatia, dermatite e endocrinopatias autoimunes[120].

A enteropatia é, em geral, a manifestação mais frequente e mais precoce e se caracteriza por um quadro de diarreia crônica, intensa e aquosa, que pode ser mucoide ou sanguinolenta[121]. Frequentemente a diarreia piora quando o lactente passa do aleitamento materno para o uso de fórmulas infantis[122]. O intestino delgado é o mais acometido e a biópsia mostra atrofia vilositária, hiperplasia de criptas ou abscessos e intenso infiltrado inflamatório misto, predominantemente linfocitário da mucosa intestinal[121]. Alergias alimentares também podem ocorrer e complicar ainda mais o quadro intestinal. Nos pacientes com IPEX, as alergias alimentares são tipicamente associadas à presença de IgE específica, com piora da diarreia após exposição ao alérgeno e podendo haver outras manifestações mediadas por IgE, como urticária, angioedema, vômitos e anafilaxia[121]. Os pacientes costumam apresentar déficit pôndero-estatural.

A dermatite é outro achado frequente e, em geral, se manifesta na forma de eczema, semelhante ao da dermatite atópica, e seu início geralmente é precoce. No entanto, lesões semelhantes a psoríase também podem ser encontradas[123].

As endocrinopatias autoimunes mais frequentes nos pacientes com IPEX são o diabetes e/ou tiroidite. O diabetes tipo 1 é a endocrinopatia mais frequente e costuma se iniciar no primeiro ano de vida, sendo uma das causas mais comuns de diabetes neonatal persistente[121]. Em relação às tiroidites, tanto hipo- quanto hipertiroidismo podem ocorrer, sendo o hipotiroidimo o mais frequente.

Outras manifestações descritas na síndrome são citopenias, hepatite e nefropatia autoimunes, doença pulmonar intersticial, hipopituitarismo e falência adrenal autoimune[121]. As citopenias autoimunes ocorrem em cerca de 50% dos pacientes e as mais frequentes são anemia hemolítica com Coombs positivo, trombocitopenia e neutropenia autoimune[122].

Pacientes com IPEX apresentam ainda maior prevalência de infecções graves e invasivas, sendo os principais agentes infecciosos o *Staphylococcus*, o CMV e a *Candida*[123,124].

A avaliação laboratorial dos pacientes com IPEX pode encontrar anemia e trombocitopenia por fenômenos autoimunes, eosinofilia, elevação dos níveis de IgE total com demais imunoglobulinas normais, presença de IgE específica para alérgenos alimentares e presença de autoanticorpos contra órgãos-alvo, como tireoide, células das ilhotas pancreáticas, do intestino delgado, eritrócitos e plaquetas. A expressão de Foxp3 em linfócitos T $CD4^+$ ($CD4^+$ $FOXP3^+$) geralmente está diminuída, mas a expressão normal não exclui o diagnóstico. A confirmação do diagnóstico ocorre pela pesquisa de mutação no gene FOXP3.

O tratamento tem como objetivo o controle das autoimunidades, da linfoproliferação e das manifestações alérgicas pelo uso de imunossupressores como corticosteroide, ciclosporina, tacrolimo ou sirolimo, restrição dos alérgenos alimentares da dieta e suporte nutricional e supressão da exacerbação de resposta do sistema imunológico com o uso de medicamentos[121]. No entanto, o único tratamento curativo para a doença é o transplante de células-tronco hematopoiéticas.

Imunodesregulação com colite

Doenças inflamatórias intestinais não infecciosas e enteropatias autoimunes são manifestações encontradas em diversas imunodeficiências primárias e podem fazer parte de um acometimento multissistêmico ou podem ser a manifestação central de alguns pacientes[121]. As imunodesregulações com colite são um subgrupo fenotípico das desregulações imunológicas que reúne os pacientes com IDP cuja manifestação clínica mais evidente é a inflamação intestinal. Os principais defeitos imunológicos determinantes destas condições são as deficiências de IL-10 e as deficiências da cadeia alfa (IL-10R1) ou da cadeia beta do seu receptor (IL-10R2)[4].

Pacientes com deficiência de IL-10 ou IL-10R apresentam doença inflamatória intestinal de início precoce, geralmente no primeiro ano de vida. A colite costuma ser grave e refratária ao tratamento, levando a défict pôndero-estatural. Geralmente estão presentes fístulas perianais, retovaginais e enterocutênas, bem como abscessos. Infecções respiratórias são recorrentes e frequentes, e também podem ocorrer artrites e foliculites. Linfoma induzido por EBV foi relatado em pacientes com deficiência de IL10-R2.

O tratamento inicial da maioria dos pacientes é baseado em medicações anti-inflamatórias diversas, como corticosteroides, metotrexato, talidomida e monoclonais anti-TNF-alfa. No entanto, essas medicações não têm se mostrado capazes de induzir a remissão da doença ou melhora a longo prazo[122]. Por sua vez, o TCTH tem apresentado boa resposta, sendo considerada a única terapêutica curativa para estes pacientes atualmente[121].

Doenças do interferon tipo I

As doenças pertencentes a este grupo de desregulações imunológicas decorrem de estimulação excessiva ou regulação negativa deficiente da produção de interferons do tipo I[121]. Alguns exemplos de interferopatias do tipo I são a síndrome de Aicardi-Goutières e a espondiloencondrodisplasia com imunodesregulação[4].

Defeitos Congênitos de Fagócitos

Características clínicas dos pacientes com deficiência de fagócitos

Os fagócitos são células fundamentais da defesa inata, constituindo a primeira linha de defesa contra diversos patógenos como bactérias, fungos e protozoários. Os neutrófilos são os primeiros leucócitos a migrar do sangue para os locais infectados ou lesados para eliminar os patógenos por meio de diferentes mecanismos citotóxicos e remover debris celulares. Ao fagocitar antígenos, processá-los e apresentá-los aos linfócitos T, dão início ao processo de destruição do agente infeccioso, bem como à resposta imune adaptativa. Além disso, atuam como auxiliares dessa resposta quando estimulados por interleucinas de linfócitos, potencializando a resposta microbicida pela produção de reagentes intermediários de O_2, mecanismo efetor importante na defesa contra bactérias e fungos. Sendo um dos primeiros mecanismos de defesa a iniciar a resposta imunológica, deficiências em número e função podem levar a infecções ainda no período neonatal, em geral graves e em sítios de exposição ao meio (pele, trato respiratório, trato gastrointestinal)[3,5].

Os agentes etiológicos das infecções mais frequentes neste grupo de IDP são aqueles que dependem do fagócito para a destruição (*S. aureus, S. epidermidis. S. viridans,* bacilos Gram-negativos).

As enzimas dos neutrófilos são importantes também no dano tecidual e no desencadeamento de reações que levarão ao reparo e à cicatrização de lesões, processos que fazem parte da resposta inflamatória. Assim, eventos que dependam dessa resposta para ocorrer, como a queda do coto umbilical e a eclosão dentária, também podem ser afetados nas deficiências de fagócitos; além disso, a própria resposta às infecções (presença de pus na lesão, extensão, sinais flogísticos) é diferenciada, a depender do defeito encontrado[3,5].

Neutropenias congênitas

As neutropenias são definidas pela redução significativa na contagem absoluta dos neutrófilos circulantes no sangue periférico. De modo geral, considera-se 1.500 neutrófilos/mm^3 o limite inferior da normalidade para adultos e crianças na maioria das populações. Conforme o número de neutrófilos, a neutropenia pode ser classificada em leve (1.000 a 1.500 células/mm^3), moderada (500 a 1.000 células/mm^3) ou grave (menos de 500 células/mm^3)[125]. Segundo Dale[126], neutropenia nas crianças é relativamente comum. Ocorre especialmente em alguns grupos étnicos, como os de origem árabe e africana, assim como em neonatos prematuros ou pequenos para a idade gestacional. Em crianças maiores, a neutropenia é frequentemente associada a infecções virais e mecanismos autoimunes. Na realidade, as neutropenias congênitas são raras e a prevalência, desconhecida[126].

Neutropenia congênita grave

Trata-se de uma doença rara que se caracteriza por neutropenia grave, com contagem de neutrófilos em geral < 200 células/mm^3, com parada de maturação na medula óssea no estágio de promielócitos[127].

O modo de herança pode ser autossômico dominante, recessivo ou ligado ao X. Mutações no gene ELANE, que codifica a elastase de neutrófilo, estão presentes em grande parte dos casos autossômico dominantes e esporádicos. Essa mutação é responsável por 50 a 60% dos casos de neutropenia congênita grave. Mutações no gene GFI1 foram descritas em alguns pacientes com esses modos de herança e estes pacientes apresentam, além da neutropenia, monocitose[127]. Os casos autossômicos recessivos estão associados a mutações no gene que codifica a proteína HAX-1, e é esta mutação, responsável por 15% dos casos, que foi observada na família descrita por Kostmann[125,128]. Esses pacientes apresentam também monocitose e eosinofilia. Mutações no gene WASP (*Wiskott-Aldrich syndrome protein*) com ganho de função determinam a neutropenia ligada ao X. Também foram descritas outras mutações, como em G6PC3, SBDS e JAGN1, entretanto, cerca de 40% dos casos permanece com causa desconhecida[128].

A neutropenia congênita grave manifesta-se clinicamente por infecções bacterianas graves e de início precoce, geralmente nos primeiros meses de vida. Infecções de pele e de partes moles, otite média, pneumonia, gengivite e abscessos (hepáticos, perianais e genitais) são comuns e onfalite no período neonatal pode ser a primeira manifestação da doença. Estão presentes na maioria dos pacientes estomatite aftosa recorrente e hiperplasia gengival. As bactérias mais frequentemente envolvidas são *S. aureus*, *Pseudomonas* e *Escherichia coli*. Infecções fúngicas ocorrem com menor frequência, enquanto podem ocorrer infecções incomuns, fulminantes e frequentemente fatais, como gangrena gasosa por *Clostridium*.

O tratamento é realizado pela administração de fator de estimulação e crescimento de colônia de granulócitos (G-CSF) recombinante na dose inicial de 5 mcg/kg/dia e que pode ser aumentada até 100 mcg/kg/dia. O tratamento reduz, de maneira significativa, a morbimortalidade por infecções[127,128]. As doses variam de acordo com o necessário para manter o número de neutrófilos entre 1.000 e 1.500/mm. Aqueles que apresentarem boa resposta à terapêutica devem receber a medicação indefinidamente. Entre as complicações mais preocupantes estão o risco de desenvolver doenças malignas e a alta frequência de osteopenia e osteoporose[127,128]. Pacientes não responsivos ao G-CSF podem se beneficiar do transplante de células progenitoras hematopoiéticas[127,128]. Podem ainda se beneficiar do transplante pacientes que desenvolvem síndrome mielodisplásica, leucemia mieloide aguda e pacientes de alto risco para essas transformações, como aqueles que adquirem alterações cromossômicas, como monossomia do cromossomo 7, mutação do gene Ras, ou mutação no receptor de G-CSF. É imperativo o alto índice de suspeição para processos infecciosos, especialmente no caso de febre, pois, de modo geral, os pacientes apresentam poucos sinais clínicos de infecção. Desse modo, a investigação rigorosa em busca de foco infeccioso e isolamento de agente, com introdução precoce de antibioticoterapia parenteral de amplo espectro, é de extrema importância. Antifúngicos devem ser considerados conforme os resultados da investigação e a evolução clínica do paciente.

Neutropenia cíclica

A neutropenia cíclica é uma doença rara, caracterizada por oscilações regulares na contagem absoluta de neutrófilos. O número de neutrófilos varia de valores normais a níveis muito baixos, geralmente menores que 200/mm^3 e posterior recuperação no número destas células. Os episódios de neutropenia geralmente ocorrem a cada 21 dias (14 a 35 dias) e duram cerca de 3 a 10 dias[129]. A doença está associada à mutação no gene ELANE e apresenta herança autossômica dominante.

As manifestações clínicas ocorrem no período de nadir, já a partir do primeiro ano de vida, e a gravidade está diretamente relacionada com a intensidade e a duração da neutropenia. A maioria dos pacientes apresenta infecções leves de pele, febre, mal-estar, úlceras orais, adenopatia cervical e gengivite crônica[129]. A neutropenia cíclica é geralmente considerada uma condição benigna, mas traz consigo uma maior suscetibilidade a infecções graves. Em casos de neutropenias mais intensas e duradouras, podem ocorrer mastoidites, sinusites, sepse, celulite, abscessos, pneumonias e peritonite, eventualmente fatais[129].

O diagnóstico é realizado pela contagem de neutrófilos, 2 a 3 vezes/semana, por 6 a 8 semanas consecutivas. O tratamento pode ser realizado com G-CSF (dose de 1 a 3 mcg/kg/dia, com intervalo a cada 1 a 2 dias) que, apesar de não abolir o caráter cíclico, é capaz de reduzir a duração e a gravidade da neutropenia, diminuindo o número e a gravidade das infecções[129]. É recomendada a manutenção da contagem de neutrófilos em torno de 1.500/mm^3, sendo as doses geralmente menores que as necessárias na neutropenia congênita grave.

Doença granulomatosa crônica

A DGC é um grupo de doenças genéticas raras, com prevalência estimada de 1/120.000 ou 1/250.000 nascidos vivos. Decorrem de alterações na enzima nicotinamida adenina dinucleotídeo fosfato oxidase (NADPH oxidase) nos fagócitos, o que implica em defeito na produção de intermediários reativos de oxigênio, importantes na destruição de microrganismos fagocitados[130].

A NADPH oxidase é um complexo enzimático formado por componentes de membrana (gp91^{phox} e p22^{phox}, formando o citocromo b558) e componentes citosólicos estruturais (p47^{phox} e p67^{phox}). Com a ativação celular, os componentes citosólicos são fosforilados e associam-se aos componentes regulatórios (p40^{phox} e rac) e ao citocromo b558. O complexo NADPH oxidase promove a transferência de um elétron da NADPH para uma molécula de oxigênio, gerando o ânion superóxido (O_2^-). O superóxido é um agente antimicrobiano pouco potente, mas é o precursor de potentes agentes oxidantes essenciais para a morte microbiana. Dessa maneira, em razão da falha na produção de superóxido, há deficiência de seus demais intermediários derivados (H_2O_2, $HClO^-$ e OH^-) e a capacidade microbicida do fagócito a microrganismos intracelulares é comprometida.

Estudos recentes em modelos animais mostraram que a produção do O_2 ativa causa influxo de potássio que ativa peptídeos dos grânulos primários (catepsina

G e elastase), necessárias para a destruição dos agentes microbianos[133]. Além de ativar os peptídeos antimicrobianos intracelulares, a NADPH oxidase é necessária para ativar as armadilhas extracelulares de neutrófilos (*neutrophil extracelular traps*, NET), montagens complexas de DNA e peptídeos antimicrobianos liberados por neutrófilos apoptóticos[131].

Pacientes com DGC apresentam mutações em um dos genes que codificam as proteínas do complexo enzimático NADPH oxidase. O modo de herança pode ser ligado ao cromossomo X ou ser autossômico recessivo. A herança ligada ao cromossomo X decorre de mutações no gene CYBB, que codifica a proteína $gp91^{phox}$, e está presente em dois terços dos casos, explicando a maior frequência de DGC no sexo masculino. Mutações nos genes da $p47^{phox}$ (NCF1), $p67^{phox}$ (NCF2), $p22^{phox}$ (CYBA) e $p40^{phox}$ (NCF4) são de herança autossômica recessiva, sendo a maior parte dos casos decorrentes de mutações no gene da $p47^{phox}$[130,131].

Clinicamente, a DGC se caracteriza por infecções piogênicas graves e recorrentes, de início precoce (em geral no primeiro ano de vida). Os principais sítios de infecção são os pulmões, a pele, os linfonodos e o fígado, mas outros locais podem ser acometidos, como ossos e baço. As manifestações clínicas mais comuns são pneumonia, abscessos (subcutâneo, no fígado, nos pulmões e perirretais), adenites supurativas, granulomas e diarreia crônica[130-133]. Em nosso meio, pela administração universal e precoce da vacina BCG, reações vacinais localizadas ou disseminadas podem ser manifestações precoces da DGC. De fato, de Oliveira Junior[130], em estudo sobre DGC em pacientes latino-americanos, observou que 30% apresentaram reação adversa ao BCG.

Os agentes infecciosos mais encontrados são bactérias catalase-positivas e fungos, dos quais cinco microrganismos são responsáveis pela maioria das infecções: *S. aureus, Aspergillus, Burkholderia cepacia, Serratia marcescens* e *Nocardia*[133].

A prevalência do microrganismo como causa de infecção varia de acordo com o sítio. Abscessos hepáticos, perianais e subcutâneos e as adenites supurativas são mais frequentemente causados por *S. aureus*; abscessos pulmonares e cerebrais estão associados à infecção por *Aspergillus*, e *Serratia* é o principal agente associado à osteomielite[133] (Figuras 5.9, 5.10 e 5.11).

O acometimento gastrointestinal ocorre em cerca de 40% dos pacientes, mais frequentemente na forma de lesões ulcerativas ou granulomatosas[130-132]. A formação de granulomas estéreis é uma complicação não infecciosa relevante, que pode acometer pele, fígado e os tratos gastrintestinal e urinário. Em órgãos ocos, os granulomas podem causar obstruções. O mecanismo exato envolvido na formação de granulomas é desconhecido. A doença inflamatória intestinal (DII) é mais prevalente na DGC ligada ao X, acometendo em torno de 43% dos pacientes da casuística do National Institutes of Health (NIH). O tratamento da DII é geralmente longo e

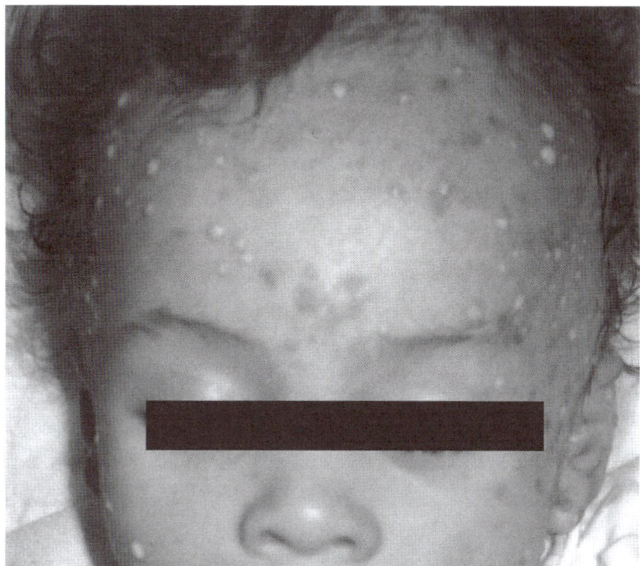

Figura 5.9 Abscessos cutâneos em paciente com doença granulomatosa crônica. (Veja imagem colorida no encarte.)

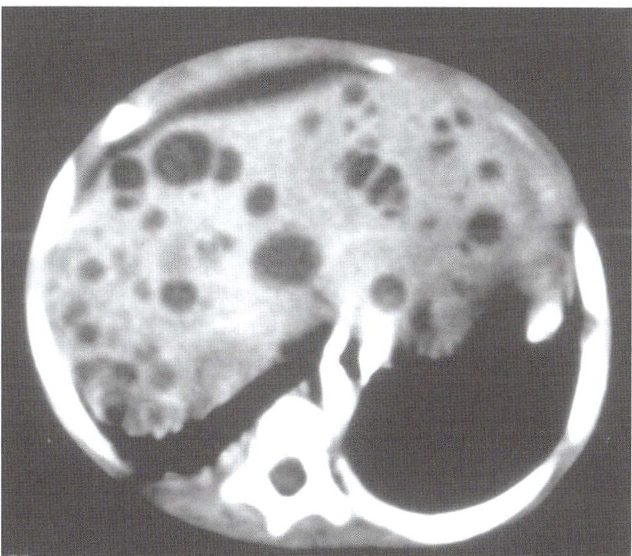

Figura 5.10 Abscessos hepáticos em paciente com doença granulomatosa crônica.

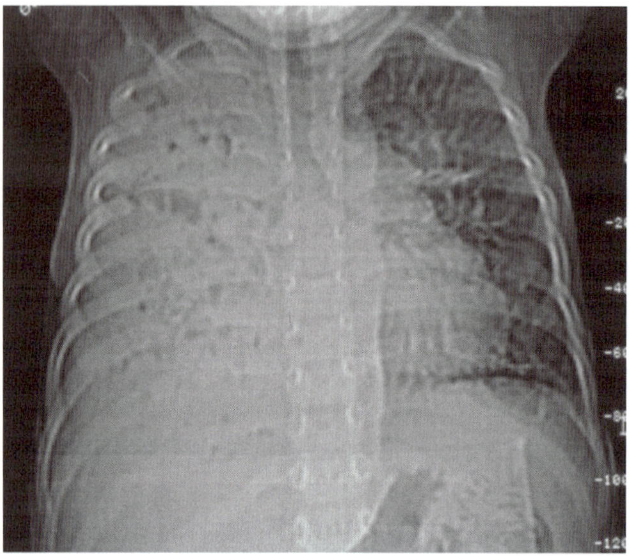

Figura 5.11 Pneumonia extensa em paciente com doença granulomatosa crônica.

difícil, responde bem a corticosteroides, entretanto causa efeitos colaterais sérios e indesejados. Medicamentos anti-TNF são bastante efetivos, porém, aumentam o risco de infecção e óbito, por isso devem ser evitados[131].

Outro órgão bastante acometido na DGC é o pulmão, sendo causa de morbimortalidade importante, por granulomas, abscessos piogênicos por bactérias ou fungos e pelas pneumonias recorrentes (Figura 5.11). Outras complicações não infecciosas relatadas em pacientes com DGC são lúpus discoide, lúpus sistêmico, trombocitopenia autoimune e coriorretinite. Sintomas semelhantes aos do lúpus, como lesões cutâneas, fotossensibilidade e úlceras orais, são relatados também em mulheres portadoras da mutação no cromossomo X[131,133].

O estudo realizado com 71 pacientes portadores de DGC na América Latina[130] mostrou que estes pacientes apresentam manifestações clínicas semelhantes às observadas em pacientes da Europa e da América do Norte, entretanto, observaram alta prevalência de infecções pelo BCG, vacina obrigatória nos países da América Latina.

O diagnóstico é feito por meio de ensaios que avaliam a função oxidativa dos fagócitos demonstrando a ausência ou a expressiva redução, sendo utilizados para este fim os testes de redução do corante NBT (*nitro blue tetrazolium*) e o teste de redução da di-hidrorodamina (DHR)[130-132]. Dá-se preferência à avaliação da DHR, na qual ocorre emissão de fluorescência em resposta aos intermediários reativos gerados pelos neutrófilos após estímulo com PMA (acetato miristato de forbol). A fluorescência é determinada por citometria de fluxo, e, por esse método, é possível diferenciar as formas ligadas ao cromossomo X das autossômicas recessivas, bem como identificar mães portadoras. O teste do NBT utiliza um corante amarelo que, após ser fagocitado e sob estimulação do fagócito com PMA ou LPS (lipopolissacáride), é reduzido pelo ânion superóxido, formando cristais de formazan, de coloração azul-escura (Figura 5.12). A resposta considerada normal é de 90 a 100% dos neutrófilos mostrando coloração azul-escura. Pacientes com DGC não são capazes de fazer a redução, não sendo possível encontrar os cristais de formazan nos neutrófilos.

Pacientes com DGC devem receber profilaxia antimicrobiana com sulfametoxazol-trimetoprima e antifúngica com itraconazol. A utilização de sulfametoxazol-trimetoprima reduz a frequência de infecções bacterianas, especialmente por *S. aureus*. O uso do itraconazol é instituído como profilaxia antifúngica, especialmente contra o *Aspergillus*, principal agente infeccioso associado à morte desses pacientes. A profilaxia antifúngica com itraconazol parece ser bem tolerada e eficaz, reduzindo a frequência das infecções fúngicas[130-133].

Reduções na frequência de infecções graves com o uso de INF-gama foram demonstradas por estudo randomizado, duplo-cego controlado[134], e por estudo observacional com longo período de seguimento[135]. No entanto, alguns grupos não evidenciaram alteração significativa na frequência de infecções graves com o uso[136].

Cuidados com alimentação e higiene são especialmente importantes, bem como a vigilância para processos infecciosos que inicialmente possam ser pouco sintomáticos. Uma vez identificado o quadro infeccioso, deve ser instituída a busca pelo agente, bem como o tratamento imediato, rigoroso e por tempo prolongado. A investigação de diagnóstico microbiológico anterior à instituição de terapia antimicrobiana é de extrema importância para o direcionamento do tratamento. Manifes-

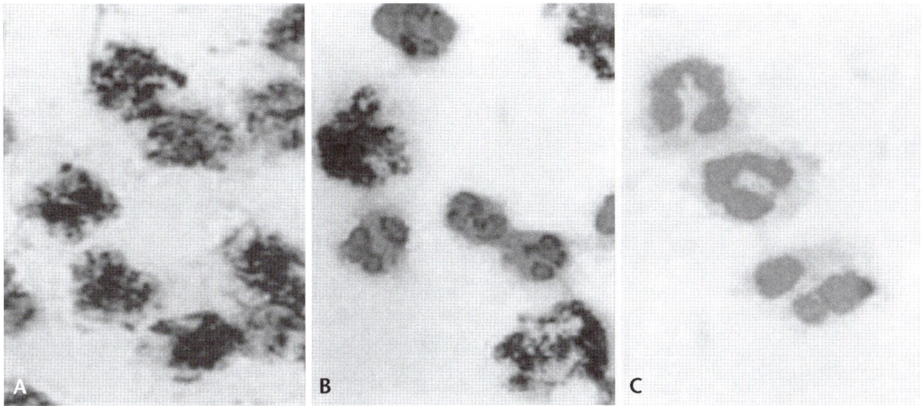

Figura 5.12 Teste do *nitro blue tetrazolium* (NBT). A: teste normal; B: mãe portadora de doença granulomatosa crônica; C: paciente do sexo masculino com doença granulomatosa crônica. (Veja imagem colorida no encarte.)

tações gastrointestinais apresentam boa resposta à corticoterapia, porém com altas taxas de recorrência, sendo geralmente necessária a manutenção do tratamento por tempo prolongado[135]. Manifestações obstrutivas por granulomas podem ser tratadas com corticoterapia. Sequelas pulmonares decorrentes de processos infecciosos do trato respiratório são as principais causas de morbimortalidade, sendo comum que esta manifestação apresente valor prognóstico. Assim, fisioterapia respiratória e detecção precoce de infecções são fundamentais no seguimento desses pacientes.

O transplante de HSCT tem demonstrado potencial curativo, com boas taxas de sobrevida. Em razão dos riscos relativos à toxicidade do processo mieloablativo, à GVHD e à mortalidade, a indicação de transplante deve ser individualizada, considerando-se especialmente o curso clínico de cada paciente. Pacientes com ausência de atividade da NADPH oxidase e prognóstico ruim devem ser transplantados precocemente. As atuais indicações de transplante em crianças são: uma ou mais infecções com risco de morte, não adesão à profilaxia antimicrobiana ou autoinflamação dependente de corticosteroides[132]. Outra possibilidade para o tratamento definitivo destes pacientes é a terapia gênica, contudo, tem sido de difícil execução, pois um grande número de células deve ser corrigido para assegurar uma boa atividade dos neutrófilos, tornando a mieloablação necessária para certificar uma boa pega das células progenitoras[132].

Defeitos da Imunidade Inata

A imunidade inata é a primeira linha de defesa contra infecções e é composta por um conjunto de células e mecanismos que realizam esta defesa de modo inespecífico e rápido[137]. Barreiras epiteliais e seus peptídeos antimicrobianos, células (neutrófilos, monócitos, macrófagos, mastócitos, células dendríticas e células *natural killer*), sistema complemento e citocinas. Defeitos congênitos de fagócitos e defeitos do complemento estão classificados em grupos específicos e foram discutidos anteriormente neste capítulo. Na maioria, os demais defeitos da imunidade inata, de acordo com o defeito genético determinante, predispõem a um tipo específico de infecção[137]. Desse modo, podem ser divididos em quatro fenótipos principais[5]:

1. Suscetibilidade predominante a infecções invasivas por bactérias piogênicas.
2. Suscetibilidade predominante a infecções virais.
3. Infecções parasitárias e fúngicas.
4. Suscetibilidade a micobactérias.

Existe um número grande e crescente de defeitos genéticos determinantes de cada um desses fenótipos. Seguem alguns dos principais defeitos da imunidade inata.

Predisposição a infecções bacterianas invasivas: deficiência de IRAK4 e de MyD88

O IRAK-4 e o MyD88 são componentes citoplasmáticos da via de sinalização de todos os *toll-like receptors* (TLR), exceto o TLR3. Os defeitos de IRAK-4 e de MyD88 são autossômicos recessivos e manifestam-se clinicamente por infecções bacterianas recorrentes, com altas taxas de mortalidade[6,137]. As principais manifestações clínicas são infeções invasivas, como meningite, sepse, artrite, osteomielite e abscessos profundos como cérebro, músculos, fígado e peritônio. Os principais agentes causais são *S. pneumoniae, Pseudomonas aeruginosa* e *S. aureus*[6]. Infecções cutâneas por *S. aureus*, como abscessos, foliculites e furunculoses, são frequentes e geralmente necessitam de tratamento antimicrobiano endovenoso[6]. Uma característica importante dos pacientes com essas imunodeficiências é a discrepância entre a gravidade da infecção e a intensidade dos sinais inflamatórios. Em geral, esses pacientes não apresentam febre ou têm febre baixa e elevação discreta das provas inflamatórias quando infectados. As infecções em geral iniciam-se em idade precoce e tendem a melhorar após a adolescência, sem relatos de infecções invasivas após os 14 anos de idade[6,137]. O tratamento em geral se baseia na vacinação contra pneumococo e *H. influenzae* e no uso de antibiótico profilático com cobertura dos agentes mais frequentes, como penicilina oral ou sulfametoxazol-trimetoprima[6]. Pacientes que não forem capazes de responder de modo adequado após a vacinação contra pneumococo podem se beneficiar da imunoglobulina[6]. No entanto, a orientação mais importante é que, tão logo se suspeite de uma infecção, seja prontamente iniciado antibiótico endovenoso empírico, independentemente do valor da febre e da magnitude da elevação das proteínas de fase aguda ou da leucocitose, dada a dificuldade de estes pacientes montarem resposta inflamatória, o que leva à discrepância entre a gravidade da infecção e a resposta inflamatória[6].

Predisposição a encefalites herpéticas: defeitos da via de sinalização do TLR3

Até o presente momento, mutações em seis genes foram relacionadas à suscetibilidade à encefalite herpética: TLR3 (AR e AD), UNC93B1 (AR), TRIF (AR e AD), TBK1 (AD), TRAF3 (AD) e IRF3 (AD)[137]. Caracteristicamente a encefalite herpética nesses pacientes ocorre durante a primoinfecção por herpes vírus tipo 1, geralmente entre os 3 meses e os 6 anos de idade[5].

Predisposição a infecções fúngicas: defeitos das células Th17

Paciente com defeitos no gene que codifica CARD9, uma proteína adaptadora que pertence à via de reconhecimento dos receptores de lectina, presentes nas paredes dos fungos, apresentam predisposição a infecções fúngicas invasivas por *Candida* e a dermatofitoses profundas[3,5,137].

Pacientes com defeitos autossômicos recessivos nos genes que codificam os receptores da IL-17 (IL17RA, IL17RC), no gene que codifica a IL17F (autossômico dominante) e mutações de ganho de função (autossômico dominante) no gene da STAT1 conferem suscetibilidade a infecções mucocutâneas crônicas por *Candida*[3,5,137]. Mutações do tipo ganho de função no gene que codifica a STAT1, além de candidíase mucocutânea crônica, também apresentam manifestações autoimunes, em especial tireoidite, diabetes e citopenias[3].

Doenças Autoinflamatórias

As doenças autoinflamatórias se caracterizam por inflamação sistêmica e órgão-específica descontrolada e desencadeada na ausência de estímulo antigênico específico. Desde a descoberta do gene relacionado à febre familiar do Mediterrâneo (FFM), em 1997, foram descobertos mais de 25 novos genes relacionados às síndromes autoinflamatórias[138]. Geralmente as manifestações clínicas dessas doenças iniciam-se na infância e decorrem de defeitos em genes relacionados às vias de regulação da imunidade inata[121]. Elas diferem das doenças autoimunes, que são decorrentes da desregulação da imunidade adaptativa com produção de autoanticorpos e/ou de linfócitos T antígeno-específicos[121]. As doenças autoinflamatórias geralmente se manifestam com episódios recorrentes de febre de duração variada e inflamação generalizada[138]. As manifestações inflamatórias acometem diversos sítios como a pele, articulações, membranas serosas, meninges, trato gastrintestinal, olhos e ouvido interno, sem a presença de agentes infecciosos[121]. É importante ressaltar que a febre e as manifestações inflamatórias ocorrem sem agentes infecciosos e que, para considerar a hipótese diagnóstica de doença autoinflamatória, infecções e processos neoplásicos devem ser obrigatoriamente afastados.

As principais síndromes autoinflamatórias podem ser divididas em dois grupos, de acordo com a importância da febre como manifestação clínica nas crises:

1. Síndromes autoinflamatórias nas quais a febre é uma das manifestações mais evidentes:
   - Síndromes periódicas associadas às criopirinas (CAPS) – apresentam três fenótipos diferentes: síndrome autoinflamatória familiar ao frio (FCAS), síndrome Muckle-Wells (MWS) e doença inflamatória multissistêmica neonatal (NOMID).
   - Outras síndromes de febre recorrente hereditária: síndrome da febre periódica com hipergamaglobulinemia D (também chamada deficiência de mevalonato quinase), FFM e síndrome periódica associada ao receptor de TNF (TRAPS).
2. Síndromes autoinflamatórias em que a febre não é a manifestação mais relevante: artrite piogênica, pioderma gangrenoso e acne (PAPA), síndrome de Blau, dermatite neutrofílica crônica atípica com lipodistrofia e temperatura elevada (CANDLE), deficiência do antagonista do receptor da interleucina-1 (DIRA), entre outras.

A Tabela 5.9 descreve algumas das síndromes autoinflamatórias mais importantes, o modo de herança, as características clínicas e o tratamento.

Deficiências do Complemento

O sistema complemento é um dos componentes efetores das imunidades inata e adaptativa e está envolvido na defesa contra microrganismos, bem como apresenta papel importante em outras funções de vigilância imunológica, como remoção de imunocomplexos circulantes e de corpos apoptóticos[141,142]. O sistema complemento é composto por proteínas solúveis, proteínas de membrana, receptores de reconhecimento de padrão, proteínas reguladoras, receptores e proteases que interagem de maneira elaborada para a rápida defesa contra os agentes agressores[144].

A ativação do complemento pode ocorrer por três diferentes vias, de acordo com o estímulo:

1. Via clássica – desencadeada pela ligação de alguns tipos de anticorpos a antígenos da superfície microbiana e mediadas inicialmente por C1, C2, C4 e C3; sua função é avaliada pela atividade hemolítica CH50.
2. Via alternativa – desencadeada a partir da clivagem do C3 mediada pelo fator B e estabilizada pela properdina, sem a necessidade de anticorpos; sua função é avaliada pela determinação da atividade hemolítica AH50.
3. Via das lectinas – ativada pela ligação de polissacarídeos da parede microbiana à lectina de ligação à manose (MBL) ou às ficolinas, com participação de serinoproteases associadas à MBL (MASP-1, MASP-2, MASP-3), que clivam C4 e C2.

A ativação de qualquer das três vias leva à formação do C3b, que tem função de opsonização, bem como todas as vias convergem para uma via final comum que se inicia com a formação da C5 convertase e que leva à ligação sequencial dos fatores C5b, C6, C7, C8 e C9 (C5-C9), que juntos formam o complexo de ataque à membrana (MAC). O MAC forma um poro na membrana das bactérias, causando a lise[142]. O sistema complemento age ainda pela ligação de algumas das proteínas a receptores presentes na superfície de diversos tipos de células (CR1, CR2, CR3, CR4) e tem ativação controlada por proteínas reguladoras como inibidor de C1 (C1 INH), fator I, fator H, proteína ligadora de C4, proteína cofatora de membrana (MCP/CD46), fator de aceleração de decaimento (DAF) e CD59[140].

As deficiências hereditárias do complemento são raras, correspondendo a 1 a 10% das IDP e sinais de alerta foram propostos por Grumach e Kirschfink[141]:

- Meningite meningocócica em indivíduos com mais de 5 anos de idade.

Tabela 5.9 Características genéticas, manifestações clínicas e tratamento das principais síndromes autoinflamatórias

	CAPS-FCAS	CAPS-MWS	CAPS-NOMID	FFM	TRAPS	MKD	PAPA
Herança	AD	AD	AD, esporádico	AR	AD	AR	AD
Gene	NLRP3 (1q44)	NLRP3 (1q44)	NLRP3 (1q44)	MEFV (16p13.3)	TNFRSF1A (12p13)	MVK (12q24)	PSTPIP1 (12q24-q25.1)
Início	Primeira década	Primeira década	Neonatal	< 20 anos (50% na primeira década)	Primeira década	Primeira década (< 1 ano)	Primeira década
Duração das crises	30 min-72 horas (24 horas)	1 a 2 dias	Contínua com exacerbação	1 a 3 dias	> 7 dias	3 a 7 dias	Variável
Febre	+ Febre induzida pelo frio	+	+	+ Geralmente febre alta	+	+	Incomum
Serosites	Não	Raro	Raro	Peritonite em 80 a 90% dos casos, pleurite unilateral, pericardite assintomático, dor escrotal aguda	Peritonite, pelurite, pericardite, dor escrotal	Peritonite incomum, pleurite rara	Incomum
Musculoesquelético	Mialgia, artralgia	Mialgia, artralgia, artrite oligoarticular	Supercrescimento epifisário, contraturas, artrite crônica ou intermitente	Mialgia por exercício, monoartrite de grandes articulações, artrite crônica do quadril, sacroileíte	Mialgia, artralgia, artrite não erosiva	Artralgia, poliartrite não erosiva; mialgia é incomum	Artrite piogênica asséptica deformante
Mucocutâneo	Urticária neutrofílica induzida pelo frio	Urticária neutrofílica	Urticária neutrofílica	ESE	Edema periorbitário característico ESE; eritema migratório acompanhando a mialgia	Exantema maculopapular ou purpúrico; úlceras aftosas orais	Patergia, abscessos cutâneos, acne cística, hidradenite, pioderma gangrenoso
Neurológico	Cefaleia	Perda auditiva neurossensorial	Atraso no desenvolvimento mental, meningite crônica asséptica, cefaleia e perda auditiva neurossensorial	Meningite asséptica (raro)	Cefaleia; meningite asséptica (raro)	Incomum	Incomum

(continua)

Tabela 5.9 Características genéticas, manifestações clínicas e tratamento das principais síndromes autoinflamatórias (*continuação*)

	CAPS-FCAS	CAPS-MWS	CAPS-NOMID	FFM	TRAPS	MKD	PAPA
Ocular	Conjuntivite	Conjuntivite, episclerite, edema de disco óptico	Conjuntivite, uveíte, papiledema, amaurose progressiva	Incomum	Edema periorbitário, conjuntivite, uveíte	Incomum	Incomum
Gastrointestinal	Náusea	Dor abdominal	Hepatoesplenomegalia nas exacerbações	Dor abdominal por peritonite	Dor abdominal, peritonite, diarreia, obstipação	Dor abdominal, vômitos, diarreia, HSM	Incomum
Linfadenopatia	Ausente	Ocasional	Ocasional	Incomum	Ocasional	Cervical bilateral, frequente nos ataques	Incomum
Risco de amiloidose	Incomum (~ 2%)	~ 25%	Ocasionalmente em adultos	Varia com o genótipo e ambiente; aumentado se AF presente	~ 14%	Raro	Não observado até o momento
Tratamento	Anti-IL-1	Anti-IL-1	Anti-IL-1	Anti-IL-1 Colchicina oral diária	Anti IL-1 é preferência, especialmente se risco maior de amiloidose Etanercept	Aines, CE, anti-IL-1	CE, anti-TNF, anti-IL-1
Observação	Nenhum outro agente biológico indicado	Nenhum outro agente biológico indicado	Nenhum outro agente biológico indicado	Resposta terapêutica à colchicina em 90% dos casos (teste terapêutico 3 a 6 meses); não responde a CE	Não responde à colchicina; casos leves podem responder a Aines; se crises graves respondem a CE (toxicidade a longo prazo); não usar anti-TNF	Crises tornam-se menos frequentes com a idade Não responde à colchicina	

CAPS: síndrome periódica associada à criopirina; FCAS: síndrome autoinflamatória familiar ao frio; MWS: síndrome de Muckle-Wells; NOMID: doença inflamatória multissistêmica neonatal; FMF: febre familiar do Mediterrâneo; ESE: eritema semelhante à erisipela; TRAPS: síndrome periódica associada ao receptor de TNF; MKD: deficiência de mevalonato quinase; PAPA: artrite piogênica, pioderma gangrenoso e acne; HSM: hepatoesplenomegalia; Aines: anti-inflamatórios não esteroidais; CE: corticosteroides; AF: antecedente familiar.
Fonte: adaptada de Sulivan e Stiehm[121]; Lidar[139]; Pepper[138].

- Infecções bacterianas recorrentes, especialmente por agentes encapsulados, como *S. pneumoniae* e *H. influenzae*.
- Manifestações autoimunes (p. ex., LES-*like*, lúpus cutâneo, dermatomiosite, púrpura de Henoch-Schönlein, glomerulonefrite membranoproliferativa e vasculites).
- Angioedema sem urticária.
- Doenças inflamatórias renais ou oftalmológicas (p. ex., síndrome hemolítico-urêmica, degeneração macular relacionada à idade).

As manifestações clínicas são bastante variadas e dependem de qual via e qual componente desta via estariam acometidos[141]. De acordo com essas manifestações, as deficiências do complemento podem ser divididas em dois grandes grupos: (i) defeitos do complemento com alta suscetibilidade a infecções e (ii) defeitos do complemento com baixa suscetibilidade a infecções. Esses dois grupos podem ainda ser subdivididos, conforme segue (adaptado de Bousfiha et al.[5]):

1. Deficiência do complemento com alta suscetibilidade a infecções:
   - Infecções piogências recorrentes: deficiências de C3 (mutações perda de função), MASP-2, ficolina 3, CR3, fator I, fator H.
   - Infecções por *Neisseria*:
     - Apenas suscetibilidade a infecções por *Neisseria*: deficiências de properdina, C9, fator D.
     - Suscetibilidade a infecções por *Neisseria* e LES: deficiências de C5, C6, C7 e C8.
2. Deficiência do complemento com baixa suscetibilidade a infecções:
   - Síndrome LES-*like*: deficiências de C4, C1q, C1R, C2, C1s.
   - Síndrome hemolítico-urêmica (SHU) atípica: deficiência de CD46, fator B, trombomodulina, deficiências de proteínas relacionadas ao fator H, deficiência de C3 (mutações ganho de função).
   - Outros: angioedema hereditário por deficiência do inibidor de C1 (C1INH); deficiência do CD59 com anemia hemolítica e trombose.

Os ensaios que avaliam o complemento necessitam de cuidados especiais, pois sofrem interferências da temperatura e, por esse motivo, sempre que o resultado estiver alterado, é importante que o ensaio seja repetido, assegurando-se de boas condições de coleta e armazenamento.

A triagem de defeitos da via clássica do complemento pode ser realizada por ensaio de atividade hemolítica CH50. Esse ensaio utiliza hemácias de carneiro sensibilizadas (recobertas) com anticorpo de coelho dirigidos contra antígenos presentes na membrana destas hemácias e mede a capacidade de o soro do paciente causar a lise de 50% destas células. Quando há deficiência de algum dos componentes da via clássica, o CH50 é ausente. Exceções são as deficiências de C9 que determinam valores baixos, porém detectáveis. Desse modo, valores de CH50 muito baixos ou indetectáveis indicam a deficiência de algum dos componentes da via clássica do complemento, devendo-se prosseguir com a dosagem de cada um, separadamente.

A triagem de defeitos da via alternativa do complemento é realizada por ensaio de atividade hemolítica AH50. Valores muito baixos ou indetectáveis indicam a deficiência de algum dos componentes da via alternativa do complemento, devendo-se prosseguir com a dosagem de cada.

Deficiência de componentes da via final comum (C3, C5, C6, C7, C8 e C9) determinam valores muito baixos ou indetectáveis de CH50 e AH50.

Assim, uma vez determinada e confirmada por essa triagem, o passo seguinte é dosar cada um dos componentes da via que estiver comprometida:

- CH50 indetectável e AH50 normal – dosar os componentes da via clássica.
- CH50 normal e AH50 indetectável – dosar os componentes da via alternativa (fator B, fator D, properdina)
- CH50 e AH50 indetectáveis – dosar os componentes da via final comum (C3, C5, C6, C7, C8 e C9).

Em relação ao angioedema hereditário (AEH), deve-se considerar este diagnóstico no caso de pacientes que apresentem quadros recorrentes de angioedema, assimétricos, deformantes e sem urticária associada. O AEH é uma doença autossômica dominante (AD) em que crises de angioedema podem acometer qualquer parte do corpo, sendo mais frequente em face (pálpebras e lábios, especialmente), trato gastrointestinal, extremidades, genitália e laringe[141-143]. O diagnóstico precoce é de extrema importância, uma vez que crises podem acometer a laringe e levar à morte por asfixia[143]. O histórico familiar pode ser de grande auxílio para o diagnóstico.

As Diretrizes Brasileiras para o Diagnóstico e Tratamento do AEH propõem alguns sinais de alerta[143]:

- Presença de angioedema recorrente ou dor abdominal recorrente, especialmente de início precoce.
- Histórico familiar de angioedema recorrente (hereditariedade).
- Associação com estrógenos (anticoncepcionais, ciclos menstruais, reposição hormonal, gravidez).
- Ausência de urticária durante as crises.
- Ausência de resposta ao uso de anti-histamínicos.

Os principais desencadeantes para as crises de angioedema (Figura 5.13) são trauma (mesmo leves), infecções, estresse, exercício, álcool, temperaturas extremas, uso de inibidores da enzima conversora de angiotensina (iECA) e alterações hormonais, como gravidez, menstruação, terapia de reposição hormonal e uso de anticoncepcionais[141-143]. Eritema serpiginoso pode ocorrer como pródromo da crise de angioedema. O edema em geral é de instalação lenta, geralmente dura cerca de 72 horas e caracteristicamente não responde aos anti-histamínicos ou corticosteroides[141-143]. Isso porque a fisiopatologia do AEH não envolve liberação de histamina e tem como grande causa a produção aumentada de bradicininas.

A maioria dos casos de AEH decorre de deficiência do C1 INH (quantitativa ou qualitativa). O C1 INH é um inibidor do sistema complemento e que também participa do sistema de coagulação, fibrinólise e do sistema de contato (calicreína-cinina) como regulador destas vias[143]. Na ausência do C1 INH, o sistema calicreína-cinina fica excessivamente ativado, o que resulta em aumento da produção de bradicinina. A ligação da bradicinina ao seu receptor, que se encontra nas células endoteliais, afrouxa as junções entre essas células, permitindo extravasamento plasmático e o consequente edema. Um exame de triagem para o AEH por deficiência

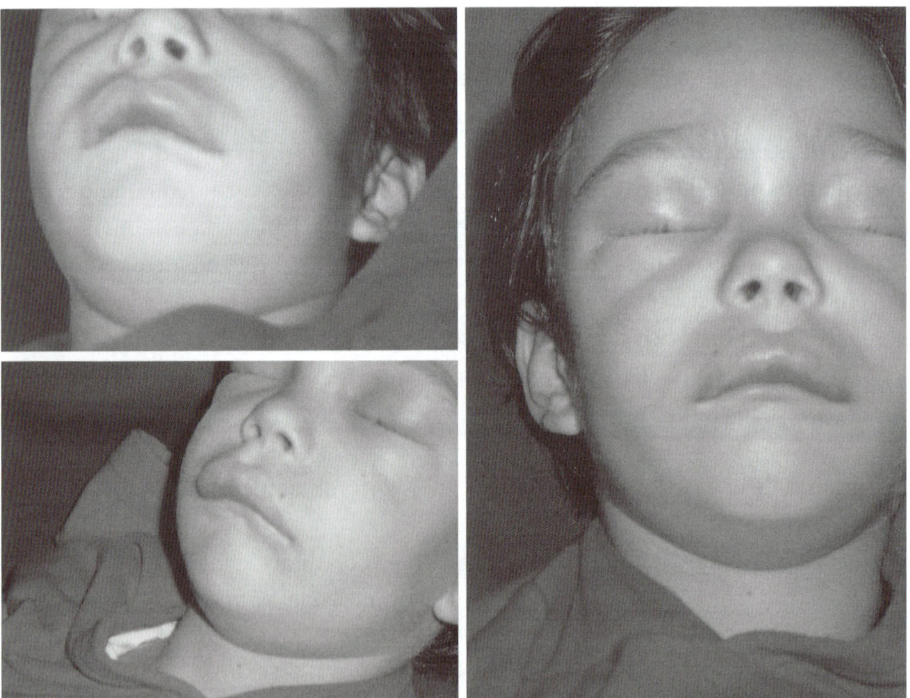

Figura 5.13 Angioedema deformante em paciente com angioedema hereditário. (Veja imagem colorida no encarte.)

quantitativa ou funcional do C1 INH é a dosagem de C4, que em geral encontra-se constantemente baixa. Na minoria dos casos (cerca de 2 a 5%) o C4 pode estar normal entre as crises, mas, neste caso, a dosagem durante uma crise de angioedema evidenciará os baixos níveis[143]. Há ainda um terceiro tipo, clinicamente semelhante, mas no qual a quantidade e a função do C1 INH estão normais. Assim, três tipos principais de AEH podem ser identificados[143]:

1. AEH por deficiência quantitativa do C1 INH (85% dos casos) – herança AD; pacientes apresentam níveis baixos de C4 e do C1 INH.
2. AEH por deficiência funcional de C1 INH (15% dos casos) – herança AD; pacientes apresentam níveis baixos de C4 e níveis normais de C1 INH, porém com função diminuída do C1 INH.
3. AEH com C1 INH normal – afeta especialmente mulheres e apresenta relação com níveis mais elevados de estrógeno. Está associado a mutações no fator XII, porém, em parte dos pacientes, a etiologia ainda é desconhecida. Apresentam níveis normais de C4 e de C1 INH, bem como função normal do C1 INH.

As características clínicas e laboratoriais de cada um dos defeitos do complemento estão dispostas na Tabela 5.10[3].

Tabela 5.10 Características clínicas e laboratoriais de cada um dos defeitos do complemento

Doença	Via do complemento	Herança	Características laboratoriais	Características associadas
Deficiência de integrantes da cascata do complemento				
C1q C1r C1s	Componente da via clássica	AR	Atividade hemolítica CH50 ausente; defeito de ativação da via clássica	LES, infecções por bactérias encapsuladas
C4	Componente da via clássica	AR	Atividade hemolítica CH50 ausente; defeito de ativação da via clássica, deficiência completa requer mutações bialélicas/deleções/conversões de C4A e C4B	LES, infecções por bactérias encapsuladas
C2	Componente da via clássica	AR	Atividade hemolítica CH50 ausente; defeito de ativação da via clássica	LES, infecções por bactérias encapsuladas, aterosclerose
C3 perda de função	Componente central do complemento	AR	Ausência de atividade hemolítica AH50 e CH50; defeito de opsonização; defeito da resposta humoral	Infecções, glomerulonefrite
C3 ganho de função	Componente central do complemento	AD	Ativação aumentada do complemento	SHU atípica
C5	Componente terminal	AR	Ausência de atividade hemolítica AH50 e CH50; defeito da atividade bactericida	Infecções por *Neisseria*

(continua)

Tabela 5.10 Características clínicas e laboratoriais de cada um dos defeitos do complemento (*continuação*)

Doença	Via do complemento	Herança	Características laboratoriais	Características associadas
C6	Componente central do complemento	AR	Ausência de atividade hemolítica AH50 e CH50; defeito da atividade bactericida	Infecções por *Neisseria*
C7	Componente central do complemento	AR	Ausência de atividade hemolítica AH50 e CH50; defeito da atividade bactericida	Infecções por *Neisseria*
C8-alfa, C8-beta, C8-gama	Componente central do complemento	AR	Ausência de atividade hemolítica AH50 e CH50; defeito da atividade bactericida	Infecções por *Neisseria*
C9		AR	Ausência de atividade hemolítica AH50 e CH50; defeito da atividade bactericida	Suscetibilidade mais leve a infecções por *Neisseria*
MASP2	Clivagem do C4	AR	Atividade deficiente da ativação da via das lectinas	Infecções piogênicas, doença pulmonar inflamatória, autoimunidade
Ficolina 3	Ativa a via clássica do complemento	AR	Ausência de ativação do complemento pela via da ficolina 3	Infecções respiratórias e abscessos
Defeitos de componentes regulatórios				
Inibidor de C1	Regulador da ativação do complemento e das cininas	AD	Ativação espontânea do complemento com consumo de C4 e C2; ativação espontânea do sistema de contato com geração de bradicininas	Angioedema hereditário
Fator B	Ativação da via alternativa	AD	Mutações no ganho de função com aumento espontâneo do AH50	SHU atípica
Fator D	Regulação da via alternativa	AR	Ausência de atividade hemolítica AH50	Infecções por *Neisseria*
Properdina	Regulação da via alternativa	Ligada ao X	Ausência de atividade hemolítica AH50	Infecções por *Neisseria*
Fator I	Regulação da via alternativa	AR	Ativação espontânea da via alternativa com consumo de C3	Infecções por *Neisseria*
Fator H	Regulação da via alternativa	AR/AD	Ativação espontânea da via alternativa com consumo de C3	Infecções por *Neisseria*, SHU atípica, infecções, pré-eclâmpsia
Proteínas relacionadas ao fator H	Ligação do C3b	AR/AD	CH50 e AH50 normais; autoanticorpos contra fator H; deleções de um ou mais genes levam à suscetibilidade à SHU atípica mediada por anticorpos	SHU atípica, infecções por *Neisseria*
Trombomodulina	Regula a ativação do complemento e coagulante	AD	CH50 e AH50 normais	SHU atípica

(*continua*)

Tabela 5.10 Características clínicas e laboratoriais de cada um dos defeitos do complemento (*continuação*)

Doença	Via do complemento	Herança	Características laboratoriais	Características associadas
Receptor 3 do complemento (CR3)		AR	Ausência da expressão de CR3 (defeito de adesão leucocitária tipo 1)	Infecções
Proteína cofatora de membrana (CD46)	Dissocia C3b e C4b	AD	Inibidor da via alternativa; diminui a ligação do C3b	Infecções, SHU atípica, pré-eclâmpsia
Inibidor do MAC (CD59)	Regula a formação do MAC	AR	Eritrócitos altamente suscetíveis à lise mediada por complemento	Anemia hemolítica e polineuropatia

AR: autossômico recessivo; AD: autossômico dominante; LES: lúpus eritematoso sistêmico; SHU: síndrome hemolítico-urêmica; MAC: complexo de ataque à membrana.
Fonte: adaptada de Picard et al.[3].

O tratamento das deficiências do complemento é direcionado às infecções e aos quadros autoimunes determinados pelas deficiências. Não há contraindicações para a administração das vacinas, que devem seguir o calendário vacinal para a idade, exceto no caso de pacientes que estejam imunossuprimidos por medicação ou em decorrência de alguma complicação secundária à deficiência. No entanto, indicação especial é dada para que estes pacientes sejam vacinados contra meningococo, pneumococo e hemófilo. O uso de antibiótico profilático é geralmente indicado, em razão da potencial gravidade dos quadros infecciosos, exceto para os que apresentam deficiência de componentes da via final comum, que costumam ter quadros infecciosos mais moderados[144]. Todos os pacientes devem ser bem orientados a procurar rapidamente atendimento médico em caso de febre, púrpuras, cefaleia, vômitos ou rigidez de nuca. Nos casos de AEH, a orientação quanto a evitar os desencadeantes é de fundamental importância. Estresse físico e emocional e traumas, incluindo atividades de impacto e contato, devem ser evitados. Também estão contraindicados medicamentos como inibidores da enzima de conversão da angiotensina (iECA), antagonistas do receptor de angiotensina II, gliptinasas e estrógenos[143]. Crises de angioedema são tratadas com a infusão de C1 INH ou inibidores do receptor de bradicinina. Pacientes que serão submetidos a procedimentos diagnóticos ou cirúrgicos, especialmente que envolvam manipulação da cavidade oral, face ou pescoço, devem receber profilaxia previamente e permanecer em observação após o procedimento. Profilaxia a longo prazo deve ser considerada para pacientes que apresentem crises graves, especialmente envolvendo via aérea superior, bem como se crises recorrentes[143].

CONCLUSÕES

As imunodeficiências primárias são um grupo bastante grande de doenças com manifestações clínicas muito diversas. O conhecimento destas doenças por parte dos pediatras gerais, bem como dos diversos especialistas, pode permitir o diagnóstico mais precoce, o que é de fundamental importância para a sobrevida, bem como para a qualidade de vida destes pacientes.

REFERÊNCIAS BIBLIOGRÁFICAS

1. Bousfiha AA, Jeddane L, Ailal F, Benhsaien I, Mahlaoui N, Casanova JL, Abel L. Primary immunodeficiency diseases worldwide: more common than generally thought. J Clin Immunol. 2013;33:1-7.
2. Carneiro-Sampaio M, Jacob CM, Leone CR. A proposal of warning signs for primary immunodeficiencies in the first year of life. Pediatr Allergy Immunol. 2011;22:345-6.
3. Picard C, Al-Herz W, Bousfiha A, Casanova JL, Chatila T, Conley ME, et al. Primary immunodeficiency diseases: an update on the classification from the International Union of Immunological Societies Expert Committee for Primary Immunodeficiency 2015. J Clin Immunol. 2015;35:696-726.
4. Al Herz W, Bousfiha A, Casanova JL, Chatila T, Conley ME, Cunningham-Rundles C, et al. Primary immunodeficiency diseases: an update on the classification from the International Union of Immunological Societies Expert Committee for primary immunodeficiency. Front Immunol. 2014;5:162.
5. Bousfiha A, Jeddane L, Al-Herz W, Ailal F, Casanova JL, Chatila T, et al. The 2015 IUIS Phenotypic Classification for Primary Immunodeficiencies. J Clin Immunol. 2015;35(8):727-38.
6. Picard C, von Bernuth H, Ghandil P, Chrabieh M, Levy O, Arkwright PD, et al. Clinical features and outcome of patients with IRAK-4 and MyD88 deficiency. Medicine (Baltimore). 2010;89(6):403-25.
7. Buckley RH. The multiple causes of human SCID. J Clin Invest. 2004;114(10):1409-11.
8. Notarangelo LD. Primary immunodeficiencies. J Allergy Clin Immunol. 2010;125(2 Suppl 2):S182-94.
9. Van der Burg M, Gennery AR. Educational paper. The expanding clinical and immunological spectrum of severe combined immunodeficiency. Eur J Pediatr. 2011;170(5):561-71.
10. Kwan A, Abraham RS, Currier R, Brower A, Andruszewski K, Abbott JK, et al. Newborn screening for severe combined immunodeficiency in 11 screening programs in the United States. JAMA. 2014;312(7):729-38.
11. Leiva LE, Zelazco M, Oleastro M, Carneiro-Sampaio M, Condino-Neto A, Costa-Carvalho BT, et al. Latin American Group for Primary Immunodeficiency Diseases. Primary immunodeficiency diseases in Latin America: the second report of the LAGID registry. J Clin Immunol. 2007;27(1):101-8.
12. Moraes-Pinto MI, Ono E, Antunes E, Miyamoto M, Dinelli MIS, Santos-Valente, et al. Lymphocyte subsets from birth through adulthood: values in a helthy Brazilian population and in patients under investigation for primary immunodeficiencies. Autoimmunity in Primary Immunodeficiencies. XII LAGID Meeting, 2007, São Paulo. Clinics São Paulo. 2007;62:S54.
13. Kanegae MP, Barreiros LA, Mazzucchelli JT, Hadachi SM, de Figueiredo Ferreira Guilhoto LM, Acquesta AL, et al. Neonatal screening for severe combined immunodeficiency in Brazil. J Pediatr (Rio J). 2016;92(4):374-80.
14. Mazzucchelli JT, Bonfim C, Castro GG, Condino-Neto AA, Costa NM, Cunha L, et al. Severe combined immunodeficiency in Brazil: management, prognosis, and BCG-associated complications. J Investig Allergol Clin Immunol. 2014;24(3):184-91.

15. Shearer WT, Dunn E, Notarangelo LD, Dvorak CC, Puck JM, Logan BR, et al. Establishing diagnostic criteria for severe combined immunodeficiency disease (SCID), leaky SCID, and Omenn syndrome: the Primary Immune Deficiency Treatment Consortium experience. J Allergy Clin Immunol. 2014;133(4):1092-8.
16. McWilliams LM, Dell Railey M, Buckley RH. Positive family history, infection, low absolute lymphocyte count (alc), and absent thymic shadow: diagnostic clues for all molecular forms of severe combined immunodeficiency (SCID). J Allergy Clin Immunol Pract. 2015;3(4):585-91.
17. Cossu F. Genetics of SCID. Ital J Pediatr. 2010;36:76.
18. Notarangelo LD, Lanzi G, Peron S, Durandy A. Defects of class-switch recombination. J Allergy Clin Immunol. 2006;117(4):855-64.
19. Cabral-Marques O, Klaver S, Schimke LF, Ascendino ÉH, Khan TA, Pereira PV, et al. First report of the Hyper-IgM syndrome Registry of the Latin American Society for Immunodeficiencies: novel mutations, unique infections, and outcomes. J Clin Immunol. 2014;34(2):146-56.
20. Cabral-Marques O, Schimke LF, Pereira PV, Falcai A, de Oliveira JB, Hackett MJ, et al. Expanding the clinical and genetic spectrum of human CD40L deficiency: the occurrence of paracoccidioidomycosis and other unusual infections in Brazilian patients. J Clin Immunol. 2012;32(2):212-20.
21. Aydin SE, Kilic SS, Aytekin C, Kumar A, Porras O, Kainulainen L, et al. DOCK8 deficiency: clinical and immunological phenotype and treatment options—a review of 136 patients. J Clin Immunol. 2015;35(2):189-98.
22. Engelhardt KR, McGhee S, Winkler S, Sassi A, Woellner C, Lopez-Herrera G, et al. Large deletions and point mutations involving the dedicator of cytokinesis 8 (DOCK8) in the autosomal-recessive form of hyper-IgE syndrome. J Allergy Clin Immunol. 2009;124:1289-302-e4.
23. Su Y, Swift M. Mortality rates among carriers of ataxia-telangiectasia mutant alleles. Ann Intern Med. 2000;133(10):770-8.
24. Zhang Q, Davis JC, Dove CG, Su HC. Genetic, clinical, and laboratory markers for DOCK8 immunodeficiency syndrome. Dis Markers. 2010;29(3-4):131-9.
25. Zhang Q, Davis JC, Lamborn IT, Freeman AF, Jing H, Favreau AJ, et al. Combined immunodeficiency associated with DOCK8 mutations. N Engl J Med. 2009;361:2046-55.
26. Zhang Q, Jing H, Su HC. Recent advances in DOCK8 immunodeficiency syndrome. J Clin Immunol. 2016;36(5):441-9.
27. Sharpe AH, Freeman GJ. The B7-CD28 superfamily. Nat Rev Immunol. 2002;2:116-26.
28. Walker S, Sansom DM. The emerging role of CTLA4 as a cell-extrinsic regulator of T cell responses. Nat Rev Immunol. 2011;11:852-63.
29. Takahashi T, Tagami T, Yamazaki S, Uede T, Shimizu J, Sakaguchi N, et al. Cytotoxic T lymphocyte–associated protein 4 (CTLA4) is an inhibitory checkpoint protein, expressed on activated T cells and FoxP3+ regulatory T cells (Tregs). J Exp Med. 2000;192:303-10.
30. Scalapino KJ, Daikh DI. CTLA-4: a key regulatory point in the control of autoimmune disease. Immunol Rev. 2008;223:143-55.
31. Serwas NK, Kansu A, Santos-Valente E, Kuloglu Z, Demir A, Yaman A, et al. Atypical manifestation of LRBA deficiency with predominant IBD-like phenotype. Inflam Bowel Dis. 2015;21:40-7.
32. Burns SO, Zenner HL, Plagnol V, Curtis J, Mok K, Eisenhut M, et al. LRBA gene deletion in a patient presenting with autoimmunity without hypogammaglobulinemia. J Allergy Clin Immunol. 2012;130:1428-32.
33. Charbonnier LM, Janssen E, Chou J, Ohsumi TK, Keles S, Hsu JT, et al. Regulatory T-cell deficiency and immune dysregulation, polyendocrinopathy, enteropathy, X-linked-like disorder caused by loss-of-function mutations in LRBA. J Allergy Clin Immunol. 2015;135:217-27.
34. Alkhairy OK, Abolhassani H, Rezaei N, Fang M, Andersen KK, Chavoshzadeh Z, et al. Spectrum of phenotypes associated with mutations in LRBA. J Clin Immunol. 2016;36:33-45.

35. Alangari A, Alsultan A, Adly N, Massaad MJ, Kiani IS, Aljebreen A, et al. LPS-responsive beige--like anchor (LRBA) gene mutation in a family with inflammatory bowel disease and combined immunodeficiency. J Allergy Clin Immunol. 2012;130(2):481-8.
36. Ochs HD. The Wiskott-Aldrich syndrome. Isr Med Assoc J. 2002;4:379-84.
37. Ochs HD, Filipovich AH, Veys P, Cowan MJ, Kapoor N. Wiskott-Aldrich syndrome: diagnosis, clinical and laboratory manifestations, and treatment. Biol Blood Marrow Transplant. 2009;15:84-90.
38. Sullivan KE, Mullen CA, Blaese RM, Winkelstein JA. A multiinstitutional survey of the Wiskott-Aldrich syndrome. J Pediatr. 1994;125:876-85.
39. Ochs HD, Thrasher AJ. The Wiskott-Aldrich syndrome. J Allergy Clin Immunol. 2006;117:725-38.
40. Torgerson TR. Immune dysregulation in primary immunodeficiency disorders. Immunol Allergy Clin N Am. 2008;28:315-27.
41. Milne RL. Variants in the ATM gene and breast cancer susceptibility. Genome Med. 2009;1(1):12.
42. Perlman SL, Boder E, Sedgewick RP, Gatti RA. Ataxia-telangiectasia. In: Subramony SH, Dürr A, editors. Handbook of clinical neurology – ataxic disorders. 3. ed. Philadelphia: Elsevier; 2012.
43. Ambrose M, Gatti RA. Pathogenesis of ataxia-telangiectasia: the next generation of ATM functions. Blood. 2013;121(20):4036-45.
44. McKinnon PJ. ATM and ataxia telangiectasia second in Molecular Medicine Review Series. EMBO reports. 2004;5:772-6.
45. Waldman TA, McIntire KR. Serum alpha-fetoprotein levels in patients with ataxia telangiectasia. Lancet. 1972;2:1112-5.
46. Railey MD, Lokhnygina Y, Buckley RH. Long-term clinical outcome of patients with severe combined immunodeficiency who received related donor bone marrow transplants without pretransplant chemotherapy or post-transplant GVHD prophylaxis. J Pediatr. 2009;155(6):834-840.e1.
47. WHO Position Paper on BCG 23 january 2004, 79th year/23 janvier 2004, 79e année no. WHO. 2004;4(79):25-40. Disponível em: http://www.who.int/wer.
48. Brasil. Ministério da Saúde. Secretaria de Vigilância em Saúde. Departamento de Vigilância Epidemiológica. Manual de vigilância epidemiológica de eventos adversos pós-vacinação. 2. ed. Brasília: Ministério da Saúde; 2008.
49. Marciano BE, Huang CY, Joshi G, Rezaei N, Carvalho BC, Allwood Z, et al. BCG vaccination in patients with severe combined immunodeficiency: complications, risks, and vaccination policies. J Allergy Clin Immunol. 2014;133(4):1134-41.
50. de la Morena MT. Clinical phenotypes of hyper-IgM syndromes. J Allergy Clin Immunol Pract. 2016;4(6):1023-36.
51. Moreira TN, Moraes-Pinto MI, Costa-Carvalho BT, Grumach AS, Weckx LY. Clinical management of localized BCG adverse events in children. Rev Inst Med Trop Sao Paulo. 2016 Nov 3; 58:84.
52. Driessen G, van der Burg M. Educational paper: Primary antibody deficiencies. Eur J Pediatr. 2011;170:693-702.
53. Durandy A, Kracker S, Fischer A. Primary antibody deficiencies. Nat Rev Immunol. 2013;13(7):519-33.
54. Bonilla FA. Primary disorders of phagocytic function: an overview. UpToDate Online. Last updated Apr 05, 2017. Disponível em: http://www.uptodate.com/contents/primary-disorders-of-phagocytic-function-an-overview.
55. Ramesh M, Simchoni N, Hamm D, Cunningham-Rundles C. High-throughput sequencing reveals an altered T cell repertoire in X-linked agammaglobulinemia. Clin Immunol. 2015;161(2):190-6.
56. Hernandez-Trujillo VP, Scalchunes C, Cunningham-Rundles C, Ochs HD, Bonilla FA, Paris K, et al. Autoimmunity and inflammation in X-linked agammaglobulinemia. J Clin Immunol. 2014;34:627-32.
57. Hernandez-Trujillo VP. Agammaglobulinemia. UpToDate Online. Last updated Nov 30, 2016. Disponível em: http://www.uptodate.com/contents/agammaglobulinemia.

58. Bonilla FA. Primary humoral immunodeficiency diseases. UpToDate Online. Last updated Feb 16, 2017. Disponível em: https://www.uptodate.com/contents/primary-humoral-immunodeficiencies-an-overview.
59. Moschese V, Carsetti R, Graziani S, Chini L, Soresina AR, La Rocca M, et al. Memory B cell subsets as a predictive marker of outcome in hypogammaglobulinemia during infancy. J Allergy Clin Immunol. 2007;120(2):474-6.
60. Jorgensen GH, Gardulf A, Sigurdsson MI, Sigurdardottir STh, Thorsteinsdottir I, Gudmundsson S, et al. Clinical symptoms in adults with selective IgA deficiency: a case-control study. J Clin Immunol. 2013;33:742-7.
61. Yazdani R, Azizi G, Abolhassani H, Aghamohammadi A. Selective IgA deficiency: epidemiology, pathogenensis, clinical phenotype, diagnosis, prognosis and management. Scand J Immunol. 2017;85:3-12.
62. Conley ME, Notarangelo LD, Etzioni A. Diagnostic criteria for primary immunodeficiencies. Clin Immunol. 1999;93(3):190-7.
63. Kanoh T, Mizumoto T, Yasuda N, Koya M, Ohno Y, Uchino H, et al. Selective IgA deficiency in Japanese blood donors: frequency and statistical analysis. Vox Sang. 1986;50(2):81-6.
64. Grimbacher B, Schaffer AA, Peter H. The genetics of hypogammaglobulinemia. Curr Allergy Asthma Rep. 2004;4(5):349-58.
65. Koistinen J. Selective IgA deficiency in blood donnors. Vox Sang. 1975;29(3):192-202.
66. Pereira LF, Sapiña AM, Arroyo J, Viñuelas J, Bardají RM, Prieto L. Prevalence of selective IgA deficiency in Spain: more than we thought. Blood. 1997;90(2):893.
67. Carneiro-Sampaio MM, Carbonare SB, Rozentraub RB, de Araujo MN, Ribeiro MA, Porto MH. Frequency of selective IgA deficiency among Brazilian blood donors and healthy pregnant women. Allergol Immunopathol (Madr). 1989;17(4):213-6.
68. Vorechovsk I, Cullen M, Carrington M, Hammarström L, Webster AD. Fine mapping of IGAD1 in IgA deficiency and common variable immunodeficiency: identification and characterization of haplotypes shared by affected members of 101 multiple-case families. J Immunol. 2000;164(8):4408-16.
69. Abolhassani H, Aghamohammadi A, Hammarström L. Monogenic mutations associated with IgA deficiency. Expert Rev Clin Immunol. 2016;12(12):1321-35.
70. Ishizaka A, Nakanishi M, Yamada S, Sakiyama Y, Matsumoto S. Development of hypogammaglobulinaemia in a patient with common variable immunodeficiency. Eur J Pediatr. 1989;149(3):175-6.
71. Johnson ML, Keeton LG, Zhu ZB, Volanakis JE, Cooper MD, Schroeder HW Jr. Age-related changes in serum immunoglobulins in patients with familial IgA deficiency and common variable immunodeficiency (CVID). Clin Exp Immunol. 1997;108(3):477-83.
72. Aghamohammadi A, Mohammadi J, Parvaneh N, Rezaei N, Moin M, Espanol T, Hammarstrom L. Progression of selective IgA deficiency to common variable immunodeficiency. Int Arch Allergy Immunol. 2008;147(2):87-92.
73. Jacob CM, Pastorino AC, Fahl K, Carneiro-Sampaio M, Monteiro RC. Autoimmunity in IgA deficiency: revisiting the role of IgA as a silent housekeeper. J Clin Immunol. 2008;28(Suppl 1):S56-61.
74. Cataldo F, Marino V, Ventura A, Bottaro G, Corazza GR. Prevalence and clinical features of selective immunoglobulin A deficiency in coeliac disease: an Italian multicentre study. Italian Society of Paediatric Gastroenterology and Hepatology (SIGEP) and Club del Tenue Working Groups on Coeliac Disease. Gut. 1998;42(3):362-5.
75. Etzioni A. Immune deficiency and autoimmunity. Autoimmun Rev. 2003;2(6):364-9.
76. Pastorino AC, Accioly AP, Lancellotti R, Camargo MC, Jacob CMA, Grumach AS. Asma: aspectos clínicos e epidemiologicos de 237 pacientes em uma unidade pediátrica especializada. J Pediatr (Rio J). 1998;74(1):49-58.
77. Cunningham-Rundles C. Physiology of IgA and IgA deficiency. J Clin Immunol. 2001;21:303-9.

78. Abolhassani H, Gharib B, Shahinpour S, Masoom SN, Havaei A, Mirminachi B, et al. Autoimmunity in patients with selective IgA deficiency. J Investig Allergol Clin Immunol. 2015;25(2):112-9.
79. Liblau RS, Bach JF. Selective IgA deficiency and autoimmunity. Int Arch Allergy Immunol. 1992;99(1):16-27.
80. Singh K, Chang C, Gershwin ME. IgA deficiency and autoimmunity. Autoimmunity Rev. 2014;13:163-77.
81. Shkalim V, Monselize Y, Segal N, Zan-Bar I, Hoffer V, Garty BZ. Selective IgA deficiency in children in Israel. J Clin Immunol. 2010;30(5):761-5.
82. Fahl K. Aspectos clínico-laboratoriais na evolução de pacientes com deficiência de imunoglobulina A diagnosticados na infância e de seus familiares. [Dissertação]. São Paulo: Faculdade de Medicina da Universidade de São Paulo; 2008.
83. Bonilla FA, Barlan I, Chapel H, Costa-Carvalho BT, Cunningham-Rundles C, de la Morena MT, et al. International Consensus Document (ICON): Common Variable Immunodeficiency Disorders. J Allergy Clin Immunol Pract. 2016;4(1):38-59.
84. Ahn S, Cunningham-Rundles C. Pathogenesis of common variable immunodeficiency. Last updated Mar 15, 2017. UpToDate Online. Disponível em: https://www.uptodate.com/contents/pathogenesis-of-common-variable-immunodeficiency.
85. Kokron CM, Errante PR, Barros MT, Baracho GV, Camargo MM, Kalil J, et al. Clinical and laboratory aspects of common variable immunodeficiency. An Acad Bras Cienc. 2004;76:707-26.
86. Jolles S. The variable in common variable immunodeficiency: a disease of complex phenotypes. J Allergy Clin Immunol Pract. 2013;1(6):545-56.
87. Hogan MB, Wilson NW. Common variable immunodeficiency in children. Last updated Mar 21, 2017. UpToDate Online. Disponível em: https://www.uptodate.com/contents/common-variable-immunodeficiency-in-children.
88. Gompels MM, Hodges E, Lock RJ, Angus B, White H, Larkin A, et al. Lymphoproliferative disease in antibody deficiency: a multi-centre study. Clin Exp Immunol. 2003;134(2):314-20.
89. Tak Manesh A, Azizi G, Heydari A, Kiaee F, Shaghaghi M, Hossein-Khannazer N, et al. Epidemiology and pathophysiology of malignancy in common variable immunodeficiency? Allergol Immunopathol (Madr). 2017 Apr 12. pii: S0301-0546(17)30037-X. doi: 10.1016/j.aller.2017.01.006. [Epub ahead of print]
90. Glocker E, Ehl S, Grimbacher B. Common variable immunodeficiency in children. Curr Opin Pediatr. 2007;19(6):685-92.
91. Chapel H, Lucas M, Lee M, Bjorkander J, Webster D, Grimbacher B, et al. Common variable immunodeficiency disorders: division into distinct clinical phenotypes. Blood. 2008;112(2):277-86.
92. Bogaert DJ, Dullaers M, Lambrecht BN, Vermaelen KY, De Baere E, Haerynck F. Genes associated with common variable immunodeficiency: one diagnosis to rule them all? J Med Genet. 2016;53(9):575-90.
93. Quinti I, Soresina A, Spadaro G, Martino S, Donnanno S, Agostini C, et al. Long-term follow-up and outcome of a large cohort of patients with common variable immunodeficiency. J Clin Immunol. 2007;27(3):308-16.
94. Schäffer AA, Salzer U, Hammarström L, Grimbacher B. Deconstructing common variable immunodeficiency by genetic analysis. Curr Opin Genet Dev. 2007;17(3):201-12.
95. Wahn V, von Bernuth H. Short review: IgG subclass deficiencies in children: facts and fiction. Pediatr Allergy Immunol. 2017 Jul 7. doi: 10.1111/pai.12757. [Epub ahead of print].
96. Perez E, Bonilla FA, Orange JS, Ballow M. Specific antibody deficiency: controversies in diagnosis and management. Front Immunol. 2017;8:586.
97. Allenspach E, Torgerson TR. Autoimmunity and primary immunodeficiency disorders. J Clin Immunol. 2016;36(Suppl 1):57-67.
98. Ehl S, de Saint B. Genetic diseases predisposing to HLH. In: Sullivan K, Stiehm ER, editors. Stiehm's immune deficiencies. San Diego: Academic Press; 2014.
99. Janka GE. Hemophagocytic syndromes. Blood Rev. 2007;21(5):245-53.

100. Erker C, Harker-Murray P, Talano JA. Usual and unusual manifestations of familial hemophagocytic lymphohistiocytosis and langerhans cell histiocytosis. Pediatr Clin North Am. 2017;64(1):91-109.
101. Bode SF, Bogdan C, Beutel K, Behnisch W, Greiner J, Henning S, et al. Hemophagocytic lymphohistiocytosis in imported pediatric visceral leishmaniasis in a nonendemic area. J Pediatr. 2014;165(1):147-153.e1.
102. Ravelli A, Davı S, Minoia F, Martini A, Cron RQ. Macrophage activation syndrome. Hematol Oncol Clin North Am. 2015;29:927-41.
103. Jordan MB, Allen CE, Weitzman S, Filipovich AH, McClain KL. How I treat hemophagocytic lymphohistiocytosis. Blood. 2011;118(15):4041-52.
104. Cron RQ, Davi S, Minoia F, Ravelli A. Clinical features and correct diagnosis of macrophage activation syndrome. Expert Rev Clin Immunol. 2015;11(9):1043-53.
105. Ravelli A, Minoia F, Davì S, Horne A, Bovis F, Pistorio A, et al. 2016 Classification Criteria for Macrophage Activation Syndrome Complicating Systemic Juvenile Idiopathic Arthritis: A European League Against Rheumatism/American College of Rheumatology/Paediatric Rheumatology International Trials Organisation Collaborative Initiative. Ann Rheum Dis. 2016;75(3):481-9.
106. Jordan MB, Allen CE, Weitzman S, Filipovich AH, McClain KL. How I treat hemophagocytic lymphohistiocytosis. Blood. 2011;118(15):4041-52.
107. Shah S, Wu E, Rao VK, Tarrant TK. Autoimmune lymphoproliferative syndrome: an update and review of the literature. Curr Allergy Asthma Rep. 2014;14(9):462.
108. Rao VK, Oliveira JB. How I treat autoimmune lymphoproliferative syndrome. Blood. 2011;118(22):5741-51.
109. Lambotte O, Neven B, Galicier L, Magerus-Chatinet A, Schleinitz N, Hermine O, et al. Diagnosis of autoimmune lymphoproliferative syndrome caused by FAS deficiency in adults. Haematologica. 2013;98(3):389-92.
110. Deutsch M, Tsopanou E, Dourakis SP. The autoimmune lymphoproliferative syndrome (Canale--Smith) in adulthood. Clin Rheumatol. 2004;23(1):43-4.
111. Neven B, Magerus-Chatinet A, Florkin B, Gobert D, Lambotte O, De Somer L, et al. A survey of 90 patients with autoimmune lymphoproliferative syndrome related to TNFRSF6 mutation. Blood. 2011;118(18):4798-807.
112. Oliveira JB, Bleesing JJ, Dianzani U, Fleisher TA, Jaffe ES, Lenardo MJ, et al. Revised diagnostic criteria and classification for the autoimmune lymphoproliferative syndrome (ALPS): report from the 2009 NIH International Workshop. Blood. 2010;116(14):e35-40.
113. Teachey DT, Greiner R, Seif A, Attiyeh E, Bleesing J, Choi J, et al. Treatment with sirolimus results in complete responses in patients with autoimmune lymphoproliferative syndrome. Br J Haematol. 2009;145(1):101-6.
114. Price S, Shaw PA, Seitz A, Joshi G, Davis J, Niemela JE, et al. Natural history of autoimmune lymphoproliferative syndrome associated with FAS gene mutations. Blood. 2014;123(13):1989-99.
115. Husebye ES, Perheentupa J, Rautemaa R, Kampe O. Clinical manifestations and management of patients with autoimune polyendocrine syndrome type I. J Int Med. 2009;265:514-29.
116. Kisand K, Peterson P. Autoimmune polyendocrinopathy candidiasis ectodemal dystrophy. J Clin Immunol. 2015;35:463-78.
117. Zlotogora J, Shapiro MS. Polyglandular autoimmune syndrome type I among Iranian Jews. J Med Genet. 1992;29(11):824-6.
118. Rosatelli MC, Meloni A, Meloni A, Devoto M, Cao A, Scott HS, et al. A common mutation in Sardinian autoimmune polyendocrinopathy-candidiasis-ectodermal dystrophy patients. Hum Genet. 1998;103(4):428-34.
119. Perheentupa J. Autoimmune polyendocrinopathy-candidiasis-ectodermal dystrophy. J Clin Endocrinol Metab. 2006;91(8):2843-50.

120. Gambineri E, Perroni L, Passerini L, Bianchi L, Doglioni C, Meschi F, et al. Clinical and molecular profile of a new series of patients with immune dysregulation, polyendocrinopathy, enteropathy, X-linked syndrome: inconsistent correlation between forkhead box protein 3 expression and disease severity. J Allergy Clin Immunol. 2008;122:1105-12.
121. Sulivan KE, Stiehm ER. Stiehm's immune deficiencies. San Diego: Academic Press; 2014.
122. Torgerson TR, Ochs HD. Immune dysregulation, polyendocrinopathy, enteropathy, X-linked: forkhead box protein 3 mutations and lack of regulatory T cells. J Allergy Clin Immunol. 2007;120:744-50.
123. Halabi-Tawil M, Ruemmele FM, Fraitag S, Rieux-Laucat F, Neven B, Brousse N, et al. Cutaneous manifestations of immune dysregulation, polyendocrinopathy, enteropathy, X-linked (IPEX) syndrome. Br J Dermatol. 2009;160:645-51.
124. Gambineri E, Torgerson TR, Ochs HD. Immune dysregulation, polyendocrinopathy, enteropathy and X-linked inheritance (IPEX), a syndrome of systemic autoimmunity caused by mutations of FOXP3, a critical regulator of T-cell homeostasis. Curr Opin Rheumatol. 2003;15:430-5.
125. Hauck F, Klein C. Pathogenic mechanisms and clinical implications of congenital neutropenia syndromes. Curr Opin Allergy Clin Immunol. 2013;13(6):596-606.
126. Dale DC. How I manage children with neutropenia. Br J Haematol. 2017;178:351-63.
127. Lanini LLS, Prader S, Siler U, Reichenbach J. Modern management of phagocyte defects. Ped Allergy Immunol. 2017;28:124-34.
128. Coates TD. Congenital neutropenia. In: UpToDate Online. Last updated Febr 27, 2017. Disponível em: https://www.uptodate.com/contents/congenital-neutropenia.
129. Coates TD. Cyclic neutropenia. In: UpToDate Online. Last updated May 09, 2016. Disponível em: http://www.uptodate.com/contents/cyclic-neutropenia.
130. de Oliveira-Junior EB, Zurro NB, Prando C, Cabral-Marques O, Pereira PV, Schimke LF, et al. Clinical and genotypic spectrum of chronic granulomatous disease in 71 Latin American patients: first report from the LASID Registry. Pediatr Blood Cancer. 2015;62(12):2101-7.
131. Holland SM. Chronic granulomatous disease. Hematol Oncol Clin N Am. 2013;27:89-99.
132. Chiraco M, Salfa I, Di Matteo G, Rossi P, Finocchi A. Chronic granulomatous disease: Clinical, molecular, and therapeutic aspects. Ped Allergy Immunol. 2016;27:242-53.
133. Thomsen IP, Smith MA, Holland SM, Creech CB. A comprehensive approach to the management of children and adults with chronic granulomatous disease. J Allergy Clin Immunol Pract. 2016;4(6):1082-8.
134. The International Chronic Granulomatous Disease Cooperative Study Group. A controlled trial of interferon gamma to prevent infection in chronic granulomatous disease. N Eng J Med. 1991;324(8):509-16.
135. Marciano BE, Wesley R, De Carlo ES, Anderson VL, Bamhart LA, Darnell D, et al. Long-term interferon-gama therapy for patients with chronic granulomatous disease. Clin Infect Dis. 2004;39(5):692-9.
136. Martire B, Rondelli R, Soresina A, Pignata C, Broccoletti T, Finocchi A, et al. Clinical features, long-term follow-up and outcome of a large cohort of patients with chronic granulomatous disease: an Italian multicenter study. Clin Immunol. 2008;126(2):155-64.
137. Duchamp M, Miot C, Bustamante JC, Picard C. Déficits immunitaires héréditaires de límmunité innée et infections. Arc Pédiatrie. 2016;23:760-8.
138. Pepper RJ, Lachmann HJ. Autoinflammatory Syndromes in Children. Indian J Pediatr. 2016;83(3):242-7.
139. Lidar M, Giat E. An Up-to-date Approach to a Patient with a Suspected Autoinflammatory Disease. Rambam Maimonides Med J. 2017;8(1).
140. Abbas AK, Litchman AH, Pillai S, editors. Imunologia celular e molecular. 8. ed. Rio de Janeiro: Elsevier; 2015.

141. Grumach AS, Kirschfink M. Are complement deficiencies really rare? Overview on prevalence, clinical importance and modern diagnostic approach. Mol Immunol. 2014;61:110-7.
142. Ricklin D, Barrat-Duer A, Mollnes TE. Complement in clinical medicine: Clinical trials, case reports and therapy monitoring. Mol Immunol. 2017 May 31. pii: S0161-5890(17)30138-4. doi: 10.1016/j.molimm.2017.05.013. [Epub ahead of print].
143. Giavina-Bianchi P, Arruda LK, Aun MV, Campos RA, Chong-Neto HJ, Constantino-Silva RN, et al. Diretrizes Brasileiras para o Diagnóstico e Tratamento do Angioedema Hereditário - 2017. Arq Asma Alerg Imunol. 2017;1(1):23-48.
144. Aguilar C, Malphettes M, Donadieu J, Chandesris O, Coignard-Biehler H, Catherinot E, et al. Prevention of infections during primary immunodeficiency. Clin Infect Dis. 2014;59(10):1462-70.

6 Tratamento das imunodeficiências primárias

Antonio Carlos Pastorino
Juliana Folloni Fernandes
Leila Ferreira dos Santos Garcia

Após ler este capítulo, você estará apto a:

1. Descrever e orientar os principais cuidados gerais e tratamentos específicos aos pacientes com imunodeficiência primária.
2. Identificar e compreender os principais critérios a serem observados no preparo e na administração de imunoglobulinas endovenosa e subcutânea.
3. Identificar e entender as condutas a serem tomadas em casos de reações adversas durante a infusão de imunoglobulinas.
4. Entender as principais indicações para a terapêutica de transplantes de células-tronco hematopoiéticas.

INTRODUÇÃO

As imunodeficiências primárias (IDP) correspondem a um grande número de alterações em diferentes setores da imunidade e sua maior consequência é o aumento na frequência e na gravidade das infecções. O entendimento de suas bases moleculares e a sobrevida dos pacientes continua crescendo e, como consequência, um número de novas modalidades terapêuticas tem auxiliado na melhora da qualidade de vida desses pacientes. Podemos incluir nas modalidades terapêuticas para as IDP: cuidados gerais, uso de antibióticos profiláticos, práticas para evitar as infecções, reposição de imunoglobulinas, vacinação, terapia gênica e os transplantes de células hematopoiéticas. Terapêuticas específicas para os diferentes grupos de IDP serão discutidas separadamente[1].

O diagnóstico precoce de IDP melhora muito a evolução clínica e a possibilidade de estabelecimento de terapêuticas profiláticas e o rápido tratamento adequado.

Vários estados nos Estados Unidos e alguns países têm implementado triagens neonatais que podem detectar alguns tipos graves de IDP, em especial os SCID (*severe combined immunodeficiency*). A ausência da sombra tímica em uma radiografia simples de tórax é uma forma rápida e barata de detectar SCID, lembrando que a imagem tímica pode estar presente em alguns casos de SCID causados pela deficiência do complexo CD3 da cadeia delta, deficiência da ZAP-70 e na deficiência da coronina 1A. Outra forma rápida e eficaz para suspeitar de SCID é a presença de linfopenia < 2.500/mm^3 em sangue periférico de neonatos, pois 95% dos SCID apresentam esse achado. A ausência de TREC (*T-cell receptor excision circles*), que medem a função tímica pela eliminação dos linfócitos T recém-desenvolvidos, também tem mostrado utilidade na detecção precoce de SCID nos testes neonatais[2].

ORIENTAÇÕES SOBRE CUIDADOS GERAIS AOS PACIENTES COM IMUNODEFICIÊNCIAS PRIMÁRIAS

Higiene

Os pacientes com imunodeficiência primária e seus familiares devem receber orientações sobre a importância de cultivar bons hábitos de higiene, como banhos regulares, lavagem das mãos antes e após as refeições, depois de usar o banheiro, após assoar o nariz e após tossir. As mãos devem ser lavadas vigorosamente com água e sabão por no mínimo quarenta segundos, tomando-se o cuidado para lavar todas as superfícies, como palmas, dedos, espaços interdigitais, polpas digitais, unhas e punhos. Quando as mãos não estiverem visualmente sujas, produtos à base de álcool podem ser uma alternativa eficaz[3].

Indivíduos com imunodeficiência devem evitar contato próximo com pessoas com sinais e sintomas de infecção, como febre, tosse, vômitos e/ou diarreia. Durante surtos de gripe é aconselhável evitar locais muito cheios de pessoas, como centros comerciais e cinemas[3].

Visitas regulares ao dentista, escovação adequada e uso de fio dental são práticas fundamentais para a manutenção da saúde bucal, uma vez que pacientes com imunodeficiência são propensos a cáries e infecções locais e/ou sistêmicas que se originam de dentes cariados[3].

Sono e Repouso

A necessidade diária de sono varia de acordo com a idade e de forma individual. Durante esse período, o organismo realiza funções importantes, com consequências diretas à saúde. Algumas orientações práticas para a manutenção de padrões adequados de sono incluem: dormir e acordar mais ou menos na mesma hora todos os dias, evitar noites sem dormir, evitar o consumo de cafeína e álcool à noite, bem como refeições pesadas ou lanches antes de deitar, evitar longos cochilos durante o dia, que podem interferir na qualidade do sono à noite, e dormir em quantidade suficiente de acordo com a necessidade apropriada para a idade[3].

Atividade Física e Contato com Animais de Estimação

A prática de atividade física de maneira regular é um excelente redutor de estresse e ansiedade, contribuindo para um estilo de vida saudável. No entanto, alguns tipos de exercício podem ser contraindicados para pessoas com imunodeficiências específicas[3]. Pode haver restrições a essas atividades, como nadar em lagos e rios, e não se deve praticar atividades em que possa haver inalação de fungos, como jardinagem, remoção de carpetes, limpeza de celeiros ou garagens, cavar e adubar o solo ou cortar grama, devendo a natação ficar restrita a piscinas cloradas. Alguns imunodeficientes devem ainda evitar o contato com animais de fazenda e filhotes de cachorro e gato, como medidas de prevenção contra o *Cryptosporidium*[4]. Pacientes com plaquetopenia e pacientes com esplenomegalia deve evitar atividades e esportes de contato. Em relação aos animais de estimação, devemos lembrar que muitos deles podem ser portadores de infecções e parasitoses que podem ser transmitidas a seres humanos. Além disso, algumas vacinas contendo agentes vivos, se administradas ao animal, têm o potencial de causar riscos ao paciente com IDP. O médico especialista poderá recomendar os tipos apropriados de exercício de acordo com a imunodeficiência apresentada.

Prevenção e Tratamento das Infecções

O uso de antibióticos de largo espectro promoveu a sobrevivência de muitos pacientes com IDP e a manutenção de antimicrobianos profiláticos acaba mantendo esses pacientes mais tempo livres de infecções, especialmente bacterianas e fúngicas. Mesmo pacientes em uso de gamaglobulina endovenosa e os submetidos a transplante de medula óssea podem acabar necessitando de antibióticos, antifúngicos e mesmo antivirais profiláticos para manter sua sobrevivência. Ao contrário do estabelecimento de rotinas bem validadas para o uso terapêutico em infecções agudas e crônicas, o uso de antibióticos profiláticos nas IDP não apresenta estudos com evidências comprovadas em vários cenários. O conhecimento das infecções características de cada tipo de IDP pode auxiliar no estabelecimento da melhor terapêutica antimicrobiana, mas a busca ativa por agentes é fundamental para a adequação terapêutica ao longo do tratamento, mesmo em pacientes com sintomatologia pouco evidente[5,6]. Não se deve impedir o contato dos indivíduos com IDP leves das atividades normais para sua idade, mantendo sua integração com a sociedade. É aconselhável que a criança não fique em instituições grandes, nas quais a chance de infecções é alta. Entre as medidas rotineiras para pacientes e familiares com IDP, destacamos:

- Lavagem das mãos e uso de desinfetantes à base de álcool.
- Evitar camas conjuntas com outros membros da família.
- Imunizar os familiares e contatos mais íntimos.
- Higiene oral e dental.
- Utilizar água de locais seguros, minimizando a contaminação por *Giardia* e *Cryptosporidium*.
- Rever os sistemas de filtração de água.

Antibióticos profiláticos são considerados em pacientes com hipogamaglobulinemia leve ou deficiência de subclasses que não necessitam de reposição de gamaglobulina. Pode ser útil sua utilização durante períodos curtos em estações de maior facilidade de transmissão de microrganismos, como no inverno. Nos pacientes que recebem reposição de gamaglobulinas, não há estudos controlados que indiquem benefícios do uso de antibióticos profiláticos, mas em períodos do ano com maior risco podem ser utilizados[5,6].

A indicação mais precisa de profilaxia com antibióticos e antifúngicos é na doença granulomatosa crônica, em que sulfametoxazol-trimetopim e itraconazol apresentam claro benefício.

A Tabela 6.1 mostra as principais imunodeficiências em que os antimicrobianos profiláticos devem ser utilizados, apesar dos baixos graus de evidências demonstrados em algumas orientações.

Tabela 6.1 Profilaxia antimicrobiana sugerida em pacientes com imunodeficiências primárias[5,6]

IDP	Profilaxia
Imunodeficiência combinada grave – SCID	▪ SMX-TMP (5 mg/kg TMP ou 25 mg/kg SMX) 1 vez/dia, todos os dias ▪ Fluconazol (6 mg/kg/dia) ou itraconazol (10 mg/kg/dia), todos os dias ▪ Considerar: aciclovir (20 mg/kg/dose 3 vezes/dia) palivizumabe (15 mg/kg intramuscular)
Hiper-IgM	▪ SMX-TMP (5 mg/kg TMP ou 25 mg/kg SMX) 1 vez/dia, todos os dias
Doença granulomatosa crônica – DGC	▪ SMX-TMP (5 mg/kg TMP ou 25 mg/kg SMX) 1 vez/dia, todos os dias ▪ Itraconazol (10 mg/kg/dia); todos os dias ▪ < 13 anos ou < 50 kg = 100 mg/dia; > 13 anos ou > 50 kg = 200 mg/dia
Neutropenias congênitas	▪ SMX-TMP (5 mg/kg TMP ou 25 mg/kg SMX) 1 vez/dia, todos os dias ▪ Penicilina oral
Deficiências do complemento	▪ Penicilina oral
Agamaglobulinemia/imunodeficiência comum variável	▪ SMX-TMP (5 mg/kg TMP ou 25 mg/kg SMX) 1 vez/dia, todos os dias ▪ Azitromicina – em pacientes com bronquiectasias

SMX-TMP: sulfametoxazol-trimetoprim.

Ver Capítulo 24, "Vacinação do paciente alérgico e imunodeficiente".

Indicações das Imunoglobulinas

O uso da imunoglobulina salvou muitos pacientes com deficiência de anticorpos após sua primeira infusão nos anos 1950 pela via subcutânea e/ou intramuscular. As preparações endovenosas provêm de um grande número de doadores normais (entre 15 mil e 60 mil doadores), o que fornece um grande e específico repertório de anticorpos. Em sua preparação são eliminados vírus com envelope lipídico (HIV, hepatites B e C) e eventualmente outros vírus (hepatite A e parvovírus B19). Os requerimentos mínimos recomendados pela OMS para sua preparação incluem: apresentar > 95% de Ac IgG intacto, distribuição fisiológica das subclasses de IgG, mínimo conteúdo de IgA, perfil de Ac IgG semelhante ao soro de adultos normais[7-9].

Mais recentemente o uso de imunoglobulinas se estendeu para tratar doenças inflamatórias e/ou autoimunes e doenças neurológicas e, no presente, mais de 75% das infusões de imunoglobulinas endovenosas nos Estados Unidos são indicadas para esse tipo de doença[10]. O Quadro 6.1 mostra as principais indicações aprovadas pelo FDA (Food and Drug Administration) e outras indicações potencialmente benéficas.

Quadro 6.1 Doenças que têm mostrado benefício com imunoglobulina endovenosa[10]

Indicações aprovadas pelo FDA

1. Imunodeficiências primárias
   - Imunodeficiência comum variável, agamaglobulinemia
   - Hipogamaglobulinemia transitória com infecções graves
   - IgA+IgG2/IgG4 + infecções graves
   - Hiper-IgM com níveis baixos de IgG
   - Deficiência de subclasses de IgG exceto IgG4
   - Deficiência de Ac – antipolissacarídeos
   - Deficiência de anticorpos com Igs normais
   - Síndrome de Good, ataxia-telangiectasia
   - Outras imunodeficiências com hipogamaglobulinemia
2. Leucemia linfoide crônica
3. Infecção pediátrica pelo HIV
4. Doença de Kawasaki
5. Transplante de medula alogênico
6. Polineuropatia desmielinizante inflamatória crônica
7. Transplante renal com receptor com altos níveis de Ac ou doador ABO incompatível
8. Neuropatia motora multifocal

(continua)

Quadro 6.1 Doenças que têm mostrado benefício com imunoglobulina endovenosa[10] (*continuação*)

Indicações neurológicas
1. Doenças neuromusculares:
▪ Síndrome de Guillain-Barré
▪ Esclerose múltipla com recaídas
▪ Miastenia grave
▪ Polimiosite refratária
▪ Polirradiculoneurite
▪ Síndrome miastênica de Lambert-Eaton
▪ Síndrome de opsoclonia-mioclonia
▪ Retinopatia de Birdshot
▪ Dermatomiosite refratária
Indicações hematológicas
1. Anemia hemolítica autoimune
2. Anemia grave associada ao parvovírus B19
3. Neutropenia autoimune
4. Trombocitopenia aloimune neonatal
5. Trombocitopenia associada ao HIV
6. DECH
7. Infecção pelo CMV ou pneumonia intersticial em pacientes que farão TMO
Indicações dermatológicas
1. Pênfigos vulgar, foliáceo e bolhoso
2. Penfigoide membranomucoso
3. Epidermólise bolhosa adquirida
4. Necrose epidérmica tóxica ou síndrome de Steven-Johnson
5. Fasciíte necrotizante

CMV: citomegalovírus; DECH: doença do enxerto contra hospedeiro; TMO: transplante de medula óssea.

Critérios Práticos para a Administração de Imunoglobulinas

Atualmente, vários produtos estão disponíveis para a terapia de reposição de imunoglobulina para os pacientes com imunodeficiência e, embora sejam igualmente eficazes, apresentam diferenças de concentração, agentes estabilizantes, osmolaridade, distribuição das classes de IgG, teor de IgA e velocidade de infusão na forma líquida ou liofilizada (pó liofilizado que requer reconstituição)[11].

Os estabilizantes incluem diferentes tipos de açúcares e/ou aminoácidos que são adicionados aos produtos para estabilizar as moléculas de IgG, impedindo-as de se agregarem. Esses agentes de estabilização podem representar um risco para alguns pacientes. Produtos que contenham glicose devem ser utilizados com cautela em pacientes com diabetes. As especificações de cada produto devem ser avaliadas para potenciais contraindicações, especialmente em relação aos pacientes com comorbidades e fatores de risco para ocorrência de reações adversas[8,9].

Armazenamento da Imunoglobulina (Endovenosa e Subcutânea)

A temperatura de armazenamento e as orientações para a reconstituição são requisitos específicos de cada marca de imunoglobulina, descritos na bula do produto a ser utilizado. A maioria das apresentações inclui instruções para armazenagem na embalagem original para proteger o produto da variabilidade de temperatura e exposição à luz. Alguns líquidos necessitam de refrigeração; outros podem ser armazenados à temperatura ambiente. As especificações do fabricante em relação ao armazenamento devem ser seguidas cuidadosamente, e os produtos refrigerados devem estar à temperatura ambiente antes da reconstituição. Qualquer produto que tenha sido congelado deverá ser descartado[9,11].

Preparo e administração de imunoglobulina endovenosa

A data de validade da imunoglobulina deve ser verificada e as soluções com datas expiradas deverão ser descartadas. As informações do fabricante sobre a estabilidade da solução após reconstituição (para os produtos liofilizados) devem ser observadas. Não utilizar o produto se a solução estiver turva, apresentar partículas em suspensão e/ou contiver material aglutinado. É importante estar ciente das diferenças entre os produtos disponíveis, conforme discutido anteriormente. Dessa forma, é contraindicada a infusão de diferentes marcas na mesma infusão[9,11].

Após a higienização adequada das mãos, o preparo deve ser realizado em uma superfície limpa e os princípios de manutenção das condições de assepsia deverão ser observados. É importante permitir que a imunoglobulina atinja a temperatura ambiente antes da administração. Quando se utilizam vários frascos do mesmo produto em uma infusão, todos eles devem ser do mesmo número do lote. O nome, a dosagem, a data de validade e o número do lote do produto devem ser registrados no prontuário e/ou diário do paciente. Na reconstituição dos produtos liofilizados, utilizar os diluentes recomendados pelo fabricante, com o produto e o diluente à temperatura ambiente antes da reconstituição, pois, se o produto e/ou o diluente estiverem frios, o tempo para o produto se dissolver aumentará significativamente; a diluição e a lavagem dos conjuntos para infusão devem estar em conformidade com as instruções do fabricante. Algumas apresentações, por exemplo, não são compatíveis com uma solução salina normal[9,11].

Antes de iniciar a infusão de imunoglobulina, devem-se avaliar as condições gerais de saúde e a hidratação do paciente, bem como checar a ocorrência de reações e eventos adversos anteriores à imunoglobulina. Verificar peso, estatura e sinais vitais. Alteração significativa de perda ou ganho de peso, febre, alteração da frequência cardíaca, frequência respiratória, presença de doença aguda, infecção e diarreia devem ser consideradas e avaliadas antes do início da terapia com imunoglobulina, bem como a necessidade do uso de pré-medicações, como anti-histamínicos, antieméticos e antitérmicos. Não se deve misturar a imunoglobulina com qualquer outra medicação. O preenchimento do equipo para infusão deve ser realizado com a imunoglobulina. A velocidade de infusão deve ser cuidadosamente monitorada; o uso de bomba de infusão contínua é recomendado. Ao término da infusão, o paciente deve permanecer em observação por no mínimo 20 minutos[8,9,11].

Reações adversas à imunoglobulina endovenosa

As reações adversas são, na maioria dos pacientes, diretamente relacionadas com a vazão e/ou a temperatura da solução. A equipe deve estar preparada para o tratamento e a gestão de todas as reações adversas, incluindo anafilaxia. Equipamentos e medicações para situações de emergência devem estar disponíveis e situados em local de fácil acesso, mantidos dentro das normas de segurança para o paciente[8,9]. Reações leves a moderadas incluem cefaleia, náuseas e vômitos, calafrios e rubor cutâneo. As condutas diante dessas reações incluem interromper a infusão (mantendo a via pérvia com solução salina ou solução de glicose a 5%), realizar a monitorização dos sinais vitais, promover hidratação adequada e administrar medicações (anti-histamínicos, analgésicos, antieméticos, antitérmicos) conforme prescrição médica. Após a melhora dos sintomas, reiniciar a infusão em uma taxa mais lenta, preferencialmente na velocidade inicial, aumentando-se até a velocidade tolerada pelo paciente[9,11].

Na ocorrência de reações adversas relacionadas à infusão de imunoglobulina, o médico pode considerar a pré-medicação de rotina para as infusões futuras. Os pacientes estão em maior risco de apresentar reações adversas nas primeiras infusões ou quando há longo intervalo entre as doses (mais de oito semanas), quando há mudança na marca do produto ou na vigência de infecção bacteriana aguda[9]. O número do lote do medicamento envolvido na reação deverá ser cuidadosamente documentado e a reação deverá ser notificada à Anvisa por meio do *site* do órgão e ao fabricante.

Preparo e administração de imunoglobulina subcutânea

A infusão de imunoglobulina por via subcutânea é uma opção para os pacientes que necessitam da terapia de reposição de imunoglobulina. Tem sido amplamente utilizada nos Estados Unidos desde 2006, quando a FDA (Food and Drug Administration) aprovou uma imunoglobulina para uso subcutâneo a 16%[12].

A hipodermóclise é definida como a infusão de fluidos no tecido subcutâneo e tem como mecanismo a administração lenta de soluções no espaço subcutâneo, sendo o fluido transferido para a circulação sanguínea por ação combinada entre a difusão de fluidos e a perfusão tecidual. Edema generalizado, infecção de pele, doenças alérgicas ou lesões próximas ao local de punção, desidratação grave, sódio > 150 mEq/L e coagulopatia são contraindicações para a utilização dessa técnica[13,14].

A terapia de infusão de imunoglobulina via subcutânea apresenta como benefícios a manutenção dos níveis de IgG mais estáveis quando comparada à terapia com imunoglobulina via endovenosa, podendo oferecer maior profilaxia contra infecções, maior conforto e segurança ao paciente, baixa sobrecarga de volume, inserção simples, menor ocorrência de eventos adversos sistêmicos, indicação para cuidados em domicílio, promovendo autonomia e melhora da qualidade de vida e fácil aprendizado para adultos e crianças[9,11,12,14].

A terapia com IgG subcutânea é uma alternativa interessante à terapia com IgG endovenosa em pacientes com acesso vascular difícil, que apresentam reações adversas sistêmicas à IgG endovenosa e com anticorpos anti-IgA considerados sob risco de anafilaxia[9,11,12].

A Infusion Nursing Society recomenda que na punção para a hipodermóclise sejam utilizados cateteres de fino calibre, como cateter agulhado nº 23, 25 e 27 e a fixação da agulha ou do cateter ocorra por meio de curativo estéril com gaze ou película semipermeável estéril sobre o local de inserção, conforme as recomendações da comissão de controle de infecção da instituição[14]. O comprimento da agulha para a infusão deve ser escolhido e selecionado de acordo com a quantidade de tecido subcutâneo que o paciente tem. Um cateter de calibre 27 pode não ser adequado em virtude da viscosidade da solução de imunoglobulina para uso subcutâneo. O objetivo é infundir a medicação no espaço subcutâneo evitando a camada dérmica e o músculo. A imunoglobulina subcutânea pode ser irritante para a derme; assim, a agulha deve ser inserida na pele em uma angulação apropriada (45° a 90°), assegurando a inserção correta no tecido. Durante o preenchimento da tubulação do dispositivo, a solução não deve chegar à ponta da agulha ou do cateter. Após a inserção da agulha, o êmbolo da seringa deve puxado para verificar se há retorno de sangue. Caso haja retorno sanguíneo, a agulha/tubulação deverá ser removida e descartada; uma nova agulha deve ser utilizada e inserida em um local diferente[9,11,12].

A infusão pode ser feita em um único sítio ou em vários sítios simultaneamente, dependendo do volume a ser administrado, das recomendações do fabricante quanto ao volume e à velocidade da infusão por local de aplicação e da tolerância do paciente. Produtos com concentrações maiores podem oferecer vantagens como menor volume, menor tempo de infusão e menor número de locais de infusão. Os locais para infusão podem ser: braços (prega tricipital), abdome (4 a 6 cm da cicatriz umbilical, na parte lateral), coxas (face anterior e lateral externa) e glúteos (quadrante superior lateral externo). Nas infusões subsequentes, os locais de infusão devem estar pelo menos cinco centímetros de distância dos anteriores[12].

Reações adversas à imunoglobulina subcutânea

A maioria dos efeitos colaterais restringe-se a edema local, eritema ao redor do sítio de inserção do cateter e prurido, que na maioria dos pacientes desaparece em menos de 12 horas. As reações locais ocorrem geralmente nas primeiras infusões e tendem a diminuir nas injeções subsequentes. O(s) local(is) de infusão deve(m) ser avaliado(s) durante toda a administração e o paciente/responsável deve ser orientado que as reações locais tendem a diminuir à medida que a medicação é absorvida e também ao longo do tempo a cada infusão. Se as reações locais não forem resolvidas dentro de 3 a 4 dias após a infusão, ajustes devem ser considerados e poderão incluir mudanças no comprimento ou no calibre da agulha, no volume por local ou na velocidade de infusão[9,12].

Registro das infusões

Todas as infusões de imunoglobulina devem ser cuidadosamente documentadas[9,15]. O registro deve incluir:

- As condições atuais de saúde do paciente e a ocorrência de alterações no período entre as infusões.
- O nome comercial, a dose, o número do lote e a validade do produto utilizado.
- Administração de pré-medicações.
- As velocidades de infusão que foram realizadas.
- Problemas apresentados durante a infusão e as condutas tomadas.
- Número de sítios/locais utilizados para a infusão via subcutânea.

TRANSPLANTE DE CÉLULAS-TRONCO HEMATOPOIÉTICAS EM IMUNODEFICIÊNCIAS PRIMÁRIAS

O transplante de células-tronco hematopoiéticas (TCTH) é atualmente o único tratamento curativo bem estabelecido para pacientes com formas graves e letais de imunodeficiências primárias. Os primeiros relatos de transplantes realizados com sucesso em pacientes com IDP foram publicados em 1968. Nesses relatos, um paciente com imunodeficiência combinada grave (SCID) e um paciente com síndrome de Wiskott-Aldrich (WAS) tiveram seus sistemas imunológicos deficientes restituídos pela infusão de células-tronco da medula óssea de doadores irmãos, compatíveis no sistema HLA (antígeno leucocitário humano). Desde então, muitos tipos de imunodeficiências primárias têm sido tratados com sucesso com o TCTH (Quadro 6.2)[16-20]. No Brasil, o primeiro transplante em um paciente com IDP foi realizado em 1992, em um paciente com WAS.

Quadro 6.2 Imunodeficiências primárias passíveis de tratamento com transplante de células--tronco hematopoiéticas (indicações mais frequentes)

- Imunodeficiência combinada grave (SCID)
  - T-B+ (*common gamma-chain*, JAK-3, IL-7Rα)
  - T-B- (RAG-1/2, Artemis, disgenesia reticular)
  - Defeitos enzimáticos (ADA, PNP)
- Outras deficiências graves de células T
- Síndrome de Wiskott-Aldrich
- Síndrome Hiper-IgM (CD40 ligand)
- Defeitos de fagócitos
  - Doença granulomatosa crônica
  - Deficiência de adesão leucocitária (LAD)
- Defeitos na regulação imune
  - Síndrome IPEX
- Síndromes hemofagocíticas
  - Linfo-histiocitose hemofagocítica familiar
  - Síndrome de Chediak-Higashi
  - Síndrome de Griscelli
  - Doença linfoproliferativa ligada ao X

O objetivo do TCTH nesses pacientes é substituir o sistema imunológico deficiente dos pacientes por um sistema imunológico funcionante de um doador saudável. O sucesso do TCTH está diretamente ligado à disponibilidade de um doador (grau de compatibilidade entre doador e receptor no sistema HLA), das características e particularidades de cada doença a ser tratada e da condição clínica do paciente no momento do transplante.

As etapas principais do processo de transplante são: a indicação precisa do transplante, a escolha do doador, a escolha da fonte de células, o regime de condicionamento e a imunossupressão para prevenção da reação do enxerto contra hospedeiro (DECH). O doador para o transplante é procurado pela compatibilidade no sistema HLA e pode ser encontrado dentro da família (aparentado) ou no banco de doadores voluntários (não aparentado). As fontes de células utilizadas compreendem as células-tronco de medula óssea, de sangue periférico (mobilizadas com fator de crescimento de granulócitos) ou de cordão umbilical. O regime de condicionamento é utilizado para imunossupressão do paciente, prevenindo a rejeição do transplante, sendo normalmente utilizada quimioterapia e/ou radioterapia. A imunossupressão para prevenção da DECH comumente é feita com inibidores de calcineurina (ciclosporina A, tacrolimo) e é mantida até 6 a 12 meses após o transplante[16-20].

A infusão das células-tronco do doador é feita por um cateter venoso central. A recuperação neutrofílica das células do doador é chamada de "pega" do enxerto e ocorre aproximadamente de 2 a 4 semanas após a infusão. As principais complicações associadas ao transplante incluem: toxicidade diretamente ligada à quimioterapia utilizada (doença veno-oclusiva do fígado, mucosite, cistite hemorrágica); às infecções (bacterianas, virais ou fúngicas) e à DECH (provocada pela reatividade das células T citotóxicas do doador contra as células do receptor – afetando principalmente a pele, o trato gastrointestinal e o fígado). Complicações em longo prazo incluem: DECH crônica, problemas endocrinológicos e infertilidade[16-20].

Transplante de Células-tronco Hematopoiéticas com Doadores Aparentados Totalmente Compatíveis (Irmãos)

O transplante com um doador irmão totalmente compatível é o tratamento de escolha para as imunodeficiências que podem ser corrigidas com esse procedimento. Particularmente em pacientes com imunodeficiência combinada grave, quando se dispõe de um doador irmão compatível, o uso de quimioterapia prévia à infusão de células pode ser omitido. Como os pacientes com SCID não possuem células T imunocompetentes, eles não são capazes de rejeitar o transplante. Nesses casos, a DECH também é rara, e a recuperação da função dos linfócitos T do doador pode ser rápida. Nesses casos, frequentemente somente as células linfoides do doador são enxertadas, permanecendo as outras linhagens celulares originárias do receptor. A sobrevida dos pacientes com SCID transplantados com doadores irmãos é de aproximadamente 80 a 100%.

Em pacientes com outros tipos de IDP, como existe a presença de células T funcionais, o uso da quimioterapia de condicionamento é necessário para garantir a enxertia das células-tronco[21].

Transplante de Células-tronco Hematopoiéticas com Doadores Familiares Parcialmente Compatíveis

Infelizmente, menos de 25% dos pacientes que necessitam de TCTH terão um doador totalmente compatível entre os irmãos. No início, as tentativas de utilizar doadores parcialmente compatíveis (também chamados haploidênticos) no TCTH levava a um grau proibitivo de DECH. A partir do início da década de 1980, algumas técnicas foram desenvolvidas visando retirar as células T maduras do enxerto, possibilitando a utilização de doadores parcialmente compatíveis, prevenindo a DECH grave. Entre as técnicas de T-depleção mais comumente utilizadas, pode-se destacar o uso de anticorpos monoclonais, a seleção positiva de células CD34 positivas, a seleção negativa de células T (alfa-beta) e B. Mais recentemente, o uso de quimioterapia após o transplante com esse intuito de "depletar" células T reativas e prevenir a DECH tem sido estudado em pacientes pediátricos com doenças malignas e não malignas. Os resultados do uso dessa técnica em IDP ainda são relatados em pequenas séries de casos. A sobrevida relatada na literatura para pacientes tratados com TCTH com doadores parcialmente compatíveis é de aproximadamente 70% para pacientes com SCID e de 50% para pacientes com outro tipo de IDP. Esses transplantes têm uma recuperação imunológica mais lenta, e alguns requerem reposição de imunoglobulinas a longo prazo[22].

Transplante de Células-tronco Hematopoiéticas com Doadores não Aparentados

Os maiores aumentos do número de doadores cadastrados, nos registros de doadores voluntários, têm facilitado o encontro de doadores não aparentados HLA-compatíveis. Na literatura, os relatos do uso desse tipo de doador são mais escassos comparados aos do uso de doadores familiares. Principalmente em pacientes com imunodeficiência combinada grave, o tempo gasto na busca de doadores não aparentados pode ser determinante no sucesso da terapia. Isso se deve ao fato de os pacientes poderem adquirir infecções graves enquanto a busca é feita[23]. O uso de células-tronco de sangue de cordão umbilical nesses casos pode ser uma alternativa, já que o tempo para obter uma unidade de sangue de cordão adequada para o transplante é mais curto comparado a doadores voluntários de medula óssea[24-26].

Resultados do Transplante de Células-tronco Hematopoiéticas nas Imunodeficiências Primárias

Para avaliar o sucesso desse tratamento em doenças tão raras, é imprescindível que se desenvolvam colaborações entre os diferentes centros de transplante com experiência nesses pacientes. Nesse sentido, o grupo Europeu de Estudos em TCTH (EBMT) possui um grupo de estudos específico para IDP. A maior experiência com TCTH para IDP na literatura foi publicada por esse grupo. Nesse trabalho, foram estudados desfechos do transplante em um grupo de 1.433 pacientes transplantados com imunodeficiências primárias em centros europeus, entre 1968 e 2005. Entre 699 pacientes com SCID, a sobrevida global foi de 90% para os pacientes transplantados com doadores irmãos a partir do ano 2000; 66% para pacientes transplantados com doadores familiares parcialmente compatíveis; 69% para pacientes transplantados com doadores não aparentados. No grupo de 783 pacientes com outros tipos de IDP, a sobrevida dos transplantes foi comparável usando-se doadores aparentados ou não aparentados, em torno de 79%. Já para doadores parcialmente compatíveis, o resultado foi inferior, de 46%[27,28].

Também nos Estados Unidos existe um grupo colaborativo para estudar os resultados de transplante nesses pacientes, o PIDTC (Primary Immuno Deficiency Transplant Consortium). Esse grupo publicou a experiência com 299 pacientes transplantados para SCID entre 2000 e 2009. Nesse estudo, o fator mais importante no sucesso do TCTH foi a idade do paciente no momento do transplante (menores de 3,5 meses) e a ausência de infecções ativas[29].

O desenvolvimento de técnicas mais avançadas no estudo da histocompatibilidade entre paciente e doador, novos esquemas de quimioterapia com menor toxicidade e a melhoria na detecção e no tratamento de infecções têm melhorado a sobrevida do TCTH nas IDP nos últimos anos. Também os programas de *screening* neonatal de SCID, levando ao diagnóstico precoce desses pacientes antes de desenvolver infecções graves, deve levar a uma melhor sobrevida do TCTH nesses pacientes.

Entre os outros grupos de IDP, o uso de regimes de condicionamento de toxicidade reduzida tem permitido a extensão do transplante a um maior número de casos, possibilitando o tratamento inclusive de pacientes com infecções ativas[30-32].

Cada doença tem suas particularidades e a indicação do TCTH nas IDP deve ser feita sempre em concordância entre a equipe de imunologistas especializados e a equipe de transplante.

TERAPIA GÊNICA

A terapia gênica é uma técnica que envolve o uso de vetores virais usados para a transfecção de genes não mutados (*wild-type*) nas células-tronco de pacientes com imunodeficiências, visando à correção das células defeituosas. Posteriormente as células-tronco transfectadas são reinfundidas nos pacientes e proliferam de maneira rápida, restituindo a função imunológica. Esse tipo de técnica foi inicialmente estudado em pacientes com SCID ligada ao X, porém nos primeiros estudos os pacientes tratados desenvolveram leucemia, pela inserção dos genes próximos a proto-oncogenes. A partir desse início, novos vetores virais mais seguros têm sido desenvolvidos visando evitar esse tipo de complicação. Já existem em vários centros protocolos de pesquisa com terapia gênica para diversos tipos de IDP (SCID, ADA, WAS, DGC), e o resultado é muito promissor. Em um futuro próximo, com a melhoria dos vetores e da efetividade da transfecção, essas técnicas podem se tornar o tratamento de escolha para esses pacientes[33].

CONCLUSÕES

As IDP representam grande número de doenças com variados graus de comprometimento imunológico. As orientações gerais de higiene, prevenção de contatos e mesmo vacinação são importantes e devem sempre ser feitas após o diagnóstico de uma IDP e segundo o tipo de deficiência encontrado. Reposição de gamaglobulina, antibióticos profiláticos e TCTH devem ser recomendados por especialistas.

REFERÊNCIAS BIBLIOGRÁFICAS

1. Bousfiha AA, Jeddane L, Ailal F, Benhsaien I, Mahlaoui N, Casanova JL, et al. Primary immunodeficiency diseases worldwide: more common than generally thought. J Clin Immunol. 2013;33(1):1-7.
2. van der Spek J, Groenwold RH, van der Burg M, van Montfrans JM. TREC based newborn screening for severe combined immunodeficiency disease: a systematic review. J Clin Immunol. 2015;35(4):416-30.
3. Blaese RM, Stiehm ER, Bonilla FA. Patient & family handbook for primary immunodeficiency diseases. 5th ed. Towson: Immune Deficiency Foundation; 2013.
4. Davies EG, Thrasher AJ. Update on the hyper immunoglobulin M syndromes. Br J Haematol. 2010;149(2):167-80.
5. Aguilar C, Malphettes M, Donadieu J, Chandesris O, Coignard-Biehler H, Catherinot E, et al. Prevention of infections during primary immunodeficiency. Clin Infect Dis. 2014 59(10):1462-70.
6. Kuruvilla M, de la Morena MT. Antibiotic prophylaxis in primary immune deficiency disorders. J Allergy Clin Immunol Pract. 2013;1(6):573-82.
7. Sriaroon P, Ballow M. Immunoglobulin replacement therapy for primary immunodeficiency. Immunol Allergy Clin North Am. 2015;35(4):713-30.
8. Carvalho BTC, Neto AC, Solé D, Filho NR. I Consenso brasileiro sobre o uso de imunoglobulina humana em pacientes com imunodeficiências primárias. Rev Bras Alerg Imunopatol. 2010;33(3):104-16.
9. Younger ME, Buckley RH, Belser CM, Morak K. Immunoglobulin therapy for primary immunodeficiency diseases. 3th ed. Towson: Immune Deficiency Foundation; 2012.
10. Gelfand EW. Intravenous immune globulin in autoimmune and inflammatory diseases. N Eng J Med. 2012;367(21):2015-25.
11. Younger ME, Aro L, Blouin W, Duff C, Epland KB, Murphy E, et al. Nursing guidelines for administration of immunoglobulin replacement therapy. J Infus Nurs. 2013;36(1):58-68.
12. Younger ME, Blouin W, Duff C, Epland KB, Murphy E, Sedlak D. Subcutaneous immunoglobulin replacement therapy: ensuring success. J Infus Nurs. 2015;38(1):70-9.
13. Bruno VG. Hipodermóclise: revisão de literatura para auxiliar a prática clínica. São Paulo: Hospital Israelita Albert Einstein; 2013.
14. Conselho Regional de Enfermagem de São Paulo (Coren-SP) Parecer Coren-SP 031/2014 – CT. Disponível em: http://portal.coren-sp.gov.br/sites/default/files/parecer_coren_sp_2014_031.pdf. (Acesso: 09 abr. 2017).

15. Brasil. Ministério da Saúde, Secretaria de Atenção à Saúde, Departamento de Atenção Especializada. Guia para o uso de hemocomponentes. Brasília: Ministério da Saúde; 2009.
16. Fischer A. Allogeneic hematopoietic stem transplantation for congenital immune deficiencies. In: Atkinson K, Champlin R, Ritz J, Fibbe W, Ljungman P, Brenner BK (eds.). Clinical bone marrow and stem cell transplantation. Cambridge: Cambridge University Press; 2004. p.947-62.
17. Buckley R. Transplantation. In: Stiehm ER, Ochs HD, Winkelstein JA. Immunologic disorders in infants and children. Philadelphia: Elsevier; 2004. p.1400-48.
18. Dvorak CC, Cowan MJ. Hematopoietic stem cell transplantation for primary immunodeficiency disease. Bone Narrow Transplant. 2008;41(4):119-26.
19. Buckley RH. A historical review of bone marrow transplantation for immunodeficiencies. J Allergy Clin Immunol. 2004;113(4):793-800.
20. Notarangelo LD, Forino C, Mazzolari E. Stem cell transplantation in primary immunodeficiencies. Curr Opin Allergy Clin Immunol. 2006;6(6):443-8.
21. Mazzolari E, Forino C, Guerci S, Imberti L, Lanfranchi A, Porta F, et al. Long-term immune reconstitution and clinical outcome after stem cell transplantation for severe T-cell immunodeficiency. J Allergy Clin Immunol. 2007;120(4):892-9.
22. Filipovich AH. Hematopoietic cell transplantation for correction of primary immunodeficiencies. Bone Marrow Transplant. 2008;42(Suppl 1):S49-S52.
23. Klein OR, Chen AR, Gamper C, Loeb D, Zambidis E, Llosa N, et al. Alternative-donor hematopoietic stem cell transplantation with post-transplantation cyclophosphamide for nonmalignant disorders. Biol Blood Marrow Transplant. 2016;22(5):895-901.
24. Bhattacharya A, Slatter MA, Chapman CE, Barge D, Jackson A, Flood TJ, et al. Single center experience of umbilical cord stem cell transplantation for primary immunodeficiency. Bone Marrow Transplant. 2005;36(4):295-9.
25. Slatter MA, Gennery AR. Umbilical cord stem cell transplantation for primary immunodeficiencies. Expert Opin Biol Ther. 2006;6(6):555-65.
26. Knutsen AP, Wall DA. Umbilical cord blood transplantation in severe T-cell immunodeficiency disorders: two-year experience. J Clin Immunol. 2000;20(6):466-76.
27. Antoine C, Müller S, Cant A, Cavazzana-Calvo M, Veys P, Vossen J, et al. European Group for Blood and Marrow Transplantation; European Society for Immunodeficiency. Long-term survival and transplantation of haemopoietic stem cells for immunodeficiencies: report of the European experience 1968-99. Lancet. 2003;361(9357):553-60.
28. Gennery AR, Slatter MA, Grandin L, Taupin P, Cant AJ, Veys P, et al. Transplantation of hematopoietic stem cells and long-term survival for primary immunodeficiencies in Europe: Entering a new century, do we do better? J Allergy Clin Immunol. 2010;126(3):602-10.
29. Pai SY, Logan BR, Griffith LM, Buckley RH, Parrott RE, Dvorak CC, et al. Transplantation outcomes for severe combined immunodeficiency, 2000-1009. N Engl J Med. 2014;371(5):434-46.
30. Rao K, Amrolia PJ, Jones A. Improved survival after unrelated donor bone marrow transplantation in children with primary immunodeficiency using a reduced-intensity conditioning regimen. Blood. 2005; 105(2):879-85.
31. Fernandes JF, Rocha V, Labopin M, Neven B, Moshous D, Gennery AR, et al. Transplantation in patients with SCID: mismatched related stem cells or unrelated cord blood? Blood. 2012; 119(12):2949-55.
32. Güngör T, Teira P, Slatter MA, Stussi G, Stepensky P, Moshous D, et al. Reduced-intensity conditioning and HLA-matched haemopoietic stem-cell transplantation in patients with chronic granulomatous disease: a prospective multicentre study. Lancet. 2014;383(9915):436-48.
33. Cicalese MP, Aiuti A. Clinical applications of gene therapy for primary immunodeficiencies. Human Gene Ther. 2015;26(4):210-9.

Seção III

Imunodeficiências secundárias

7 Síndromes de Down, de DiGeorge e outras bem definidas associadas com imunodeficiência

Magda Carneiro-Sampaio
Diogo Cordeiro de Queiroz Soares
Antonio Carlos Pastorino
Marcília Sierro Grassi

Após ler este capítulo, você estará apto a:

1. Reconhecer os principais fenótipos clínicos associados às síndromes genéticas com presença de imunodeficiências.
2. Descrever as principais alterações imunológicas encontradas na síndrome de Down.
3. Descrever as principais alterações fenotípicas e imunológicas na síndrome de deleção do 22q11.2.
4. Suspeitar de distúrbios imunológicos em síndromes genéticas.

INTRODUÇÃO

As imunodeficiências primárias (IDP) compreendem um grupo grande de doenças decorrentes da falha de um ou mais componentes da resposta imune, sendo as infecções recorrentes e/ou suas complicações as principais manifestações clínicas[1]. A maioria dos afetados não apresenta dismorfismos e/ou malformações em outros órgãos ou sistemas, porém existe um grupo bem definido de síndromes associadas com imunodeficiência. Nessas condições clínicas, existem anormalidades em outros órgãos ou sistemas, juntamente com as alterações imunológicas, sendo muitas dessas doenças reconhecidas como síndromes genéticas[2-4].

As etiologias das imunodeficiências associadas a síndromes bem definidas são bastante diversas, podendo ser decorrentes de alterações na embriogênese, cromossomopatias, distúrbios monogênicos, uso de agentes teratogênicos, distúrbios metabólicos, entre outras causas não identificadas, na maioria das vezes. Dentre os órgãos e sistemas mais acometidos, podem ser destacados: sistemas nervoso, cardiovascular, esquelético, trato gastrointestinal e pele[5-7].

Nas imunodeficiências sindrômicas frequentemente as alterações imunológicas são identificadas somente após o diagnóstico de determinada síndrome. Em grande parte dos casos, as alterações fenotípicas não imunológicas costumam ser mais preponderantes; ademais, as alterações imunológicas podem estar presentes apenas em parte dos indivíduos acometidos pela doença e ter gravidade variável entre os acometidos.

CLASSIFICAÇÃO DAS DOENÇAS GENÉTICAS

Classicamente as doenças genéticas são classificadas em (Figura 7.1):

- Cromossômicas: causadas por anormalidades no número ou na estrutura de um ou mais cromossomos.
- Monogênicas: causadas predominantemente por alterações em apenas um gene, subdivididas segundo o modo de herança em: autossômica dominante, recessiva e ligada ao cromossomo X.
- Multifatoriais: causadas pela interação entre múltiplos fatores genéticos e ambientais, determinando para cada indivíduo um grau de suscetibilidade (Tabela 7.1).

Tabela 7.1 Principais síndromes genéticas (cromossômicas ou monogênicas) associadas a imunodeficiências

	Incidência	Achados clínicos	Defeito imunológico	Frequência de imunodeficiência
Cromossômica				
Trissomia 21 (síndrome de Down)	1:800	Hipotonia, face plana, fendas palpebrais inclinadas para cima, deficiência intelectual, cardiopatia congênita, infecções sinopulmonares, risco de leucemia, tireoidite autoimune	T, B, F, NK	++
Síndrome de Turner	1:2.500	Baixa estatura, pescoço alado, linfedema, encurtamento de 4º metacarpo, malformações renais, cardíacas, infecções recorrentes, risco aumentado para doenças autoimunes (hipotireodismo, doença celíaca, doença inflamatória intestinal, artrite reumatoide)	T, B	++
Síndrome de microdeleção 22q11.2	1:4.000	Cardiopatias congênitas (conotruncais), hipocalcemia, hipoplasia tímica, fenda palatina, dismorfismos faciais, doenças autoimunes (p. ex., artrite idiopática juvenil, citopenias autoimunes, hipertireoidismo)	T, B	++++

(continua)

Tabela 7.1 Principais síndromes genéticas (cromossômicas ou monogênicas) associadas a imunodeficiências (*continuação*)

	Incidência	Achados clínicos	Defeito imunológico	Frequência de imunodeficiência
Síndrome de microdeleção 4p16 (síndrome de Wolf-Hirschhorn)	1:50.000	Baixa estatura de início pré-natal, baixo peso, microcefalia, atraso no desenvolvimento neuropsicomotor, hipotonia, crises convulsivas, dismorfismos craniofaciais, orelhas displásicas, infecções respiratórias	B	+++
Síndrome de deleção do braço curto do cromossomo 18	1:50.000	Deficiência intelectual, baixa estatura, baixo peso ao nascimento, microcefalia, ptose palpebral, orelhas displásicas, malformações congênitas (genitália, cardíaca, sistema nervoso central)	B	+
Síndrome de deleção do braço longo do cromossomo 18	1:40.000	Deficiência intelectual, baixa estatura, baixo peso, deficiência de hormônio do crescimento, microcefalia, hipoplasia de face média, nistagmo, fenda labiopalatina, pescoço curto, hipotonia, cardiopatia congênita, malformações em sistema nervoso central, perda auditiva, deformidades nos pés, epilepsia, eczema atópico	B	++
Monogênica				
Síndrome de hiper-IgE (forma autossômica dominante)	1:1.000.000	Dismorfismos craniofaciais, alterações dentárias, eczema crônico, hiperextensibilidade articular, osteopenia	T, B	++++
Síndrome de CHARGE	1:8.500-10.000	Coloboma ocular, cardiopatia congenital, atresia de coanas, atraso no desenvolvimento neuropsicomotor, baixa estatura, hipoplasia genital, displasia auricular/surdez	T, B	+
Síndrome de Kabuki	1:32.000 (Japão)	Fendas palpebrais alongadas com eversão do terço lateral da pálpebra inferior, sobrancelhas arqueadas e largas, exibindo no último terço falhas ou rarefação, orelhas displásicas, anormalidades esqueléticas, cardiopatias congênitas, infecções de repetição, risco aumentado para púrpura trombocitopênica idiopática e doenças autoimunes	B	++
Síndrome de Rubinstein-Taybi	1:100.000-125.000	Deficiência intelectual, polegar e hálux alargados, columela proeminente, criptorquidia	T	+

(continua)

Tabela 7.1 Principais síndromes genéticas (cromossômicas ou monogênicas) associadas a imunodeficiências (*continuação*)

	Incidência	Achados clínicos	Defeito imunológico	Frequência de imunodeficiência
Síndrome de Wiskott-Aldrich	1-10:1.000.000	Eczema grave, trombocitopenia, infecções recorrentes, risco aumentado para doenças autoimunes e neoplasias (linfoma)	T, B	+++
Anemia de Fanconi	1:100.000-360.000	Baixa estatura, alterações craniofaciais, manchas café com leite, orelhas displásicas, hipoplasia radial, pancitopenia, risco aumentado para tumores tanto hematológicos como para sólidos (leucemia, carcinomas e tumores hepáticos)	F, NK	++++
Síndrome de ataxia--telangiectasia	1:40.000-100.000	Ataxia, telangiectasia, infecções pulmonares, câncer linforreticular e outros, aumento da alfa-fetoproteína e radiossensibilidade aumentada, instabilidade cromossômica	T, B	++++
Síndrome de Bloom	1:48.000 (judeus Ashkenazi)	Baixa estatura, eritema telangiectásico em face, radiossensibilidade à luz solar	T, B	+++
Xeroderma pigmentoso	1:1.000.000	Fotofobia, conjuntivite, pele atrófica e com alterações pigmentares, carcinomas cutâneos	T, NK	++
Displasia ectodérmica hipo-hidrótica/anidrótica com imunodeficiência	1:250.000	Alopecia, hipo/anidrose, anormalidades dentárias	T, B	++
Disqueratose congênita	1:1.000.000	Atrofia e pigmentação da pele, distrofia ungueal, leucoplasia de mucosa oral	T, B, F	++
Acrodermatite enteropática	1:500.000	Dermatite vesiculobolhosa, alopecia, diarreia secundária à deficiência de zinco	T, B, F	++
Síndrome de Chediak-Higashi	~ 500 casos descritos	Albinismo parcial, leucopenia, inclusões citoplasmáticas gigantes nos leucócitos, neuropatia	F, NK	++++
Hipoplasia cartilagem-cabelo	1:23.000 (Finlândia) 1:1340 (comunidade Amish)	Baixa estatura desproporcionada, cabelos finos e esparsos, linfopenia, anemia, neutropenia, risco aumentado para câncer (linfoma, leucemia, hepatocarcinoma, carcinoma duodenal, carcinoma basocelular)	T, B, F	++++
Displasia imuno-óssea de Schimke	1:1.000.000-3.000.000	Displasia espondiloepifisária, lentigo, síndrome nefrótica, alterações oculares (opacidade de córnea, miopia, astigmatismo)	T	++++

T: células T; B: células B; F: fagócitos; NK: células NK. Frequência de imunodeficiência: + < 5% dos casos relatados com imunodeficiência descrita; ++: 5 a 30% dos casos; +++: 30 a 65% dos casos; ++++: > 65% dos casos.

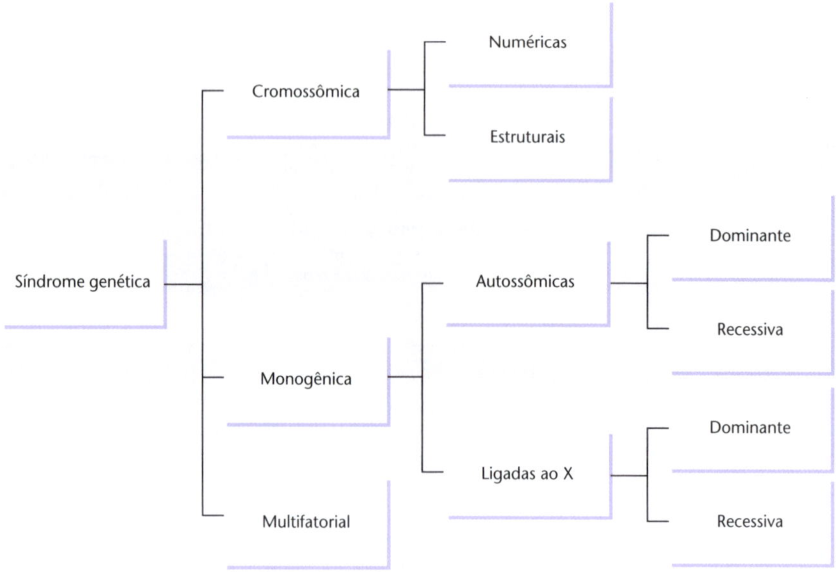

Figura 7.1 Principais etiologias das síndromes genéticas.

Com o enorme progresso na área da medicina genômica, em particular o advento das técnicas de sequenciamento de nova geração, há um número cada vez maior de imunodeficiências sindrômicas, tendo sido descritas mais de 80 doenças[7-9]. Não é o escopo deste livro abordar cada uma, de modo que na Tabela 7.1 são listadas as principais condições genéticas em que o envolvimento imunológico já foi descrito. Considerando a prevalência das doenças, optou-se por detalhar a trissomia do cromossomo 21 (síndrome de Down) e a síndrome da microdeleção 22q11.2 (síndrome de DiGeorge).

TRISSOMIA DO CROMOSSOMO 21 (SÍNDROME DE DOWN)

A síndrome de Down (SD) é a cromossomopatia humana mais comum, bem como a causa mais frequente de deficiência intelectual, sendo observada em aproximadamente 1:700 a 800 nativivos e igualmente comum em todas as raças e classes sociais e com leve predomínio do sexo masculino[10]. A SD é devida à presença de uma cópia extra do cromossomo 21, que pode ser inteira (trissomia livre ou simples – cerca de 95% dos casos) ou em parte, como em translocações[11,12]. O conhecimento do mecanismo relacionado é fundamental para o adequado aconselhamento genético da família.

A SD está associada com vários fenótipos clínicos complexos e altamente variáveis. Algumas características clínicas são comuns a todas as pessoas afetadas, como: (i) deficiência intelectual; (ii) algumas peculiaridades faciais; e (iii) hipotonia. No entanto, mesmo as características presentes em todos os portadores variam em gravidade. Por outro lado, existem manifestações clínicas muito mais comuns entre os pacientes com SD do que na população em geral, mas que não estão presentes em todos os afetados: (i) doença cardíaca congênita (observada em 50% dos casos); (ii) anomalias do trato gastrointestinal (estenose duodenal, doença de Hirschsprung); (iii) catarata congênita; (iv) leucemia megacariocítica e outras formas de leucemia aguda; (v) síndrome mieloproliferativa transitória; (vi) elevada suscetibilidade a infecções; (vii) alta frequência de doenças autoimunes órgão-específicas; (viii) início precoce da doença de Alzheimer; entre outros achados.

Fenótipo Imunológico

Anormalidades imunológicas foram reconhecidas na SD desde os anos 1970, e as principais manifestações são relacionadas a: (i) aumento da suscetibilidade a infecções; (ii) maior risco de desenvolvimento de leucemias; e (iii) maior frequência de doenças autoimunes. Em contraste, pacientes com SD apresentam menor risco de desenvolver tumores sólidos e são menos propensos a apresentar doenças alérgicas, particularmente asma brônquica, o que torna o fenótipo imunológico muito peculiar[13-18].

A morbimortalidade associada a infecções é elevada na SD, estando o maior risco associado às infecções respiratórias (tanto do trato superior como pneumonias), sendo os agentes etiológicos isolados semelhantes aos observados em doentes sem SD (vírus respiratórios e bactérias como *S. pneumoniae, H. influenzae* e *Moxarella catarrhalis*)[13-15]. Na pandemia da gripe H1N1, em 2009, o risco de morte de pacientes com SD foi 300 vezes maior que na população em geral[19]. As infecções respiratórias (IR) representam a causa mais importante de hospitalização e morte na SD em todos os grupos etários[18,20]. Cardiopatias congênitas, anomalias anatômicas do trato respiratório, hipotonia e consequente aumento do risco de aspiração, além de refluxo gastresofágico, também contribuem para o aumento da suscetibilidade de pacientes com SD a IR.

A doença periodontal é também muito comum na SD, afetando entre 58 a 96% dos indivíduos[20]. A higiene bucal inadequada também deve contribuir para maior suscetibilidade à gengivite, além dos defeitos de fagócitos como será comentado mais adiante.

Pacientes com SD também são mais propensos a se tornarem portadores crônicos do vírus da hepatite B[13,17].

Dessa forma, há evidências consistentes de que pacientes com SD tenham maior suscetibilidade a vírus respiratórios e bactérias extracelulares, porém não há dados que mostrem maior suscetibilidade a outros microrganismos, como herpes vírus e enterovírus, nem a bactérias intracelulares, incluindo micobactérias. No que diz respeito aos fungos, há relatos de maior suscetibilidade à candidíase oral, mas não de maior risco de infecções sistêmicas ou pneumonia por *P. jirovecii*[21]. Por outro lado, nas descrições do fenótipo imunológico sempre se comparam SD e crianças saudáveis de mesma faixa etária, mas não há estudos consistentes sobre a resposta imunológica de portadores de SD que apresentam e que não apresentam infecções graves e/ou recorrentes.

Com relação às doenças autoimunes, pacientes com SD têm de 10 a 40 vezes maior frequência de doença celíaca, seis vezes maior risco de desenvolver diabetes tipo 1, e em idade significativamente menor, e quatro vezes maior risco de hipotireoidismo em decorrência da tireoidite de Hashimoto[14,22-24]. Algumas séries apresentam 20% dos pacientes com tireoidite e essa tem sido uma observação comum nos pacientes com SD acompanhados no Instituto da Criança do HCFMUSP. Outras doenças autoimunes órgão-específicas também foram descritas, como doença de Addison, anemia perniciosa, alopecia areata, vitiligo e hepatite crônica. Por outro lado, o risco de desenvolver doenças autoimunes sistêmicas não parece ser mais elevado na SD. Lúpus eritematoso tem sido observado em casos isolados, quase todos em mulheres adultas jovens, e é considerado como uma complicação rara na trissomia do 21[25,26]. Síndrome antifosfolípide também tem sido descrita em casos isolados[27,28]. Nefropatias e citopenias de origem imunológica também não são complicações comuns entre estes pacientes. Em relação à artropatia, é certamente uma condição subdiagnosticada, e que muitas vezes leva a limitações funcionais crônicas, no entanto, não está muito claro se é decorrente de alterações imunológicas ou muito mais associada à hipotonia devida a peculiaridades dos ligamentos na SD. Doença inflamatória intestinal não tem sido relatada na SD.

Em nosso grupo no Instituto da Criança, observou-se de forma pioneira menor expressão da proteína Aire (*autoimune regulator*) e do gene *AIRE* (codificado no cromossomo 21) em timos de crianças com SD. Cabe destacar o papel crítico desse fator de transcrição para o estabelecimento da chamada tolerância imunológica central e, assim, na prevenção de fenômenos autoimunes[29]. Esses resultados, confirmados depois em outra população de SD[30], podem ser parte da explicação para a maior suscetibilidade à autoimunidade do tipo órgão-específica na SD. Na doença monogênica por mutação do *AIRE* (*autoimmune polyendocrinopathy candidiasis ectodermal dystrophy* – APECED), os afetados apresentam doenças autoimunes órgão-específicas, mas não sistêmicas[31].

No que se refere a riscos para neoplasias, Goldacre et al., estudando uma coorte de 1.453 pacientes no Reino Unido e 460 mil controles, mostraram que o risco de desenvolvimento de leucemia (linfoide ou mieloide) foi 19 vezes maior entre pacientes com SD, e também observaram que eles tinham a doença com idade significativamente mais baixa que a população controle[14]. Em contraste, Hasle et al., analisando uma coorte de 2.814 pacientes com SD na Dinamarca, observaram menor frequência de tumores sólidos, destacando-se a ausência de câncer de mama. O câncer de testículo era a única outra neoplasia mais frequente entre os pacientes com SD[32].

Na grande casuística estudada por Goldacre et al., observou-se menor frequência de asma brônquica, um aspecto que precisa ser mais explorado em outras séries[14]. Outro estudo, comparando positividade para testes cutâneos de hipersensibilidade imediata para aeroalérgenos, demonstrou pelo menos um resultado positivo de *prick-test* em 18 e 54% dos SD e controles, respectivamente[33]. Altos níveis de IgE sérica têm sido raramente detectados em pacientes com SD, inclusive em nossa série no Instituto da Criança.

As alterações imunológicas observadas na SD têm sido interpretadas como decorrentes do envelhecimento precoce do sistema imunológico, como ocorre em outros sistemas, observando-se um processo de senescência prematuro geral, em comparação com a população sem a trissomia. Por outro lado, há evidências crescentes de que as anormalidades da resposta imune na SD sejam intrínsecas e presentes desde os primeiros estágios de desenvolvimento[17,29,34].

O Timo é Hipotrófico e Hipofuncional

O timo tem sido descrito como pequeno na SD, mesmo em lactentes (fase em que caracteristicamente tem grandes dimensões), e apresenta estrutura anormal, com algumas alterações histológicas bem definidas[17,35,36], como hipocelularidade geral, falta de demarcação clara entre as regiões cortical e medular, com estreitamento da cortical e grandes corpúsculos de Hassal, entre outras observações (Figura 7.2).

Analisando a função tímica, os números de TREC (*T-cell receptor excision circles* ou *thymic recent emigrant cells*) no sangue periférico são mais baixos em portadores de SD em comparação com controles da mesma idade[18,34,37,38]. Valores mais baixos foram observados em crianças de pouca idade, sugerindo que a hipofunção do timo esteja presente desde muito cedo, como também foi demonstrado em estudos histológicos. Estudos do nosso grupo no Instituto da Criança, analisando expressão gênica global em timos de SD, também sugerem hipofunção do órgão[29].

A Imunidade Mediada por Linfócitos T é Deprimida

A hipofunção tímica é, pelo menos em parte, a explicação para as numerosas observações de valores mais baixos de linfócitos totais e linfócitos T no sangue pe-

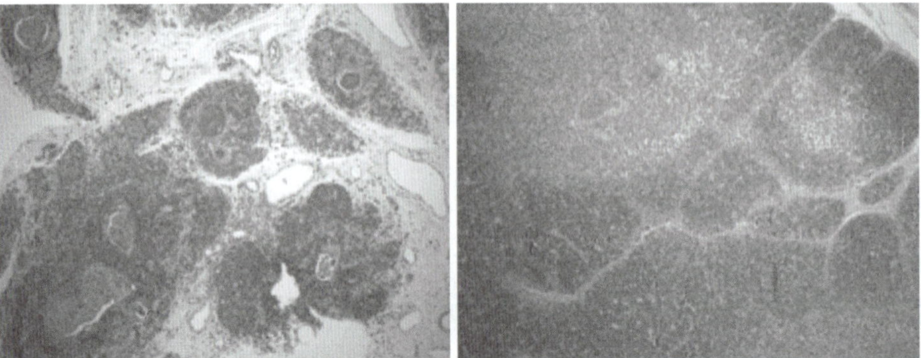

Figura 7.2 Achados histológicos do timo de 2 meninos de 18 meses, o do lado esquerdo portador da síndrome de Down (SD) e o do lado direito portador de uma cardiopatia como malformação isolada. Podem ser observadas estrutura anormal e intensa hipocelularidade na SD quando comparada ao controle. (Veja imagem colorida no encarte.)
Fonte: imagens gentilmente cedidas pela Profa. Maria Cláudia Zerbini, do Departamento de Patologia da FMUSP.

riférico de pacientes com SD de todos os grupos etários, particularmente as células $CD4^+$, ou seja, as células auxiliadoras[17,38-40]. Os linfócitos T $CD8^+$ (citotóxicos) foram demonstrados como baixos em crianças com SD em alguns estudos, no entanto, os adultos mostram geralmente números normais ou até mesmo aumentados quando comparados com controles saudáveis, sendo comum ver relações CD4/CD8 invertidas na SD. Por sua vez, células T reguladoras (Treg) – $CD4^+Foxp3^+Cd25^+$ – foram observadas como mais elevadas na SD quando comparadas com as de controles saudáveis[34].

Outra observação interessante é que os portadores da SD não apresentam a expansão linfocitária característica dos primeiros anos de vida[17].

Cabe destacar que, apesar de o timo ser pequeno e hipofuncionante e dos números baixos de linfócitos T no sangue periférico, os pacientes com SD não apresentam infecções características de portadores de deficiência da imunidade mediada por linfócitos T, como aquelas cujos agentes etiológicos são fungos, certos vírus (em especial do grupo herpes) ou bactérias intracelulares, como já mencionado. Pelo contrário, a elevada suscetibilidade a IR do trato superior e a pneumonias é muito característica de deficiências de anticorpos[41].

A Imunidade Mediada por Linfócitos B é Deficiente desde a Vida Fetal

Números reduzidos (absolutos e percentuais) de linfócitos B no sangue periférico de pacientes com SD constituem um achado muito consistente e visto na maior parte dos pacientes analisados nas várias faixas etárias[38,39]. Em um estudo de 18 fetos com SD, com idade gestacional entre 17 e 26 semanas, Zizka et al. observaram valores significativamente mais baixos de células B totais (CD19⁺) e células B1 (CD5⁺) no sangue periférico, quando comparados com fetos sem anormalidades cromossômicas. Essa observação original mostra claramente que o sistema imunitário já está alterado na vida intrauterina e, assim, sugere fortemente que a deficiência imunológica na SD é primária e não apenas secundária ao processo de senescência precoce[42].

Por outro lado, quando se avaliam as concentrações de imunoglobulinas no soro de pacientes com SD, demonstra-se que, até os 5 anos de vida, as médias são equivalentes às de controles saudáveis e, após essa idade, portadores de SD têm valores significativamente mais elevados de IgG e IgA, e menores concentrações de IgM[43]. Na coorte estudada no Instituto da Criança do HCFMUSP de 51 pacientes com SD, foram encontrados muitos com baixos níveis de IgM, especialmente entre os grupos com mais idade (Figura 7.3)[44]. É importante salientar que as únicas duas pacientes jovens com valores muito baixos de IgG foram a óbito por complicações infecciosas. Estudos sobre as subclasses de IgG na SD mostraram que alguns pacientes tiveram IgG1 e IgG3 acima do percentil 97, ao passo que cerca de um terço apresentou IgG2 abaixo do percentil 3[43].

A produção ativa de anticorpos para antígenos vacinais em pacientes com SD tem sido consistentemente demonstrada reduzida, tanto para antígenos T-dependentes (antígenos proteicos, como os das vacinais antivirais e à base de toxoides) como para antígenos T-independentes (polissacarídeos não conjugados a proteínas)[17,38,45]. Houve na nossa casuística duas crianças que recebem regularmente gamaglobulina por apresentarem pneumonias de repetição e grave deficiência na formação de anticorpos antipneumocócicos. Ainda não está bem estabelecido se essa deficiência na produção de anticorpos é decorrente de defeitos intrínsecos dos linfócitos B ou se é devida à função de célula T auxiliar prejudicada, ou se pode ser decorrente de ambas as deficiências.

A Imunidade Inata Também é Alterada

Embora existam alguns relatos de números mais baixos de leucócitos totais na SD, não há descrições consistentes de alterações no número de fagócitos, no entanto, alterações funcionais destas linhagens de células têm sido observadas em portadores da trissomia do 21. A quimiotaxia, tanto de neutrófilos como de monócitos, é significativamente reduzida na SD[18,20,46]. A redução da quimiotaxia de neutrófilos na SD não está associada com baixa expressão da beta-2-integrina (CD18), codificada no cromossomo 21. Outras funções de neutrófilos, como fagocitose e atividade oxidativa, não têm sido demonstradas como deficientes na SD[18,20,46]. A deficiência na quimiotaxia de neutrófilos pode estar associada com sinais clínicos precoces e graves de periodontite, observada na maioria dos indivíduos com SD, como já mencionado.

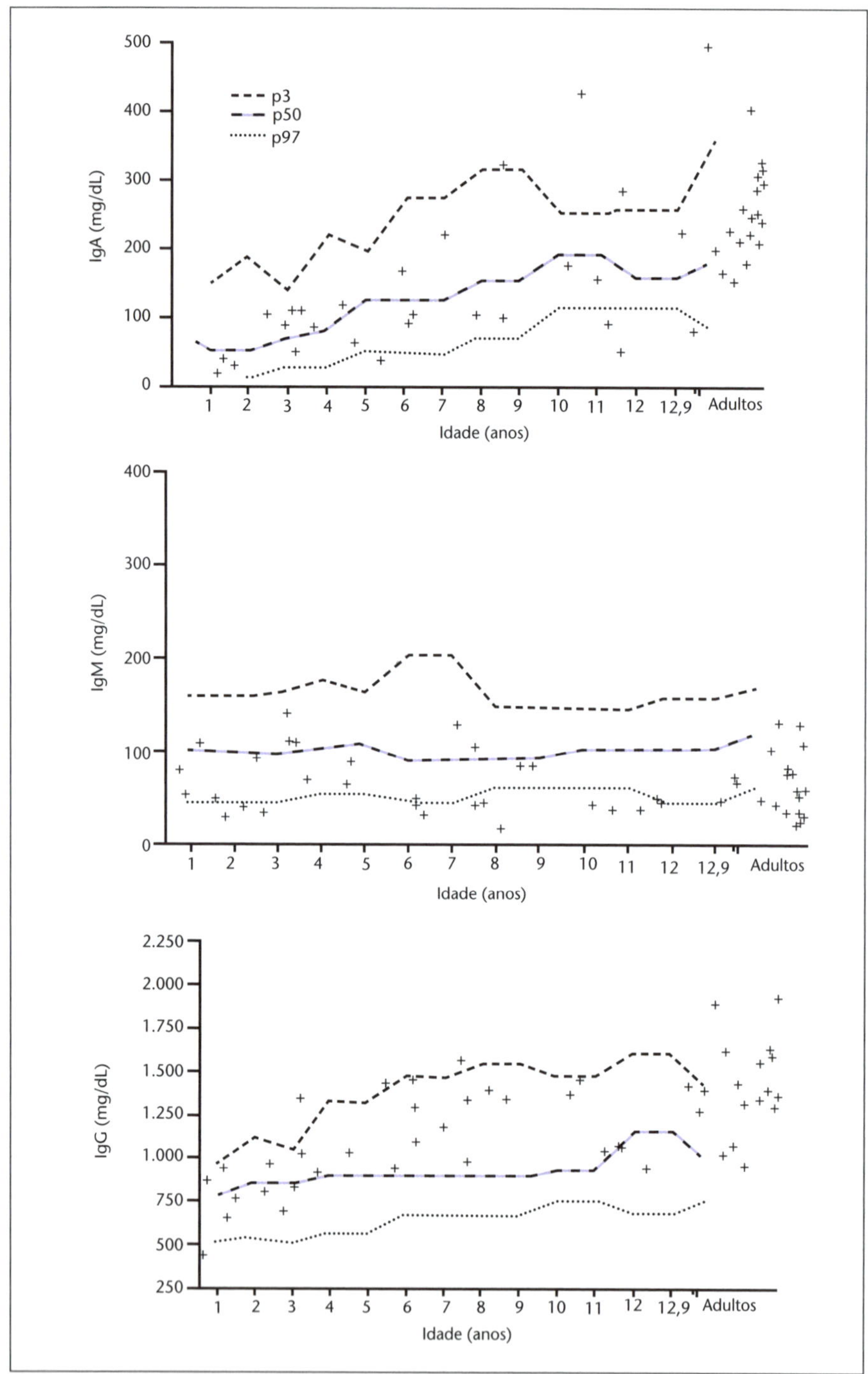

Figura 7.3 Concentrações séricas de IgG, IgM e IgA de crianças com síndrome de Down (tese de Ribeiro[44]) comparadas com valores normais para a população brasileira.

Outras Alterações Imunológicas

Alterações do sistema complemento nunca foram descritas em pacientes com SD[20].

No que diz respeito às células NK (CD16⁺ e CD56⁺), que são morfologicamente classificadas como linfócitos, existem descrições de números mais baixos em crianças com SD, ao passo que números absolutos mais elevados observados em adultos afetados comparados com controles saudáveis[39] e tenha sido observada atividade lítica reduzida desta linhagem celular em portadores de SD, estes não apresentam maior suscetibilidade a infecções por herpes vírus, característica dos poucos casos de deficiência de células NK da literatura[18,20,47].

Resumindo, o grau de imunodeficiência é muito variável entre os portadores de SD, sendo aparentemente a minoria que apresenta disfunção grave, sendo as manifestações clinicamente muito mais relacionadas à deficiência de produção de anticorpos, apesar das significativas alterações vistas no timo. Há muitas evidências de que a deficiência da resposta imunológica na SD não esteja apenas relacionada à senescência precoce inerente à trissomia, mas decorra também de outros fatores intrínsecos, estando claramente presente desde o começo da vida. Por outro lado, as alterações imunológicas da SD ainda precisam ser mais profundamente investigadas na etiopatogenia; a maior parte dos estudos disponíveis na literatura compara SD com pessoas sem a trissomia de mesma faixa etária, havendo carência quase absoluta de trabalhos em que se avaliem portadores de SD com fenótipo imunológico bem caracterizado (infecções de repetição e/ou doença autoimune e/ou leucemia) comparando-os com SD sem essas manifestações.

SÍNDROME DE MICRODELEÇÃO 22Q11.2

A síndrome da deleção 22q11.2 (SD22q11.2) é considerada a microdeleção cromossômica mais frequente em seres humanos, com incidência aproximada de 1:4.000 a 5.000 nascidos vivos, conforme estudos realizados na Europa e nos Estados Unidos[48,49]. Na atualidade se sabe que essa síndrome ocorre com frequência superior àquela previamente estimada, mas dados precisos sobre a incidência no Brasil ainda não estão bem estabelecidos, pois nem todos os recém-nascidos com suspeita clínica da deleção 22q11.2 fazem teste de triagem para a síndrome. Considerando-se que nascem 2,5 milhões de crianças/ano, pode-se estimar que deveriam ser identificados de 484 a 725 novos casos da SD22q11.2 a cada ano[50].

Por tratar-se de uma microdeleção, portanto com menos de 5 Mb (megabase), não é possível a detecção pela cariotipagem clássica (cariótipo com bandamento G), sendo indicada a realização de técnicas de citogenética molecular, como a FISH (hibridação *in situ* por fluorescência), a técnica de MLPA (*multiplex ligation-dependent probe amplification*) ou técnica de *array* genômico (*CGH-array* ou *SNP-array*)[51].

No Brasil, não há estudos sobre a pesquisa da microdeleção 22q11.2 pela técnica de MLPA em pacientes portadores de cardiopatias congênitas, com até 1 ano de vida, internados em centro de terapia intensiva neonatal ou cardiológica. Nessa faixa etária, o fenótipo nem sempre é tão evidente, sendo fundamental o diagnóstico precoce da SD22q11.2, para a realização dos acompanhamentos multidisciplinar e genético e da identificação de outras anomalias que possam estar associadas[52].

Em um estudo realizado no Hospital das Clínicas da FMUSP com 1.008 pacientes com imunodeficiência primária, no período de 33 anos, identificaram-se 30 pacientes com a SD22q11.2[53]. No entanto, com a implantação das técnicas de citogenômica, o número de casos diagnosticados tem aumentado: nos últimos sete anos foram diagnosticados e estão em seguimento nos Ambulatórios de Imunodeficiências Primárias e de Genética Médica do Instituto da Criança aproximadamente 65 pacientes com a síndrome.

Caracterização Clínica

A SD22q11.2 foi descrita pelo endocrinologista Ângelo DiGeorge, em 1967. É caracterizada por defeitos cardíacos conotruncais, dismorfismos faciais, imunodeficiência primária e hipoparatireoidismo decorrentes do desenvolvimento anormal da 3ª e 4ª bolsas faríngeas durante o período embrionário[54].

Com o advento das técnicas de citogenética molecular, as microdeleções na região 22q11.2 foram observadas não apenas em pacientes com a síndrome de DiGeorge (SDG) (OMIM #188400), mas também em outras síndromes malformativas, incluindo a síndrome velocardiofacial (OMIM #192430) e síndrome da anomalia facial conotruncal (OMIM #217095), motivo pelo qual recomenda-se que seja utilizada a nomenclatura síndrome da microdeleção 22q11.2 para os pacientes com tal achado[46,55].

As principais manifestações clínicas e laboratoriais que levam à suspeita diagnóstica da SD22q11.2 são:

- Defeitos cardíacos conotruncais (74 a 80%).
- Imunodeficiência leve a moderada em decorrência de hipoplasia tímica (80%).
- Anomalias palatais (49 a 69%).
- Hipocalcemia secundária a aplasia ou hipoplasia das glândulas paratireoides (49 a 60%).
- Dismorfismos craniofaciais mais evidentes com o crescimento.
- Anormalidades palatais (69%), particularmente insuficiência velofaríngea com voz anasalada (46%), fenda palatina e úvula bífida.

- Atraso no desenvolvimento neuropsicomotor (68%) e na fala (75%) relacionadas com distúrbios do palato e da articulação temporomandibular.
- Dificuldade de aprendizado (70 a 90%).

Também podem estar presentes anormalidades geniturinárias (estenose de junção ureteropélvica – JUP, hidronefrose, agenesia renal, rim único, displasia renal multicística e acidose tubular renal) (36%), esqueléticas (17%) e oculares (estrabismo, embriotoxon posterior, tortuosidade dos vasos retinianos – 34 a 49%). Os pacientes também podem apresenta suscetibilidade aumentada para transtornos psiquiátricos, particularmente a partir da adolescência, que variam desde transtornos comportamentais (impulsividade, déficit de atenção com ou sem hiperatividade, espectro autista) até transtornos psiquiátricos, como transtorno de depressão e/ou ansiedade, esquizofrenia e bipolaridade. A presença de fístula traqueoesofágica, laringomalácia, traqueomalácia ou broncomalácia podem ser observadas e em alguns casos podem necessitar de traqueostomia[55-60].

Os dismorfismos faciais considerados "típicos" expressam face alongada, com hipoplasia malar, orelhas com hélix sobredobrada e/ou antevertida, nariz proeminente com raiz e ponte nasal elevadas, ponta nasal bulbosa, ocasionalmente esboçando bifidez, hipertelorismo ocular, pálpebras "encapuçadas" (dobra da pálpebra fixa sobre a móvel), olhos fundos com fendas palpebrais estreitas, filtro longo, boca pequena e em formato de carpa e micro/retrognatia (Figuras 7.4 e 7.5).

Vale salientar que nem sempre os pacientes apresentam os dismorfismos faciais típicos, particularmente no período neonatal. As mudanças fenotípicas associadas ao crescimento são bem conhecidas, e a aparência facial tende a se tornar mais típica com a idade[55-58,60,61] (Figura 7.6).

As cardiopatias constituem as malformações congênitas mais frequentes, ocorrendo em cerca de 6 a 10 crianças por 1.000 nascidos vivos. Apesar do progresso considerável na abordagem clínica e cirúrgica desses pacientes, ainda representam importante causa de morbimortalidade no primeiro ano de vida[23-26]. Considerando-se que no Brasil nascem 2,9 milhões de crianças/ano, pode-se estimar o surgimento de 12.006 a 20.009 novos casos de cardiopatias congênitas (CHD) por ano[62-65].

Entre as CHD encontram-se os defeitos conotruncais, que constituem importante característica presente na SD22q11.2, destacando-se a tetralogia de Fallot, atresia pulmonar com defeito no septo interventricular, transposição das grandes artérias, *truncus arteriosus* tipo I e interrupção do arco aórtico tipo B. A frequência da tetralogia de Fallot nos pacientes com a SD22q11.2 variou de 17,6 a 20%. Estima-se que 5% dos pacientes com cardiopatia apresentem a SD22q11.2, considerada a segunda imunodeficiência primária mais comum[48,49,53,55,61].

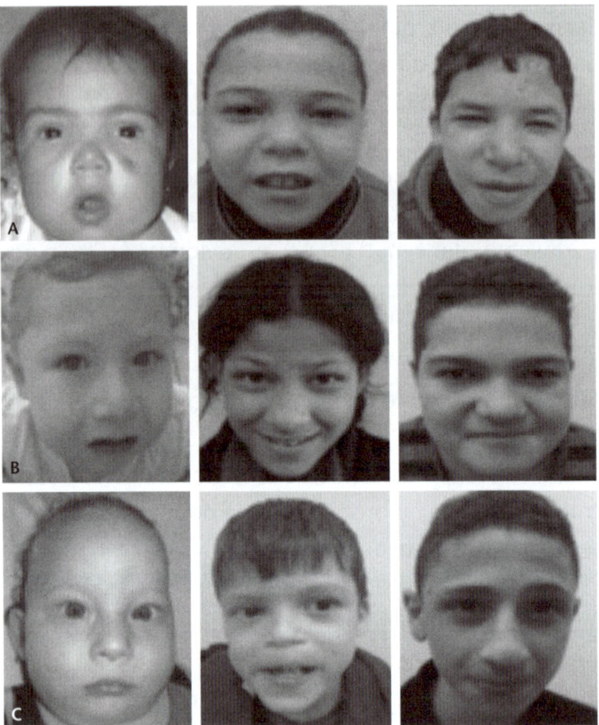

Figura 7.4 Principais características fenotípicas dos pacientes com a síndrome da deleção 22q11.2. A: fendas palpebrais estreitas; B: face e/ou nariz alongado; C: lábio superior fino[52]. (Veja imagem colorida no encarte.)

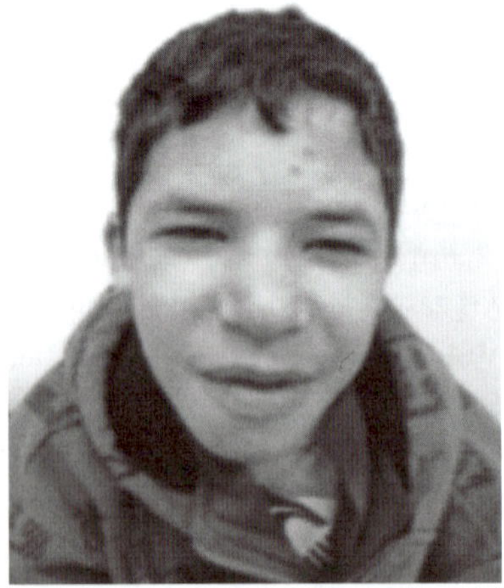

Figura 7.5 Demonstração da face alongada (aumento do comprimento vertical da face), fendas palpebrais estreitas, pálpebras "encapuçadas", nariz alongado, ponta nasal bulbosa com hipoplasia alar. (Veja imagem colorida no encarte.)

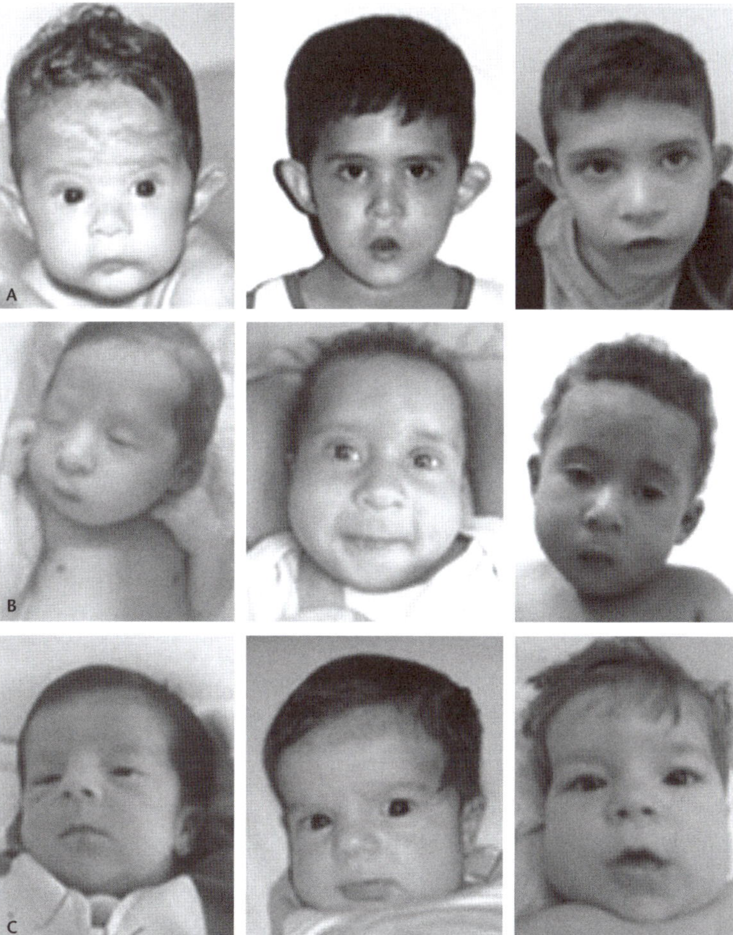

Figura 7.6 Fotos evolutivas de pacientes com a síndrome da deleção 22q11.2 em diferentes idades. A: recém-nascido com lábio superior fino e orelhas displásicas, tornando-se mais características as alterações faciais na fase escolar; B: recém-nascido com dismorfismo facial (face e nariz alongados, fendas palpebrais estreitas, lábio superior fino); C: lactente com face alongada e nariz curto com ponta nasal bulbosa, mais evidentes na evolução[52]. (Veja imagem colorida no encarte.)

As alterações imunológicas da SD22q11.2 são variáveis e decorrentes da hipoplasia ou agenesia do timo, classicamente denominada síndrome de DiGeorge pelos imunologistas. Aproximadamente 80% dos pacientes com SD22q11.2 têm alterações no sistema imunológico. Contudo, a maioria apresenta imunodeficiência leve a moderada, independentemente das outras características clínicas. A maioria dos pacientes com a SD22q11.2 tem hipoplasia tímica, com deficiência quantitativa de células T, porém a função imune não é gravemente comprometida. A chamada forma parcial da doença caracteriza-se pela diminuição leve ou moderada do número de células T circulantes e pode cursar com infecções de vias aéreas superiores, otites médias, sinusites e pneumonias. Em 1% dos casos, ocorre a forma total ou completa, com agenesia do timo, e os pacientes apresentam infecções graves, sendo o índice de mortalidade elevado e geralmente evoluem para o óbito até o segundo ano de vida. Nesses casos é indicado o transplante do timo[48,66,67].

Inicialmente a SD22q11.2 foi classicamente associada com imunodeficiência mediada por células, no entanto, a recorrência e a gravidade das infecções nem sempre estão correlacionadas com o número de linfócitos T, existindo evidências atuais de que a deficiência funcional do linfócito B e a hipogamaglobulinemia possam estar associadas a infecções mais graves descritas nessa síndrome. Na literatura, há relatos de imunodeficiência comum variável, deficiência de IgA, deficiência de IgM e diminuição da resposta vacinal em pacientes com a SD22q11.2[68]. Nesse estudo, Patel et al. demonstraram que os níveis baixos de imunoglobulinas estão presentes na minoria de pacientes e, em geral, entre 2 e 3% necessitaram de reposição de imunoglobulina humana[68].

A hipoplasia ou aplasia da glândula paratireoide é muito comum na SD22q11.2, em razão do acometimento na embriogênese do terceiro e quarto arcos faríngeos. Em 49 a 60% dos recém-nascidos com SD22q11.2, a hipocalcemia transitória pode estar presente, causando tetania e convulsões de difícil controle[56,69]. Nesse sentido, o achado de hipocalcemia no período neonatal, sobretudo em um recém-nascido com cardiopatia congênita, é altamente sugestivo de SD22q11.2.

Algumas doenças e manifestações autoimunes, como a artrite reumatoide juvenil, púrpura trombocitopênica, anemia hemolítica, neutropenia, hipotireoidismo, endocrinopatia, vitiligo e fenômeno de Raynaud, são mais frequentes nos pacientes com SDG que na população geral[70-72].

Etiologia e Fisiopatologia

Estudos citogenéticos e moleculares evidenciam que as deleções mais frequentes nos pacientes com SD22q11.2 (cerca de 87%) possuem tamanho aproximado de 3 Mb, abrangendo cerca de 48 genes entre os quais se incluem o *UFD1L*, o *TBX1* e o *TUPLE1*, expressos nas células derivadas da crista neural e possíveis responsáveis pelos achados clínicos observados nesses pacientes[73,74]. Já as deleções menores, com 1,5 Mb, aparecem em frequência pouco menor (7 a 8%), incluindo cerca de 28 genes. Deleções atípicas menores, na mesma região em 22q11.2, também têm sido descritas na literatura, dificultando a associação genótipo-fenótipo[75]. A microdeleção 22q11.2 pode ser tanto herdada (8 a 28% dos casos) como decorrente de uma deleção nova (*de novo*). Portadores da deleção 22q11.2 apresentam risco de 50% de transmitir aos filhos. Os descendentes são afetados com maior gravidade, sendo fundamental o aconselhamento genético[48,76].

Diagnóstico Molecular

Como exposto, por se tratar de uma microdeleção, a sensibilidade para a detecção da microdeleção pelo cariótipo com bandamento G é muito baixa. Por esse motivo, diante da suspeita da SD22q11.2, recomenda-se o estudo cromossômico por técnicas de citogenômica já mencionadas e mais bem caracterizadas a seguir[48,51,77].

A técnica de FISH permite a detecção de síndromes de microdeleção e microduplicação já descritas na literatura por meio da hibridação de sondas genômicas complementares para as regiões de interesse específicas. As sondas de sequência única, específicas para a região do braço longo do cromossomo 22, são as sondas mais utilizadas na rotina diagnóstica para a detecção da deleção de 22q11.2[51,78].

A técnica MLPA também é um método utilizado para a detecção de deleções e/ou duplicações em doenças genéticas, considerada uma alternativa mais rápida e economicamente mais viável que outras técnicas de citogenômica. Esse método permite a triagem genômica quantitativa de sequências alvo-específicas, baseada na hibridação simultânea e na amplificação por PCR de cerca de 50 sondas diferentes em uma única reação[78] (Figura 7.4).

As técnicas de *array* genômico (CGH ou SNP) têm a vantagem de identificar com elevado nível de precisão a região deletada, incluindo os pontos de quebra e o tamanho preciso da deleção, além de possibilitar a identificação de variações no número de cópias (deleções ou duplicações) em todo o genoma, que podem eventualmente contribuir para o fenótipo apresentado pelo paciente, permitindo o diagnóstico diferencial. A desvantagem é o custo elevado comparado a outras técnicas que permitem a confirmação diagnóstica, a exemplo do MLPA (Figura 7.7).

Na proposta de Carneiro-Sampaio et al., que apresenta 12 sinais de alerta de imunodeficiências primárias para lactentes, quatro sinais se relacionam com a detecção da SD22q11.2: (i) cardiopatia congênita (em especial, as anomalias dos vasos da base); (ii) linfocitopenia ($< 2.500/mm^3$), outra citopenia ou leucocitose sem infecções persistentes; (iii) hipocalcemia com ou sem convulsão e ausência de imagem tímica à radiografia de tórax. Vale destacar que os referidos sinais de alerta já se encontram no site oficial do Ministério da Saúde[79].

Embora a SD22q11.2 possa apresentar manifestações clínicas em praticamente qualquer órgão ou sistema, as malformações cardíacas, alterações palatais, imunodeficiência, dificuldade de aprendizado e distúrbios do comportamento estão entre as mais frequentes e, muitas vezes, são as grandes responsáveis pela morbidade dessa síndrome[69,80,81].

É importante ressaltar que a SD22q11.2 apresenta grande variabilidade de características clínicas e comportamentais, que inclui mais de 180 manifestações distintas, por vezes o diagnóstico pode ser desafiador e claramente se observa o subdiagnóstico dessa entidade clínica, o que compromete o manejo adequado desse paciente e o aconselhamento genético da família (Tabela 7.2).

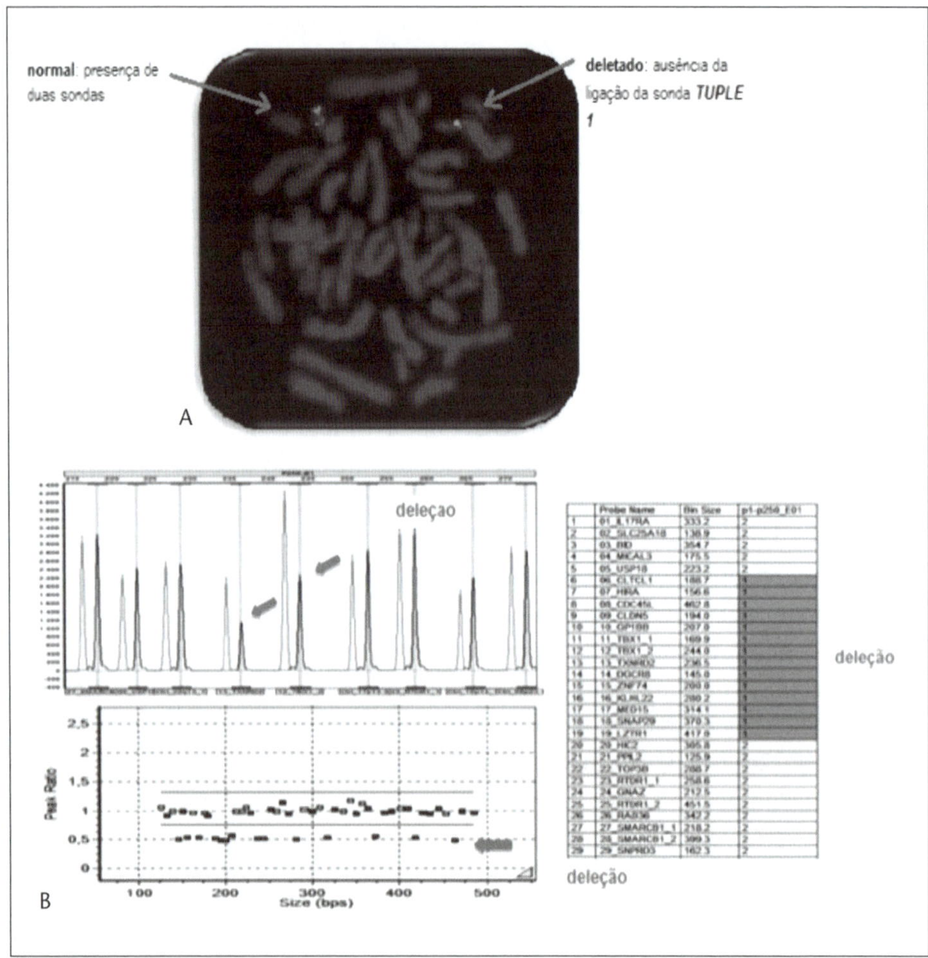

Figura 7.7 Demonstração da deleção na região 22q11.2. A: técnica de FISH; B: técnica de MLPA. (Veja imagem colorida no encarte.)

Tabela 7.2 Critérios de inclusão para investigação da deleção 22q11.2[80]

Coluna I	Coluna II	Coluna III
Indicações absolutas	Manifestações centrais	Manifestações associadas
Qualquer item desta coluna	Dois ou mais itens da coluna II OU Um item da coluna II e ao menos dois itens da coluna III	Dois ou mais itens da coluna III e ao menos um item da coluna II OU Quatro ou mais itens da coluna III
A. Cardiopatia congênita de alto valor preditivo positivo para a deleção: ▪ Interrupção do arco aórtico tipo B ▪ Defeito de septo interventricular com atresia pulmonar	C. Outros defeitos conotruncais: ▪ Tetralogia de Fallot clássica ▪ Defeito septointerventricular com estenose pulmonar ▪ Coarctação de aorta D. Alterações palatais: ▪ Insuficiência velofaríngea ▪ Fenda palatal aberta ou submucosa e/ou fenda labiopalatal	H. Alterações neurocognitivas: ▪ Retardo do desenvolvimento neuropsicomotor (DNPM) ▪ Atraso de linguagem e/ou dificuldade de aprendizagem
B. Hipocalcemia neonatal 2ª a hipoparatireoidismo idiopático	E. Imunodeficiência comprovada laboratorialmente ou alterações tímicas ▪ Hipoplasia/aplasia	I. Alterações cardiovasculares: ▪ Alterações do arco aórtico e/ou alterações da vasculatura arterial pulmonar
	F. Face característica com 4 ou mais dismorfismos característicos, sendo ao menos três dentre os seguintes: face alongada, pálpebras encapuçadas e nariz tubular/hipoplasia alar	J. Dismorfismos faciais: ▪ Dois ou mais dismorfismos sugestivos da deleção 22q11.2 ($\geq$ 2 anos) OU ▪ Um ou mais dismorfismos sugestivos da 22q11.2 ($\leq$ 2 anos)
	G. Esquizofrenia	K. Voz anasalada
		L. Outras cardiopatias: outros defeitos de septo interventricular, dupla via de saída de ventrículo direito, transposição das grandes artérias, comunicação interatrial e/ou forame oval pérvio
		M. Outras alterações palatais: úvula bífida isolada e/ou fenda labial
		N. Malformações do trato urinário

REFERÊNCIAS BIBLIOGRÁFICAS

1. Notarangelo LD. Primary immunodeficiencies. J Allergy Clin Immunol. 2010;125(2 Suppl 2):S182-94.
2. Ming JE, Stiehm ER, Graham JM Jr. Syndromic immunodeficiencies: genetic syndromes associated with immune abnormalities. Crit Rev Clin Lab Sci. 2003;40(6):587-642.
3. Ming JE, Stiehm ER. Genetic syndromic immunodeficiencies with antibody defects. Immunol Allergy Clin North Am. 2008;28(4):715-36,vii.
4. Kersseboom R, Brooks A, Weemaes C. Educational paper: syndromic forms of primary immunodeficiency. Eur J Pediatr. 2011;170(3):295-308.
5. Ming JE, Stiehm ER, Graham JM Jr. Immunodeficiency as a component of recognizable syndromes. Am J Med Genet. 1996;66(4):378-98.
6. Abrams M, Paller A. Genetic immunodeficiency diseases. Adv Dermatol. 2007;23:197-229.
7. Picard C, Al-Herz W, Bousfiha A, Casanova JL, Chatila T, Conley ME, et al. Primary Immunodeficiency Diseases: an Update on the Classification from the International Union of Immunological Societies Expert Committee for Primary Immunodeficiency 2015. J Clin Immunol. 2015;35(8):696-726.
8. Chinen J, Notarangelo LD, Shearer WT. Advances in basic and clinical immunology in 2014. J Allergy Clin Immunol. 2015;135(5):1132-41.
9. Wong M. What has happened in the last 50 years in immunology? J Paediatr Child Health. 2015;51(2):135-9.
10. Staples AJ, Sutherlamd GR, Haan EA, Clisby S. Epidemiology of Down syndrome in South Australia 1960-1989. Am J Hum Genet. 1991;49:1014-24.
11. Gorlin RJ, Cohen Jr MM, Hennekam RCM, editors. Chromosomal syndromes: common and/or well-known syndromes. 4. ed. Oxford: Oxford University Press; 2001.
12. Korbel JO, Tirosh-Wagner T, Urban AE, Chen XN, Kasowski M, Dai L, et al. The genetic architecture of Down syndrome phenotypes revealed by high-resolution analysis of human segmental trisomies. Proc Natl Acad Sci U S A. 2009;106:12031-6.
13. Ugazio AG, Maccario R, Notarangelo LD, Burgio GR. Immunology of Down syndrome: a review. Am J Med Genet Suppl. 1990;7:204-12.
14. Goldacre MJ, Wotton CJ, Seagroatt V, Yeates D. Cancers and immune related diseases associated with Down's syndrome: a record linkage study. Arch Dis Child. 2004;89:1014-7.
15. Garrison MM, Jeffries H, Christakis DA. Risk of death for children with Down syndrome and sepsis. J Pediatr. 2005;147:748-52.
16. Hitzler JK, Zipursky A. Origins of leukaemia in children with Down syndrome. Nat Rev Cancer. 2005;5:11-20.
17. Kusters MA, Verstegen RH, Gemen EF, de Vries E. Intrinsic defect of the immune system in children with Down syndrome: a review. Clin Exp Immunol. 2009;156:189-93.
18. Bloemers BL, van Bleek GM, Kimpen JL, Bont L. Distinct abnormalities in the innate immune system of children with Down syndrome. J Pediatr. 2010;156:804-9.
19. Pérez-Padilla R, Fernández R, García-Sancho C, Franco-Marina F, Aburto O, López-Gatell H, et al. Pandemic (H1N1) 2009 virus and Down syndrome patients. Emerg Infect Dis. 2010;16:1312-4.
20. Ram G, Chinen J. Infections and immunodeficiency in Down syndrome. Clin Exp Immunol. 2011;164(1):9-16.
21. Carlstedt K, Krekmanova L, Dahllöf G, Ericsson B, Braathen G, Modéer T. Oral carriage of Candida species in children and adolescents with Down's syndrome. Int J Paediatr Dent. 1996;6:95-100.
22. Burch PR, Milunsky A. Early-onset diabetes mellitus in the general and Down's syndrome populations. Genetics, aetiology, and pathogenesis. Lancet. 1969;1(7594):554-8.

23. Gillespie KM, Dix RJ, Williams AJ, Newton R, Robinson ZF, Bingley PJ, et al. Islet autoimmunity in children with Down's syndrome. Diabetes. 2006;55:3185-8.
24. Söderbergh A, Gustafsson J, Ekwall O, Hallgren A, Nilsson T, Kämpe O, et al. Autoantibodies linked to autoimmune polyendocrine syndrome type I are prevalent in Down syndrome. Acta Paediatr. 2006;95:1657-60.
25. Bakkaloglu A, Ozen S, Besbas N, Saatci U, Balci S. Down syndrome associated with systemic lupus erythematosus: a mere coincidence or a significant association? Clin Genet. 1994;46:322-3.
26. Suwa A, Hirakata M, Satoh S, Ezaki T, Mimori T, Inada S. Systemic lupus erythematosus associated with Down syndrome. Clin Exp Rheumatol. 2000;18:650-1.
27. Gatenby P, Tucko R, Andrews C, O'Neil R. Antiphospholipid antibodies and stroke in Down syndrome. Lupus. 2003;12:58-62.
28. Medina G, Calleja C, Morán M, Vera-Lastra O, Jara LJ. Catastrophic antiphospholipid syndrome in a patient with Down syndrome. Lupus. 2009;18:1104-7.
29. Lima FA, Moreira-Filho CA, Ramos PL, Brentani H, Lima L de A, Arrais M, et al. Decreased AIRE expression and global thymic hypofunction in Down syndrome. J Immunol. 2011;187:3422-30.
30. Giménez-Barcons M, Casteràs A, Armengol M del P, Porta E, Correa PA, Marín A, et al. Autoimmune predisposition in Down syndrome may result from a partial central tolerance failure due to insufficient intrathymic expression of AIRE and peripheral antigens. J Immunol. 2014;193:3872-9.
31. Carneiro-Sampaio M, Coutinho A. Tolerance and autoimmunity: lessons at the bedside of primary immunodeficiencies. Adv Immunol. 2007;95:51-82.
32. Hasle H, Clemmensen IH, Mikkelsen M. Risks of leukemia and solid tumors in individuals with Down's syndrome. Lancet. 2000;355(9199):165-9.
33. Mannan SE, Yousef E, Hossain J. Prevalence of positive skin prick test results in children with Down syndrome: a case-control study. Ann Allergy Asthma Immunol. 2009;102:205-9.
34. Roat E, Prada N, Lugli E, Nasi M, Ferraresi R, Troiano L, et al. Homeostatic cytokines and expansion of regulatory T cells accompany thymic impairment in children with Down syndrome. Rejuvenation Res. 2008;11:573-83.
35. Levin S, Schlesinger M, Handzel Z, Hahn T, Altman Y, Czernobilsky B, et al. Thymic deficiency in Down's syndrome. Pediatrics. 1979;63(1):80-7.
36. Larocca LM, Lauriola L, Ranelletti FO, Piantelli M, Maggiano N, Ricci R, et al. Morphological and immunohistochemical study of Down syndrome thymus. Am J Med Genet Suppl. 1990;7:225-30.
37. Prada N, Nasi M, Troiano L, Roat E, Pinti M, Nemes E, et al. Direct analysis of thymic function in children with Down's syndrome. Immun Ageing. 2005;2:4.
38. Joshi AY, Abraham RS, Snyder MR, Boyce TG. Immune evaluation and vaccine responses in Down syndrome: evidence of immunodeficiency? Vaccine. 2011;29(31):5040-6.
39. de Hingh YC, van der Vossen PW, Gemen EF, Mulder AB, Hop WC, Brus F, de Vries E. Intrinsic abnormalities of lymphocyte counts in children with Down syndrome. J Pediatr. 2005;147(6):744-7.
40. Cocchi G, Mastrocola M, Capelli M, Bastelli A, Vitali F, Corvaglia L. Immunological patterns in young children with Down syndrome: is there a temporal trend? Acta Paediatr. 2007;96:1479-82.
41. Carneiro-Sampaio M, Coutinho A. Immunity to microbes: lessons from primary immunodeficiencies. Infect Immun. 2007;75:1545-55.
42. Zizka Z, Calda P, Fait T, Haakova L, Kvasnicka J, Viskova H. Prenatally diagnosable differences in the cellular immunity of fetuses with Down's and Edwards' syndrome. Fetal Diagn Ther. 2006;21(6):510-4.
43. Burgio GR, Ugazio AG, Nespoli L, Marcioni AF, Bottelli AM, Pasquali F. Derangements of immunoglobulin levels, phytohemagglutinin responsiveness and T and B cell markers in Down's syndrome at different ages. Eur J Immunol. 1975;5:600-3.
44. Ribeiro LMA. Imunorregulação central e periférica em pacientes com síndrome de Down e autoimunidade [Tese] São Paulo: Faculdade de Medicina da Universidade de São Paulo, 2011. Doi 10.11606/T.5.2011.tde-06022012-170356.

45. Costa-Carvalho BT, Martinez RM, Dias AT, Kubo CA, Barros-Nunes P, Leiva L, et al. Antibody response to pneumococcal capsular polysaccharide vaccine in Down syndrome patients. Braz J Med Biol Res. 2006;39(12):1587-92.
46. Novo E, García MI, Lavergne J. Nonspecific immunity in Down syndrome: a study of chemotaxis, phagocytosis, oxidative metabolism, and cell surface markerexpression of polymorphonuclear cells. Am J Med Genet. 1993;46(4):384-91.
47. Cossarizza A, Ortolani C, Forti E, Montagnani G, Paganelli R, Zannotti M, et al. Age-related expansion of functionally inefficient cells with markers of natural killer activity in Down's syndrome. Blood. 1991;77:1263-70.
48. Gennery AR. Immunological aspects of 22q 11.2 deletion syndrome. Cell Mol Life Sci. 2012;69:17-27.
49. Kobrynski L, Sullivan K. Velocardiofacial syndrome, DiGeorge syndrome: the chromosome 22q11.2 deletion syndromes. Lancet. 2007;370:1443-52.
50. Brasil. Ministério da Saúde. DataSus. Nascidos vivos – Brasil. Brasília: Ministério da Saúde; 2011. Disponível em: http://tabnet.datasus.gov.br/cgi.exe/sinaissc/cnv/nvuf.def.
51. Miller DT, Adam MP, Aradhya S, Biesecker LG, Brothman AR, Carter NP, et al. Consensus Statement: Chromosomal Microarray Is a First-Tier Clinical Diagnostic Test for Individuals with Developmental Disabilities or Congenital Anomalies. Am J Human Genet. 2010;86:749-64.
52. Grassi MS, Jacob CMA, Kulikowski LD, Pastorino AC, Dutra RL, Miura N, et al. Cardiopatias congênitas como um sinal de alerta para o diagnóstico da deleção do 22q11.2. Arq Bras Cardiol. 2014;103(5):382-39.
53. Carneiro-Sampaio MM, Vasconcelos DM, Kokron CM, Jacob CM, Barros MT, Dorna MB, et al. Primary immunodeficiency diseases in diferente age groups: a report on 1008 cases from a single Brazilian Reference Center. J Clin Immunol. 2013;33:716-24.
54. DiGeorge AM. Absence of the thymus. Lancet. 1967;1(7504):1387.
55. Goldmuntz E. DiGeorge syndrome: New Insights. Clin Perinatol. 2005;32:963-78.
56. Maggadottir SM, Sullivan KE. The diverse clinical features of chromosome 22q11.2 deletion syndrome (DiGeorge syndrome). J Allergy Clin Immunol Pract. 2013;1(6):589-94.
57. Cirillo E, Giardino, G, Gallo V, Puliafito P, Azzari C, Bacchetta R, et al. Intergenerational and intrafamilial phenotypic variability in 22q11.2 Deletion syndrome subjects. BMC Medical Genetics. 2014;15:1-8.
58. Karayiorgou M, Simon TJ, Gogos JA. 22q11.2 microdeletions: linking DNA structural variation to brain dysfunction and schizophrenia. Nat Rev Neurosci. 2010;1:402-16.
59. Matsuoka R, Kimura M, Scambler P, Morrow B, Imamura S, Minoshima S, et al. Molecular and clinical study of 183 patients with conotruncal anomaly face syndrome. Hum Genet. 1998;103:70-80.
60. McDonald-McGinn D, Kirschner R, Goldmuntz E, Sullivan K, Eicher P, Gerdes M, et al. The Philadelphia story: the 22q11.2 deletion: report on 250 patients. Genet Couns. 1999;10:11-24.
61. Fomin AFB, Pastorino AC, Kim CA, Pereira CA, Carneiro-Sampaio M, Abe-Jacob CM. DiGeorge Syndrome: a not so rare disease. Clinics (São Paulo). 2010;65:865-9.
62. Khoshnood B, Lelong N, Houyel L, Thieulin AC, Jouannic JM, Magnier S, et al. EPICARD Study Group. Prevalence, timing of diagnosis and mortality of newborns with congenital heart defects: a population-based study. Heart. 2012;98:1667-73.
63. Hussain S, Sabin UM, Afzal M, Asghar I. Incidence of congenital heart disease among neonates in a neonatal unit of a tertiary care hospital. J Pak Med Assoc. 2014;64(2):175-8.
64. Momma K. Cardiovascular anomalies associated with chromosome 22q11.2 deletion syndrome. Am J Cardiol. 2010;11:1617-24.
65. Ta-Shma A, El-Lahham N, Edvardson S, Stepensky P, Nir A, Perles Z, et al. J Med Genet. 2014;51:268-70.
66. Markert ML, Devlin BH, McCarthy EA. Thymus transplantation. Clin Immunol. 2010;135:236-46.

67. Sullivan KE. Immunologic issues in VCFS/chromosome 22q11.2 deletion syndrome. Prog Pediatr Cardiol. 2002;15:103-8.
68. Patel K, Akhter J, Kobrynski L, Benjamin Gathmann MA, Davis O, Sullivan KE, et al. International DiGeorge Syndrome Immunodeficiency Consortium. Immunoglobulin deficiencies: the B-lymphocyte side of DiGeorge Syndrome. J Pediatr. 2012;161:950-3.
69. Ryan AK, Goodship JA, Wilson DI, Philip N, Levy A, Seidel H, et al. Spectrum of clinical features associated with interstitial chromosome 22q11 deletions: a European collaborative study. J Med Genet. 1997;34:798-804.
70. Gennery A, Barge D, O'Sullivan J, Flood T, Abinun M, Cant A. Antibody deficiency and autoimmunity in 22q11.2 deletion syndrome. Arch Dis Child. 2002;86:422-5.
71. Sullivan K, McDonald-McGinn D, Driscoll D, Zmijewski C, Ellabban A, Reed L, et al. Juvenile rheumatoid arthritis-like polyarthritis in chromosome 22q11.2 deletion syndrome (DiGeorge anomalad/velocardiofacial syndrome/conotruncal anomaly face syndrome). Arthritis Rheum. 1997;40:430-6.
72. Tison BE, Nicholas SK, Abramson SL, Hanson IC, Paul ME, Seeborg FO, et al. Autoimmunity in a cohort of 130 pediatric patients with partial DiGeorge Syndrome. J Allergy Clin Immunol. 2011;128(5):1115-7.
73. Driscoll DA, Budarf ML, Emanuel BS. A genetic etiology for DiGeorge syndrome: consistent deletions and microdeletions of 22q11. Am J Hum Genet. 1992;50(5):924-33.
74. Merscher S, Funke B, Epstein JA, Hever J, Puech A, Lu MM, et al. TBX1 is responsible for cardiovascular defects in velo-cardio-facial/DiGeorge syndrome. Cell. 2001;104(4):619-29.
75. Shaikh TH, O'Connor RJ, Pierpont ME, McGrath J, Hacker AM, Nimmakayalu M, et al. Low copy repeats mediate distal chromosome 22q11.2 deletions: sequence analysis predicts breakpoint mechanisms. Genome Res. 2007;17(4):482-91.
76. Gao S, Li X, Amendt BA. Understanding the role of Tbx1 as a candidate gene for 22q11.2 deletion syndrome. Curr Allergy Asthma Rep. 2013;13(6):613-21.
77. Pinkel D, Straume T, Gray JW. Cytogenetic analysis using quantitative, high-sensitivity, fluorescence hybridization. Proc Natl Acad Sci U S A. 1986;83:2934-5.
78. Belangero S, Bellucco F, Kulikowski L, Christofolini D, Cernach M, Melaragno M. 22q11.2 deletion in patients with conotruncal heart defect and del22q syndrome phenotype. Arq Bras Cardiol. 2009;92:307-11.
79. Carneiro-Sampaio M, Jacob CM, Leone CR. A proposal of warning signs for primary immunodeficiencies in the first year of life. Pediatr Allergy Immunol. 2011;22:345-6.
80. Monteiro FP, Vieira TP, Sgardioli IC, Molck MC, Damiano, AP, Souza JS, et al. Defining new guidelines for screening the 22q11.2 deletion based on a clinical and dysmorphologic evaluation of 194 individuals and review of the literature. Eur J Pediatr. 2013;172:927-45.
81. Duke SG, McGuirt WF Jr, Jewett T, Fasano MB. Velocardiofacial syndrome: incidence of immune cytopenias. Velocardiofacial syndrome: incidence of immune cytopenias. Arch Otolaryngol Head Neck Surg. 2000;126:1141-5.

8

Imunodeficiências secundárias a distúrbios nutricionais e metabólicos

Simone Corrêa-Silva
Antonio Carlos Pastorino

Após ler este capítulo, você estará apto a:

1. Reconhecer a importância da nutrição para o bom funcionamento do sistema imunológico.
2. Descrever as principais funções imunológicas envolvidas com micronutrientes.
3. Descrever as principais alterações imunológicas envolvidas com a deficiência de vitaminas lipossolúveis, hidrossolúveis e minerais.

INTRODUÇÃO

O sistema imunológico encontra-se ativo todo o tempo, mas na presença de patógenos é capaz de desencadear uma resposta específica e eficaz. Tal ação resulta em um aumento significativo na utilização de substratos e nutrientes pelo sistema imunológico para obtenção de energia e substratos para a geração de sua resposta. Essa demanda pode ser suprida por meio da alimentação ou do *pool* endógeno formado pelos estoques de nutrientes em nosso corpo. Células do sistema imunológico utilizam glicose, aminoácidos e ácidos graxos em seu metabolismo, que se encontra elevado no momento de ativação, ou seja, elaborando uma resposta a determinado patógeno ou antígeno. A ativação do sistema imunológico induz a produção de proteínas como imunoglobulinas, citocinas e seus receptores, moléculas de adesão, proteínas de fase aguda, mediadores lipídicos (como prostaglandinas e leucotrienos). Grande parte dessas reações metabólicas envolve troca e transporte de elétrons, com participação de uma gama de coenzimas que geralmente possuem vitaminas e minerais em sua composição[1].

Já é bem conhecido que a desnutrição ou a ingestão inapropriada de energia, macro e micronutrientes prejudica a resposta imunológica, suprimindo funções que são necessárias para a proteção contra patógenos, aumentando a suscetibilidade do indivíduo a infecções[2]. Tal condição afeta não somente a resposta imune celular, como também as respostas inata e adaptativa. Ao mesmo tempo, as infecções agravam a deficiência nutricional não somente por levar à ingestão inadequada de alimentos, mas também aumentando seu consumo e induzindo a perdas por causa do metabolismo aumentado[3].

A nutrição adequada é um dos fatores de maior impacto na saúde infantil e, no cenário epidemiológico, até pouco tempo a desnutrição energético-proteica (DEP) era a causa mais comum de imunodeficiência secundária. No entanto, o cenário atual aponta a obesidade como grande problema de saúde pública para crianças e adultos. A questão é que, tanto na desnutrição quanto na obesidade, uma dieta pouco diversificada em frutas, legumes e verduras apresenta grande impacto sobre a oferta de micronutrientes, podendo levar o indivíduo a um quadro de carência nutricional não só detectável, mas também oculta[4].

A carência nutricional oculta, também denominada nutrição marginal, consiste na carência de um ou mais nutrientes no organismo, de forma não explícita ou silenciosa. É atualmente identificada como o problema nutricional mais prevalente no mundo, e o indivíduo com essa condição apresenta estoques de vitaminas e minerais consideravelmente diminuídos, sem, no entanto, serem identificados por dosagens bioquímicas. Sinais e sintomas somente se tornam evidentes quando o estágio mais grave da deficiência está instalado. Dessa forma, a nutrição marginal constitui o estágio anterior ao surgimento de sinais e sintomas clínicos da carência nutricional identificada. A deficiência subclínica apresentada pelo indivíduo pode ser de um ou mais nutrientes (geralmente vitaminas e minerais), em razão da ingestão diminuída de alimentos que são fonte desses nutrientes. A nutrição marginal compromete diversas etapas e vias metabólicas, sendo em especial presente em alterações no sistema imunológico. Uma dieta pouco diversificada e pobre em frutas e vegetais pode levar a essa situação, que, muitas vezes, pela normalidade dos exames bioquímicos, não é identificada[5].

Em decorrência da grande quantidade de indivíduos que apresentam carência real ou nutrição marginal de micronutrientes e também pela grande importância que vitaminas e minerais representam para o sistema imunológico, esses nutrientes serão o foco deste capítulo.

NUTRIÇÃO E SISTEMA IMUNOLÓGICO

A ingestão adequada de vitaminas e minerais é necessária para o bom funcionamento do sistema imunológico. A deficiência de micronutrientes suprime a função imune afetando tanto a imunidade celular (resposta mediada por célula T) quanto humoral (produção de anticorpos), levando à perda da regulação da resposta imunológica. Tal fato pode comprometer a regulação da resposta imunológica, favorecendo o desenvolvimento de autoimunidades, e também aumenta a suscetibilidade a infecções, ocasionando o aumento de morbidade e mortalidade. Por sua vez, infecções agravam a deficiência de micronutrientes pela redução da ingestão, pelo aumento de perdas e pela interferência em sua utilização pela possível alteração de suas vias metabólicas.

A seguir, será descrita brevemente a ação de vitaminas e minerais na resposta imunológica (Quadros 8.1, 8.2 e 8.3).

Quadro 8.1 Ação/deficiência das vitaminas lipossolúveis na resposta imune[6-11]

Vitamina A

- Importante para a resistência a muitas infecções (com a suplementação, observou-se diminuição da mortalidade de crianças da Ásia e da África que apresentavam sarampo e diarreia)
- Importante papel na função das células T regulatórias que participam da regulação da resposta imunológica
- Parece participar da organogênese dos órgãos linfoides
- Influencia diretamente o recrutamento e a função das células T no intestino delgado
- Estudos mostram que a carência de vitamina A pode favorecer o desenvolvimento de doenças autoimunes

Vitamina D

- Inibe a proliferação de células Th1, reduzindo a síntese de citocinas como IL-2, TNF-alfa e IFN-gama
- Induz a produção de citocinas como IL-4, IL-5, IL-6, IL-9, IL-10 e IL-13 pelas células do tipo Th2
- Regula a resposta imune auxiliando na expansão de células reguladoras $TCD4^+CD25^+FOXP3^+$
- Níveis insuficientes de vitamina D durante a gravidez podem influenciar no número de células T reguladoras $CD4^+CD25^+FOXP3^+$ no sangue materno, na placenta e no sangue de cordão, fato que pode refletir de forma negativa no desenvolvimento da criança
- Parece realizar um *link* entre a ativação da resposta inata e os mecanismos de controle da resposta imune
- A suplementação com 300 UI do leite oferecido a crianças na Mongólia diminuiu significativamente o número de infecções do trato respiratório

Vitamina E

- Tem alto poder antioxidante, sendo capaz de minimizar os danos celulares e de DNA resultantes da geração de radicais livres provenientes da resposta imune celular
- A suplementação materna com essa vitamina está relacionada à diminuição de chiados em seus neonatos
- Estudo prospectivo na Arábia Saudita correlacionou baixa ingestão de vitamina E com maior incidência de asma em crianças
- É capaz de combater os radicais livres e a peroxidação lipídica que podem interferir na resposta imune

Quadro 8.2 Ação/deficiência das vitaminas hidrossolúveis na resposta imune[12-15]

Vitamina C

- Acumula-se em particular nos macrófagos e neutrófilos, que apresentam concentrações de 40 a 60 vezes maiores em relação às da circulação sanguínea
- A diminuição da ingestão pode prejudicar a função leucocitária, diminuindo a proliferação de linfócitos e a atividade das células NK
- Níveis séricos mais baixos se correlacionam com maior incidência de asma em crianças

Vitamina B1 (tiamina)

- Desenvolvimento de plasmócitos produtores de IgA no intestino
- Poucos estudos sobre a ação da deficiência dessa vitamina na resposta imune

Vitamina B6 (piridoxina)

- Participa da biossíntese proteica e de DNA com a vitamina B12 e o folato
- Sua deficiência está associada a problemas no crescimento e na maturação de linfócitos
- Deficiência na secreção de citocinas como a IL-1 e a IL-2
- Poucos estudos sobre essa vitamina na população pediátrica

Vitamina B9 (ácido fólico)

- Participa da manutenção da resposta imune inata
- Sua deficiência afeta a imunidade celular, prejudicando a expansão clonal e a citotoxicidade das células NK
- Aumento da sobrevivência das células T reguladoras

Vitamina B12 (cobalamina)

- Anormalidades da relação de CD4+/CD8+ e atividade de NK suprimida

Quadro 8.3 Ação/deficiência dos minerais na resposta imune[1,16-18]

Cobre

- É componente da enzima superóxido dismutase (SOD)
- Sua deficiência leva à diminuição da proliferação de células T e aumento dos linfócitos B circulantes
- Sua suplementação reduziu o número de neutrófilos circulantes, reduzindo o potencial pró-inflamatório

Ferro

- Essencial para o crescimento e a diferenciação celular; participa da produção de citocinas
- Sua deficiência leva à diminuição da proliferação de LT
- Diminuição da secreção de citocinas como IFN-γ, TNF-α e IL-2
- Diminuição da atividade citotóxica das células NK

Zinco

- É essencial para a proliferação celular, inclusive do sistema imunológico
- Níveis séricos diminuídos levam à redução da capacidade quimiotática e fagocítica de leucócitos polimorfonucleares
- Atrofia tímica com consequente linfopenia é observada na deficiência de Zn
- A alteração da produção de citocinas observada na sua deficiência pode levar a maior produção de citocinas pró-inflamatórias como IL-1, IL-6, IL-8 e TNF-α
- Sua suplementação reduziu a incidência de infecção respiratória aguda e diarreia aguda em crianças pré-escolares

(continua)

Quadro 8.3 Ação/deficiência dos minerais na resposta imune[1,16-18] (*continuação*)

Magnésio
▪ Participação em diversas etapas do ciclo celular.
▪ Sua suplementação leva à diminuição na atividade inflamatória em neonatos, reduzindo o risco de paralisia cerebral, menor secreção materna de TNF-α e IL-6; correlacionada à menor ativação de NF-κB
Selênio
▪ Sua suplementação em indivíduos saudáveis aumenta a resposta imune mediada por célula T, leva ao aumento da secreção de IFN-γ pelos LT e maior citotoxicidade das células NK

REFERÊNCIAS BIBLIOGRÁFICAS

1. Calder PC. Feeding the immune system. Proc Nutr Soc. 2013;72(3):299-309.
2. Woodward B. Protein, calories and immune defenses. Nutr Rev. 1998;56(1Pt2):S84-92.
3. Colonna M. The immune system and nutrition: homing in on complex interactions. Sem Immunol. 2015;27:297-99.
4. López-Alarcón M, Perichart-Perera O, Flores-Huerta S, Inda-Icaz P, Rodríguez-Cruz M, Armenta-Álvarez A, et al. Excessive refined carbohydrates and scarce micronutrients intakes increase inflammatory mediators and insulin resistance in prepubertal and pubertal obese children independently of obesity. Mediators Inflamm. 2014;2014:849031.
5. Ruel-Bergeron JC, Stevens GA, Sugimoto JD, Roos FF, Ezzati M, Black RE, et al. Global update and trends of hidden hunger, 1995-2011: The Hidden Hunger Index. PloS One. 10 2015:e0143497.
6. Liu X, Li Y, Wang Y, Wang Q, Li X, Bi Y, et al. Vitamin A supplementation in early life enhances the intestinal immune response of rats with gestational vitamin A deficiency by increasing the numbers of the immune cells. PloS One. 2014;9:e114934.
7. Calton EK, Keane KN, Newsholme P, Soares MJ, et al. The impact of vitamin D levels on inflammatory status: A systematic review of immune cell studies. PloS One. 2015;3:e0141770.
8. Wintergerst ES, Maggini S, Hornig D. Contribution of selected vitamins and trace elements to immune function. Ann Nutr Metab. 2007;51(4):301-23.
9. Dror DK, Allen LH. Vitamin E deficiency in developing countries. Food Nut Bull. 2011;32(2):124-43.
10. Lodge CJ, Dharmage SC. Breastfeeding and perinatal exposure, and the risk of asthma and allergies. Curr Opin Allergy Clin Immunol. 2016;16(3):231-6.
11. Allan K, Devereux G. Diet and asthma: nutrition implications from prevention to treatment. J Am Diet Assoc. 2011;111(2):258-68.
12. Veldhoen M, Ferreira C. Influence of nutrient-derived metabolites on lymphocyte immunity. Nat Med. 2015;21(7):709-18.
13. Kunisawa J, Hashimoto E, Ishikawa I, Kiyono H. A pivotal role of vitamin B9 in the maintenance of regulatory T cells in vitro and in vivo. PloS One. 2012;7(2):e32094.
14. Kunisawa J, Sugiura Y, Wake T. Mode of bioenergetic metabolism during B cell differentiation in the intestine determines the distinct requirement for vitamin B1. Cell Reports. 2015;13(1):122-31.
15. Hedman M, Ludvigsson J, Faresjo MK. Nicotinamide reduces high secretion of IFN-gamma in high-risk relatives even though it does not prevent type 1 diabetes. J Interferon Cytokine Res. 2006;26(4):207-13.
16. Jonker FA, Boele van Hensbroek M. Anaemia, iron deficiency and susceptibility to infections. J Infect. 2014;69(Suppl 1):S23-7.
17. Bonaventura P, Benedetti G, Albarède F, Miossec P. Zinc and its role in immunity and inflammation. Autoimmun Rev. 2015;14(4):277-85.
18. Vormann J. Magnesium: nutrition and metabolism. Mol Aspec Med. 2003;24(1-3):27-37.

Outras imunodeficiências secundárias 9

Antonio Carlos Pastorino
Beni Morgenstern
Mariana Machado Forti Nastri

Após ler este capítulo, você estará apto a:

1. Reconhecer que uma série de doenças bastante heterogêneas pode comprometer de forma variável toda a resposta do sistema imunológico.
2. Reconhecer que algumas doenças demandam estratégias específicas para minimizar os riscos de infecções, com destaque para a anemia falciforme.
3. Descrever as alterações imunológicas secundárias a alterações metabólicas, traumas e perdas proteicas.
4. Conhecer os riscos ao desenvolvimento de infecções nos pacientes em uso de imunossupressores.

INTRODUÇÃO

As funções imunológicas podem ser alteradas por várias condições ou doenças. As imunodeficiências secundárias (IDS), assim como as primárias, acarretam aumento na incidência de infecções, neoplasias ou doenças autoimunes em diferentes órgãos ou sistemas. Na Tabela 9.1 são apresentadas as principais condições associadas a imunodeficiências secundárias.

ALTERAÇÕES METABÓLICAS

Diabetes Mellitus

O principal defeito imunológico associado ao *diabetes mellitus* (DM) ocorre na função dos neutrófilos e está relacionado ao grau de hiperglicemia; no DM não controlado, há menor quimiotaxia de neutrófilos, problemas na fagocitose e na fun-

Tabela 9.1 Principais condições associadas a imunodeficiências secundárias

Causas	Exemplos
Alterações metabólicas	▪ Insuficiência renal/diálise ▪ *Diabetes mellitus* ▪ Insuficiência hepática/cirrose ▪ Alterações nutricionais/desnutrição
Fatores traumáticos	▪ Esplenectomia/asplenia/hiposplenia ▪ Queimaduras ▪ Cirurgias
Agentes infecciosos	▪ Infecções bacterianas ▪ Infecções virais ▪ Infecções parasitárias
Doenças mieloproliferativas	▪ Leucemias ▪ Linfomas ▪ Doença de Hodgkin ▪ Mieloma múltiplo ▪ Tumores sólidos
Doenças com perda proteica	▪ Síndrome nefrótica ▪ Enteropatia perdedora de proteína ▪ Linfangiectasia intestinal
Agentes terapêuticos	▪ Quimioterápicos citotóxicos ▪ Corticosteroides ▪ Agentes biológicos ▪ Ciclosporina ▪ Anticonvulsivantes ▪ Talidomida e dapsona
Exposição ambiental	▪ Radiação ▪ Agentes químicos tóxicos
Doenças genéticas	▪ Síndrome de Down ▪ Outras alterações genéticas
Outras condições	▪ Exercício físico/estresse ▪ Gravidez ▪ Envelhecimento ▪ Transfusão sanguínea alogênica

ção microbicida. Estudos com neutrófilos de pacientes diabéticos mostram que a função fagocítica melhora com o controle da hiperglicemia[1].

A exposição crônica à hiperglicemia leva à anergia de células T e resposta linfoproliferativa pobre diante da infecção[2]. Tanto a hipoglicemia como a hiperglicemia podem reduzir o *burst* oxidativo. Experimentos *in vitro* mostram que a glicose se liga de forma irreversível ao sítio de opsonização de C3, o que pode resultar em inibição da opsonização de microrganismos[1].

Em relação à imunidade humoral, a produção de anticorpos específicos para pneumococos e vírus *influenza* permanece adequada, mas com deficiência de subclasses de imunoglobulina G (IgG) em quase metade dos pacientes com DM tipo 1, quando de seu diagnóstico inicial[3].

Por fim, a microangiopatia que resulta em fornecimento insuficiente de sangue para os tecidos, associada à desnervação, também contribui para a suscetibilidade a infecções, sendo comuns feridas na pele, infecções fúngicas e bacterianas e doenças virais sistêmicas[1,4].

FATORES TRAUMÁTICOS

Asplenia

O baço tem importância na defesa do organismo de diversas formas: seus capilares filtram o sangue sequestrando eritrócitos senescentes e rígidos, bem como atuam na ingestão de bactérias circulantes por meio dos fagócitos mononucleares (particularmente organismos não opsonizados). Além disso, o baço é o maior órgão linfoide do corpo e contém quase metade dos linfócitos B produtores de imunoglobulinas do corpo[5].

A população asplênica é heterogênea e inclui pacientes com asplenia cirúrgica, funcional e congênita. Esplenectomia pode ser realizada em pacientes saudáveis pós-trauma ou em pacientes com doenças hematológicas ou imunológicas que necessitem de abordagem cirúrgica – esferocitose hereditária, púrpura trombocitopênica imunológica (PTI), hiperesplenismo ou doença falciforme. A asplenia funcional ocorre na anemia falciforme em torno do primeiro ano de vida, evoluindo para asplenia anatômica por autoinfarto após 6 a 8 anos de vida. Hipoesplenismo pode ocorrer em doença do enxerto contra hospedeiro (DECH) crônica pós-transplante de medula óssea, doença celíaca grave e infecções não tratadas pelo HIV. Já asplenia congênita é rara e, em geral, está associada a outras anomalias[6].

A mortalidade em pacientes com sepse pós-esplenectomia pode atingir até 50%, sendo causada mais comumente pelo *Streptococcus pneumoniae*, geralmente com aparecimento súbito e curso fulminante. O risco de sepse pós-esplenectomia varia de acordo com indicação da cirurgia, sendo baixo em indivíduos saudáveis pós-trauma, intermediário em pacientes com esferocitose hereditária ou PTI e alto em pacientes com betatalassemia, anemia falciforme ou hipertensão portal. Com relação à idade, o risco é maior em bebês com asplenia cirúrgica ou congênita, e crianças com menos de 5 anos tem maior risco no momento da esplenectomia que crianças mais velhas e adultos; com relação ao intervalo entre o episódio infeccioso e a cirurgia, o risco de morte é maior no primeiro ano pós-esplenectomia[6].

As causas de risco aumentado de infecção de corrente sanguínea entre pacientes esplênicos são a diminuição da depuração das bactérias, bem como a imunodeficiência humoral (redução de IgM para polissacárides, bem como a redução de células B de memória). O patógeno mais comum em pacientes esplenectomizados, bem como em pacientes com anemia falciforme, é o *Streptococcus pneumoniae*. Outro agente encapsulado, o *Haemophilus influenzae* tipo B, hoje é mais raro em razão da vacinação universal na faixa etária pediátrica. Apesar de *Neisseria meningitidis, Escherichia coli* e *Staphylococcus aureus* terem sido isolados em uma pequena proporção de pacientes asplênicos, ainda não foi estabelecido se a asplenia é verdadeiramente um fator de risco para tais infecções. Entre adultos com anemia falciforme, infecções de corrente sanguínea por bacilos Gram-negativos e *Staphylococcus aureus* (geralmente relacionados a uso de cateter vascular) são mais comuns que pelo pneumococo. A asplenia também foi identificada como fator de risco para infecção por outros patógenos Gram-negativos incomuns, como *Capnocytophaga canimorsus* (observada quase sempre após contato íntimo com cães) e *Bordetella holmesii* (associada a bacteremia, endocardite e doença respiratória, principalmente em indivíduos imunocomprometidos). A asplenia também pode afetar a evolução de infecções parasitárias como babesiose e malária[6].

Após a introdução da vacina conjugada para pneumococo 7-valente, as taxas de doença pneumocócica invasiva em pacientes com doença falciforme sofreram redução de 68% em crianças com menos de 10 anos e de 93% em crianças com menos de 5 anos, bem como uma redução de 65% em hospitalizações por doença pneumocócica invasiva em crianças de qualquer idade. O benefício específico em pacientes com asplenia cirúrgica ainda não foi estabelecido[6].

As principais estratégias para prevenção de sepse fatal em pacientes asplênicos envolvem educação, vacinação, antibioticoterapia profilática e introdução precoce de antibiótico nos episódios febris[6]. A vacinação deve incluir cobertura para: pneumococo (tanto vacina conjugada como polissacarídica), *Haemophilus influenzae* tipo B, meningococo e *influenza* (considerando o risco secundário de infecção bacteriana)[7]. Já a antibioticoterapia profilática é recomendada em grupos selecionados, particularmente crianças asplênicas com menos de 5 anos. Pode-se considerar seu uso durante os primeiros 1 a 2 anos após esplenectomia em crianças mais velhas ou adultos, bem como seu uso contínuo em pacientes que sobreviveram a um episódio de sepse pós-esplenectomia ou em pacientes altamente imunocomprometidos (p. ex., com hipogamaglobulinemia, infecção pelo HIV, transplantados, doença hepática avançada). No entanto, os estudos que avaliaram o uso de penicilina profilática foram realizados apenas em crianças com anemia falciforme, bem como antes da introdução da vacinação conjugada para pneumococo, levando à falta de dados que suportem seu uso em diversos casos[6,17].

Deve-se suspeitar de sepse pós-esplenectomia em qualquer paciente asplênico que se apresente com doença grave ou doença febril de qualquer gravidade. Nesses casos, a administração imediata de um antimicrobiano é indicada, pois a febre pode ser uma manifestação inicial de infecção fulminante e essa medida pode impedir o desenvolvimento de sepse clínica[6].

Trauma e Queimadura

A defesa do organismo diante do trauma é proporcional à extensão da lesão tecidual. O desencadeante dos efeitos imunológicos ocorre com a liberação de muitas citocinas inflamatórias, como interleucina 1 e fator de necrose tumoral (IL-1 e TNF) que ativam monócitos e macrófagos[4,7].

A queimadura tende a resultar em imunossupressão mais grave que o trauma mecânico, mesmo quando as lesões têm proporções semelhantes. A razão não é conhecida. A queimadura resulta em perda da barreira cutânea, o que auxilia a entrada de microrganismos ao interior do corpo. Infecções são a maior causa de morbidade e mortalidade em queimados[8].

O sistema imunológico responde aos traumas, produzindo rapidamente citocinas pró-inflamatórias e outros mediadores da inflamação aguda. Após essa primeira fase, segue-se uma resposta anti-inflamatória compensatória, que é de supressão da resposta induzida contra o trauma. Os traumas graves causam uma resposta imunológica adaptativa, caracterizada pelo aumento das respostas Th-2, com aumento de IL-4 e IL-10, precedidos por aumento nas respostas do tipo Th-1[9].

No Quadro 9.1 constam os defeitos imunes associados ao trauma.

Quadro 9.1 Defeitos imunes associados ao trauma
Linfopenia
Diminuição das células CD4
Diminuição da proliferação induzida por mitógenos
Diminuição da produção de citocinas
Aumento da produção de prostaglandina E2 (supressora de linfócitos e neutrófilos)
Fagocitose reduzida
Diminuição da expressão de MHC classe II e receptores de complemento
Diminuição da atividade das células *natural killer*
Redução da expressão das integrinas

AGENTES INFECCIOSOS

Diversos patógenos humanos desenvolveram meios sofisticados para sobreviver aos ataques do sistema imunológico de seus hospedeiros. Na maioria dos casos, tais mecanismos afetam seletivamente a resposta do hospedeiro ao invasor, geralmente não sendo imunossupressores. Exceção importante é a profunda imunossupressão resultante da infecção pelo vírus da imunodeficiência humana (HIV)[7].

HIV/Aids

O HIV é um retrovírus com tropismo para células humanas que expressam CD4+, incluindo células T e macrófagos. As células infectadas migram para os linfonodos, onde ocorrerá a replicação inicial e infecção das células T CD4+. O HIV leva à linfopenia de células T por meio de diversos mecanismos: apoptose induzida pelo HIV, efeito citopático viral, apoptose causada por ativação imune não específica e citotoxicidade a células infectadas pelo HIV. A doença é dividida em infecção aguda (1 a 6 semanas após a transmissão do vírus) e infecção crônica (que pode apresentar um período de latência clínica de até 10 anos)[2].

Na ausência de tratamento anti-HIV, a contagem de células T CD4+ diminui progressivamente até o ponto em que o hospedeiro geralmente sucumbe a infecções por organismos oportunistas. Quando a contagem de células T CD4+ atinge um número menor que 200 células/mL, o paciente pode apresentar qualquer uma das infecções que definem a síndrome de imunodeficiência adquirida (aids), como pneumonia por *Pneumocystis jirovecii*, histoplasmose, toxoplasmose, coccidioidomicose, candidíase esofágica e sarcoma de Kaposi[2]. A coinfecção com outros patógenos pode influenciar a velocidade de progressão do HIV: o HTLV pode reduzir a progressão do HIV; a coinfecção com tuberculose pode acelerar a imunodeficiência e aumentar os níveis de viremia; a contaminação com sífilis pode levar a um aumento na viremia e uma redução na contagem de CD4; infecções fúngicas são fatores de risco para a progressão do HIV; por outro lado, a desparasitação de pacientes infectados pelo HIV está associada a uma redução na viremia e a uma melhora da contagem de CD4[10].

Se o paciente não recebe nenhum tratamento antirretroviral, infecções repetidas e de difícil manejo podem levá-lo à morte. Atualmente existem quatro estratégias de tratamento que sabidamente prolongam a sobrevida desses pacientes: terapia antirretroviral, profilaxia para *P. jirovecii*, profilaxia para *Mycobaterium avium* e ser cuidado por um médico especialista em HIV[11]. O uso de protocolos de terapia com antirretroviral altamente ativo (HAART) tem sido efetivo em reduzir a viremia e restaurar a contagem de células T normais (bem como sua função), com drástica redução na mortalidade e no número de infecções; no entanto, eles não são capazes de erradicar o HIV e devem ser administrados continuamente por toda a vida[2].

Sarampo

Além do HIV, o sarampo é o único agente viral implicado em imunossupressão global significativa, levando a superinfecção grave, às vezes fatal. As alterações imunológicas induzidas pelo sarampo incluem linfopenia de células T com depleção de áreas T-dependentes de linfonodos e baço, anergia cutânea, diminuição de proliferação de células T *in vitro* com mitógenos ou aloantígenos e diminuição da produção de anticorpos. Esses efeitos são causados pela infecção direta das células T e das células dendríticas. As complicações infecciosas mais frequentes são pneumonia, gastroenterite, otite média, gengivoestomatite e laringotraqueobronquite. Os patógenos incluem agentes virais comuns (herpes simples, citomegalovírus, parainfluenza, adenovírus, coxsackie, vírus sincicial respiratório), bem como bactérias adquiridas na comunidade (*Staphylococcus aureus* e *Streptococcus pneumoniae*) e nosocomiais (*Klebsiella*, *Pseudomonas* e *Acinetobacter*); *Mycobacterium tuberculosis* e *Candida albicans* também foram encontrados[7].

Herpesvírus

Infecções pelos herpesvírus podem causar depressão transitória da imunidade celular, manifestada pela diminuição da proliferação *in vitro* com mitógenos e redução na produção de interferon-gama em resposta a mitógenos durante a fase aguda da doença. Tais fenômenos são mais pronunciados e duradouros com o citomegalovírus, mas superinfecção secundária é incomum[7].

Infecções Bacterianas

Em geral, infecções bacterianas não estão associadas à imunossupressão secundária. Uma exceção são as bactérias que produzem "superantígenos" (*Staphylococcus*, *Streptococcus*), os quais podem se ligar simultaneamente aos antígenos do complexo de histocompatibilidade maior (MHC) de classe II e às regiões de não ligação ao antígeno dos receptores de célula T, estimulando, dessa forma, um grande número das células T (até 20%), levando à produção de grande quantidade de citocinas inflamatórias, que resultam em uma síndrome que se assemelha ao choque séptico com falência de múltiplos órgãos (síndrome do choque tóxico estafilocócico ou estreptocócico). Essas bactérias também produzem outras moléculas semelhantes aos "superantígenos" com atividades biológicas distintas, interferindo na opsonofagocitose e em outras funções dos neutrófilos. Apesar de esses produtos serem importantes como fatores de virulência, seu papel em induzir qualquer imunossupressão não é claro[7].

Infecções por Micobactérias

As micobactérias desencadeiam infecções crônicas e se replicam no interior das células fagocíticas (monócitos e macrófagos). Diversos produtos secretados e de superfície das micobactérias inibem a capacidade das células infectadas de matar os invasores e também impedem a cooperação com outras células nas respostas imunes, o que pode levar a um aumento nas infecções secundárias[7].

Infestação por Parasitas

A imunossupressão secundária à infestação por protozoários tende a ser mais pronunciada que a provocada por outros micróbios (com exceção do HIV), o que pode levar à suscetibilidade a infecção por outros microorganismos, rejeição tardia de enxerto e maior taxa de diversas malignidades. Alguns dos possíveis mecanismos incluem alteração na função dos macrófagos, indução de células T supressoras e produção de fatores imunossupressores pelos próprios parasitas. No caso da malária, a imunidade mediada por células geralmente está suprimida e já foi demonstrada uma diminuição na capacidade de apresentação de antígenos e na atividade microbicida de macrófagos (que também ocorre nos casos de tripanossomíase e leishmaniose). Além disso, o *Plasmodium* inibe a habilidade das células T citotóxicas de manter sob controle as células B transformadas pelo vírus Epstein-Barr, que podem evoluir para linfomas. Rejeições tardias de enxerto e comprometimento da imunidade humoral também já foram descritas em infestações por helmintos, como a *Trichinella* e o *Schistossoma*[7].

DOENÇAS LINFOPROLIFERATIVAS

O uso de terapias biológicas é muito comum no tratamento de doenças linfoproliferativas como leucemias e mieloma múltiplo. Essas drogas podem inibir a sinalização da inflamação e da infecção por semanas ou meses após o início do tratamento e impedem a marcação de células-alvo específicas para a eliminação do patógeno por meio de citotoxicidade mediada por células dependentes de anticorpos[11].

DOENÇAS COM PERDA PROTEICA

Pacientes com doenças que cursam com perda proteica (via renal, intestinal, linfática ou cutânea) podem apresentar deficiência de anticorpos secundária à perda de imunoglobulinas. Essa hipogamaglobulinemia pode se apresentar com diminuição de IgG e IgA, às vezes com IgM próxima aos níveis normais. Tal perda acelerada de imunoglobulina pode ser documentada administrando-se uma dose elevada de gamaglobulina EV (1 a 2 g/kg), com dosagens séricas diárias de IgG e com a presença de meia-vida menor que 15 dias sugerindo perda proteica[7].

Síndrome Nefrótica

Pacientes com síndrome nefrótica podem desenvolver hipogamaglobulinemia por causa da perda proteica renal, bem como por causa de imunidade celular deprimida decorrente da perda de vitamina D e de outros fatores séricos. Outros fatores que podem contribuir para a imunodeficiência incluem o grau de insuficiência renal e o tratamento com imunossupressores. Muitos pacientes em uso de diálise peritoneal regular para doença renal crônica desenvolvem hipogamaglobulinemia.

As complicações infecciosas incluem infecções de trato respiratório recorrente, infecções de trato urinário, peritonite e sepse, particularmente por bactérias encapsuladas, como o *Streptococcus pneumoniae*. O tratamento deve ser direcionado à doença de base, apesar de haver evidências de que a reposição com imunoglobulina pode reduzir o risco de infecções[7].

Enteropatias Perdedoras de Proteína

As enteropatias perdedoras de proteína podem ser de origem inflamatória (doença de Crohn, colite ulcerativa, doença celíaca), de origem infecciosa ou secundária à linfangiectasia intestinal. A perda proteica em doenças inflamatórias e em algumas infecções entéricas ocorre por meio da lesão da mucosa, manifestando-se mais comumente como hipoalbuminemia, mas podendo ocorrer deficiência de IgG. Tal perda pode ser comprovada por meio da dosagem de alfa-1-antitripsina nas fezes. Nessas situações, é provável que a perda entérica de proteínas diminua com o tratamento da doença de base, havendo pouca evidência que suporte o uso rotineiro de reposição de imunoglobulinas; quando indicada, a farmacocinética de reposição subcutânea semanal provavelmente fornecerá uma reposição de anticorpos mais efetiva[7,9].

Linfangiectasia intestinal é uma dilatação anormal dos canais linfáticos da mucosa e submucosa intestinal, que leva à perda de linfa para o lúmen intestinal, resultando em edema, hipogamaglobulinemia e linfopenia. Tal distúrbio pode ser primário/congênito (mais raro, podendo estar associado a diversas síndromes como a da unha amarela, neurofibromatose tipo I, Turner, Noonan, Klippel-Trenaunay e Hennekam) ou secundário a processos que obstruam a drenagem da linfa intestinal ou que aumentem a pressão venosa central (podendo surgir em pacientes com doença cardíaca congênita, em especial após a cirurgia de Fontan). Alguns pacientes têm uma taxa de infecções aumentada, incluindo infecções oportunistas, principalmente nos casos com diminuição de IgG e linfócitos T CD4+. O manejo clínico inclui exclusão dietética de ácidos graxos de cadeia longa (há evidências de que tal restrição previne o ingurgitamento dos vasos linfáticos, podendo limitar a perda para o trato gastrointestinal), ressecção cirúrgica (em casos com doença limitada). Apesar de pouca evidência respaldando seu uso, há a possibilidade de antibioticoprofilaxia e reposição de imunoglobulina em pacientes com infecções significativas; no entanto, por causa da perda intestinal contínua, esses pacientes podem necessitar de doses elevadas de imunoglobulina[9].

Doenças Associadas a Circulação Linfática Deficiente

Além da linfangiectasia intestinal, outras doenças associadas a circulação linfática deficiente incluem quilotórax e possivelmente síndrome de Proteus. O quilotórax é definido como a presença de quilo (composto por linfa, gordura e vitaminas lipossolúveis) na cavidade pleural, mais comumente causado por dano ao duto torácico secundário a trauma ou cirurgia, menos frequentemente causado por condições que impedem o fluxo linfático, como obstrução maligna de duto torácico, linfadenopatia mediastinal e trombose de veia cava superior. As sequelas imunológicas incluem perda de imunoglobulinas e células T, com risco aumentado para infecções bacterianas e oportunistas. O tratamento pode ser conservador ou cirúrgico e é baseado em limitar o vazamento do quilo.

Já na síndrome de Proteus, há relatos de hipogamaglobulinemia, com baixos níveis de IgG e IgA, mas com resposta de anticorpo específica normal para as vacinas pneumocócica polissacarídea e *Haemophilus influenzae* tipo B conjugado. Os mecanismos postulados incluem sequestro de imunoglobulinas e linfócitos nas áreas de linfedema, linfangiectasia intestinal e hipercatabolismo de IgG[9].

AGENTES TERAPÊUTICOS

A imunodeficiência secundária ao uso de agentes terapêuticos é uma situação cada vez mais frequente. Sabe-se que o uso de drogas imunossupressoras pode aumentar a incidência de infecções, doenças autoimunes e malignidade. As principais medicações com efeitos imunossupressores usadas em pediatria serão abordadas a seguir.

Corticosteroides

Os corticosteroides (CE) apresentam efeito inibitório significativo em diversas reações imunes mediadas por linfócitos T e B, além de terem um potente efeito supressor nas atividades dos fagócitos[12]. É uma droga muito usada na pediatria. A droga se difunde passivamente através da membrana celular e ocupa os receptores específicos para os glicocorticosteroides, podendo interagir diretamente na transcrição de sequências de DNA e de outros fatores nucleares. Na prática, os CE inibem a secreção de citocinas inflamatórias, fator de necrose tumoral e fatores estimuladores de colônias de granulócitos-monócitos (GM-CSF). A droga tem ação significativa na inibição da função celular de leucócitos e células endoteliais, resultando na deficiência da adesão de leucócitos e na diapedese em caso de infecção.

O mecanismo de imunossupressão relacionado ao CE é dose-dependente. Doses menores que 2 mg/kg/dia de prednisona em crianças e inferiores a 40 mg/dia em adultos são consideradas baixas. Quanto mais alta a dose de CE sistêmico, maior o risco de infecção. O uso contínuo da medicação em até 10 a 14 dias não leva a inibição do eixo hipotálamo-hipófise-adrenal, podendo ser retirado de forma abrupta e sem risco de insuficiência adrenal[12].

A administração de CE resulta em:

- Bloqueio na migração neutrofílica para os locais de infecção e inibição da apoptose dos neutrófilos, associados a um aumento na liberação de neutrófilos pela medula óssea em resposta à infecção, resultando em aumento do número de neutrófilos circulantes.
- Indução da apoptose de eosinófilos.
- Redução no acúmulo de monócitos e macrófagos nos tecidos infectados.
- Redução rápida no número de linfócitos T circulantes e mais intensa para os linfócitos B.

O uso crônico de CE pode fazer com que os pacientes não manifestem sinais e sintomas clássicos de infecção em razão da inibição da liberação de citocinas e da redução da resposta inflamatória febril, prejudicando o diagnóstico precoce das doenças[9].

Ciclosporina

A ciclosporina é um produto fúngico que age inibindo a ação dos linfócitos T, das células apresentadoras de antígenos e a secreção de citocinas pelos linfócitos B. As principais infecções relacionadas ao uso crônico de ciclosporina são infecções virais, principalmente o citomegalovírus, os quadros de pneumonias bacterianas e a sepse[9,13].

Tacrolimo

É um antibiótico macrolídeo que inibe a ação da calcineurina e atua inibindo a célula T *helper*, embora existam relatos de inibição também nas células T supressoras e células T citotóxicas. Em comparação à ciclosporina, há maior risco de sepse de origem fúngica e também de reativação do vírus latente. Suas apresentações tópicas podem ser utilizadas em pacientes com dermatite atópica acima dos 2 anos e conjuntivites graves, não devendo ser usadas em locais com possíveis infecções bacterianas, fúngicas ou virais[13].

Metotrexato

O mecanismo de ação do metotrexato é a inibição da síntese de nucleotídeos, que prejudica a divisão celular[14]. É um imunomodulador e não é considerado uma droga com ação imunossupressora significativa. Doses muito elevadas (maiores que 20 mg/m^2) podem suprimir a medula óssea, reduzindo a maioria das linhagens celulares. A terapia de metotrexato em baixa dose (menor que 20 mg/m^2) tem relação com a queda da produção de anticorpos, com poucas complicações clínicas.

Anticonvulsivantes

O uso crônico de anticonvulsivantes está associado a hipogamaglobulinemia de uma classe de imunoglobulina isolada ou associada às demais. Os principais envolvidos são: fenitoína, carbamazepina, ácido valproico, oxcarbazepina, clorpromazina e lamotrigina. Para alguns pacientes pode ser necessário troca da medicação de primeira escolha caso os níveis de imunoglobulinas permaneçam muito baixos.

Rituximabe

O rituximabe é um anticorpo monoclonal quimérico da imunoglobulina G específico para CD20. Sua principal utilização é no tratamento de doenças malignas de células B e em alguns distúrbios autoimunes. Como consequência, o rituximabe esgota as células B do sangue periférico e a normalização dos níveis séricos após retirada da medicação requer geralmente de 6 a 9 meses ou mais. Vários estudos têm mostrado que esse medicamento não interfere significativamente nos níveis de anticorpos já existentes. No entanto, o rituximabe pode causar hipogamaglobulinemia, especialmente se for administrado em ciclos múltiplos[9,14].

Micofenolato Mofetil

Esta droga tem amplo efeito em todo o sistema imunológico, principalmente na ação e na proliferação das células B, mesmo em doses baixas, gerando hipogamaglobulinemia. É bastante usada no tratamento do lúpus eritematoso sistêmico[9].

EXPOSIÇÃO AMBIENTAL

Radiação Ionizante

A radiação ionizante (raios X e gama) danifica o DNA celular, acarretando quebras e alterações cromossômicas que, por sua vez, geram redução nas divisões celulares e mutações somáticas. As alterações nas divisões celulares diminuem as funções imunológicas, como o que ocorre após o uso de agentes supressores quimioterápicos. As radiações podem induzir apoptose (morte celular programada) em subpopulações de linfócitos sensíveis. Por outro lado, as alterações somáticas reduzem as funções das proteínas celulares que regulam a divisão celular e podem levar ao crescimento de células tumorais[7].

A radiação pode induzir rapidamente, em questão de horas após o contato, a diminuição de linfócitos no sangue periférico. Os linfócitos B são mais sensíveis à radiação que os linfócitos T. A migração das células de defesa para os sítios de infecção também ficam prejudicados. Em geral, o número de células T é recuperado com mais facilidade se comparado ao linfócito B após a exposição à radiação.

Altas doses de radiação em todo o corpo, além de suprimir linfócitos e a ação da medula óssea, também gera danos nas barreiras de defesa, como pele e sistema gastrointestinal, e podem gerar infecções por patógenos comuns ou até mesmo pela flora normal do organismo. Os efeitos da radiação podem durar anos[7].

Radiação Ultravioleta (UVB)

As radiações ultravioleta (UVB) recebidas pela exposição solar são determinantes conhecidas para câncer de pele, pois as radiações causam mutagênese e alteração no ciclo celular de células epiteliais. A exposição crônica dos raios UVB reduz a função das células de defesa como linfócitos, mastócitos e células dendríticas[7].

Imunotoxicidade

A imunotoxicidade vem sendo estudada em muitos modelos experimentais e ensaios laboratoriais e encontra-se dividida em quatro categorias, associadas aos diferentes efeitos adversos em seres humanos: imunossupressão, imunoestimulação, hipersensibilidade e autoimunidade. Inúmeros agentes químicos estão associados a imunossupressão, tanto por ação mielotóxica quanto por alterações na função de linfócitos T *in vivo* com atrofia tímica, redução nos linfócitos circulantes ou *in vitro* com redução das respostas aos mitógenos, antígenos e citotoxicidade. Entre eles, destacam-se os pesticidas (organoclorados e organofosforados), os metais pesados (arsênico, cádmio, cobre, ouro, ferro, zinco), os poluentes (ozônio, dióxido de enxofre ou de nitrogênio) e o etanol[7,15,16].

OUTRAS CONDIÇÕES

Estresse

O estresse tem sido associado com aumento das taxas de infecção do trato respiratório, reativação de infecções do herpesvírus e aumento da incidência de câncer[3]. Estudos laboratoriais demonstraram que indivíduos estressados têm resposta dos linfócitos e células *natural killer* diminuídas. É improvável que o estresse emocional sozinho seja causa do aumento da incidência ou da gravidade de infecções. É um quadro multifatorial e uma questão de saúde pública[7].

Idosos

Alguns indivíduos idosos apresentam um número maior de infecções causadas por vírus e bactérias que aparecem quando diminuem as defesas imunes, em especial as defesas celulares. Essa insuficiência relativa de imunidade tem sido associada ao desenvolvimento de células T oligoclonais e a insuficiência do timo em produzir novas células T *naïve*, o que limita a resposta a novos antígenos[7].

A frequente quebra de barreiras da pele e das mucosas, bem como a cicatrização lenta, podem ser causadas por alterações metabólicas e endocrinológicas associadas ao envelhecimento e auxilia, assim, na penetração de agentes infecciosos.

Recém-nascidos

Os recém-nascidos têm suscetibilidade aumentada para infecções oportunistas e sepse em comparação com crianças mais velhas. No início da vida, há menos linfócitos B nos tecidos linfoides e diminuição na expressão de CD21 nas células B, limitando-se, assim, a capacidade das células B de desenvolver respostas específicas[2]. Ocorre, ainda, uma relativa falta de maturidade de órgãos linfoides secundários, que facilita processos infecciosos. Os prematuros são mais vulneráveis a infecções por causa da ausência de transferência de IgG materna antes de 32 semanas de idade gestacional[2].

Gestantes

As mulheres grávidas têm maior incidência de inúmeras doenças infecciosas dependentes de imunidade celular, como hepatites A e B, gripe, infecções por

Chlamydia e *Listeria*. A imunidade celular está deprimida durante a gravidez para reduzir a probabilidade de rejeição ao feto, que contém estímulos antigênicos potentes derivados do pai. A progesterona pode ser um importante fator imunossupressor na gravidez[7].

CONCLUSÕES

As imunodeficiências secundárias são um capítulo amplo e heterogêneo, mas de suma importância ao pediatra. Ele ilustra como uma série de doenças e eventos pode comprometer a resposta imunológica e aumentar o risco para o desenvolvimento de complicações que podem ser graves e fatais.

REFERÊNCIAS BIBLIOGRÁFICAS

1. Marie S. Diseases and drug-related interventions affecting host defence. Eur J Clin Microbiol Infect Dis. 1993;12(Suppl 1):S36-41.
2. Chinen J, Shearer WT. Secondary immunodeficiencies, including HIV infection. J Allergy Clin Immunol. 2010;125(2 Suppl 2):S195-203.
3. Joshi N, Mahajan M. Infection and diabetes. In: Pickup JC, Williams G. Textbook of diabetes. 3th ed. Oxford: Blackwell Science; 2003.
4. Bonilla FA. Secondary immunodeficiency due to underlying diseases states, environmental exposures, and miscellaneous causes. UpToDate. 2016.
5. Pasternack MS. Clinical features and management of sepsis in the asplenic patient. UpToDate. 2016.
6. Rubin LG, Schaffner W. Care of the asplenic patient. N Eng J Med. 2014;371(4):349-56.
7. Bonilla FA. Secondary immunodeficiency due to underlying diseases states, environmental exposures, and miscellaneous causes. UpToDate. 2016.
8. Gauglitz GG, Shahrokhi S. Burn wound infection and sepsis. UpToDate. 2016.
9. Dhalla F, Misbah SA. Secondary antibody deficiencies. Curr Opin Allergy Clin Immunol. 2015;15(6):505-13.
10. Bartlett JG. Factors affecting HIV progression. UpToDate. 2016.
11. Friman V, Winqvist O, Blimark C, Langerbeins P, Chapel H, Dhalla F. Secondary immunodeficiency in lymphoproliferative malignancies. Hematol Oncol. 2016;34(3):121-32.
12. Chatham WW. Glucocorticoid effects on immune system. UpToDate. 2016.
13. Magge CC. Pharmacology and side effects of cyclosporine and tacrolimus. UpToDate. 2016.
14. Ballow M, Fleisher TA. Secondary immunodeficiency induced by biologic therapies. UpToDate. 2016.
15. Descotes J. Importance of immunotoxicity in safety assessment: a medical toxicologist's perspective. Toxicol Lett. 2004;149(1-3):103-8.
16. Kimber I, Dearman RJ. Immune responses: adverse versus non-adverse effects. Toxicol Pathol. 2002;30(1):54-8.
17. Pasternack MS. Prevention of sepsis in the asplenic patient. UpToDate. 2006. (Acesso em 7 de setembro de 2017.)

Seção IV

Principais doenças alérgicas

10 Asma

Antonio Carlos Pastorino
Rejane Rimazza Dalberto Casagrande

Após ler este capítulo, você estará apto a:

1. Reconhecer a importância epidemiológica da asma como doença inflamatória crônica na infância.
2. Estabelecer o diagnóstico da asma, com base na história, no exame físico e em aspectos funcionais.
3. Descrever o estado alérgico do portador de asma.
4. Estabelecer o estado de controle da asma e os possíveis riscos futuros.
5. Escolher a melhor terapêutica para a asma com o uso isolado ou associado de medicações.
6. Determinar o controle da asma após o início da terapêutica de manutenção e estabelecer mudanças nas etapas de tratamento.
7. Estabelecer a importância do controle ambiental e da educação ao paciente com asma.

INTRODUÇÃO

A asma permanece como uma das doenças inflamatórias crônicas mais frequentes e cuja prevalência apresentou aumento acentuado nos últimos anos em todo o mundo, especialmente na faixa etária pediátrica.

O conhecimento da prevalência de asma no mundo teve um grande impulso com o questionário padronizado do *International Study of Asthma and Allergies in Childhood* (ISAAC), realizado em 105 países e em mais de 300 centros, sendo considerada a doença crônica mais prevalente na criança[1]. A prevalência de sintomas de asma tem variado entre 0 e 30% em várias regiões do mundo[1], com as mais altas prevalências encontradas na Austrália, na Nova Zelândia e na Inglaterra[2].

Nos Estados Unidos, os últimos dados de prevalência de asma de 2014 estimam que 24 milhões de pessoas sejam afetadas, sendo 6,2 milhões crianças e adolescentes menores de 18 anos, afetando cerca de 7,7% dos adultos e 8,6% dos menores de 18 anos com asma ativa nos Estados Unidos[3]. Os dados de hospitalizações nos Estados Unidos em 2010 mostraram que 18,3% das internações por asma foram de menores de 18 anos, com uma taxa de óbitos nessa faixa etária em 2014 de 2,5/milhão[3].

Os dados obtidos pelo Sistema de Informações Hospitalares do Sistema Único de Saúde (DATASUS) apontam que 9,4% de todas as internações por causas respiratórias são decorrentes da asma. Por outro lado, ocorreu uma queda de 41,6% no número de internações por ano decorrentes de asma no Brasil na última década, entre 2006 (272.712 casos) e 2015 (113.648 casos), com cerca de 65% das internações em menores de 19 anos e 22,4% entre 5 e 15 anos de idade. Quanto às taxas de mortalidade por asma, os dados apontam que houve uma redução na última década entre 0,27% em 2003 e 0,17% em 2014, somando-se todas as faixas etárias[4].

No Brasil, dados sobre prevalência da asma, por meio do estudo ISAAC, entre escolares de 6 e 7 anos e de 13 e 14 anos mostraram grandes variações regionais, mas com porcentagens que atingem valores comparáveis aos de países de alta prevalência[5]. Na fase III desse mesmo estudo, no Brasil, desenvolvida entre 2002 e 2003, pesquisadores brasileiros encontraram prevalências médias de asma de 24,3% entre escolares de 6 e 7 anos e de 19% entre adolescentes de 13 e 14 anos[5].

DEFINIÇÃO

A asma é uma doença heterogênea, geralmente caracterizada por inflamação crônica das vias aéreas. É definida por história de sintomas respiratórios, como chiado, falta de ar, aperto no peito e tosse, que variam de intensidade e ao longo do tempo, com limitação variável do fluxo expiratório. Os sintomas podem ser desencadeados ou agravados por fatores como infecções virais, exposição a alérgenos e/ou à fumaça de cigarro, exercício e estresse[6-8].

Os consensos atuais sobre esse assunto têm evidenciado que o processo inflamatório é fundamental na fisiopatologia da asma, mas que pode ser variável e com diferenças fenotípicas que podem influenciar as respostas terapêuticas. Outro aspecto relevante é a interação entre a herança genética do indivíduo e o ambiente onde vive para o desenvolvimento da asma. Apesar de todos os esforços e melhorias no tratamento anti-inflamatório da asma, a progressão do processo inflamatório e suas consequências, especialmente o remodelamento das vias aéreas, não parece ser totalmente passível de prevenção[6-8].

DIAGNÓSTICO

História Clínica

O diagnóstico de asma deve se basear na história de sintomas característicos como falta de ar, chiado e sensação de aperto no peito, e na evidência de limitação do fluxo aéreo detectada por meio do teste de reversibilidade com broncodilatador (espirometria) ou outros testes[6,8].

O aparecimento desses sintomas respiratórios pode apresentar uma variabilidade temporal dependente da idade, da gravidade e do tratamento em uso. A história de atopia familiar ou pessoal, como dermatite atópica e rinite alérgica, auxilia no diagnóstico de asma[6,8].

No ambulatório de asma e/ou rinite do Instituto da Criança do Hospital das Clínicas da Faculdade de Medicina da Universidade de São Paulo (HCFMUSP), as associações de doenças alérgicas foram frequentes, estando a rinite alérgica presente em 95,6% (287/300), a dermatite atópica em 27% (81/300), a conjuntivite alérgica em 18,3% (55/300) e a alergia alimentar em 6% (18/300) dos pacientes com asma. Em relação aos antecedentes familiares de atopia (pais ou irmãos), foram referidos em 77,8% (200/257) dos pacientes, sendo a prevalência de pai e/ou mãe com asma de 35,4% (91/257) e entre irmãos, 29,5% (76/257), o que demonstra a importância da história familiar e pessoal para o diagnóstico de asma[9].

A iniciativa GINA (*Global Initiative for Asthma*) de 2015[6] aponta as seguintes características com maior probabilidade de o paciente ter asma:

- Quando houver mais de um tipo de sintoma (chiado, falta de ar, tosse e aperto no peito).
- Os sintomas em geral pioram à noite ou ao despertar.
- Os sintomas variam em intensidade e ao longo do tempo.
- Os sintomas são desencadeados por infecções virais, exercício, exposição a alérgenos, mudanças climáticas, riso, irritantes como gases de escapamento de veículos, fumaça ou odores fortes.

Da mesma forma, existe uma menor probabilidade de que os sintomas sejam de asma se o paciente apresentar:

- Tosse isolada sem outros sintomas respiratórios.
- Produção crônica de escarro.
- Falta de ar associada a tontura, sensação de desmaio ou formigamento periférico.
- Dor no peito.
- Dispneia induzida por exercício com inspiração ruidosa (estridor).

O diagnóstico de asma em crianças com menos de 5 anos, especialmente nos com menos de 2-3 anos, reveste-se de grande dificuldade, pois nessa faixa etária existe um grande número de infecções respiratórias virais que podem cursar com sibilância. Nessa faixa etária o diagnóstico é estritamente clínico, pela dificuldade de realização de exames que comprovem a obstrução brônquica[8].

O índice preditivo para asma (IPA) é uma ferramenta auxiliar para o diagnóstico nessa faixa etária. Segundo esse índice, histórico de asma ou rinite nos pais e diagnóstico médico pessoal de eczema atópico são considerados critérios maiores. Eosinofilia periférica, sibilância fora de resfriados e diagnóstico médico de rinite alérgica são critérios menores. Crianças com ao menos três episódios de sibilância por ano nos três primeiros anos de vida e um critério maior ou dois critérios menores apresentam 77% de chance de asma ativa dos 6 aos 13 anos de idade[10]. Em estudo subsequente, Guilbert et al. acrescentaram ao IPA os resultados das dosagens de imunoglobulina E (IgE) específica para aeroalérgenos como critério maior e de alimentos (leite e ovo) como critérios menores e retiraram a rinite alérgica dos critérios menores[11].

Exame Físico

Assim como os sintomas clínicos, o exame físico também pode apresentar as mais variadas formas, inclusive ser absolutamente normal fora de crise. O sibilo é o achado mais comum na ausculta pulmonar, podendo ser audível durante a crise ou em uma expiração forçada e ser inaudível durante uma crise grave[6-8]. Os sibilos também podem ser observados em outras situações, como infecções respiratórias, doença pulmonar obstrutiva crônica (DPOC), discinesia das vias aéreas superiores, obstrução endobrônquica e aspiração de corpo estranho, sendo esses diagnósticos diferenciais da asma em várias faixas etárias[6,8].

A crise de asma é o período em que o paciente apresenta mais sintomas clínicos, como dispneia, falta de ar e chiado. Além do estreitamento das vias aéreas, há um aumento na produção de secreção de muco local, que acarreta uma hiperinsuflação pulmonar na tentativa de mantê-las abertas. Ao mesmo tempo, o paciente faz uso da musculatura acessória torácica, que se expressa por retração de fúrcula e retrações intercostais, entre outras atitudes que podem ser visíveis ao exame físico. Nas crises muito graves, o desconforto respiratório torna-se evidente e, muitas vezes, está associado a cianose, dificuldade para falar e taquicardia[6-8].

Medidas da Função Pulmonar

A espirometria e o pico de fluxo expiratório (PFE) são importantes ferramentas utilizadas para diagnóstico e monitorização do controle da asma[6-8].

Muitos pacientes portadores de asma não reconhecem a presença e a gravidade de sua doença, de modo que os profissionais de saúde devem estar atentos para seu reconhecimento. A maneira mais adequada de diagnosticar a limitação do fluxo respiratório e sua reversibilidade com o uso de broncodilatadores é a realização das medidas de função pulmonar por meio da espirometria. A medida do PFE também pode ser usada para avaliar a presença da obstrução e sua evolução na eficácia do tratamento. A hiper-responsividade pulmonar pode ser identificada indiretamente pelas medidas de função pulmonar, especialmente quando são utilizados os testes de provocação com metacolina ou histamina[6-8].

Espirometria

A espirometria é o principal exame de medida da função pulmonar, mas, para realizá-la, devem ser seguidas as recomendações e padronizações existentes. É um exame reprodutível, apesar de depender do esforço e da colaboração do paciente; por esse motivo, geralmente são realizadas pelo menos três curvas, sendo considerada como resultado final a melhor delas. As curvas de padronização utilizam valores segundo a idade, o sexo e a altura do paciente. Crianças pré-escolares apresentam dificuldade na realização desse exame por falta de coordenação, sendo geralmente indicado para crianças com mais de 6 anos de idade.

O diagnóstico da presença de limitação do fluxo de ar por meio da espirometria pode ser confirmado quando ocorrer uma redução do volume forçado de primeiro segundo (VEF1) associado à redução na relação VEF1/capacidade vital forçada (CVF) e uma resposta positiva ao broncodilatador de 12% ou pelo menos 200 mL[6,8].

A proporção VEF1/CVF considerada normal é de > 0,75 a 0,80 em adultos saudáveis e de 0,90 em crianças[6].

Se a confirmação da obstrução ao fluxo expiratório for difícil de ser conseguida e outros diagnósticos diferenciais forem improváveis ou descartados, pode ser iniciado tratamento empírico com corticosteroide inalado e broncodilatador de curta duração, quando necessário, por três meses, sendo a boa resposta terapêutica um bom indício para o diagnóstico de asma[6].

Pico do fluxo expiratório

A monitorização da asma com medidas de PFE tem se tornado cada vez mais útil, pois são usados dispositivos portáteis, relativamente baratos, permitindo que o próprio paciente controle sua asma.

O diagnóstico da obstrução ao fluxo expiratório pode ser conseguido pela variabilidade na medida do PFE entre a manhã e a noite (média de três medidas em cada momento) durante pelo menos uma semana, sendo este confirmado se a variabilidade for maior ou igual a 20%[6,8].

É importante notar que as medidas de PFE nem sempre se correlacionam com as medidas de função pulmonar na asma, sendo necessária a realização de outras medidas para avaliar sua gravidade. O ideal é conhecer a melhor medida de PFE do paciente, que deve ser orientado a perceber precocemente a deterioração de seus sintomas.

Testes de Broncoprovocação

Nos casos em que os pacientes apresentam sintomas consistentes de asma, mas com função pulmonar normal e ausência de reversibilidade com o uso de broncodilatadores, o diagnóstico de asma ainda pode ser feito pela medida da hiper-responsividade das vias aéreas, utilizando-se testes de provocação brônquica com metacolina, histamina ou exercícios físicos. Essas medidas são sensíveis para o diagnóstico de asma, mas têm baixa especificidade, ou seja, testes negativos são úteis para excluir o diagnóstico de asma, mas um teste positivo não significa necessariamente que o paciente tenha a doença. Pacientes com rinite alérgica, fibrose cística, bronquiectasias e doenças pulmonares obstrutivas crônicas podem apresentar hiper-responsividade pulmonar[6,8].

Medidas da Inflamação das Vias Aéreas

A avaliação da inflamação das vias aéreas pode ser realizada examinando-se a presença de eosinófilos no escarro induzido. A fração exalada de óxido nítrico (FeNO) tem sido cada vez mais utilizada em pesquisas clínicas, mas ainda há necessidade de mais estudos em adultos e crianças para que possam ser recomendados na rotina de avaliação do tratamento da asma. A FeNO pode estar aumentada também na rinite alérgica, na bronquite eosinofílica e nas infecções respiratórias virais e reduzida em fumantes[6]. Valores da FeNO maiores que 50 ppb estão associados a uma boa resposta aos corticosteroides inalados.

Medidas do Estado Alérgico

Pode-se suspeitar do diagnóstico de alergia desde a anamnese, pela presença de antecedentes familiares e pessoais de alergia, e confirmado com a determinação da IgE-específica tanto por provas *in vivo* (testes cutâneos de sensibilidade imediata – *prick test*) como *in vitro* (dosagem sérica de IgE). A dosagem apenas da IgE sérica total tem pouco valor na determinação do estado atópico do paciente.

O teste cutâneo é a principal ferramenta para avaliar o estado alérgico. Ele é rápido, relativamente barato e pode ser realizado ambulatorialmente. Deve ser feito por um profissional treinado, pois, além de apresentar riscos de reações adversas graves, pode induzir resultados falso-negativos ou positivos se não for adequadamente realizado ou se for realizado com extratos não padronizados.

A medida da IgE sérica específica é um teste mais oneroso e pode ser realizado em pacientes impossibilitados de fazer os testes cutâneos ou como complementação destes.

Os alérgenos mais importantes no Brasil são os inalantes, destacando-se os ácaros das espécies *Dermatophagoides pteronyssinus* e *Blomia tropicalis*, além de baratas, epitélios de animais (cão e gato) e, em algumas regiões mais ao sul, os polens[12].

No ambulatório especializado de asma e/ou rinite do Instituto da Criança do HC-FMUSP, foi analisada a IgE sérica em 266 pacientes, com 84,2% (224/266) apresentando valores aumentados (acima de 200 UI/mL), estando 45,1% dos pacientes com valores acima de 1.000 UI/mL. Com relação ao teste cutâneo de hipersensibilidade imediata (*prick test*), os alérgenos que apresentaram maior positividade foram: *Dermatophagoides pteronyssinus* (Dpt), com 71,8% (161 casos em 224 realizados), *Dermatophagoides farinae* (Df), com 67,9% (150 de 221), *Blomia tropicalis* (Bt), com 64,9% (146 de 225) e, com menos de 20% de positividade aos demais alérgenos do ambiente domiciliar, incluindo baratas, epitélios de cão e gato, e fungos. Isso reitera a importância da doença alérgica nos pacientes com asma e mostra que cada serviço deve conhecer seus alérgenos prevalentes para promover possíveis métodos de controle ambiental e, se necessário, imunoterapia apropriada[9].

AVALIAÇÃO DO CONTROLE DA ASMA E RISCO FUTURO PARA EXACERBAÇÕES

A iniciativa GINA promoveu uma grande revisão de seu conteúdo em 2014, com enfoque maior na redução do risco futuro e no controle dos sintomas na tentativa de individualizar ao máximo o tratamento. Além disso, apresenta uma seção específica para crianças de 5 anos ou menos, atualizando a GINA *under* 5 de 2009. Em 2015, a GINA incluiu novos estudos da literatura com o mesmo objetivo de 2014, ou seja, promover um tratamento personalizado. A asma vem sendo classificada com base em sua etiologia, na gravidade ou no padrão de limitação do fluxo aéreo. Nos consensos atuais, o foco maior está no estado de controle, considerando-se os sintomas, as doses de uso de broncodilatador de curta duração e, nos pacientes que conseguem realizar a prova de função pulmonar, no comprometimento dessa função. A divisão da asma nas categorias intermitente, persistente leve, moderada e grave pode ser útil apenas quando o paciente ainda não recebeu nenhum tratamento de controle. Assim, a classificação pela gravidade vem sendo pouco utilizada na GINA a partir de 2012, pela variabilidade dessa classificação ao longo do tratamento.

Na avaliação do controle dos sintomas e do risco futuro para evolução desfavorável, a GINA apresenta vários pontos a serem questionados, tanto em crianças com menos de 5 anos quanto com mais de 6 anos, adolescentes e adultos, que estão resumidos nas Tabelas 10.1 a 10.4.

Tabela 10.1 Avaliação do controle dos sintomas pela GINA em crianças de 5 anos ou menos

Controle dos sintomas	Classificação		
Achados nas últimas 4 semanas	Controlada	Parcialmente controlada	Não controlada
Sintomas + 1 min > 1 x/semana ☐ SIM ☐ NÃO Qualquer limitação das atividades por asma? (brincar, correr, jogar) ☐ SIM ☐ NÃO Algum despertar noturno ou tosse? ☐ SIM ☐ NÃO Tratamento de alívio > 1 x/semana ☐ SIM ☐ NÃO	Nenhum	1-2 achados	3-4 achados

Tabela 10.2 Avaliação do risco futuro pela GINA em crianças de 5 anos ou menos

Risco futuro	Classificação
Fatores de risco para crises nos próximos meses	Risco para crises
Sintomas não controlados ▪ 1 ou + crises graves nos últimos anos ▪ Época do ano – crises no verão/inverno ▪ Uso inadequado de corticosteroides inalatórios (dose, técnica, não uso) ▪ Problemas psicológicos e sociais da família e da criança ▪ Exposição a fumo e alérgenos + infecções virais ▪ História de bronquiolite ▪ Crises graves com hospitalização ▪ Uso frequente de corticosteroide oral ou altas doses de corticosteroide inalatório ▪ Não proteção de olhos, pele ou boca com corticosteroide inalatório	1 ou + achados Mesmo com sintomas bem controlados

Tabela 10.3 Avaliação do controle dos sintomas pela GINA em crianças com mais de 6 anos, adolescentes e adultos

Controle dos sintomas	Classificação		
Achados nas últimas 4 semanas	Controlada	Parcialmente controlada	Não controlada
Sintomas diários > 2 x/semana ☐ SIM ☐ NÃO Qualquer limitação das atividades ☐ SIM ☐ NÃO Sintomas/despertares noturnos ☐ SIM ☐ NÃO Tratamento de alívio > 2 x/semana ☐ SIM ☐ NÃO	Nenhum	1-2 achados	3-4 achados

Tabela 10.4 Avaliação do risco futuro pela GINA em crianças com mais de 6 anos, adolescentes e adultos

Risco futuro para evolução desfavorável	Classificação
Avaliar VEF1 após 3-6 meses do início do tratamento (melhor VEF1) e periodicamente	Risco para crises
Fatores de risco para crises ▪ Sintomas não controlados ▪ Uso de SABA > 200 doses (1 tubo)/mês ▪ Uso inadequado de corticosteroide inalatório (dose, técnica, não uso) ▪ VEF1 < 60% predito ▪ Problemas psicológicos e sociais ▪ Exposição a fumo e alérgenos ▪ Comorbidades: obesidade, rinossinusite, AA ▪ Gravidez ▪ Eosinófilos no escarro ou sangue	1 ou mais achados Mesmo com sintomas bem controlados
Fatores de risco maiores para crises ▪ Intubação ou UTI alguma vez por asma ▪ Crises graves – 1 ou mais vezes no último ano	

AA: alergia alimentar; SABA: *short-acting beta 2-agonist* (broncodilatadores de curta ação); VEF1: volume expiratório forçado de 1º segundo.

O controle do paciente deverá ser avaliado a cada nova consulta e pelo menos após três meses da manutenção do regime terapêutico inicial. As perguntas são referentes às últimas quatro semanas para facilitar a lembrança nesse período. A cada três meses e de acordo com o nível de controle, o tratamento poderá ser ampliado, mantido ou até mesmo reduzido, promovendo um ciclo de avaliação, ajuste do tratamento e revisão da resposta a ele (Figura 10.1 e Tabela 10.5).

Tabela 10.5 Avaliação do controle dos sintomas pela GINA e conduta para aumentar ou reduzir as etapas de tratamento para asma

Estado de controle	Conduta
Controlado	Manter o paciente na mais baixa etapa de controle
Parcialmente controlado	Considerar aumento na etapa de controle
Não controlado	Aumentar a etapa até a obtenção do controle
Exacerbação	Condutas apropriadas para a ocorrência

A Unidade de Alergia e Imunologia do Instituto da Criança do HCFMUSP conta com um ambulatório especializado em asma e rinite e, em 2013, foram analisados 120 prontuários de pacientes em acompanhamento regular nos quais o diagnóstico principal era de asma e/ou rinite, com média de idade de 14,1 anos. A asma foi considerada persistente em 91,7% dos casos e com um percentual de pacientes considerados parcial ou totalmente controlados de 88,3%, levando-se em consideração que os pacientes recebiam medicação de controle e de crise na própria farmácia da instituição[13].

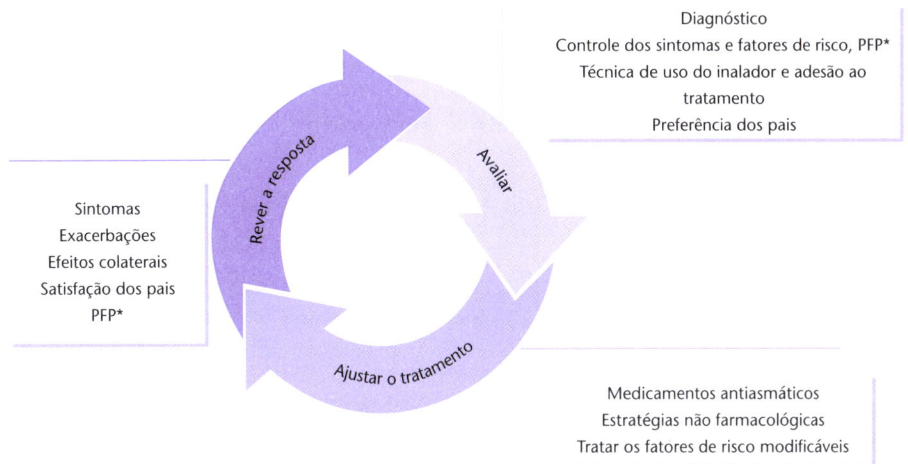

Figura 10.1 Ciclo de tratamento baseado no controle da asma.
* PFP: prova de função pulmonar, realizada em crianças com mais de 6 anos, adolescentes e adultos.

Dados da literatura têm identificado como fatores de risco para a mortalidade por asma[6]:

- Crise anterior de asma com risco de morte.
- Hospitalizações por asma no último ano.
- Problemas psicossociais.
- Intubações decorrentes da asma.
- Redução ou retirada recente da corticoterapia oral.
- Não utilização de corticosteroide inalatório.
- Não adesão ao tratamento recomendado.
- Uso de mais de um tubo de salbutamol *spray* por mês.
- Alergia alimentar em paciente com asma.

TRATAMENTO DE MANUTENÇÃO

Princípios Gerais

O conhecimento adquirido sobre os mecanismos envolvidos na inflamação crônica alérgica e o arsenal terapêutico que surgiu a partir dele têm como objetivo principal o adequado controle da asma, que deve, entre outros pontos[6]:

- Prevenir ou eliminar sintomas crônicos, inclusive noturnos.
- Alcançar e manter o controle dos sintomas.

- Prevenir crises e reduzir ao mínimo as visitas a pronto-socorros.
- Reduzir ou eliminar o uso de beta 2-agonistas.
- Manter atividades físicas e exercícios sem limitação.
- Manter a prova de função pulmonar o mais próximo do normal e o PFE com variação menor que 20%.
- Reduzir ou evitar efeitos colaterais das medicações.

O tratamento adequado da asma depende de avaliação individualizada e regular do paciente e do meio ambiente onde vive. Vários parâmetros devem ser observados durante as consultas para saber se o controle da asma foi obtido; entre eles destacam-se:

- Sintomas diários, incluindo os noturnos.
- Manutenção da atividade física.
- Presença de crises.
- Absenteísmo escolar e do trabalho.
- Necessidade de medicação de resgate: broncodilatador de curta duração.
- Avaliação pela prova de função pulmonar ou PFE.

Mais recentemente, têm sido introduzidos questionários para aferir o controle da asma com poucas perguntas objetivas feitas aos pacientes, especialmente aos maiores de 12 anos, com o objetivo de auxiliar o médico e o próprio paciente no reconhecimento do controle de sua asma. Um dos questionários mais utilizados é o *Asthma Control Test®* (ACT), desenvolvido em 2004 por Nathan et al.[13]. Contém cinco questões com pontuação de 1 a 5, conforme o melhor controle, sendo considerados controlados os pacientes com pontuação maior ou igual a 20 (máximo de 25 pontos) e descontrolados os pacientes com pontuação menor ou igual a 15 pontos. Existe também um ACT para crianças (cACT) entre 4 e 11 anos, em que uma parte do questionário é preenchida pelos pais da criança e a própria criança preenche a outra parte, uma figura com expressões faciais já padronizada para a população brasileira[15].

Farmacoterapia

Os medicamentos para asma visam prevenir ou reverter os sintomas ou a obstrução e dividem-se em medicações de manutenção ou de alívio, que podem ser administradas por diferentes vias. A via inalatória permanece a mais eficiente, por veicular as medicações diretamente nas vias aéreas, podendo ser atingidas altas concentrações locais com mínimos efeitos adversos sistêmicos.

A escolha do melhor dispositivo de administração do medicamento utilizado para a asma é de extrema importância e depende, muitas vezes, da cooperação dos pacientes e de seus familiares, devendo ser observadas algumas características apresentadas na Tabela 10.6.

Tabela 10.6 Escolha dos dispositivos para administração inalatória de medicamentos para asma conforme a faixa etária

Idade	Dispositivo de preferência	Dispositivo alternativo
0 a 3 anos	*Spray* + espaçador com máscara facial	Nebulizador de jato com máscara facial
4 a 5 anos	*Spray* + espaçador com peça bucal	*Spray* + espaçador com máscara facial Ou Nebulizador de jato com peça bucal ou máscara facial
> 5 anos	Inaladores de pó ou *spray* com espaçador e peça bucal	Nebulizador de jato com peça bucal

Existem quatro classes de dispositivos inalatórios:

1. Aerossol dosimetrado (AD): inaladores pressurizados com doses medidas, (*sprays* ou bombinhas), utilizados com ou sem aerocâmaras.
2. Inaladores de pó seco (IPS).
3. Inaladores de névoa suave (INS).
4. Nebulizadores de jato (NJ) e nebulizadores ultrassônicos (NU).

A preferência pelo tipo de dispositivo dependerá da idade do paciente e da medicação a ser utilizada, mas têm sido cada vez mais recomendados os dispositivos de AD acoplados a aerocâmaras, com máscara facial, peça bucal ou IPS (Tabela 10.6).

A função das aerocâmaras é eliminar a necessidade de coordenação entre o disparo do AD e a inalação do aerossol, que pode ser difícil para a maioria dos pacientes e requer constante treinamento. Outras vantagens das aerocâmaras são favorecer a penetração das partículas inaláveis que se depositam no pulmão, reduzir os efeitos adversos locais e sistêmicos dos medicamentos (pela redução da dose que pode permanecer na orofaringe) e reduzir o gosto ruim que fica na boca. O efeito *freon* com resfriamento das vias aéreas, que ocorria com os *sprays* com o propelente CFC, que muitas vezes desencadeava tosse, foi reduzido pelo uso do propelente HFA, que não agride a camada de ozônio da atmosfera, libera menores partículas da medicação e reduz a dose utilizada. O uso de espaçadores de plástico pode facilitar a deposição do aerossol em seu interior e reduzir a liberação da medicação para o pulmão. A lavagem semanal com detergente neutro, sem atritar a parede interna do espaçador, é recomendável, com a orientação de evitar o enxágue e deixar secar ao ar livre. Os espaçadores metálicos reduzem esse efeito e podem ser benéficos para aumentar a liberação de medicações para as vias aéreas inferiores.

O uso de NJ está indicado apenas para pacientes que não conseguem usar corretamente AD e IPS ou estão em crise de asma. Seu uso pode ser substituído pela utilização de aerocâmaras acopladas aos dispositivos de AD. Os NJ usuais geram partículas de tamanho altamente variável e não devem ser utilizados quando da administração de suspensão de budesonida.

Os inaladores de névoa suave apresentam a vantagem de não utilizar propelentes, com partículas menores e de liberação mais lenta e com maior duração e só estão disponibilizados para o brometo de tiotrópio e para maiores de 12 anos de idade.

A GINA[6] define a asma como bem controlada (ver Tabelas 10.1 e 10.3) quando o paciente se encontra com:

- Nenhum sintoma diurno (2 × ou menos/semana).
- Nenhuma limitação de atividades diárias, inclusive exercícios.
- Nenhum sintoma noturno ou despertar em decorrência da asma.
- Nenhum uso de medicação de resgate (2 × ou menos/semana).
- Nenhuma exacerbação da doença.

Na GINA de 2015 a prova de função pulmonar não mais tem sido utilizada para avaliação do controle da asma.

Na asma de crianças com mais de 5 anos, adolescentes e adultos, o tratamento vem sendo descrito conjuntamente para qualquer faixa etária, com algumas particularidades em razão do crescimento e do desenvolvimento físico, efeitos e reações adversas aos medicamentos.

Nas Figuras 10.2 e 10.3 são apresentados os esquemas de tratamento em cada etapa, observando-se a preferência da escolha e as possíveis alternativas, de acordo com as recomendações da GINA 2015[6].

Na etapa 1 só devem ser utilizados os broncodilatadores de curta duração para alívio dos sintomas, quando necessário, no máximo por 3 a 4 vezes/dia. A via de administração preferencial sempre deve ser a inalatória. Não são necessários medicamentos de manutenção, a não ser nos casos em que ocorra o não controle dos sintomas, uso de medicações mais de 1 vez/semana, por mais de três semanas, devendo ser iniciado o uso de medicação profilática de manutenção.

Nas etapas 2 e 3, em todas as faixas etárias, a terapêutica de manutenção de primeira escolha e o corticosteroide inalatório (CI) como monoterapia (nível de evidência A), com a dose devendo ser ajustada conforme o não controle da asma. Doses baixas, médias e altas de corticosteroides inalados (CI) estão apresentadas nas Tabelas 10.7 e 10.8.

	Etapa 1	Etapa 2	Etapa 3	Etapa 4
Tratamento de controle preferido		Dose baixa diária de CI	Dobrar a "dose baixa" de CI	Continuar a medicação de controle e encaminhar para avaliação de especialista
Outras opções de tratamento de controle		Antileucotrieno (LTRA) CI intermitente	Dose baixa de CI + LTRA	Adicionar LTRA Frequência de CI Acrescentar CI intermitente
Medicação de alívio	Beta 2-agonista de curta duração (SABA) conforme a necessidade (todas as crianças)			
Considerar essa etapa para crianças com:	Chiado viral infrequente e nenhum ou poucos sintomas nos intervalos	Padrão de sintomas compatível com asma e sintomas de asma não bem controlados ou ≥ 3 crises/ano Padrão de sintomas incompatível com asma, porém episódios frequentes de chiado, por exemplo, a cada 6 a 8 semanas Fazer tratamento-prova (suspeita diagnóstica) de 3 meses	Diagnóstico de asma não controlada com dose baixa de CI	Não controlada com dose baixa de CI
			Primeiro verificar o diagnóstico, a técnica de uso de inalador, a adesão ao tratamento e exposições	

Figura 10.2 Abordagem farmacológica por etapas em crianças com 5 anos ou menos com asma.
CI: corticosteroide inalatório.

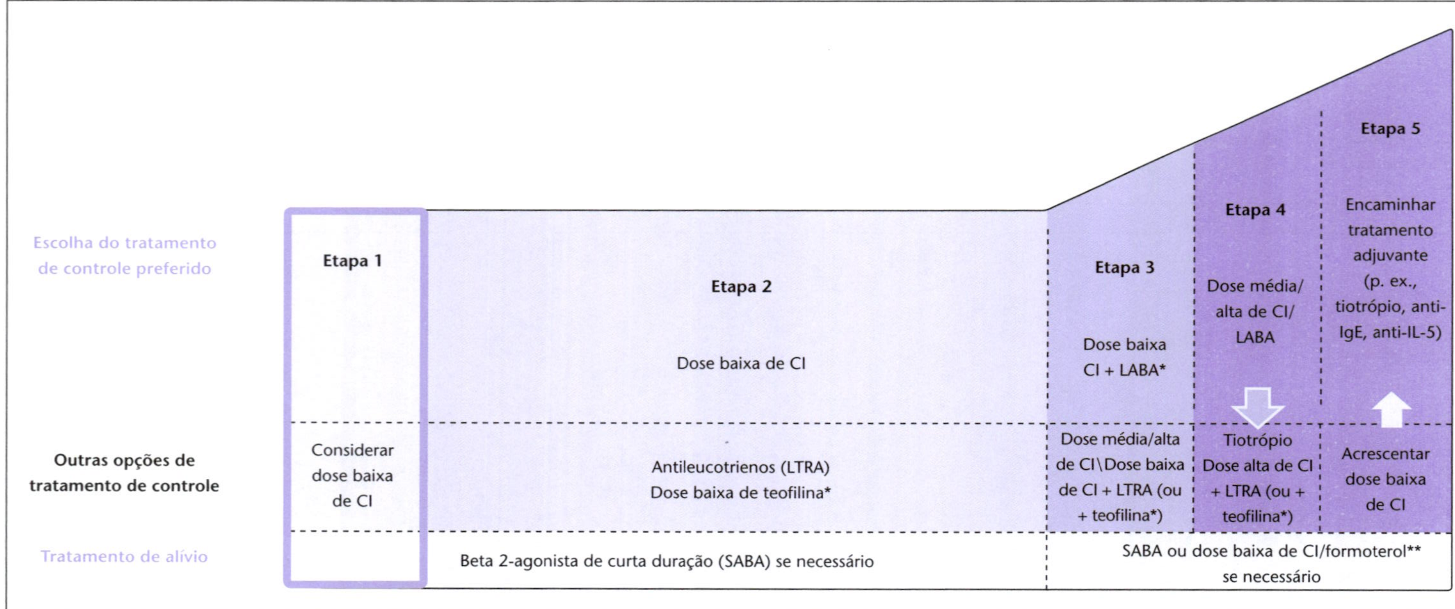

Figura 10.3 Abordagem farmacológica por etapas em crianças com mais de 6 anos, adolescentes e adultos com asma.

* Não se recomenda teofilina para crianças entre 6 e 11 anos de idade; o tratamento preferido na etapa 3 é dose média de CI.

** Para pacientes que estão usando BDP/formoterol ou BUD/formoterol como terapia de manutenção e de alívio.

CI: corticosteroide inalatório.

Tabelas 10.7 Doses de corticosteroide inalatório (CI) para crianças com menos de 6 anos

CI	Dose baixa diária (mcg)
Dipropionato de beclometasona (HFA)	100
Budesonida (IP + espaçador)	200
Budesonida (nebulizador)	500
Propionato de fluticasona (HFA)	100
Ciclesonida	160
Furoato de mometasona	Não foi estudado em crianças com menos de 4 anos
Acetonida de triancinolona	Não foi estudada nessa faixa etária

HFA: propelente à base de hidrofluoralcano; IP: inalador de pó.

Tabelas 10.8 Doses de corticosteroide inalatório (CI) conforme a faixa etária

CI	Adolescentes com mais de 12 anos e adultos			Crianças entre 6 e 11 anos		
	Baixa	Média	Alta	Baixa	Média	Alta
Beclometasona dipropionato (CFC)	200-500	> 500-1.000	> 1.000	100-200	> 200-400	> 400
Beclometasona dipropionato (HFA)	100-200	> 200-400	> 400	50-100	> 100-200	> 200
Budesonida (DPI)	200-400	> 400-800	> 800	100-200	> 200-400	> 400
Budesonida (nebulizada)	–	–	–	250-500	> 500-1.000	> 1.000
Ciclesonida (HFA)	80-160	160-320	> 320	80	> 80-160	> 160
Propionato de fluticasona (IP)	100-250	250-500	> 500	100-200	200-400	> 400
Propionato de fluticasona (HFA)	100-250	250-500	> 500	100-200	200-500	> 500
Furoato de mometasona	110-220	> 220-440	> 440	110	≥ 220 ≤ 440	≥ 440
Triancinolona acetonida	400-1.000	> 1.000-2.000	>2.000	400-800	> 800-1.200	> 1.200

CFC: propelente à base de clorofluorcarbono; HFA: propelente à base de hidrofluoralcano; IP: inalador de pó.

À medida que não ocorre controle dos pacientes com doses moderadas de CI, é necessária a associação com outras medicações de controle, seja o antileucotrieno nos menores de 5 anos, sejam os broncodilatadores de longa duração (LABA, de preferência) ou antileucotrieno nos maiores de 6 anos – etapas 3 e 4.

Não devem ser utilizados LABA (*Long-Acting Beta-Agonists*) como monoterapia para o tratamento de manutenção da asma (nível de evidência A) em nenhuma etapa de tratamento.

A última etapa do tratamento em menores de 5 anos (etapa 4), quando o paciente já está em uso de moderadas doses de CI associado a antileucotrienos, pode necessitar de auxílio de especialista e, em alguns casos, de aumento da dose de CI, uso de três doses diárias de CI, CI intermitentes nas exacerbações, associação com corticosteroide oral, todos por poucas semanas e com evidências D nessa faixa etária[6]. Somente em casos especiais são utilizados os LABA associados aos CI em menores de 5 anos.

A etapa 4 para maiores de 6 anos, adolescentes e adultos apresentou algumas mudanças na GINA 2015, sendo indicadas doses moderadas/altas de CI já associadas aos LABA ou doses altas de CI associadas a antileucotrienos ou teofilina (não recomendadas para crianças entre 6 e 11 anos) e em maiores de 12 anos pode ser associado o brometo de tiotrópio inalatório. Outra diferença nessa etapa seria o uso da associação entre CI e formoterol para as exacerbações (por 7 a 10 dias), já que o formoterol tem início de ação rápida e já pode estar sendo utilizado como terapêutica de manutenção, facilitando a adesão ao tratamento[6].

A etapa 5, para maiores de 6 anos, adolescentes e adultos, além de utilizar as mesmas orientações e medicações da etapa 4, pode requerer o uso de corticosteroide oral em baixa dose diária e medicações como anticorpo monoclonal humanizado anti-IgE e, mais recentemente, o anti-IL-5 para casos bem selecionados.

Para o tratamento da crise, em qualquer etapa, deve ser utilizado beta 2-agonista de curta duração, de preferência pela via inalatória (evidência A). Podem ser empregadas doses variáveis de SABA, em especial salbutamol inalado, na dose de 2 a 4 jatos a cada 20 minutos na primeira hora e, se necessário, manter o horário até a melhora dos sintomas clínicos, em geral por 3 a 5 dias.

O tratamento de manutenção deve ser mantido por três meses após o adequado controle clínico e somente após esse período de avaliação e com boa resposta pode ser reduzido o esquema terapêutico, mantendo as mínimas doses necessárias para controle da doença. Se o controle não for obtido, deve-se rever a técnica utilizada para administração das medicações e a obediência ao esquema proposto, antes de sua intensificação, lembrando que o tratamento correto depende da cooperação da família, do paciente e da equipe de saúde. Deve-se ressaltar que a maioria dos casos de asma em crianças e adolescentes é facilmente controlada com doses baixas/moderadas de CI e/ou LABA e/ou antileucotrienos. Dessa forma, quando não se obtém o controle da asma, o próprio diagnóstico da doença deve ser revisto, além de ser necessária a pesquisa de presença de fatores desencadeantes ou agravantes como rinite persistente, sinusite crônica, doença do refluxo gastroesofágico, exposição a alérgenos, tabagismo e transtornos psíquicos e sociais.

Corticosteroides Inalatórios

Os corticosteroides permanecem como os mais efetivos anti-inflamatórios para o tratamento da asma, promovendo melhora na função pulmonar, redução na hiper-responsividade brônquica e redução dos sintomas, assim como da frequência e da gravidade das crises (evidência A). Os corticosteroides reduzem a produção de citocinas, o recrutamento de eosinófilos para as vias aéreas e a liberação de mediadores inflamatórios. Seus efeitos anti-inflamatórios são mediados por receptores que modulam a expressão de genes inflamatórios. Uma das formas de reduzir a absorção da fração que atinge a boca e a orofaringe é a utilização de aerocâmaras (evidência A) e também a higiene bucal (evidência B), que evitam os principais efeitos colaterais dos CI, que são a candidíase oral e a rouquidão. Mesmo com doses elevadas de CI, o perfil de segurança é melhor que o uso de corticosteroides orais. Outros efeitos colaterais, como catarata, glaucoma, supressão adrenal e mesmo alterações no metabolismo ósseo, raramente têm sido descritos, mas o risco da asma não controlada deve ser ressaltado, especialmente se for possível manter controlados os pacientes com doses baixas ou médias de CI. O efeito dos CI sobre o crescimento das crianças que mostram redução no crescimento linear ainda permanece em discussão. Uma revisão de 2014, de Zhang et al., aponta que o uso regular de médias e baixas doses diárias de CI está associado a uma redução de 0,48 cm/ano na velocidade de crescimento linear e 0,61 cm de mudança da altura basal durante 1 ano de tratamento em crianças com asma[16]. Essa redução é máxima no primeiro ano de uso do CI, mas outros estudos devem ser realizados para comparar o efeito de cada molécula de CI, dose diária, tipo de inalador e idade do paciente[16].

Beta-2-agonistas Inalatórios de Longa Duração

Os broncodilatadores podem ser classificados como de curta ou longa duração, e os LABA têm sua ação mantida por mais de 12 horas, comparado com as 4 a 6 horas dos de curta duração. Alguns estudos têm demonstrado efeito anti-inflamatório discreto dos LABA, mas que não torna seu uso isolado eficiente sem estar associado aos CI, devendo-se evitar seu uso como monoterapia (evidência A)[6-8]. Existem dois LABA comercializados no Brasil: o salmeterol e o formoterol, o primeiro sendo considerado um agonista parcial e o segundo, um agonista total do receptor beta 2. Outra diferença entre os LABA é o início da ação, que é mais rápida (minutos) no uso de formoterol e um pouco mais lenta no de salmeterol (30 minutos).

A melhor opção para o uso dos LABA é sua associação com CI nos casos de asma não controlada em crianças maiores de 6 anos, pois promove a melhora dos sintomas em geral, da asma noturna, da função pulmonar e reduz o uso de beta 2-agonistas de curta duração e o número de crises. Nas etapas 4 e 5 de tratamento da asma em maiores de 6 anos, a associação de CI aos LABA tem se mostrado mais eficiente que o uso de doses elevadas de CI isoladamente, mas cada paciente deve ser avaliado em relação aos efeitos colaterais e aos benefícios da associação[6-8,17]. O uso associado de CI e LABA, no mesmo dispositivo, pode facilitar a administração, com maior adesão ao tratamento, contudo mantém fixas as doses utilizadas.

Os efeitos colaterais dos LABA incluem estimulação cardiovascular, tremores musculares e hipocalemia, mas são mais raros que com o uso de beta 2-agonistas via oral.

Antileucotrienos

A classe de medicamentos com ação sobre os leucotrienos inclui os antagonistas dos receptores de cisteinil leucotrienos (montelucaste, pranlucaste e zafirlucaste), cuja função é bloquear as interações com seus receptores. No Brasil, apenas a apresentação de montelucaste está disponível para as diferentes faixas etárias para as quais está indicado. O bloqueio dos cisteinil leucotrienos promove broncodilatação induzida por aspirina, exercícios e após exposição alergênica, redução de sintomas (incluindo a tosse), melhora da função pulmonar, redução no número de crises e efeito anti-inflamatório, mas com menor ação quando comparado a baixas doses de CI. Seu uso está justificado em associação aos CI na tentativa de reduzir as doses destes para o adequado controle da asma (evidência A), mas com menor efeito que a associação CI e LABA (evidência A)[6-8]. A grande vantagem dos antileucotrienos, especialmente a apresentação de montelucaste, é sua utilização na faixa etária pediátrica, com apresentações via oral a partir dos 6 meses de idade, o que facilita a adesão ao tratamento e a falta de efeitos colaterais sobre o crescimento, a mineralização óssea e o eixo adrenal, que são observados no uso prolongado de altas doses de CI.

Xantinas

A aminofilina vem sendo utilizada para o tratamento da asma há mais de 20 anos, 80% de seu conteúdo é teofilina. As xantinas possuem efeito diurético, aumentam a força muscular diafragmática, mas têm papel anti-inflamatório pouco conhecido. O grande problema em sua utilização crônica é a proximidade do índice terapêutico e do índice tóxico, o que obrigaria a dosagem seriada dos níveis séricos de teofilina. A GINA 2015 não recomenda seu uso em crianças com menos de 11 anos[6]. Como terapêutica de associação, a teofilina de ação prolongada é menos eficiente que os LABA, mas tem baixo custo[6,8].

A intoxicação pelas xantinas envolve múltiplos órgãos, incluindo sintomas gastrointestinais (náuseas, vômitos, gastrite), neurológicos (estimulação neurossensorial, cefaleia, convulsões) e cardíacos (taquicardia, arritmias), podendo levar à morte indivíduos com nível sérico acima do considerado seguro.

Outras Medicações

O anticolinérgico de longa ação brometo de tiotrópio tem sido estudado a partir de 2014 para adolescentes em adição ao tratamento com CI nas etapas 4 e 5 da GINA, com melhora na função pulmonar, mas poucos efeitos no controle e na qualidade de vida[17].

O anticorpo monoclonal humanizado anti-IgE (omalizumabe) se liga aos receptores de alta afinidade para IgE (FcεRI) em mastócitos e basófilos, evitando a liberação de mediadores (histamina) e inibindo a síntese de outras moléculas pró-inflamatórias (leucotrienos, citocinas e quimoquinas). O racional para seu uso seria se ele pudesse atuar antes do aparecimento dos sintomas e do processo inflamatório. Outras características desse monoclonal são: alta afinidade tanto para a IgE livre como para a IgE recém-sintetizada e ainda ligada ao linfócito B – com o intuito de reduzir a IgE < 50 ng/mL (em 95% dos pacientes na dose recomendada), não atuar sobre a IgE já ligada aos receptores de alta afinidade em mastócitos e basófilos (FcεRI) e, nos de baixa afinidade (FcεRII ou CD23) em muitas células, apresentar complexos formados pela anti-IgE + IgE inertes, não reconhecer fração Fc de IgA, IgM ou IgG, reduzir a expressão de receptores para IgE, não ativar complemento e não promover anafilaxia, com poucos efeitos adversos.

Seu uso tem sido restrito apenas aos casos de asma alérgica para adolescentes e adultos na etapa 5 e que não se beneficiaram com nenhum outro esquema terapêutico[6]. Os efeitos do omalizumabe são a redução das exacerbações, das admissões hospitalares, do total de visitas à emergência e ambulatoriais, do uso de medicações para crise e da dose de CI. Os melhores efeitos do anti-IgE foram observados em sensibilizados a aeroalérgenos e com elevados biomarcadores eosinofílicos. Em pacientes pediátricos com mais de 6 anos também tem mostrado benefícios, mas ainda não foram incorporados às diretrizes de asma para essa faixa etária. Efeitos colaterais mais comuns são dor, edema, eritema e prurido, em 45% dos casos, e raramente ganho de peso, hipotensão, tonturas, sonolência, náuseas, diarreia, exantemas e urticárias leves e anafilaxia, devendo ser administrado em ambiente hospitalar[6-8,17].

Com a visão do tratamento personalizado para a asma em adolescentes e adultos, foi introduzido o anticorpo monoclonal humanizado mepolizumabe, que atua diretamente contra a interleucina-5 (anti-IL-5). Aprovada em 2015, foi incorporada à GINA em sua nova versão de 2016, na etapa 5, nos pacientes que não se beneficiaram do anti-IgE[17].

IMUNOTERAPIA

Imunoterapia específica, com a utilização de extratos alergênicos adequados, tem sido adotada em diversos países para várias doenças alérgicas, inclusive asma e rinite alérgica. A via de administração mais utilizada é a subcutânea (evidências A e B)[8], embora a sublingual venha sendo avaliada. A indicação da imunoterapia deve levar em consideração a real etiologia alérgica da asma e se o extrato alergênico disponível para aquele alérgeno está bem padronizado, justificando seu uso por pelo menos três anos, com todo o custo e risco envolvidos, em especial para alérgenos como polens, ácaros e alérgenos de animais domésticos. Uma revisão sobre imunoterapia na asma tem mostrado os benefícios, tanto na redução da necessidade de medicamentos como no escore de sintomas[18]. A imunoterapia específica tem mostrado uma variada resposta imunológica, que inclui modulação das respostas dos linfócitos T e B pela indução de células T reguladoras alérgeno-específicas, aumento dos anticorpos das subclasses IgG4, IgG1 e de IgA alérgeno-específicos, redução da IgE e da infiltração tecidual de mastócitos e eosinófilos[19]. A imunoterapia não deve ser utilizada quando a asma não está sob controle, pelo risco aumentado de reações sistêmicas graves. O julgamento para introdução de imunoterapia na asma deve, necessariamente, envolver um especialista com treinamento em alergia e imunologia e esta deve ser sempre realizada em ambiente hospitalar, onde existam instalações e equipamentos adequados e pessoal treinado para tratar reações com risco de morte que, embora raras, podem ocorrer após a administração da imunoterapia[6,18,19].

CONTROLE AMBIENTAL

A retirada dos alérgenos e de outros irritantes não específicos do ambiente onde o paciente asmático vive deve fazer parte do tratamento de manutenção e o ideal seria a prevenção anterior ao estabelecimento de sintomas decorrentes dessa exposição (prevenção primária ou secundária). Embora a retirada total dos alérgenos envolvidos na asma seja muito difícil de ser atingida, a redução do contato com alérgenos da casa, como animais domésticos, baratas e ácaros da poeira doméstica, mostra-se eficiente em muitos pacientes asmáticos, especialmente em crianças (evidência B)[6,8]. Nem sempre a redução efetiva dos alérgenos ambientais se traduz em melhora clínica, e cada paciente deverá ser avaliado individualmente no controle dos alérgenos a que está sensibilizado. A redução da exposição ambiental ou a parada do uso de tabaco mostra as melhores evidências para o controle da asma (evidência A), da mesma forma que a interrupção da exposição ocupacional de adolescentes e adultos a determinadas fontes alergênicas e irritativas mostra ser efetiva (evidência A)[6].

EDUCAÇÃO EM ASMA

A educação sobre a asma é uma parte importante de todo o tratamento dessa doença, muitas falhas em seu controle não se devem à perda do efeito das medicações, mas sim a fatores agravantes, subutilização das medicações, comorbidades, técnicas inadequadas de utilização dos dispositivos de inalação, falta de controle ambiental ou simplesmente dificuldades em adquirir as medicações. Todos esses pontos devem ser revisados a cada consulta e, com o paciente e seus familiares, a melhor forma de tratamento deverá ser analisada, para a melhora da asma e o bem-estar do paciente (evidência A)[6,8]. A orientação sobre a cronicidade da asma e o papel das medicações de controle e de alívio é essencial e necessita ser revista a cada consulta, com um plano de ação fornecido aos familiares com as informações sobre como agir em caso de crise e quando procurar serviços de emergência ou retornar mais rapidamente em consulta ambulatorial (evidência B)[8]. A educação em asma deve ser continuada e em linguagem compatível com o nível sociocultural dos pacientes, devendo ser incluídas as orientações para evitar fatores agravantes como alérgenos, agentes infecciosos e fatores ambientais, como tabaco.

CONCLUSÕES

A importância da asma na faixa etária pediátrica tornou-se clara quando foram obtidas as prevalências das doenças alérgicas por estudos epidemiológicos nacionais e internacionais. No Brasil, sua prevalência atinge valores próximos a 20% nas duas faixas etárias pesquisadas no estudo ISAAC, valores comparáveis aos de países de maiores prevalências mundiais de asma. Seu diagnóstico é essencialmente clínico e a presença de outras doenças alérgicas em familiares e no próprio paciente facilita seu reconhecimento.

O conhecimento da asma como uma doença sistêmica e com processo inflamatório crônico, muitas vezes de natureza alérgica, vem conduzindo todo o tratamento para uma terapêutica de manutenção que visa à redução dos mecanismos inflamatórios. Apesar de todo o progresso no conhecimento dos mecanismos imunológicos envolvidos e de o tratamento conseguir o controle da doença, alguns pacientes persistem com a chance de remodelamento das vias aéreas.

O desenvolvimento de fármacos adaptados à genética de cada paciente e o conhecimento de diferentes fenótipos de asma tem permitido uma abordagem terapêutica personalizada e que permitirá maior controle da doença.

REFERÊNCIAS BIBLIOGRÁFICAS

1. Asher I, Pearce N. Global burden of asthma among children. Int J Tuberc Lung. Dis 2014; 18(11):1269-78.
2. Lai CK, Beasley R, Crane J, Foliaki S, Shah J, Weiland S; International Study of Asthma and Allergies in Childhood Phase Three Study Group. Global variation in the prevalence and severity of asthma symptoms: phase three of the International Study of Asthma and Allergies in Childhood (ISAAC). Thorax. 2009;64:476-83.

3. National Health Interview Survey (NHIS 2014). Hyattsville, MD: National Center for Health Statistics (NCHS), Centers for Disease Control and Prevention, 2014. Disponível em: https://www.cdc.gov/asthma/most_recent_data_states.htm (Acesso jun. 2016).
4. Brasil. Ministério da Saúde – Sistema de Informações Hospitalares do SUS (SIH/SUS) 2016. Disponível em: http://www.datasus.gov.br/datasus. (Acesso jun. 2016).
5. Solé D, Wandalsen GF, Camelo-Nunes IC, Naspitz CK and the ISAAC – Brazilian Group. Prevalence of symptoms of asthma, rhinitis, and atopic eczema among Brazilian children and adolescents identified by the International Study of Asthma and Allergies in Childhood (ISAAC) – Phase 3. J Pediatr. 2006;82(5):341-6.
6. Global Initiative for Asthma. Global strategy for asthma management and prevention. Available: http://www.ginasthma.org. (Acesso jun. 2016).
7. British Thoracic Society [website]. British guidelines on the management of asthma. 2012. Disponível em: http://www.brit-thoracic.org.uk. (Acesso 30 maio 2014).
8. Papadopoulos NG, Arakawa H, Carlsen KH, Custovic A, Gern J, Lemanske R, et al. International consensus on (ICON) pediatric asthma. Allergy. 2012;67(8):976-97.
9. Pastorino AC, Accioly AP, Lanzellotti R, Camargo MC, Jacob CM, Grumach AS. Asthma – Clinical and epidemiological aspects of 237 outpatients in a specialized pediatric unit. J Pediatr. 1998;74(1):49-58.
10. Castro-Rodrıguez JA, Holberg CJ, Wright AL, Martinez FD. A clinical index to define risk of asthma in young children with recurrent wheezing. Am J Respir Crit Care Med. 2000;162(4Pt1):1403-6.
11. Guilbert TW, Morgan WJ, Zeiger RS, Bacharier LB, Boehmer SJ, Krawiec M, et al. Atopic characteristics of children with recurrent wheezing at high risk for the development of childhood asthma. J Allergy Clin Immunol. 2004;114(6):1282-7.
12. Naspitz CK, Solé D, Aguiar MC, Chavarria ML, Rosário N, Zuliani A, et al. Phadiatop® no diagnóstico de alergia respiratória em crianças: Projeto Alergia (PROAL). J Pediatr. 2004;80(3):217-22.
13. Andrade LS, Araújo AC, Cauduro TM, Watanabe LA, Castro AP, Jacob CM, et al. Obesity and asthma: association or epiphenomenon? Rev Paul Pediatr. 2013;31(2):138-44.
14. Nathan RA, Sorkness CA, Kosinski M, Schatz M, Li JT, Marcus P, et al. Development of the Asthma Control Test: a survey for assessing asthma control. J Allergy Clin Immunol. 2004;113(1):59-65.
15. Oliveira SG, Sarria EE, Roncada C, Stein RT, Pitrez PM, Mattiello R. Validation of the Brazilian version of the childhood asthma control test (c-ACT). Pediatr Pulmonol. 2016;51(4):358-63.
16. Zhang L, Prietsch SOM, Ducharme FM. Inhaled corticosteroids in children with persistent asthma: effects on growth. Cochrane Database Syst Rev. 2014 17;(7):CD009471.
17. Federico MJ, Hoch HE, Anderson WC 3rd, Spahn JD, Szefler SJ. Asthma management for children: risk identification and prevention. Adv Pediatr. 2016;63(1):103-26.
18. Jutel M, Agache I, Bonini S, Burks AW, Calderon M, Canonica W, et al. International Consensus on Allergy Immunotherapy. J Allergy Clin Immunol. 2015;136(3):556-68.
19. Jutel M, Agache I, Bonini S, Burks AW, Calderon M, Canonica W, et al. International Consensus on Allergen Immunotherapy II: Mechanisms, standardization, and pharmacoeconomics. J Allergy Clin Immunol. 2016;137(2):358-68.

Rinite alérgica 11

Antonio Carlos Pastorino

Após ler este capítulo, você estará apto a:

1. Definir rinite alérgica e apontar sua importância na faixa etária pediátrica.
2. Compreender os mecanismos fisiopatológicos que causam os sintomas e suas complicações na rinite alérgica.
3. Reconhecer as manifestações clínicas, os sinais, os sintomas e as alterações encontradas em exame físico no paciente com rinite alérgica.
4. Classificar os pacientes com rinite alérgica.
5. Identificar os principais métodos de diagnóstico complementar e diferencial da rinite alérgica.
6. Reconhecer as principais doenças associadas à rinite alérgica e suas complicações na faixa etária pediátrica.
7. Conduzir os tratamentos atuais para controle dos sintomas de rinite alérgica e saber indicá-los.

INTRODUÇÃO

A rinite alérgica (RA) é uma doença inflamatória do tecido do nariz e de estruturas adjacentes, iniciada por uma resposta imune alérgica após exposição a alérgenos em indivíduos sensibilizados. Ela é clinicamente caracterizada por um ou mais dos seguintes sintomas: rinorreia, espirros, prurido e congestão nasal. Essas manifestações podem ser intermitentes ou persistentes, variando de intensidade e duração. As rinites podem ser classificadas em três tipos: rinite alérgica, rinite infecciosa e rinite não alérgica; a sobreposição entre elas origina rinites mistas[1]. Em termos clínicos práticos podemos dizer que os pacientes portadores de rinites podem ser classificados como: obstruídos, nos quais a congestão nasal predomina, ou secretores, nos quais a rinorreia é o aspecto dominante. Os seguintes critérios definem a

RA: presença de dois ou mais sintomas nasais por mais de uma hora por dia durante pelo menos duas semanas. A história clínica com a confirmação da inflamação nasal pelo exame das mucosas nasais, seguida da determinação da sensibilização a aeroalérgenos, é fundamental para o diagnóstico de RA[2].

EPIDEMIOLOGIA

A RA é a doença crônica mais comum no mundo, afetando 60 milhões de indivíduos nos Estados Unidos e com taxas de 10 a 30% de rinite autorrelatada em adultos e até 40% em crianças. Estudo recente mostra que a prevalência de RA confirmada por médicos atinge 14% dos adultos e 13% das crianças americanas e acomete 7% dos adultos nas Américas e 9% dos adultos asiáticos[3].

Com a realização do *International Study of Asthma and Allergies in Childhood* (ISAAC), as epidemiologias da asma, da rinite alérgica e da dermatite atópica foram obtidas por meio de questionário único e com dados padronizados. No Brasil, a prevalência da rinite alérgica variou em diferentes regiões. Estudo conduzido em escolares na região oeste da cidade de São Paulo mostrou que, na faixa dos 6 a 7 anos, 25,7% das crianças e, entre 13 e 14 anos, 29,6% dos jovens avaliados apresentaram esse tipo de alergia[4].

A RA apresenta um impacto socioeconômico importante. Os custos diretos, com as despesas para o tratamento, e os indiretos, causados principalmente por queda de produtividade e absenteísmo à escola e ao trabalho, são significativos. Os custos diretos totais atribuídos à RA atingem 3,4 bilhões de dólares nos Estados Unidos, sendo metade desse montante atribuído às medicações prescritas. A qualidade de vida das crianças é comprometida, pois irritabilidade e diminuição do desempenho cognitivo são frequentemente encontrados[5].

PATOGÊNESE

Os sintomas da rinite alérgica são resultado da inflamação mediada por imunoglobulina E (IgE) e ocorrem em indivíduos geneticamente predispostos e sensibilizados. A resposta alérgica pode ser dividida em duas fases: imediata e tardia.

A sensibilização ocorre com o processamento e a apresentação de fragmentos do alérgeno, por meio das mucosas e da pele, por células apresentadoras de antígenos (APC, do inglês *antigen presenting cells*) aos linfócitos T do tipo Th *naïve* em conjunto com moléculas MHC classe II. A IL-4 liberada por células linfoides inatas (ILC), mastócitos e basófilos presentes nas mucosas favorece essa interação entre APC e linfócitos T e a expansão clonal dessas últimas. Para que ocorra a ativação dos linfócitos Th *naïve*, alguns sinais coestimulatórios são necessários. O mais comum é a ligação da molécula B7 da célula apresentadora de antígeno com o receptor de superfície CD-

28 do linfócito Th *naïve*[6]. Para que ocorra a inflamação alérgica, há um desvio para a linhagem Th2 induzido pelo IL-4. Os linfócitos Th2 produzem basicamente IL-4, IL-5, IL-9 e IL-13, que favorecem a interação com linfócitos B que produzem IgE contra os alérgenos específicos e originam linfócitos B de memória. Esses anticorpos IgE ligam-se a receptores de alta afinidade, presentes em mastócitos e basófilos, e a receptores de baixa afinidade, existentes em eosinófilos, monócitos e plaquetas.

Uma vez que o paciente está sensibilizado para um alérgeno específico, uma exposição subsequente ao mesmo alérgeno leva a uma cascata de eventos que resultam nos sintomas da rinite, dando início às fases imediata e tardia da resposta alérgica[6].

Fase Imediata da Resposta Alérgica

A fase imediata da resposta alérgica inicia-se poucos minutos após a exposição ao alérgeno e perdura por 2 a 4 horas. As células mastocitárias estão presentes em todo o corpo humano, porém em maior quantidade na mucosa nasal e no tecido pulmonar. Nos indivíduos sensibilizados, os mastócitos presentes nessa mucosa contêm IgE específicas para as substâncias em questão, ligadas à superfície celular por receptores de alta afinidade (FCεRI). Após novo contato, ocorre a ligação do alérgeno com duas moléculas do anticorpo IgE, desencadeando a liberação de mediadores pré-formados (histamina e proteases) e neoformados (leucotrienos, prostaglandinas e proteoglicanos), além de citocinas e quimocinas. A interação desses mediadores com os vasos sanguíneos, glândulas mucoides e nervos resultará nos sintomas da rinite alérgica: prurido, espirros e rinorreia. A excitação resultante dos reflexos parassimpáticos contribui, por sua vez, para a vasodilatação e a hipersecreção na mucosa. A histamina é o mediador mais importante da resposta imediata na mucosa nasal. Sua liberação estimula os nervos sensoriais e está associada com prurido no nariz, palato e conjuntivas. As cininas e calicreínas plasmáticas estimulam os nervos aferentes, causando rinorreia aquosa decorrente de vasodilatação, edema e exsudação plasmática[6].

A liberação dos mediadores da fase imediata resulta em vasodilatação, aumento de permeabilidade vascular e estimulação da produção de muco pelas células caliciformes e glândulas submucosas na mucosa nasal, causando obstrução nasal e rinorreia hialina. Além desses efeitos, a liberação dos mediadores estimula as terminações nervosas livres na mucosa nasal, causando prurido, e viabiliza reflexos sistêmicos que induzem às crises de espirro[6].

Fase Tardia da Resposta Alérgica

A fase tardia inicia-se aproximadamente em 4 a 6 horas após a exposição ao alérgeno e perdura por 18 a 24 horas, sendo caracterizada por uma infiltração de linfócitos T, eosinófilos e basófilos na mucosa nasal. Alguns mediadores como leucotrienos, cininas, quimiocinas e citocinas liberados durante essa fase também possuem ação e mantêm os sintomas. Várias citocinas são liberadas durante a fase tardia, como IL-4, IL-5, IL-9 e IL-13, produzidas por mastócitos, ILC, basófilos e linfócitos Th2 com papel na organização e continuidade das respostas dessa fase[6].

IL-4 e IL-13 podem aumentar a expressão da VCAM-1 (*vascular cell adhesion molecule 1*) nas células endoteliais, o que facilitaria a infiltração de eosinófilos, basófilos e linfócitos Th1 na mucosa. Quimiocinas como RANTES (*regulated on activation, normal T cell expressed and secreted*), eotaxina, entre outras, liberadas pelas células epiteliais, também atraem as mesmas células. Entre as interleucinas, destaca-se o papel da IL-5. A liberação dessa citocina induz a atração de eosinófilos, a produção de IgE e o recrutamento de mastócitos[6]. A IL-5 estimula as células progenitoras $CD34^+$ da medula óssea a se diferenciar em eosinófilos e possui papel fundamental na mobilização dessas células para a corrente sanguínea. A IL-5 tem ainda participação na manutenção da inflamação eosinofílica, já que inibe mecanismos de apoptose celular dos eosinófilos.

Uma vez nos tecidos, os eosinófilos liberam alguns mediadores como a proteína básica principal, a proteína eosinofílica catiônica e os leucotrienos C4, que induzem dano tecidual por meio de ruptura da integridade epitelial, infiltração edematosa e hiperplasia da membrana basal na mucosa nasal. As alterações histológicas decorrentes da ação dos eosinófilos na mucosa nasal fornecem indícios de que processos de remodelamento do epitélio respiratório também ocorrem nas vias aéreas superiores[6]. As Figuras 11.1 e 11.2 resumem a fisiopatologia da rinite alérgica.

Células inatas do tipo 2 – ILC2 foram recentemente descritas e representam uma população de linfócitos sem receptores de superfície e que produzem citocinas do tipo Th2. Já foram descritas em tecidos da mucosa sinusal em humanos e em pólipos na rinossinusite crônica[7].

Células epiteliais também participam da resposta imune de mucosas, com a produção e a liberação de endopeptidases, eicosanoides, citocinas e quimiocinas (IL-6, IL-8, IL-25, IL-31, IL-33, GM-CSF, TNF-alfa, RANTES, eotaxina) pode induzir as ILC2 presentes na mucosa nasal, aumentando a inflamação alérgica.

INFLAMAÇÃO NEUROGÊNICA

A mucosa da cavidade nasal é provida de um complexo sistema nervoso que inclui nervos sensoriais, simpáticos, parassimpáticos e não adrenérgicos e não colinérgicos (NANC). Por meio de reflexos locais e de outros integrados com o sistema nervoso central (SNC), essa inervação promove ações importantes no controle da homeostase e patência da cavidade nasal. Os nervos sensoriais transmitem sinais

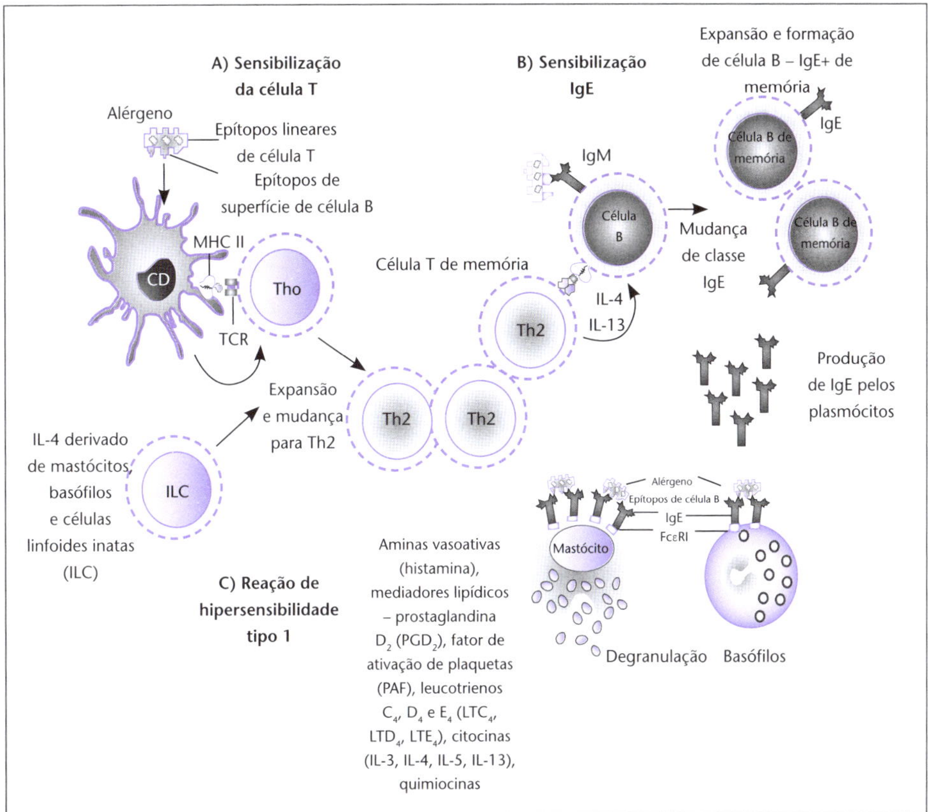

Figura 11.1 Fases da resposta imune na fisiopatologia da RA. A: sensibilização da células T *naïve*, expansão clonal e desenvolvimento de Th2 de memória; B: interação entre linfócito Th2 e linfócitos B para a produção de IgE; C: reação de hipersensibilidade do tipo I após a ligação das IgE aos receptores de alta afinidade (FcεRI) nas superfície de mastócitos.

CD: célula dendrítica; ILC: células linfoides inatas; MHC II: complexo de histocompatibilidade maior classe II; TCR: receptor de célula T; Tho: célula T *naïve*.

para a mucosa, gerando sensações de prurido, e os reflexos motores, os espirros. Estímulos colinérgicos induzem a dilatação das vênulas pós-capilares nas conchas nasais e estimulam a secreção de muco pelas células calciformes e glândulas submucosas. Estímulos adrenérgicos apresentam ações inversas; além da participação na regulação da patência da cavidade nasal, ainda possuem ações na resposta alérgica. As fibras C que participam do sistema NANC, uma vez estimuladas, podem liberar neuropeptídeos (substância P, neurocinina A e o peptídio relacionado ao gene da calcitonina – CGRP), que promovem vasodilatação e aumento da permeabilidade vascular, conhecida como inflamação neurogênica. Reflexos axônicos são capazes de induzir a liberação de IL-3, IL-4, IL-5 e TNF que, como citado anteriormente, induzem a atração, a ativação e a inibição da apoptose celular dos eosinófilos[8,9].

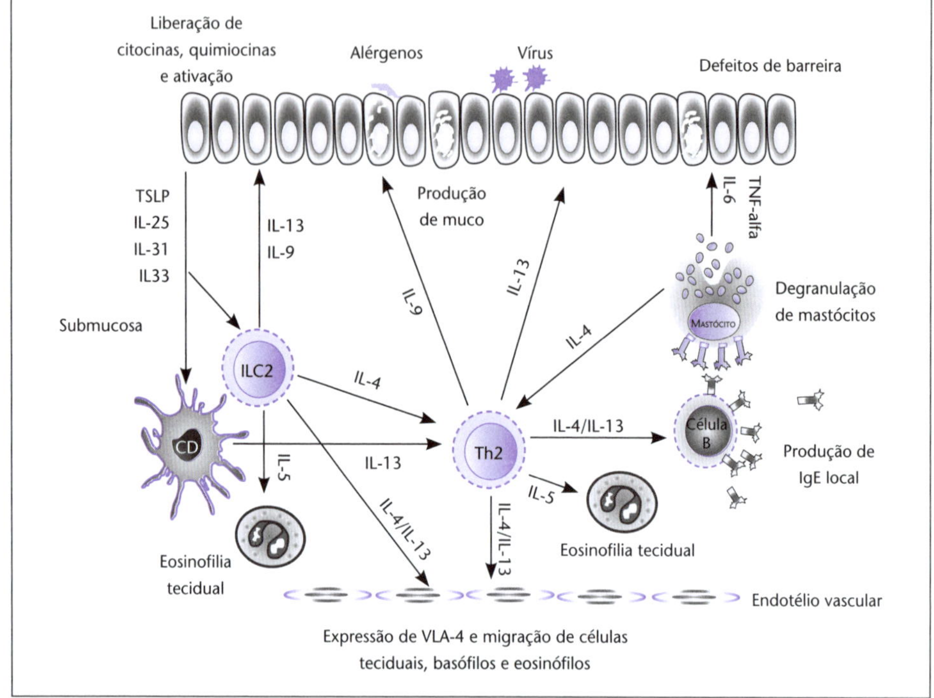

Figura 11.2 Inflamação do tipo Th2 e citocinas envolvidas na RA – ocorre uma combinação de respostas imune inata e adaptativa com envolvimento de células do epitélio e endotélio. As células epiteliais ativadas liberam TSLP, IL-25, IL-31, IL-33, promovendo a ativação de células linfoides inatas tipo 2 (ILC2). As IL-4 liberadas pelos mastócitos e pelas CLI2 amplificam a resposta Th2. A IL-4 e a IL-13 promovem a ativação dos linfócitos B e a produção local de IgE. A IL-5 das células Th2 promovem eosinofilia tecidual. IL-4 e IL-13 ativam as células endoteliais para a migração de eosinófilos, basófilos e Th2. IL-13, Il-9, TNF-alfa e IL-6 ativam as células endoteliais.
TSLP: linfopoetina estromal tímica; VLA-4: *very late antigen 4*.

REMODELAMENTO

O remodelamento pode ocorrer em razão de uma reação inflamatória que leva a um processo de reconstrução normal (modelar de novo) ou a um processo patológico (reconstruir diferentemente). Desde os anos 1990 foi proposto o envolvimento de um processo de remodelamento das vias aéreas na asma, por causa da inflamação crônica. Na rinite alérgica, apesar de haver o mesmo processo inflamatório crônico, a extensão e as consequências clínicas do remodelamento nasal são diferentes e pouco conhecidas[10].

Pacientes com rinite alérgica apresentam um espessamento do epitélio quando comparados a indivíduos normais. O remodelamento da mucosa nasal parece existir, apesar de ser menos extenso que na asma. Muitos estudos são controversos a esse respeito[11].

RINITE ALÉRGICA LOCAL

A rinite alérgica local (RAL) é uma entidade clínica com sintomatologia sugestiva de RA, cujos testes diagnósticos periféricos (testes cutâneos alérgicos e IgE sérica específica) são negativos e as respostas alérgicas são localizadas. As características imunológicas da RAL incluem inflamação alérgica do tipo Th2 nasal, provocação alérgica nasal positiva, produção de IgE e mediadores inflamatórios nasal, ativação de basófilos alérgeno-específicos, ausência de IgE séricas. Os testes de provocação específica no nariz são considerados positivos objetivamente por rinometria acústica, rinomanometria anterior e pela medida da IgE e dos mediadores na secreção nasal[12].

A prevalência da RAL é variável e dependente da exposição alérgica e da idade dos pacientes, variando de 6% em estudos de adultos na China até 50 a 69% de pacientes adultos ou crianças na Espanha e na Itália[12].

Assim como na RA, a presença de outras doenças alérgicas, como asma e conjuntivite, é comum na RAL, e o início dos sintomas da RAL poder iniciar em 30 a 40% na infância. Em relação às rinites não alérgicas, as RAL em geral ocorrem mais precocemente em não fumantes, com história familiar de atopia, mais comumente e com sintomas mais graves no sexo feminino[12]. Apesar de poder ocorrer uma evolução da RAL para RA em alguns casos, um estudo longitudinal aponta que a RAL é considerada uma doença à parte.

A RAL deve ser diferenciada de outras condições como polipose nasal, rinossinusite crônica, rinite não alérgica relacionada a medicamentos, problemas hormonais, doenças sistêmicas e alterações anatômicas[12].

MANIFESTAÇÕES CLÍNICAS

Uma anamnese bem-feita proporciona muitas das informações para a classificação dos sintomas nasais, a determinação da causa e a tomada de decisões terapêuticas. Apesar de a RA se referir a um processo inflamatório da via aérea nasal, os sintomas podem envolver nariz, olhos, ouvidos, seios da face e pulmão[13,14].

SINTOMATOLOGIA

A idade de início é precoce, podendo ser dos 5 até os 20 anos, aproximadamente, e a rinite pode apresentar-se de várias maneiras. Os clássicos sintomas da RA incluem dois ou mais dos seguintes achados por mais de uma hora por dia durante mais de duas semanas: congestão, rinorreia, espirros e prurido nasais[13,14]. O prurido não se limita ao nariz, podendo envolver palato, olhos, faringe e laringe, assim como ouvidos. A rinorreia é normalmente clara, bilateral e pode ser anterior e/ou posterior. A primeira resulta em espirros e limpeza frequente do nariz, e a segunda leva a roncos, secreção pós-nasal e limpeza constante da faringe e da laringe. A obstrução nasal pode ser bilateral ou apresentar-se como um aumento exagerado do ciclo fisiológico nasal, com obstrução intermitente, alternando de uma fossa nasal para outra. Quando a congestão é intensa, pode estar associada a anosmia ou hiposmia e à perda do paladar. Sintomas oculares incluem prurido, lacrimejamento e hiperemia conjuntival. A disfunção tubária é manifestação ocasional, cujas queixas são estalidos e estouros nos ouvidos. Os sintomas sistêmicos mais associados são mal-estar geral, cansaço, irritabilidade e agitação para dormir[13,14].

ANTECEDENTES FAMILIARES E PESSOAIS DE ATOPIA

A história familiar de alergia está associada com o desenvolvimento de rinite alérgica. O ambiente geralmente influencia a expressão da doença, mas a genética determina a gravidade e a especificidade dos sintomas. Quando um dos pais é alérgico, a possibilidade de os filhos também o serem aumenta muito, chegando a mais de 80%. A presença de rinite alérgica em pacientes asmáticos pode chegar a 58% ou mais[5]. Ambas as doenças têm os fatores desencadeantes, a fisiopatologia de inflamação mucosa e a hiper-reatividade iguais. Existe associação com eczema e alergias do sistema digestório, podendo ser considerada na evolução da conhecida "marcha atópica".

Consequentemente, informações sobre alergias familiares, idade de início e o tipo dos sintomas, quando ocorrem, sua frequência, duração e gravidade, os fatores de piora e a exposição ao alérgeno são imprescindíveis.

EXAME FÍSICO

A avaliação geral do paciente deve ser iniciada pela observação da postura geral, da presença de espirros frequentes, respiração oral, fala anasalada e prurido nasal e/ou ocular. A inspeção da face da criança com rinite pode evidenciar eczema de face, edema das pálpebras e cianose periorbitárias, em razão de estase venosa secundária a obstrução nasal crônica. Também se oberva a presença de lacrimejamento e hiperemia conjuntival. Além disso, apresentam as linhas de Dennie-Morgan, que são as pregas na pálpebra inferior[13]. Anormalidades do crescimento craniofacial, como rosto alongado, boca sem fechamento dos lábios, eminências malares planas, narinas estreitas e mandíbulas retraídas, também associadas à obstrução nasal crônica, costumam ser identificadas. Na pirâmide nasal, é encontrada uma prega acima da ponta, resultado de movimentos de suspensão da ponta do nariz no ato de coçar e para evitar a rinorreia; tal fato é conhecido como saudação do alérgico (Figura 11.3). O exame das fossas nasais, por uma simples inspeção com elevação da ponta do nariz ou otoscópio, geralmente revela a mucosa dos cornetos hiperemiada ou pálida, edematosa e coberta por fina secreção hialina, mas tais sinais podem ser muito variáveis e normais fora de período de exposição aos alérgenos. Em alguns casos, podem ser visíveis pólipos que se mostram gelatinosos, de coloração amarelada/acinzentada e insensíveis ao toque. A utilização do otoscópio permite apenas visualizar a porção anterior do nariz, ou seja, o vestíbulo nasal e a cabeça de cornetos inferiores. Com o endóscopio, também pode ser avaliada a porção média das cavidades nasais, como o corpo dos cornetos e o meato médio[13].

DIAGNÓSTICO

Clínico

O diagnóstico de rinite é essencialmente clínico. Os clássicos sintomas da RA incluem dois ou mais dos seguintes achados por mais de uma hora por dia durante mais de duas semanas: congestão, rinorreia, espirros e prurido nasal[13,14]. É preciso avaliar o tempo de evolução da rinite, seus sintomas, a presença de outras atopias, história familiar e as características dos ambientes de habitação e de trabalho.

A iniciativa ARIA (*Allergic Rhinitis and its Impact on Asthma*) classificou a rinite alérgica de acordo com sua ocorrência ao longo do tempo em: persistente, quan-

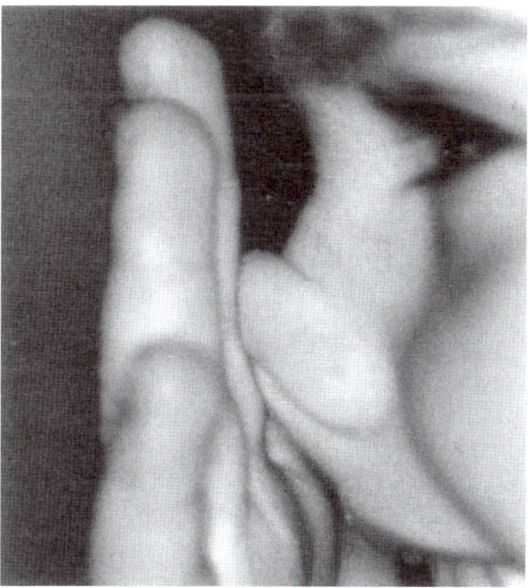

Figura 11.3 Saudação do alérgico.

do se manifesta em mais de quatro dias na semana e por mais de quatro semanas seguidas, ou intermitente, quando se apresenta em menos de quatro dias por semana ou em um período menor de quatro semanas seguidas. De acordo com a gravidade, pode ser classificada em leve, quando possui pouco impacto na qualidade do sono, nas atividades de lazer e no trabalho, ou moderada/grave, quando resulta em sono anormal e prejuízo às atividades de lazer e trabalho, com sintomas inoportunos.

Exames Complementares Específicos

Em algumas situações se faz necessária a realização de exames complementares para uma melhor definição do quadro, especialmente quando os sintomas da RA são atípicos. Os exames complementares podem ser divididos didaticamente em testes para diagnóstico do fenótipo alérgico realizados *in vivo* e *in vitro*. Apesar de inespecíficos, a dosagem de IgE total, o exame citológico nasal e a eosinofilia periférica no hemograma podem ser utilizados na tentativa de documentar uma doença de natureza alérgica. Os testes cutâneos de leitura imediata (de puntura ou *prick-test*) e a provocação nasal podem auxiliar na identificação do alérgeno responsável pela reação. A dosagem de IgE específica por meio do ImmunoCap® deve ser indicada quando não for possível realizar os testes cutâneos, por exemplo, na dermatite atópica extensa ou durante o uso de medicamentos que impeçam sua realização[13].

O teste de puntura (*prick-test*) deve ser feito por especialista em ambiente adequado, pois raramente podem ocorrer reações adversas. Ele possibilita testar várias substâncias simultaneamente e sua leitura é obtida em cerca de 15 a 20 minutos (Figura 11.4). É muito importante que sejam utilizados os antígenos aos quais o doente possa estar exposto, e os extratos devem ser de boa qualidade e estar bem padronizados. Alguns medicamentos podem bloquear esses testes, como os corticosteroides sistêmicos e os anti-histamínicos. Portanto, deve-se suspender seu uso por um período de 5 a 15 dias antes do teste[13].

O exame das secreções nasais para identificar células inflamatórias pode ser útil como auxiliar do exame clínico. A técnica envolve a avaliação das secreções nasais, obtidas diretamente ou por meio de uma "escova" seca e fixada em uma lâmina. Em alérgicos ou na rinite eosinofílica não alérgica não complicada, os pacientes apresentam uma significativa porcentagem de eosinófilos, entre 10 e 100%. Na rinite infecciosa, os neutrófilos predominam no esfregaço (frequentemente 80 a 100%). A citologia de um paciente com infecção respiratória de etiologia viral pode ser indiferenciada daquela com sinusite bacteriana; as secreções inflamatórias devem ser interpretadas em conjunto com a história[15].

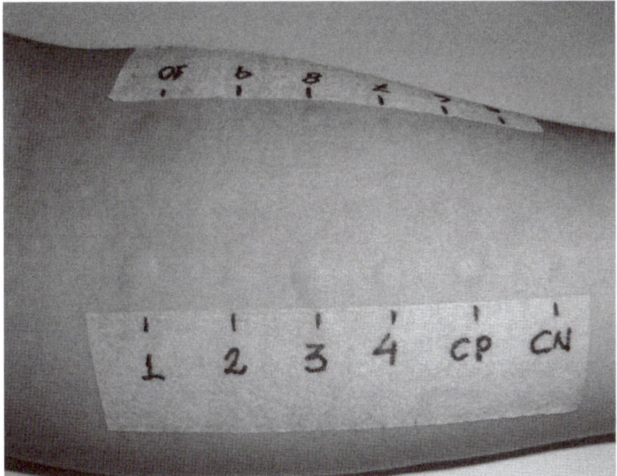

Figura 11.4 Teste cutâneo de puntura com controle negativo e positivo (CN, CP). (Veja imagem colorida no encarte.)

Exames de Imagem

Os exames de imagem não são utilizados como rotina e servem apenas para investigar suspeitas que não foram confirmadas após o exame físico e a fibroscopia. A suspeita de sinusite crônica é o caso em que se faz mais necessário o uso de exames complementares. A radiografia de seios da face é pouco específica, pois pode mostrar espessamento ou velamento até mesmo em processos virais das vias superiores. Dessa maneira, para confirmar a suspeita de sinusite crônica, sinusite fúngica alérgica ou polipose restrita aos seios paranasais, a tomografia ainda é o exame mais objetivo e fidedigno[16]. Mesmo assim, um terço dos adultos e metade das crianças apresentam cintilografia de seios da face alterada pelo fato de resfriados comuns poderem manter alterações prolongadas[13].

Outros Exames

Medidas objetivas do fluxo nasal, como a rinometria acústica e a rinomanometria anterior, são pouco utilizadas na prática clínica, mas podem dar informações da patência nasal em estudos na redução dos turbinatos ou correção do septo nasal. Da mesma forma, a medida da fração exalada de óxido nítrico mostra valores muito variados na RA, mas estes tendem a estar elevados. Valores muito baixos na medida do óxido nítrico exalado (FeNO) podem indicar discinesia ciliar primária ou fibrose cística[13].

Os testes de provocação nasal só são indicados quando ocorrer uma discrepância entre a história e os achados do exame clínico e exames laboratoriais e radiológicos.

COMORBIDADES E COMPLICAÇÕES

A rinite alérgica está frequentemente associada com respiração oral, otites, conjuntivite alérgica, rinossinusites e asma e tem um papel importante na fisiopatologia dessas doenças.

Respiração Oral

Entre as causas mais comuns da respiração oral encontra-se a rinite alérgica, acompanhada ou não de hipertrofia de adenoides e amídalas. A obstrução nasal resulta em mudanças patológicas na velocidade e na resistência ao fluxo aéreo e tem sido associada à síndrome da apneia obstrutiva do sono (SAOS). A criança que é respiradora oral, além de produzir roncos e ter respiração ruidosa, pode apresentar hipopneias e apneias. Em razão do padrão de sono irregular e dos microdespertares noturnos, a criança pode apresentar irritabilidade durante o dia, com distúrbios de comportamento, inapetência e dores abdominais, sintomas que muitas vezes não são facilmente relacionados à qualidade do sono[17,18]. As complicações de oclusão dentária e até o aumento da presença de cáries dentárias têm sido relacionados com a respiração oral[17,18]. O diagnóstico deve ser feito precocemente pela polissonografia em laboratórios do sono, para evitar deformidades faciais e as complicações já descritas que podem comprometer o desenvolvimento da criança.

Otites de Repetição

Dados epidemiológicos sustentam a relação entre RA como fator de risco cinco vezes maior para otite média em pacientes alérgicos comparados com não alérgicos sem sintomas de rinite crônica. A prevalência de RA em pacientes com otite média recorrente com efusão ou crônica pode atingir variação de 24 a 89%. A rinite alérgica parece afetar o ouvido médio, induzindo inflamação que causa obstrução da tuba nasofaríngea. Inicialmente, esse efeito é unidirecional: o ar e as secreções do ouvido médio são capazes de sair do tubo, enquanto a pressão do ar ambiente não se equilibra com o ouvido médio. Isso causa otite média, acúmulo de fluido e pressões negativas no ouvido médio. O gradiente de força com pressões nasofaríngeas relativamente maiores aumenta o risco de refluxo, aspiração ou insuflação de secreções contaminadas para o ouvido médio. Essa situação culmina com a ruptura da membrana timpânica se não for tratada a tempo[5,19].

Rinossinusites

A alergia em pacientes com sinusite foi evidenciada por vários estudos, com uma frequência variável de 30 a 80%. Por outro lado, a sinusite em pacientes com alergia (considerando-se a história clínica, os exames radiológicos e os testes cutâneos) foi observada em 25 a 70% dos pacientes[5]. Uma combinação de estudos *in vitro* e *in vivo* sugere que os eosinófilos estabelecem uma forte ligação fisiopatológica entre rinite alérgica e sinusite. Os produtos inflamatórios de eosinófilos, incluindo a proteína básica principal, induzem edema tecidual e prejuízo do clareamento mucociliar. Essas alterações comprometem a drenagem do óstio sinusal e a troca de gases, criando um ambiente propício para o crescimento bacteriano.

Asma

Rinite e asma apresentam mecanismos patogênicos comuns, além de aspectos epidemiológicos, fisiológicos e terapêuticos. A rinite alérgica é observada em cerca de 80% dos pacientes com asma e, por sua vez, a asma ocorre entre 10 e 40% dos pacientes com rinite alérgica, com risco oito vezes maior de asma em portadores de rinite alérgica. Em razão da importância da rinite alérgica na asma, foi desenvolvida a iniciativa ARIA no intuito de reduzir a gravidade e a prevalência da asma com o tratamento adequado da rinite alérgica. Vários mecanismos foram propostos para explicar como a rinite alérgica não tratada pode iniciar ou causar exacerbação da asma. Destacam-se aqui os dois principais: a perda da função nasal e o reflexo nasobrônquico. A respiração bucal, em decorrência da obstrução nasal observada na rinite alérgica, leva à perda da filtração do ar e à exposição dos pulmões a alérgenos, poluentes e outros irritantes, que podem induzir ao broncospasmo e potencializar a responsividade das vias aéreas inferiores. Além disso, a falta de aquecimento do ar inspirado aumenta a chance de esse ar frio alcançar os pulmões, à semelhança da asma por exercício[5,14].

TRATAMENTO

A RA promove um desarranjo nas funções normais das vias aéreas superiores, causando considerável desconforto, comorbidades e perda da qualidade de vida. Seu tratamento está bem estabelecido e contribui para o controle na maioria dos casos classificados como leves e moderados, mas restam alguns casos mais graves que persistem com a sintomatologia mesmo quando corretamente tratados e controladas as possíveis comorbidades existentes. Pode-se dividir a abordagem terapêutica da RA em tratamentos não medicamentoso e medicamentoso.

Controle Ambiental

A higiene ambiental diminui os sintomas e as crises dos alérgicos e consiste em evitar contato com irritantes como produtos de limpeza, produtos químicos, fumaça de cigarro e poluentes. Além disso, a redução dos alérgenos mais comuns como ácaros, baratas e animais domésticos, assim como polens e fungos, pode beneficiar os pacientes com evidência de doença alérgica desencadeada por esses agentes. Muitos alérgenos ambientais são impossíveis de ser evitados, como os ácaros domésticos, que estão presentes não somente nos travesseiros e colchões, mas podem estar espalhados pelos ambientes escolares, espaços públicos e até mesmo hospitais. Conseguir eliminar os alérgenos do convívio dos pacientes com RA pode ser impossível, mas alguns pacientes se beneficiam de uma melhor limpeza do ambiente no qual circulam[20].

Soluções Salinas

As soluções salinas fisiológicas intranasais, os nebulizadores e as duchas têm sido usados para o tratamento clínico das rinossinusites crônicas em geral, incluindo as alérgicas. Os benefícios potenciais incluem a limpeza de muco nasal, secreções purulentas, restos celulares e crostas. A lavagem nasal limpa as vias aéreas superiores, é simples, de baixo custo e sem efeitos adversos. Um estudo recente que compara os efeitos das soluções salinas nasais com os corticosteroides tópicos nasais (CTN) concluem que seu uso associado é uma boa opção para a melhora dos sintomas em crianças, podendo reduzir as doses dos CTN necessários para esse controle[16].

Tratamento Medicamentoso

Para o tratamento medicamentoso da rinite alérgica, o Aria[21] apresenta um esquema em etapas que depende da classificação da rinite alérgica (Figura 11.5).

Descongestionantes

Os descongestionantes levam ao alívio da congestão nasal. Podem ser administrados por via tópica ou sistêmica, e ambas as vias apresentam efeitos sistêmicos. Os de aplicação tópica têm início de ação muito rápido e não devem ser utilizados por mais de 5 a 7 dias pelo risco de desenvolvimento de rinite medicamentosa (efeito rebote). Além desse efeito, os descongestionantes seletivos alfa-2 reduzem o fluxo sanguíneo da mucosa para cerca de 30 a 40%, o que a longo prazo pode gerar destruição do epitélio e perfuração septal. São pouco utilizados em crianças[22].

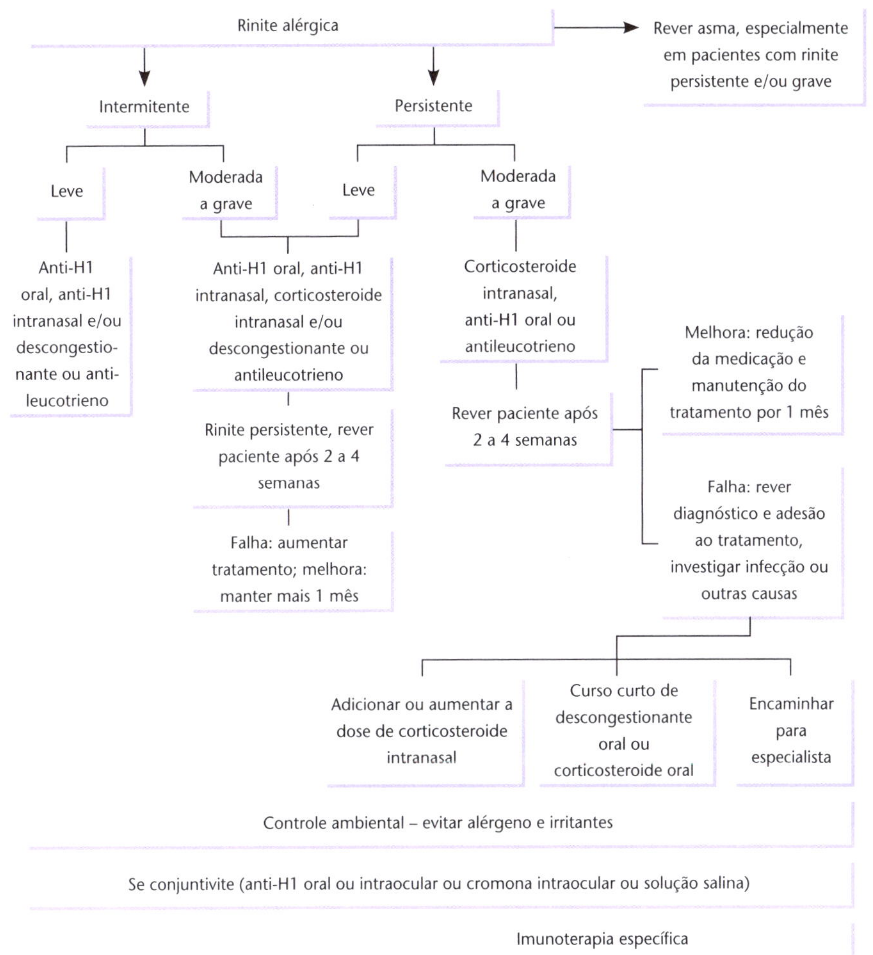

Figura 11.5 Algoritmo de tratamento da rinite alérgica (ARIA)[14].

Anticolinérgicos

O brometo de ipratrópio é um derivado quaternário do isopropil noratropina. Seu mecanismo de ação corresponde à competição com a acetilcolina pelos receptores muscarínicos, inibindo sua ação em receptores pós-ganglionares e em células. Seu efeito é apenas local e nas doses usuais reduz a rinorreia, com pequeno efeito sobre a obstrução. Não existem no mercado nacional[22].

Cromoglicato dissódico

O cromoglicato dissódico é capaz de estabilizar a membrana dos mastócitos, diminuindo sua degranulação. Além disso, inibe a entrada de cálcio na célula, assim como diminui sua disponibilidade intracelular e, por consequência, diminui a liberação de histamina. Clinicamente, controla espirros, rinorreia e prurido, tendo pouca ação sobre a obstrução. Sua ação plena surge em aproximadamente 2 a 4 semanas, sendo seus principais efeitos colaterais a irritação local e espirros, além de apresentar gosto amargo, que dificulta seu uso. Por apresentar baixíssimos índices de efeitos colaterais, é uma medicação segura para ser utilizada em crianças com menos de 2 anos e em gestantes, além de esportistas de alto desempenho, mas, por ser necessário o uso 4 vezes/dia, a adesão é baixa[22].

Anti-histamínicos

Os anti-histamínicos orais são considerados a primeira linha de tratamento para RA sazonal ou persistente e são utilizados em conjunto com corticosteroides nasais.

Os anti-histamínicos clássicos ou de primeira geração (Quadro 11.1) estão relacionados a efeitos adversos bastante indesejáveis, principalmente os efeitos anticolinérgicos (aqueles associados ao SNC, como a sedação), e os resultantes de interações medicamentosas.

Os anti-histamínicos de primeira geração para o uso em rinite alérgica foram superados, pois os consensos atuais preconizam o uso de anti-histamínicos não sedativos como primeira escolha para o tratamento das doenças alérgicas, inclusive em crianças[14,23].

Os novos anti-histamínicos, também conhecidos como não sedantes ou de segunda geração, diferem em sua farmacocinética (Quadro 11.1). Os efeitos cardiotóxicos que surgiram com alguns anti-histamínicos de segunda geração não são relacionados ao efeito de bloqueio do receptor de histamina H1. Os novos compostos exibem outras propriedades em sistemas além dos receptores H1, como propriedades anti-inflamatórias e por não serem sedativos são os de primeira escolha para tramento da rinite alérgica[14,23].

Antileucotrienos

Os inibidores dos leucotrienos são uma classe de drogas que bloqueiam a ação dos leucotrienos envolvidos no processo inflamatório da asma e da rinite alérgica. Os leucotrienos são provenientes do metabolismo do ácido araquidônico pela ação da 5-lipo-oxigenase. Os antileucotrienos têm efeito anti-inflamatório e broncodilatador. Foram usados inicialmente para o tratamento da asma e depois indicados para o tratamento da rinite alérgica. As recomendações atuais são para o uso do montelucaste em combinação com CTN e/ou anti-histamínicos orais e com a vantagem de poder ser usado em crianças com menos de 2 anos[24].

Quadro 11.1 Anti-histamínicos orais

Anti-histamínicos clássicos – 1ª geração

- Dextroclorofeniramina

0,3 mg/kg/dia em 2 ou 3 doses (máximo 2 a 4 mg/dose)

- Clemastina

0,2 mg/kg/dia em 2 doses (máximo 2 a 6 mg/dia em 2 vezes)

- Ciproeptadina

0,25 mg/kg/dia em 2 doses (máximo 2 a 20 mg/dia)

- Hidroxizina

1 a 2 mg/kg/dia em 2 a 3 doses (máximo 150 mg/dia)

- Cetotifeno

0,05 mg/kg/dia em 2 doses (máximo 1 mg 2 vezes/dia)

Anti-histamínicos não clássicos – 1ª geração

- Loratadina

2 a 12 anos (< 30 kg) – 5 mg 1 vez/dia
2 a 12 anos (> 30 kg) – 10 mg 1 vez/dia

- Cetirizina (solução 1 mg/mL)

6 meses a 2 anos – 2,5 mg 1 a 2 vezes/dia
2 a 5 anos – 2,5 mg 1 a 2 vezes/dia (máximo 5 mg/dia)
> 5 anos – 5 a 10 mg 1 vez/dia (máximo 10 mg/dia)

- Fexofenadina (solução 6 mg/mL)

< 6 anos – 15 mg 1 vez/dia – 2 a 3mL
6 a 12 anos – 30 mg 1 a 2 vezes/dia – 5 mL
> 12 anos – 60 mg 1 a 2 vezes/dia – 10 mL (máximo 1 comprimido 120 mg até 1 a 2 vezes/dia)

- Ebastina (xarope 1 mg/mL)

2 a 6 anos (< 30 kg) – 2,5 mg 1 vez/dia
6 a 12 anos – 5 mg 1 vez/dia (máximo 10 mg 1 vez/dia)

- Epinastina

6 a 12 anos (suspensão 5 mL = 10 mg) – 2,5 a 5 mg
Adultos – 10 a 20 mg 1 vez/dia

- Desloratadina (solução 0,5 mg/mL – cp 5 mg)

6 meses a 2 anos – 1 mg = 2 mL 1 vez/dia
2 a 6 anos – 1,25 mg = 2,5 mL 1 vez/dia
6 a 11 anos – 2,5 mg = 5 mL 1 vez/dia (máximo 5 mg/dia)

- Levocetirizina

> 6 anos – 1 cp = 5 mg 1 vez/dia

- Rupatadina

> 12 anos – 1 cp = 10 mg 1 vez/dia

cp: comprimido.

Corticosteroides tópicos

A principal medicação para o tratamento da rinite alérgica é o corticosteroide tópico nasal (CTN). Todas as células do corpo humano possuem receptores em sua membrana plasmática para os corticosteroides. Quando ligados a esses receptores, os corticosteroides encaminham-se ao núcleo de onde estimularão áreas de DNA. Dessa estimulação resulta a inibição de síntese de várias citocinas e interleucinas inflamatórias e moléculas de adesão. Além disso, há a indução da síntese de citocinas anti-inflamatórias. O resultado é uma redução da liberação de mediadores provenientes do ácido araquidônico, assim como redução local do número de mastócitos e diminuição do influxo de basófilos e eosinófilos[14,25,26].

Os corticosteroides tópicos não são usados como sintomáticos, e sim como anti-inflamatórios e, por isso mesmo, de forma preventiva. Sua ação plena demora alguns dias para ser alcançada, sendo então capaz de controlar os sintomas tanto da fase imediata quanto da tardia. Sua utilização faz com que diminuam os espirros, a rinorreia, o edema dos cornetos e, consequentemente, a comgestão nasal.

Os corticosteroides podem ser administrados de forma sistêmica ou tópica. No caso da rinite alérgica, a via sistêmica é pouco utilizada, sendo reservada para quadros muito graves e por um curto período.

No mercado brasileiro, existem vários corticosteroides tópicos para uso nasal disponíveis, como dipropionato de beclometasona, budesonida, propionato de fluticasona, furoato de fluticasona, furoato de mometasona, acetonido de triancinolona e ciclesonida (Tabela 11.1)[26]. Um recente produto introduzido para adolescentes e adultos combina um anti-histamínico tópico nasal (hidrocloreto de azelastina) com o propionato de fluticasona no mesmo dispositivo de aplicação nasal, com a vantagem de ter início precoce de ação e boas eficácia e segurança[27].

Tabela 11.1 Corticosteroides tópicos nasais – idade de uso e doses máximas para crianças e adultos em rinite alérgica

Nome	Fórmula	Idade mínima	Dose de *spray* (mcg*/narina)	Dose máxima/ criança (mcg/dia)	Dose/adultos (mcg/dia)
Acetonida de triancinolona	Isotônica	4 anos	55	110	220
Budesonida	Isotônica	6 anos	32, 50, 64, 100	100	200
Ciclesonida	Hipotônica	6 anos	50	100	200
Dipropionato de beclometasona	Isotônica	6 anos	50	100	200
Furoato de mometasona	Isotônica	2 anos	50	100	200
Propionato de fluticasona	Isotônica	2 anos	50	100	200
Furoato de fluticasona	Isotônica	4 anos	27,5	52,5	105

* mcg: microgramas.
Fonte: Medications inserts. Modificado de Mello Jr et al., 2013[21].

Os efeitos colaterais mais frequentemente encontrados com a utilização dos corticosteroides citados nas doses recomendadas são irritação, espirros, sensação de mucosa seca, sabor desagradável e epistaxe. Embora tenham sido descritos surgimento de perfuração septal e candidíase nasal, esses efeitos são bastante raros.

Imunoterapia

Segundo a Organização Mundial da Saúde (OMS), a imunoterapia com extratos alergênicos é a única forma de tratamento da rinite alérgica capaz de alterar a evolução natural da doença. Sua indicação deve ser feita nos casos em que não se obtém o controle dos sintomas com o controle ambiental e o uso diário de medicações (Figura 11.5) e atualmente existe a tendência de indicação no início da doença, pois assim são evitadas suas possíveis complicações[14,23].

Segundo a literatura disponível, a imunoterapia deve ser realizada por tempo prolongado, por um período mínimo de três anos. Suas indicações e contraindicações devem ser avaliadas pelo especialista em conjunto com o paciente e seus familiares, sendo o tratamento via subcutânea ou sublingual. No caso da via subcutânea, deve ser realizado em ambiente adequado em razão das raras reações adversas graves em 0,1% das aplicações[14,23].

CONCLUSÕES

A qualidade de vida dos pacientes com rinite é bastante afetada pela doença. O tratamento pode ser feito com higiene ambiental, lavagens nasais com solução salina fisiológica e com o uso de descongestionantes, anticolinérgicos, cromoglicato, anti-histamínicos, antileucotrienos e corticosteroides sistêmicos e tópicos.

A eficácia da terapia depende do uso correto dessas opções de tratamento não medicamentoso e medicamentoso, procurando obter o melhor efeito de cada droga por meio do conhecimento de seus efeitos clínicos nos pacientes, assim como de seus efeitos adversos.

REFERÊNCIAS BIBLIOGRÁFICAS

1. Papadopoulos NG, Guibas GV. Rhinitis subtypes, endptypes, and definitions. Immunol Allergy Clin N Am. 2016;36(2):215-33.
2. Hellings PW. What is allergic rhinitis? In: Akdis CA, Hellings PW, Agache I, editors. Global atlas of allergic rhinitis and chronic rhinosinusitis. Eur Acad Allerg and Clin Immunol. 2015:442. Disponível em: www.eaaci.org/globalatlas/ENT_Atlas_web.pdf.
3. Meltzer EO, Blaiss MS, Naclerio RM, Stoloff SW, Derebery MJ, Nelson HS, et al. Burden of allergic rhinitis: allergies in America, Latin America, and Asia-Pacific adult surveys. Allergy Asthma Proc. 2012;33(Suppl 1):S113-41.
4. Pastorino AC, Rimazza RD, Leone C, Castro AP, Sole D, Jacob CM. Risk factors for asthma in adolescents in large urban region of Brazil. J Asthma. 2006;43(9):695-700.
5. Meltzer EO. Allergic rhinitis. Burden of illness, quality of life, comorbidities, and control. Immunol Allergy Clin North Am. 2016;36(2):235-48.
6. Akdis C. The underlying mechanisms in allergic rhinitis. In: Akdis CA, Hellings PW, Agache I, editors. Global atlas of allergic rhinitis and chronic rhinosinusitis. Eur Acad Allerg Clin Immunol. 2015:5-8. Disponível em: www.eaaci.org/globalatlas/ENT_Atlas_web.pdf.

7. Doherty TA. Innate lymphoid cells in allergic rhinitis. In: Akdis CA, Hellings PW, Agache I, editors. Global atlas of allergic rhinitis and chronic rhinosinusitis. Eur Acad Allerg Clin Immunol. 2015:16-17. Disponível em: www.eaaci.org/globalatlas/ENT_Atlas_web.pdf.
8. Sarin S, Undem B, Sanico A, Togias A. The role of the nervous system in rhinitis. J Allerg Clin Immunol. 2006;118(5):999-1016.
9. Baroody FM. Nonallergic rhinitis: mechanism of action. Immunol Allergy Clin North Am. 2016;36(2):279-87.
10. Bousquet J, Jeffery PK, Busse WW, Johnson M, Vignola AM. Asthma: from bronchoconstriction to airways inflammation and remodeling. Am J Respir Crit Care Med. 2000;161(5):1720-45.
11. Corren J, Togias A. Remodeling in allergic rhinitis. Adding new data to an old debate. Am J Respir Crit Care Med. 2015;192(12):1403-4.
12. Campo P, Salas M, Blanca-López N, Rondón C. Local allergic rhinitis. Immunol Allergy Clin North Am. 2016;36(2):321-32.
13. Scadding GK, Scadding GW. Diagnosing allergic rhinitis. Immunol Allergy Clin North Am. 2016;36(2):349-60.
14. Bousquet J, Schünemann HJ, Samolinski B, Demoly P, Baena-Cagnani CE, Bachert C, et al. World Health Organization Collaborating Center for Asthma and Rhinitis. Allergic rhinitis and its impact on asthma (Aria): achievements in 10 years and future needs. J Allergy Clin Immunol. 2012;130(5):1049-62.
15. Gelardi M, Iannuzzi L, Quaranta N, Landi M, Passalacqua G. Nasal cytology: practical aspects and clinical relevance. Clin Exp Allergy 2016;46(6):785-92.
16. Ingrid Terreehorst. Management of allergic rhinitis – allergen avoidance. In: Akdis CA, Hellings PW, Agache I, editors. Global atlas of allergic rhinitis and chronic rhinosinusitis. Eur Acad Allerg Clin Immunol. 2015:190-2. Disponível em: www.eaaci.org/globalatlas/ENT_Atlas_web.pdf.
17. Motosue M, Li JT. Clinical features of allergic rhinitis. In: Akdis CA, Hellings PW, Agache I, editors. Global atlas of allergic rhinitis and chronic rhinosinusitis. Eur Acad Allerg Clin Immunol. 2015:114-5. Disponível em: www.eaaci.org/globalatlas/ENT_Atlas_web.pdf.
18. Braido F, Duchna HW. Allergic rhinitis and sleep apnea. In: Akdis CA, Hellings PW, Agache I, editors. Global atlas of allergic rhinitis and chronic rhinosinusitis. Eur Acad Allerg Clin Immunol. 2015:16-17. Disponível em: www.eaaci.org/globalatlas/ENT_Atlas_web.pdf.
19. Georgalas C. The role of the nose in snoring and obstructive sleep apnoea: an update. Eur Arch Otorhinolaryngol. 2011;268(9):1365-73.
20. Mion O, Mello Jr. JF, Goto E, Lessa MM, Miniti A. The role of rhinitis in chronic otitis media. Otolaryngol Head Neck Surg. 2003;128(1):27-31.
21. Mello Jr JF, Mion O de G, Andrade NA, Anselmo-Lima WT, Stamm AE, Almeida WL, et al. Brazilian Academy of Rhinology position paper on topical intranasal therapy. Braz J Otorhinolaryngol. 2013;79(3):391-400.
22. Madison S, Brown EA, Franklin R, Wickersham EA, McCarthy LH. Clinical question: nasal saline or intranasal corticosteroids to treat allergic rhinitis in children. J Okla State Med Assoc. 2016;109(4-5):152-3.
23. Kalogjera L. Additional drug treatment options for allergic rhinitis. In: Akdis CA, Hellings PW, Agache I, editors. Global atlas of allergic rhinitis and chronic rhinosinusitis. Eur Acad Allerg Clin Immunol. 2015:200-1. Disponível em: www.eaaci.org/globalatlas/ENT_Atlas_web.pdf.
24. Bernstein DI, Schwartz G, Bernstein JA. Allergic rhinitis. Mechanisms and treatment. Immunol Allergy Clin North Am. 2016;36(2):261-78.
25. Sanak M. Antileukotrienes in the treatment of allergic rhinitis. In: Akdis CA, Hellings PW, Agache I, editors. Global atlas of allergic rhinitis and chronic rhinosinusitis. Eur Acad Allerg Clin Immunol. 2015:197-9. Disponível em: www.eaaci.org/globalatlas/ENT_Atlas_web.pdf.

26. Neffen H. Treatment of allergic rhinitis – Nasal steroids. In: Akdis CA, Hellings PW, Agache I, editors. Global atlas of allergic rhinitis and chronic rhinosinusitis. Eur Acad Allerg Clin Immunol. 2015:195-6. Disponível em: www.eaaci.org/globalatlas/ENT_Atlas_web.pdf.
27. Bousquet J, Bachert C, Bernstein J, Canonica GW, Carr W, Dahl R, et al. Advances in pharmacotherapy for the treatment of allergic rhinitis; MP29-02 (a novel formulation of azelastine hydrochloride and fluticasone propionate in an advanced delivery system) fills the gaps. Expert Opin Pharmacother. 2015;16(6):913-28.

12 Alergia alimentar

Ana Paula Beltran Moschione Castro
Ana Claudia Brandão
Andrea Keiko Fujinami Gushken
Cleonir de Moraes Lui Beck

Após ler este capítulo, você estará apto a:

1. Definir adequadamente alergia alimentar.
2. Reconhecer os diferentes mecanismos fisiopatológicos que se associam à alergia alimentar.
3. Identificar as principais manifestações clínicas de alergia alimentar e classificá-las de acordo com o mecanismo imunológico envolvido.
4. Solicitar criteriosamente os exames laboratoriais disponíveis e interpretar os resultados de maneira crítica.
5. Conhecer as possibilidades de realização de testes de provocação oral e saber as indicações e limitações.

INTRODUÇÃO

O reconhecido aumento das doenças alérgicas nos últimos anos também se reflete no incremento das alergias alimentares (AA). Estudos epidemiológicos no Reino Unido e nos Estados Unidos documentaram número crescente de atendimentos de anafilaxia em hospitais pediátricos, maior índice de suspeição de AA em crianças de até 3 anos de idade e aumento da prevalência da alergia ao amendoim. No Brasil, houve crescimento de serviços de alergia pediátrica capacitados a atender crianças e em muitos consultórios de pediatria notou-se o aumento de suspeição de AA. Concomitantemente, novos alérgenos alimentares passaram a ser descritos associados ao maior conhecimento sobre clássicos alérgenos alimentares resultando no aprimoramento de técnicas laboratoriais para avaliação de AA, em especial as de mecanismo de hipersensibilidade tipo I imunoglobulina E (IgE) mediados.

Diante desse cenário é fundamental o conhecimento dos conceitos básicos que permeiam a AA desde a definição, a fisiopatologia, a apresentação clínica e o instrumento diagnóstico[1,2].

DEFINIÇÃO

A AA se insere no grupo de reações adversas a alimentos. Esse grupo compreende qualquer reação anormal à ingestão de alimentos ou de aditivos alimentares, e as reações podem ser classificadas em tóxicas e não tóxicas. As reações tóxicas são aquelas que independem de sensibilidade individual, e as reações não tóxicas são aquelas que dependem de suscetibilidade individual e podem ser classificadas em não imunomediadas (intolerância alimentar) e imunomediadas (AA)[3].

AA é a denominação utilizada para as RAA, que envolvem mecanismos imunológicos, resultando em grande variabilidade de manifestações clínicas. Há uma série de mecanismos de hipersensibilidade envolvidos desde a clássica resposta a IgE, hipersensibilidade tipo I até mecanismos celulares (hipersensibilidade tipo IV), passando por mecanismos complexos que envolvem respostas de anticorpos, linfócitos e eosinófilos, caracterizando os distúrbios mistos. Nas respostas imediatas, a IgE específica para o alérgeno envolvido é capaz de desencadear uma reação em até duas horas após a ingestão do alimento e leva a manifestações clínicas como: urticária, broncoespasmo e anafilaxia que pode ser fatal. Por outro lado, as respostas mediadas por células desencadeiam sintomas na maioria gastrointestinais algumas horas até poucos dias após a ingestão do alimento, sendo a manifestação mais frequente a diarreia com produtos patológicos ou não. Nos mecanismos mistos, observa-se piora da manifestação clínica após a ingestão do alimento. Entretanto, uma das características das alergias mistas é a possibilidade de permanência da doença, ainda que melhor, mesmo após a eliminação total do agente causal[3].

Os números que avaliam a prevalência de AA são variáveis de acordo com a metodologia empregada. Inquéritos recentes são escassos, especialmente porque envolvem metodologia complexa demandando a realização de testes de provocação que envolvem riscos e custos elevados. Na Austrália e no Reino Unido, estudos que se utilizaram desta metodologia para determinação de prevalência de AA descreveram que entre 5 e 10% dos lactentes apresentam manifestações clínicas. Na China, estima-se que aproximadamente 7% dos pacientes pediátricos e, no Brasil, os estudos publicados envolvem a prevalência presumida ou obtida por inquéritos epidemiológicos[4-7].

FISIOPATOLOGIA

Para o adequado entendimento da fisiopatologia da AA é importante que se tenha em mente que se está diante de um conjunto de doenças que comprometem diversos órgãos e sistemas, envolvendo variados mecanismos imunológicos. Entretanto, há em todo esse cenário, um denominador comum: a ausência de tolerância imunológica, ou seja, a incapacidade, ainda que temporária, do não reconhecimento do alimento como um antígeno a gerar tolerância ao sistema imunológico. E essa ausência de tolerância é resultante de fatores genéticos e ambientais ainda não totalmente esclarecidos associados a propriedades fisicoquímicas do alimento[8]. Esta é a base fisiopatológica da AA.

O surgimento do sintoma alérgico tem origem no inadequado processamento do antígeno alimentar. Esse antígeno pode ser oferecido em época inapropriada, para crianças prematuras ou que sofreram agravos e apresentam ineficiente mecanismo de barreira mecânica, ou ainda naqueles que utilizaram de maneira abusiva inibidores de bomba de prótons e comprometeram a acidez gástrica. Pode-se ainda considerar parte integrante da fisiopatologia da alergia uma microbiota intestinal inadequada. Trata-se de um importante fator de regulação da barreira gastrointestinal que também pode sofrer influência da herança genética, do tipo de parto, da presença ou não de aleitamento maternos e do uso de antibióticos. As bifidobactérias, residentes no trato gastrointestinal (TGI), são fundamentais para a manutenção da homeostase e do estímulo adequado ao sistema imunológico da mucosa. Estudos experimentais demonstram que camundongos que nunca tiveram contato com bactérias (*germ free*) apresentam desenvolvimento inadequado do sistema imunológico e consequente inabilidade para oferecer uma resposta de proteção. As bactérias que habitam o TGI estimulam a síntese de citocinas e de células apresentadoras de antígenos, principalmente as células dendríticas, que direcionarão a resposta dos linfócitos T. Alterações na flora intestinal podem contribuir para a gênese da AA ou mesmo para doença inflamatória do TGI[9,10].

É esperado que a resposta imunológica específica a alimentos no TGI seja orquestrada por imunoglobulina A (IgA) e linfócitos T reguladores que reconhecem os antígenos alimentares, mas não perpetuam a resposta inflamatória. Na AA, há o desvirtuamento dessa resposta com a ativação de linfócitos do tipo Th2 que produzem citocinas como IL-5, IL-4 e IL13. A ação dessas citocinas resulta em um infiltrado de eosinófilos e maior produção de IgE, mas não explica todos os mecanismos imunológicos envolvidos nas AA, em especial nas alergias mediadas por células[8-10]. Nesse contexto, defeitos de linfócitos intraepiteliais podem ser mais relevantes e essas células podem incrementar o processo inflamatório. O papel da imunidade inata ainda está pouco definido, mas células linfoides da imunidade inata, que secretam citocinas de maneira não clonal, podem estar envolvidas especialmente na manutenção da integridade da mucosa e na gênese de uma inflamação mínima capaz de desregular os mecanismos de tolerância[8-10].

Com relação aos alérgenos alimentares, é importante que apresentem algumas características que permitam seu reconhecimento pelo sistema imunológico e que desencadeiem uma resposta inflamatória de caráter alérgico. São, em geral, glicoproteínas que apresentam peso molecular entre 10 a 70 kda e cujos epítopos alergênicos (sequência de aminoácidos que suscita uma resposta imunológica) são resistentes à cocção e ao processo digestivo. Aproximadamente 85% dos casos de AA nos Estados Unidos estão relacionados aos seguintes alimentos: leite, clara de ovo, soja, trigo, amendoim, castanhas, peixe e frutos do mar[8-10]. No Brasil, na faixa etária pediátrica, o leite de vaca e o ovo permanecem como os principais alérgenos desencadeantes, mas alérgenos novos como kiwi, gergelim e um certo aumento de alergia a castanhas e amendoim pode ser observado[2,6,7].

MANIFESTAÇÕES CLÍNICAS

As manifestações clínicas relacionadas à AA são bastante diversas e podem ser divididas de acordo com o mecanismo fisiopatológico envolvido. Entretanto, é fundamental ressaltar que os sintomas não são patognomônicos e somente uma anamnese cuidadosa poderá auxiliar o médico a decidir se, por exemplo, a urticária referida pela família está de fato relacionada à ingestão do alimentos[11,12].

Para auxiliar na avaliação da relação de causalidade entre sintoma e ingestão do alimento, é possível classificar as manifestações de acordo com o mecanismo fisiopatológico envolvido. Nesse contexto, as manifestações podem ser:

- Mediadas por IgE: ocorrem, em geral, até duas horas após a ingestão do alimento, destacando-se, nesse grupo, a urticária, o angioedema, a síndrome da alergia oral (SAO), o broncoespasmo desencadeado por alimentos e a potencialmente fatal anafilaxia.
- Não mediadas por IgE: as reações podem ocorrer em muitas horas ou dias após a ingestão do alimento. A maior parte dos quadros não mediados por IgE ocorrem no TGI; destacam-se proctite alérgica, enteropatia e enterocolite alérgicas, além de doença celíaca.
- Relacionadas a um mecanismo misto: quando se pode detectar IgE específica para o alimento, além de um infiltrado de linfócitos T e eosinófilos. Nesse grupo, destacam-se os quadros eosinofílicos que podem acometer o esôfago, o estômago e porções dos intestinos delgado e grosso, além da DA e alguns raros quadros de asma (Quadro 12.1).

Quadro 12.1 Principais manifestações clínicas relacionadas à alergia alimentar

	Mecanismo imunológico		
Sistema envolvido	IgE mediado	Misto	Não mediado por IgE
Trato gastrintestinal	Hipersensibilidade gastrointestinal Síndrome da alergia oral	Gastroenterite eosinofílica Esofagite eosinofílica	Enterocolite Proctite Enteropatia perdedora de proteína
Pele	Urticária aguda Angioedema	Dermatite atópica	Dermatite herpetiforme
Aparelho respiratório	Broncoespasmo agudo	Asma	Hemossiderose pulmonar
Aparelho cardiovascular	Choque		

Manifestações Clínicas IgE-Mediadas

Manifestações cutâneas

A pele é o principal órgão acometido nas manifestações agudas de AA, IgE-mediadas, sendo a urticária e o angioedema os sintomas mais prevalentes. Mas é preciso lembrar que AA como causa de urticária ocorre em cerca de 20% dos casos de agudos e menos de 8% nos casos crônicos. Mais uma vez é necessário muito cuidado na valorização do alimento como fonte desencadeante. Por outro lado, a urticária pode ser o sintoma inicial de anafilaxia, uma vez que cerca de 90% dos pacientes que desenvolvem esta reação grave apresentam manifestações dermatológicas. A urticária de contato também é bastante descrita na AA, caracterizada pela formação da pápula no exato local ou bem próximo do contato do alimento com a pele. Vale destacar que a presença de urticária de contato não é necessariamente sinal de manifestação sistêmica de AA[11-13].

Manifestações gastrointestinais

Reações gastrointestinais relacionadas a mecanismos IgE mediados, especialmente em pacientes pediátricos são menos frequentes quando comparadas às que acometem pacientes por mecanismos mistos ou não IgE mediados. Entretanto uma das manifestações mais frequentes de AA, que acomete em geral adolescentes e adultos, especialmente no hemisfério norte é a síndrome da alergia oral. Trata-se de um interessante mecanismo fisiopatológico, em que o paciente inala pólens comuns em países da Europa e dos Estados Unidos e se sensibiliza a alguns alérgenos presentes. Ocorre que há reatividade cruzada entre esses alérgenos e alguns outros presentes em alguns alimentos, em geral frutas e verduras. Ao ingerir esses alimentos os pacientes apresentam degranulação de mastócitos em especial presentes na mucosa oral desencadeando urticária e angioedema. A medida que ocorre o processo digestivo há a destruição desse alérgeno e a ausência de sintomas clínicos em outros locais do organismo, o cozimento do alimento também destrói esse alérgeno. Existe um pequeno percentual de pacientes que pode evoluir com manifestações sistêmicas, naqueles nos quais há sensibilização a alérgenos resistentes ao processo digestivo e de cocção. Um estudo cuidadoso do perfil de sensibilização desses pacientes é necessário por meio de avaliação de IgE sérica específica para o alimento, mas especialmente para os componentes, com destaque às profilinas, pr-10 e LTP (*lipid transferase protein*). Também recomenda-se a realização de teste de puntura, mas utilizando-se a técnica do *prick to prick*[11-14].

A hipersensibilidade gastrointestinal imediata se refere a sintomas do TGI alto (vômitos), de início bastante rápido, e do TGI baixo (dor abdominal e diarreia), que podem ter início rápido ou após algumas horas. Ocorre raramente de maneira isolada, mas é comumente visto como uma das manifestações de anafilaxia[12,13].

Manifestações respiratórias

Sintomas respiratórios de maneira isolada relacionados a um processo alérgicos após a ingestão de alimentos é rara em qualquer dos mecanismos fisiopatológicos descritos. Mas é importante destacar alguns aspectos relevantes:

- O broncoespasmo é a reação mais frequentemente observada, portanto tosse e sibilância são os sintomas mais frequentes.
- Sintomas de broncoespasmo pode ocorrer isoladamente após a inalação do ali mento, evento mais comum em situações ocupacionais como a "asma do padeiro".
- Obstrução nasal e coriza hialina não são sintomas comumente relacionados à AA, mas podem ser as manifestações iniciais de reação em testes de provocação alérgica realizados em ambiente hospitalar.
- Embora sejam raras isoladamente, quando presentes de maneira associada a outros sintomas, conferem maior gravidade ao caso caracterizando a anafilaxia.
- Além do broncoespasmo, os pacientes podem apresentar comprometimento das vias aéreas superiores, destacando-se sintomas de rinite, rouquidão, tosse, estridor e edema de laringe.
- Não há evidências de que otites bacterianas ou otites serosas recorrentes possam estar relacionadas à AA[13].

Anafilaxia

As reações anafiláticas, embora menos frequentes, caracterizam-se obviamente pela gravidade e absoluta necessidade de rápida intervenção. Aproximadamente um terço dos episódios de anafilaxia nos Estados Unidos relacionam-se à ingestão de alimentos. Na Austrália, esse número sobe para metade dos episódios. A definição de anafilaxia nem sempre é consensual, o que pode dificultar o diagnóstico imediato e, consequentemente, comprometer o manejo e a prevenção. Em 2006, um comitê de especialistas organizou-se para melhor definir os episódios de anafilaxia, tentando assim facilitar o reconhecimento pelos médicos e também pela população leiga[15]. Atualmente, a anafilaxia é definida como uma reação alérgica grave, de início rápido e potencialmente fatal (ver Capítulo 19, "Anafilaxia"). Segundo esse consenso, o diagnóstico de anafilaxia é resultante de uma associação de sintomas cutâneos, gastrointestinais ou respiratórios ou quando ocorre comprometimento hemodinâmico.

Aproximadamente 90% dos casos de anafilaxia apresentam envolvimento cutâneo (urticária e angioedema) e 70% apresentam envolvimento respiratório (tosse, dispneia, rouquidão, estridor e chiado). As manifestações gastrointestinais ocorrem em 30 a 45% dos quadros, as cardiovasculares em 10 a 45% dos episódios e 10 a 15% dos pacientes apresentam manifestações no sistema nervoso central. Portanto, a anafilaxia é mais bem definida pelo envolvimento de pelo menos dois sistemas após a ingestão do alimento suspeito, não sendo obrigatório o comprometimento cardiovascular[15].

A mortalidade ocorre principalmente a custa de sintomas respiratórios (edema de laringe ou broncoespasmo). Fatores de risco relacionados à morte por anafilaxia incluem: faixa etária de adolescência e adulto jovem, presença de asma de qualquer gravidade, reações com pequenas quantidades do alimento envolvido, alergia a amendoim e retardo na administração de adrenalina (mais de 30 minutos após o início dos sintomas)[13,15].

Apesar de todas as orientações realizadas durante o acompanhamento de pacientes com anafilaxia, observa-se ainda bastante dificuldade no reconhecimento clínico pelos pais e/ou cuidadores, retardando a ida ao serviço de saúde, e consequentemente, atraso no tratamento e aumento da possibilidade de morte. Por meio do acompanhamento de pacientes no Ambulatório de Alergia Alimentar da Unidade de Alergia e Imunologia do Instituto da Criança do HC-FMUSP, avaliando-se pais e crianças com anafilaxia ao leite de vaca em relação ao reconhecimento de sintomas e primeiros cuidados nas reações graves, observou-se que ainda há considerável desconhecimento em relação a esses temas, alertando para a importância da educação de pacientes e familiares, e recomendando o reforço destas informações em todo contato com o paciente[16].

Uma manifestação rara de AA é a anafilaxia que ocorre em pacientes que ingerem o alimento e praticam a atividade física. Geralmente descrita com trigo, pode estar associada a outros alimentos como crustáceos. Fatores associados como ingestão de álcool ou anti-inflamatórios não hormonais podem atuar como fatores agravantes da reação. Nesses casos, as manifestações ocorrem somente com essa associação e os pacientes devem ser orientados a evitar a prática de atividade física até quatro a seis horas após a ingestão do alimento[13,15].

Manifestações Clínicas não IgE-Mediadas

Manifestações cutâneas

O comprometimento da pele nas manifestações não IgE-mediadas é praticamente restrito à dermatite herpetiforme que acompanha até um quarto dos pacientes com doença celíaca, especialmente na adolescência ou fase adulta. A distribuição das lesões é em geral simétrica nas regiões extensoras do cotovelo, joelhos, quadris e raramente face. Apresenta-se como um eczema pruriginoso, mas pode evoluir para pequenas vesículas[16].

Manifestações gastrointestinais

No cenário das manifestações não IgE-mediadas, as gastrointestinais são as mais frequentes e apresentam peculiaridades que necessitam ser destacadas: a maior parte pode se manifestar ainda durante o aleitamento materno, o leite de vaca é o alimento mais frequentemente relacionado, há tendência à melhora após os 3 anos de idade e as manifestações clínicas, embora pareçam semelhantes em um primeiro olhar, apresentam características que podem ajudar no diagnóstico diferencial. Comprometimentos da porção final do intestino apresentam sangramento vivo, se há envolvimento do seguimento colônico, pode haver mais diarreia, envolvimento do intestino delgado podem desencadear síndrome disabsortiva e obviamente quando há o comprometimento mais alto do TGI, esôfago e estômago, os pacientes apresentam mais regurgitação e vômitos. A presença de sangue e muco, este último sempre associado a outros sintomas, pode ser indicativo de inflamação mais exuberante[13,17].

A proctocolite alérgica induzida por proteína é caracterizada por evacuações com fezes com laivos de sangue e com muco e a diarreia franca é rara. As crianças acometidas apresentam, em geral, aspecto saudável, com bom ganho ponderoestatural[13,17]. Geralmente são amamentadas exclusivamente com leite materno, sendo o alimento mais envolvido o leite de vaca ingerido pela mãe, seguidos por ovo, milho e soja, cujas proteínas passam para o leite materno. Embora a prevalência não seja realmente conhecida sabe-se que é uma causa comum de sangramento retal na infância. Em um estudo prospectivo de Ohio, concluiu-se que em 22 lactentes saudáveis com sangramento retal, 64% apresentaram evidência de proctite alérgica na endoscopia com biópsias, mas não houve comprovação por teste de prococação[18]. Em um estudo de base populacional prospectivo de Israel, relatou-se a prevalência de proctite ao leite de vaca de 0,16%, em 13.019 lactentes[19]. Quando os autores realizaram testes de provocação para o diagnóstico, a prevalência foi muito menor. Os sintomas geralmente aparecem nas primeiras 2 a 8 semanas de vida, mas, podem aparecer nos primeiros dias. Raramente ocorre em crianças mais velhas. Os sintomas começam a melhorar, em geral, em três dias após a retirada do alimento, quer por orientação à mãe em aleitamento ou por troca por fórmula adequada em crianças com alimentação suplementar. A resolução completa dos sintomas deve ocorrer em até duas semanas[17].

A enteropatia induzida por proteína também se manifesta na infância, com diarreia crônica, vômitos, distensão abdominal, má-absorção e hipoproteinemia. Pode iniciar de maneira insidiosa, algumas vezes após um episódio de diarreia aguda infecciosa. Não há relatos de sintomas em crianças amamentadas exclusivamente e pode haver a tendência de maior prevalência em crianças com dieta inadequada, recebendo leite em preparações não próprias para o primeiro ano de vida. As alterações histopatológicas ocorrem no intestino delgado em geração em porções do jejuno[18,20]. Os alimentos envolvidos são leite de vaca, soja, arroz, frango, peixe e frutos do mar. Trata-se de um importante diagnóstico diferencial com doença celíaca, uma vez que os sintomas podem se iniciar em uma faixa etária em que o trigo já foi introduzido. Pacientes que apresentam comprometimento nutricional podem demandar um estudo endoscópico para estabelecimento de outros diagnósticos diferenciais. Embora diagnóstico e manejo possam parecer desafiadores nos primeiros anos de vida, especialmente por outros diagnósticos diferenciais, há a tendência de desenvolvimento de tolerância espontânea até o final do terceiro ano de vida[17].

A síndrome de enterocolite induzida por proteína alimentar (*food protein induced enterocolitis syndrome* [FPIES]) era considerada uma AA rara até a última década; porém, agora, o interesse nessa doença está emergindo, provavelmente em razão do potencial risco de reações graves. O que propiciou melhor o reconhecimento do padrão de sintomas, possibilitou a melhora do diagnóstico e consequente aumento de prevalência (e). Em um estudo israelense, FPIES ao leite de vaca foi registrada em 0,34% entre 13.019 crianças, enquanto a alergia IgE mediada ao leite de vaca foi de 0,5% (o). Como a própria denominação sugere, trata-se de uma inflamação de todas as porções do intestino, mas há uma peculiaridade bastante relevante: há dois tipos de FPIES, uma aguda e outra crônica e as manifestações clínicas e desfechos são bastante diversos[20,21].

A FPIES aguda é tipicamente caracterizada por vômitos profusos, diarreia, desidratação e letargia. Os sintomas podem se iniciar em geral entre uma a três horas após a ingestão do alimento. Nos casos mais graves, pode haver choque hipovolêmico, com hipotensão e hipóxia e outros sintomas como letargia, hipotonia, palidez ou cianose são observados em 40 a 85% de pacientes nas crises. A FPIES pode, também, provocar o aparecimento de meta-hemoglobinemia e leucocitose. Impõe-se de maneira clara a importância do diagnóstico diferencial com sepses. Os alimentos envolvidos mais comuns são: leite de vaca, soja, arroz e aveia. Vários outros alimentos podem estar envolvidos, como grãos, carnes de vaca e frango, clara de ovo, alguns legumes e leguminosas, além de frutas. Em crianças mais velhas e adultos com FPIES, peixes e crustáceos também podem causar reação. Muitas vezes, mais de um alimento está envolvido para a mesma criança. A forma crônica é mais comum em lactentes alimentados com fórmula e, assim, com exposição frequente à proteína do leite de vaca. Nesses, ocorrem vômitos intermitentes, diarreia, déficit de crescimento e desidratação. Embora a FPIES seja caracteristicamente uma doença pediátrica, publicações recentes sugerem que também pode ser desenvolvida em idade adulta[17,18,21].

Pacientes com AA, em especial alergia à proteína do leite de vaca, podem apresentar sintomas que mimetizam a doença do refluxo gastresofágico de tal maneira que nem sempre é possível diferenciar os dois sintomas. A associação com dermatite atópica (DA), a presença de distensão gástrica e retardo de esvaziamento gástrico são manifestações que podem estar mais relacionadas à alergia. É muito importante que a suspeição seja seguida de exclusão, mas com obrigatória reintrodução do alimento[17].

Manifestações respiratórias

A síndrome de Heiner, hemossiderose pulmonar desencadeada por ingestão de alimentos, é uma rara doença cuja fisiopatologia relaciona sintomas respiratórios com ingestão de alimentos. Pacientes podem apresentar déficit de crescimento, infiltrado pulmonar e anemia ferropriva, sendo geralmente causada por leite de vaca, embora comprometimento com carne de porco e proteína do ovo tenham sido descritos[22].

Manifestações Clínicas Desencadeadas por Mecanismos Mistos

Manifestações cutâneas

Uma das manifestações mais controversas de AA é a DA pela dificuldade do estabelecimento de causalidade entre ingestão do alimento e piora das lesões e pela complexidade da fisiopatologia da DA. Entretanto, em estudos que utilizaram testes de provocação duplo-cego placebo controlado para avaliar a piora da DA, observou-se que houve correlação de piora dos sintomas em até 30% dos casos, especialmente em crianças que precocemente desenvolveram a doença e que apresentam forma moderada ou grave. Nos Estados Unidos, o principal alimento envolvido na DA é o ovo, seguido por leite, soja e amendoim (cerca de 80% dos casos de DA desencadeada por alimentos apresentam o ovo como alérgeno desencadeante). Deve ser destacado que grande parte dos pacientes com DA apresentam elevados níveis de IgE e podem apresentar reatividade aos testes laboratoriais de forma inespecífica, sendo necessário confirmá-los por meio de histórico clínico. Para adequada confirmação do teste podem ser necessárias as dietas de exclusão por tempo limitado (quatro semanas), seguidas de nova introdução de alimentos. Muito importante lembrar que houve descrição de reações IgE-mediadas após ingestão do alimento em pacientes com DA que realizaram dieta de exclusão por tempo prolongado[23].

Manifestações gastrointestinais

Outro capítulo que avança dentro da AA são as manifestações gastrointestinais cuja fisiopatologia envolva infiltrado celular, na maioria com número exacerbado de eosinófilos, associado a presença, nem sempre obrigatória, de IgE específica a alimentos. Toda a espessura da parede do esôfago, estômago, intestino delgado pode estar envolvida e os sintomas clínicos relacionam-se com a porção do TGI acometido. Embora haja ainda muito a se esclarecer sobre essas doenças, o crescente aumento do número de casos demanda constante atualização e estabelecimento de condutas[17,24].

Esofagite eosinofílica

A esofagite eosinofílica (EoE, do inglês *eosinophilic esophagitis*) é uma doença inflamatória esofágica cuja definição contempla disfunção esofágica, resultante de inflamação predominantemente eosinofílica. Papadopoulou et al., em consenso publicado em 2014, incluíram na definição 15 ou mais eosinófilos por campo de grande aumento, em pelo menos uma biápsia de mucosa esofágica, via endoscópica alta e/ou outros achados de inflamação eosinofílica, como microabscessos eosinofílicos, estratificação superficial ou grânulos eosinofílicos extracelulares. O diagnóstico pode ser confirmado somente se outras causas de infiltrado eosinofílico forem descartadas, com destaque: a doença do refluxo gastresofágico (DRGE), esofagite infecciosa, acalasia esofágica, doença celíaca, doença de Crohn, doenças do tecido conectivo, doenças de enxerto *versus* hospedeiro, hipersensibilidade a drogas e síndromes hipereosinofílicas[25].

A prevalência de EoE vem aumentando progressivamente desde os últimos 20 anos em algumas regiões do mundo, variando de 0,1 a 4:10.000 nascidos vivos em diferentes estudos. A incidência é maior no sexo masculino e em crianças com doenças atópicas, como AA, asma e rinite alérgica[24]. Entre pacientes pediátricos, a associação familiar de casos pode ocorrer em até 8%, sendo os irmãos ou os pais afetados[26].

Os sintomas variam de acordo com a idade:

- Em crianças pequenas, as manifestações clínicas são inespecíficas, como dificuldade de alimentação (vômitos, regurgitação e recusa alimentar), o que pode levar ao déficit de crescimento.
- Crianças maiores apresentam vômitos, dores abdominais ou retroesternal.
- Na adolescência, os sintomas de refluxo gastresofágico, disfagia e relato de impactação de alimento são as queixas mais importantes.

A relação entre DRGE e a EoE é complexa. As alterações estruturais que ocorrem na mucosa do esôfago na DRGE podem predispor ao risco aumentado de sensibilização por antígenos alimentares. Por outro lado, a AA pode induzir à dismotilidade gastrointestinal, incluindo disritmia gástrica com aumento do número de relaxamentos transitórios do esfíncter esofágico baixo, prejudicando a limpeza do esôfago após um episódio de refluxo, o que pode levar à hipersensibilidade à exposição ao ácido, mesmo sem erosão. Tanto a EoE, quanto a DRGE não são mutuamente exclusivas e podem, até, exacerbar uma à outra[25]). A diferenciação baseada em sintomas clínicos ainda é praticamente impossível na pediatra. Para o diagnóstico, é fundamental a endoscopia, com diferenciação histopatológica. Um estudo recente, demonstrou que a medida de proteínas derivadas dos eosinófilos nas secreções luminares poderia distinguir crianças com EoE daquelas com DRGE[27,28].

Alguns grupos especiais de pacientes devem ser investigados para EoE, entre eles, as crianças gastrostomizadas e aquelas com estenose esofágica sem causa definida, sendo que para estas últimas é fundamental o diagnóstico de EoE prévio à dilatação, em razão do risco de rotura durante o procedimento[25].

Gastroenterite eosinofílica

A gastroenterite eosinofílica (GEE) é menos comum que EoE e também se acredita ser tanto mediada por IgE, como não mediada por IgE e pode ou não estar associada a alergias alimentares. A GEE apresenta variedade de sintomas, dependendo da porção do TGI envolvido, podendo ser desde o estômago, até o intestino grosso[29]. Caracteriza-se por um infiltrado eosinofílico, de intensidade e extensão variáveis, com número de eosinófilos maior do que o habitual para estes locais, sem critérios diagnósticos bem estabelecidos ainda. Os sintomas mais comuns incluem vômitos, dor abdominal, diarreia com e sem sangue e déficit de crescimento ou perda de peso, até ascite eosinofílica. O curso da doença pode ser transitório, persistente ou crônico intermitente. Vários alérgenos alimentares são frequentemente implicados. Nem sempre há envolvimento de AA, mas, quando ocorre, dentre os alimentos envolvidos, estão leite de vaca, soja, trigo e ovo, porém, as reações não são imediatas[29]. É importante que se entenda que GEE e EoE são doenças diferentes nas causas, nos sintomas e no tratamento. Eventualmente, EoE pode evoluir para GEE, mas, não há evidências que demonstre o contrário[29].

Manifestações respiratórias

A asma com desencadeamento exclusivamente relacionado a alimentos é evento raro e dificilmente conformado na literatura. Entretanto, no vasto universo de pacientes asmáticos, estima-se que no máximo 5% das crianças apresentem sintomas respiratórios desencadeados por alérgenos alimentares. É importante destacar, entretanto, que pacientes com asma podem apresentar piora do processo respiratório na presença de AA. Há relatos que descrevem que pacientes com AA apresentam asma de maior gravidade[11].

DIAGNÓSTICO

O diagnóstico de AA é baseado em um tripé que inclui: (i) anamnese bastante cuidadosa, (ii) exames laboratoriais, que nem sempre estão indicados e (iii) avaliação da necessidade de exclusão e posterior reintrodução. Cada um desses passos será avaliado separadamente[11].

Anamnese

A anamnese detalhada é um dos principais instrumentos no diagnóstico de AA. A descrição adequada dos sintomas é fundamental para se avaliar a real possibilidade de AA, pois, ocasionalmente, a percepção dos pacientes ou dos familiares não é compatível com o diagnóstico.

Os episódios mais recentes devem ser descritos de maneira pormenorizada, pois são os que reproduzem de forma mais fidedigna a sequência de eventos após o contato com o alimento suspeito. Por meio de um adequado histórico clínico é possível estabelecer o alimento desencadeante, avaliando-se a idade da introdução e a época de aparecimento dos sintomas, sendo importante pesquisar se houve mais de uma exposição ao alimento e se o sintoma se repetiu em todas as ocasiões. A quantidade de alimento ingerida pode auxiliar no entendimento do mecanismo envolvido. Manifestações mediadas por IgE podem ocorrer com quantidades mínimas do alérgeno sem necessidade inclusive da ingestão do alimento, apenas o contato pode deflagrar o sintoma. O conhecimento dos hábitos familiares e a confecção de um recordatório alimentar podem ser úteis para identificar preparações que contenham o alérgeno de maneira oculta[11].

Agravos relacionados ao TGI devem ser pesquisados, pois processos inflamatórios intestinais facilitam a sensibilização a alimentos. No caso de alergia à proteína do leite de vaca, é importante questionar se houve, já no berçário, administração de leite em mamadeira. Outros dados, como tempo de aleitamento materno, presença de outras alergias e realização de atividade física após refeição são informações úteis ao diagnóstico. Após uma anamnese cuidadosa será possível estabelecer, na maior parte das vezes, o mecanismo fisiopatológico envolvido, se é IgE mediado ou não, e quais são os alimentos suspeitos[29].

AA deve ser suspeitada em indivíduos que apresentaram anafilaxia ou sintomas que ocorreram minutos a horas após a ingestão de alimentos, especialmente em crianças pequenas e/ou se os sintomas apareceram após a ingestão de determinado alimento em mais de uma ocasião[11].

O exame físico pode ser normal se o paciente está fora de uma crise; entretanto, é fundamental avaliar o comprometimento do estado nutricional ou presença de sinais de atopia[29].

Exames Laboratoriais e Testes de Provocação

A avaliação laboratorial é complementar à anamnese, sendo importante ressaltar que os exames acessíveis ao diagnóstico de AA estão, na maior parte, direcionados à avaliação de manifestações mediadas por IgE. A pesquisa de IgE específica pode ser realizada de duas maneiras: (i) por meio de teste *in vivo* (denominado teste de puntura ou *prick test*) ou (ii) teste *in vitro* de dosagem de IgE específica por meio de diversas técnicas, sendo o ImmunoCAP® o mais comum. Vale lembrar que testes com resultados positivos indicam apenas sensibilização e que a relação causal entre alimento e sintoma somente poderá ser estabelecida pela anamnese e, eventualmente, complementada com teste de provocação oral. Nos últimos 10 anos, os principais alérgenos alimentares foram mais bem estudados e a presença de IgE específica a alguns dos componentes foi relacionada à maior reatividade clínica e gravidade dos sintomas.

Os testes de puntura têm sido úteis no diagnóstico de AA, em qualquer idade. A utilização de extratos padronizados confere a esse teste elevada especificidade (85 a 90%); portanto, caso a pesquisa resulte negativa, há até 90% de chance de o paciente não ser alérgico a determinado alimento, sendo útil para descartar reações alérgicas mediadas por IgE[30]. Entretanto, o valor preditivo positivo é baixo (40%); dessa maneira, testes podem ser positivos mesmo em pacientes sem nenhum histórico de alergia a determinado alimento. O resultado baseia-se na reação de hipersensibilidade do tipo I, em que, pela presença de IgE específica contra o alimento testado, ocorre a degranulação de mastócitos e a liberação de histamina levando à hiperemia, à vasodilatação e ao prurido, formando uma pápula que permite a leitura de resultados (Figura 12.1). Consideram-se positivos resultados de pápulas com diâmetros médios iguais ou superiores a 3 mm em relação ao controle negativo[31]. Quanto maior a pápula, maior a probabilidade de alergia clínica. Sporik et al. identificaram medidas com alto valor preditivo positivo de acordo com cada alimento: leite de vaca, 8 mm; clara de ovo, 7 mm; amendoim, 8 mm. Diâmetros de pápula superiores a esses valores indicaram maior probabilidade de haver reações clínicas e podem afastar a necessidade de testes de provocação oral para a confirmação diagnóstica[32]. Extratos de frutas e vegetais (legumes/hortaliças) industrializados não são considerados suficientemente preditivos pela labilidade da proteína processada. O

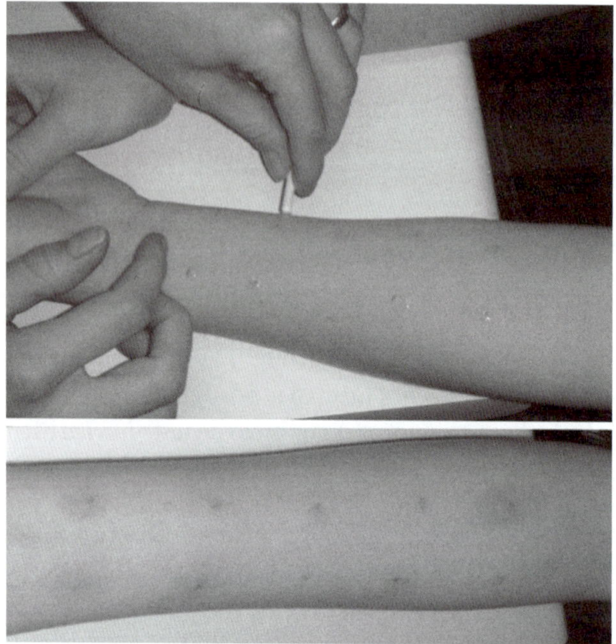

Figura 12.1 Teste de puntura. Aplicação e leitura do teste. (Veja imagem colorida no encarte.)

ideal é utilizar frutas e vegetais frescos nos testes cutâneos. Para isso, existe uma variação do teste denominada *prick to prick*, que em vez da utilização de extratos, o alérgeno testado é utilizado na forma *in natura* e após introdução da lanceta no alimento, é aplicada sobre a pele do paciente procedendo-se à leitura da mesma forma do *prick test* convencional (Figura 12.2). O *prick to prick* é realizado principalmente para alimentos frescos, como frutas e legumes, e também para alimentos cujos extratos não estejam disponíveis[11,33].

Os testes de puntura são práticos e de fácil leitura, mas é importante observar que não devem ser realizados nas seguintes condições:

- Pacientes com reações anafiláticas: pelo risco de graves reações durante a realização do teste. Cabe ao médico especialista avaliar o caso e optar pela realização em situações especiais.
- Pacientes em uso de anti-histamínicos: esses medicamentos interferem completamente nos resultados. Recomenda-se que a medicação seja suspensa, em média, cinco dias antes da realização do teste. Antidepressivos tricíclicos também alteram a resposta ao teste.
- Pacientes com dermografismo: pois a hiperreatividade cutânea pode gerar resultados falso-positivos.

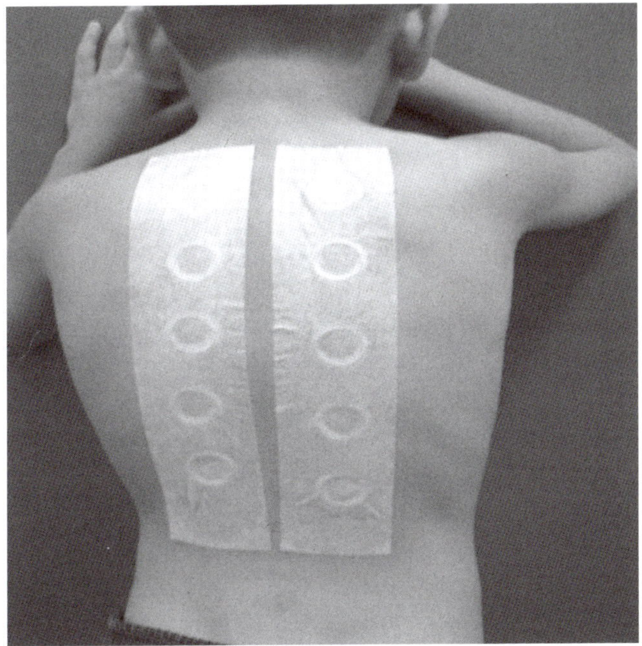

Figura 12.2 Teste de contato atópico. (Veja imagem colorida no encarte.)

- Pacientes com lesões cutâneas extensas – que não permitem a aplicação do teste – ou com distúrbios graves de coagulação.

Outra forma de detectar a IgE específica é pela dosagem sérica destacando-se que esse método apresenta, em geral, os mesmos níveis de sensibilidade e especificidade conferidos pelo teste de puntura. Embora o resultado do teste não seja imediato e seja necessária uma punção venosa para a realização, ele pode ser solicitado em pacientes com reações anafiláticas, com lesões cutâneas e em uso de anti-histamínicos. Os valores obtidos indicam sensibilização a alimentos, mas quanto mais elevados maior a chance de reatividade clínica ao alimento[34]. Alguns estudos demonstram a possibilidade de se estabelecer valores de corte de IgE específica acima dos quais há 95% de chance de o paciente ser alérgico a determinado alimento, afastando a necessidade da realização de testes de provocação oral para confirmar o diagnóstico, mas a imensa variabilidade destes resultados impede que estes pontos sejam adotados universalmente[35,36].

A evolução do conhecimento dos alérgenos, a identificação e o sequenciamento permitiram que se criassem extratos mais purificados ou mais direcionados ao diagnóstico de alergia, em especial na AA. Assim surgiram os componentes para auxílio no diagnóstico ou CRD (*components resolved diagnostic*). Entre os principais componentes destaca-se[11,14]:

- A caseína, níveis elevados de IgE específica a esta proteína estão mais relacionados a retardo de aquisição de tolerância.
- A ovomucoide, componente termoestável da clara do ovo. Níveis elevados de IgE específica estão relacionados a manifestações de maior gravidade e persistência.
- Ara h 2 componente do amendoim, relaciona-se à maior reatividade clínica e Ara h 3 relaciona-se à maior gravidade do quadro.
- Ômega 5-gliadina, componente do trigo relacionado a manifestações mais graves de alergia[37,38].
- Parvoalbumina, alérgeno maior do peixe, quando positivo confere maior chance de reatividade cruzada a vários tipos de peixe.
- Tropomiosina do camarão, parte do citoesqueleto do crustáceo. Níveis de IgE específica podem ser relacionados à maior reatividade clínica ao camarão.

O teste atópico de contato *(atopy patch test)* é uma variação do teste de contato utilizado no diagnóstico de dermatite de contato (Figura 12.3). Alimentos podem ser utilizados em pequenas câmaras de alumínio (*finn chamber*), sendo aplicados no dorso do paciente e removidos após cerca de 48 horas. Depois da remoção, são realizadas duas avaliações na pele, uma cerca de 20 minutos após a retirada do teste

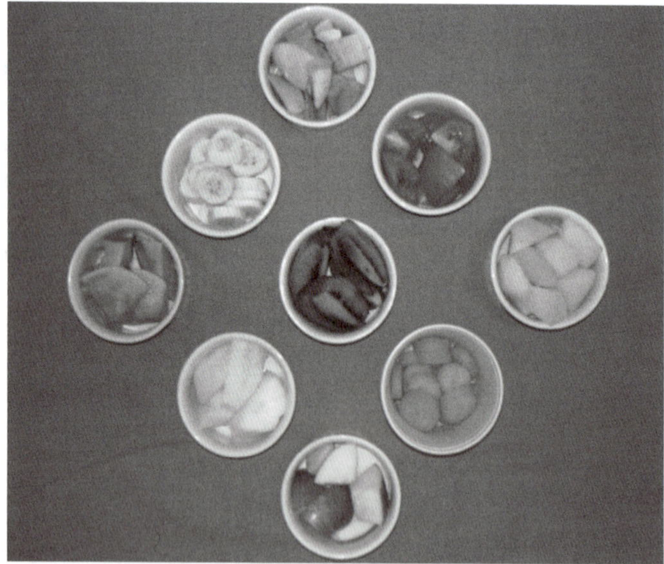

Figura 12.3 Alimentos *in natura* utilizados no *prick to prick*. (Veja imagem colorida no encarte.)

e outra nas 24 a 48 horas subsequentes. Esse teste é especialmente indicado na avaliação dos quadros mistos ou não IgE mediados; entretanto, ainda carece de padronização adequada. Na Unidade de Alergia e Imunologia do Instituto da Criança do HC-FMUSP, foi realizado um estudo para avaliar o teste de contato atópico (TCA) em dois grupos de pacientes: com alergia ao leite de vaca IgE mediada e naqueles com doenças eosinofílicas do trato digestório, comparando os extratos de leite de vaca (LV) a 20% com o leite *in natura*, o tempo ideal de oclusão do teste e o valor preditivo positivo do TCA na identificação do leite como desencadeante no grupo 2, avaliada pela melhora clínica e endoscópica após dieta de restrição. O TCA utilizando tanto LV *in natura* como extrato LV a 20%, com leitura após 48 ou 72 horas da aplicação mostrou-se útil na identificação de pacientes com doença eosinofílica do trato digestório desencadeada pelo LV.

Os testes de provocação oral (TPO) são importantes ferramentas para o diagnóstico de AA, reproduzindo as manifestações clínicas apresentadas após o contato com determinado alimento. A decisão de se indicar um TPO deverá ser determinada tanto pelo histórico clínico quanto pelos exames laboratoriais. Em muitos casos, o TPO não é necessário para confirmar um diagnóstico de AA IgE mediada, se o paciente possui um histórico convincente e inequívoco de reação a um alimento conhecido e com pesquisa de IgE específica positiva. Podem ser indicados para determinar a reatividade clínica quando o histórico for incerto e os exames laboratoriais negativos ou quando as IgE específicas forem menores que o ponto de corte estabelecidos para o alimento suspeito[11].

Um aspecto importante a ser ressaltado é o extremo cuidado que se deve ter ao indicar testes de provocação oral, pois dependem das condições clínicas do paciente, devendo ser realizados sempre em locais equipados para atendimento de possíveis reações graves (Figura 12.4).

Os testes de provocação podem ser realizados de três maneiras, indicadas conforme o potencial de viés na interpretação dos resultados:

1. TPO aberto: o alimento é oferecido ao paciente sem a necessidade da fase placebo.
2. TPO simples-cego: o alimento é oferecido ao paciente com uma fase placebo e deve ser oferecido adicionado a um veículo – o material que acomoda o alimento e tem a função de mascarar o odor, o sabor, a textura e a cor. Dessa forma, evita-se a autossugestão ou, no caso de crianças pequenas, a sugestão do acompanhante. Nesse caso, apenas o paciente e os familiares desconhecem em que momento o alimento é oferecido.
3. TPO duplo-cego placebo controlado: o alimento é oferecido ao paciente com uma fase placebo. Nesse caso, o médico, o paciente e os familiares desconhecem em que momento o alimento é oferecido.

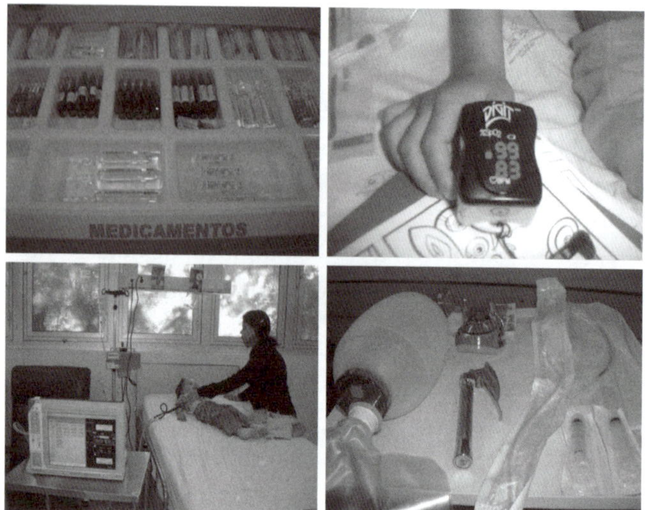

Figura 12.4 Materiais para o atendimento de emergências durante o teste de provocação oral para alimentos.

O TPO aberto é principalmente indicado nos casos em que o histórico aponte para a ausência de correlação entre o sintoma e o alimento suspeito, ou seja, quando se quer afastar o diagnóstico de AA. Nesses casos, esse teste de provocação pode ser feito em casa, mas caso haja resistência ou temor dos familiares, poderá ser feito em ambiente hospitalar. Para a confirmação do diagnóstico de AA, a indicação é limitada a lactentes e pacientes com sintomatologia objetiva, excluindo-se quadros graves e/ou anafilaxia. Nos demais casos, após um resultado positivo no TPO aberto, o ideal é que o paciente seja submetido ao teste de provocação oral duplo-cego placebo controlado (TPODCPC). Segundo dados da literatura, cerca de 50% dos TPO abertos positivos não são confirmados posteriormente no TPODCPC[37].

O TPO simples-cego é indicado nos casos em que as crianças ou os familiares apresentam reservas quanto a determinado alimento, sendo necessário mascará-lo para que não haja desencadeamento de sintomas apenas pela expectativa da ingestão. Nos TPO simples-cegos, é fundamental que o profissional que oferece o alimento permaneça isento, sem influenciar o paciente com relação ao alimento que está sendo oferecido. Também podem ser realizados nos casos em que os sintomas são bastante objetivos, como quadros de urticária, angioedema, porém sempre realizados em ambiente adequado ao tratamento de reação adversa e é contraindicado a pacientes que apresentem anafilaxia.

Entre todos os exames disponíveis, o TPODCPC é o método que apresenta maior especificidade e sensibilidade para o diagnóstico de AA, sendo considerado padrão-ouro por vários autores[38]. Como é realizado de forma duplo-cega e controlada por placebo, evita-se a sugestão tanto do paciente e do responsável quanto do médico que acompanha o exame. Um ponto fundamental no teste é o adequado preparo do alérgeno a ser testado, que pode ser administrado de maneira liofilizada (exceto peixe) ou oculto em preparações que não permitam a identificação. O teste é realizado em duas fases, com oferecimento do placebo ou do alérgeno em uma ordem a ser determinada por um membro da equipe que não avaliará o paciente. Ao final do teste, o paciente deverá ainda permanecer em observação. Na Unidade de Alergia e Imunologia do Instituto da Criança do HC-FMUSP, foi realizado um estudo para implementação de um protocolo para o TPODCPC para o leite de vaca[39]. O esquema preconizado foi uma adaptação que incluiu (Figura 12.5), com duas fases cegas realizadas no mesmo dia. Nos testes cegos, para se evitar a contaminação cruzada, as porções devem ser preparadas e armazenadas em tempos diferentes, utilizando-se materiais descartáveis. Nesses casos, devem ser utilizados recipientes opacos para líquidos, como copos com tampa e canudos (Figura 12.6). No protocolo implantado, o leite de vaca foi oferecido na forma líquida e com baixo teor de lactose, a fim de evitar reações decorrentes de intolerância à lactose, que poderiam levar a erros na interpretação do teste. As porções do teste foram preparadas conforme a Tabela 12.1. Em relação à interpretação dos testes, são considerados positivos aqueles cujos sintomas reproduziram, de forma parcial ou integral, o his-

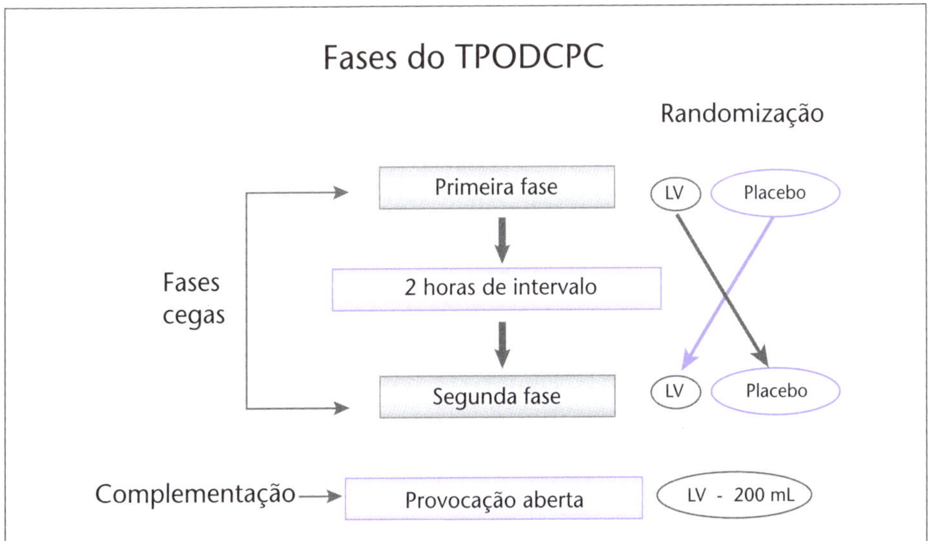

Figura 12.5 Fases do teste de provocação oral duplo-cego placebo controlado (TPODCPC) para o leite de vaca (LV) de alergia às proteínas do leite de vaca mediada pela imunoglobulina E, na faixa etária pediátrica.
Fonte: adaptada de Gushken[40].

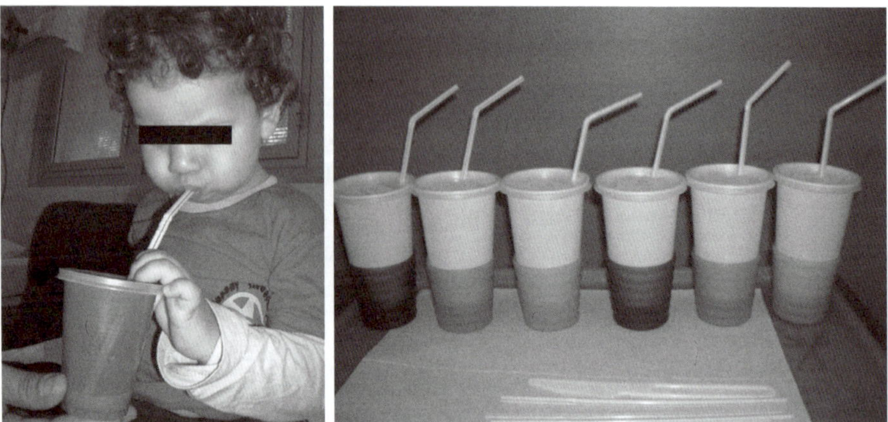

Figura 12.6 Recipientes para a realização do teste de provocação oral para alimentos. (Veja imagem colorida no encarte.)

Tabela 12.1 Preparo das porções do teste de provocação oral duplo-cego placebo controlado (TPODCPC) para leite de vaca

Dose	Leite de vaca ou placebo (mL)	Veículo (mL)	Volume total da dose (mL)
1ª	5	55	60
2ª	10	50	60
3ª	15	45	60
4ª	20	40	60
5ª	25	35	60
6ª	25	35	60
Total	100	260	360

Fonte: adaptada de Gushken[40].

tórico clínico do paciente. Alguns sintomas são considerados significativos ou objetivos na interpretação dos exames: urticária, angioedema, broncoespasmo, estridor laríngeo, coriza, espirros, obstrução nasal, hiperemia conjuntival, lacrimejamento e diarreia. O aparecimento desses sintomas justifica a interrupção do exame e o uso de medicamentos sintomáticos, se necessário. Outros sintomas são considerados subjetivos, muitas vezes apenas relatados pelo pacientes, p. ex.: prurido sem lesão de pele aparente, dor abdominal e náusea. Nesses casos, não se justifica a interrupção dos testes.

Os TPO também são indicados para avaliação evolutiva do paciente com AA e para a constatação de tolerância clínica. TPO com alimentos processados a altas temperaturas podem ser realizados com esta finalidade.

Nos casos de reações não IgE-mediadas, a sensibilização aos alimentos não poderá ser demonstrada por detecção de anticorpos IgE específicos. Assim, o diagnóstico será baseado na combinação de sinais clínicos reprodutíveis em testes de provocação, melhora dos sintomas com a restrição do alimento da dieta e, em alguns casos, com a evidência histológica de um processo mediado imunologicamente, como a inflamação eosinofílica do TGI, a qual melhora com a dieta de restrição (a, b, c, d).

Exclusão e Reintrodução

Nos pacientes com alergia não IgE mediada, a propedêutica laboratorial é escassa. Os exames laboratoriais muitas vezes são utilizados para avaliar o comprometimento nutricional do paciente ou documentar um processo inflamatório no TGI, mas não para estabelecer a etiologia alérgica ou definir o alérgeno. Para esclarecimento de tal questionamento se faz necessária uma dieta de exclusão do alérgeno com posterior reintrodução. Essa exclusão deve contemplar a ausência completa do alérgeno por período de duas a quatro semanas e posterior reintrodução. Para a adequada execução desse procedimento deve-se considerar:

- A adequada avaliação nutricional do paciente para que o período de exclusão não agrave ainda mais seu estado nutricional. Considerar a reposição dietética adequada.
- A orientação de exclusão do alimento para a mãe em caso de aleitamento materno.
- No caso de alergia à proteína do leite de vaca, a escolha do substituto mais adequado.
- A reintrodução do alimento após o período de exclusão deve ser contínua e em geral pode ser domiciliar, exceto quando houver suspeita de FPIES, sendo recomendada a confecção de um recordatório de sintomas.
- Pacientes com FPIES devem realizar o teste de provocação em ambiente hospitalar preparado a atendimento emergencial.

CONCLUSÕES

A AA é umas das manifestações alérgicas cardinais, que pode se iniciar precocemente, ainda durante o aleitamento materno. A miríade de possibilidades fisiopatológicas e manifestações clínicas traz desafios ao pediatra e ao especialista em alergia e imunologia. Estudar AA permite ao médico ampliar os conhecimentos sobre mecanismos de ruptura de tolerância imunológica. As manifestações clínicas são muito amplas, englobando desde o envolvimento de risco à vida imediato até quadros intestinais que possam levar a grave comprometimento ponderoestatural.

O diagnóstico deve ser criterioso e baseado essencialmente na anamnese, que trará pistas sobre o envolvimento dos diversos setores do sistema imunológico. Os exames laboratoriais são complementares e devem ser sempre avaliados de maneira crítica. Os testes de provocação oral com alimentos são importantes para o diagnóstico de AA. Tanto para a indicação, a realização e a interpretação dos resultados, é necessário conhecimento sobre a metodologia dos diferentes tipos de testes, devendo ser realizados por profissionais habilitados e em locais equipados para o atendimento de possíveis reações graves. Um grande desafio.

REFERÊNCIAS BIBLIOGRÁFICAS

1. Prescott S, Allen KJ. Food allergy: riding the second wave of the allergy epidemic. Pediatr Allergy Immunol. 2011;22(2):155-60.
2. Rosario-Filho NA, Jacob CM, Sole D, Condino-Neto A, Arruda LK, Costa-Carvalho B, et al. Pediatric allergy and immunology in Brazil. Pediatr Allergy Immunol. 2013;24(4):402-9.
3. Boyce JA, Assa'ad A, Burks AW, Jones SM, Sampson HA, Wood RA, et al. Guidelines for the diagnosis and management of food allergy in the United States: summary of the NIAID-sponsored expert panel report. Nutr Res. 2011;31(1):61-75.
4. Tang ML, Mullins RJ. Food allergy: is prevalence increasing? Intern Med J. 2017;47(3):256-61.
5. Prescott SL, Pawankar R, Allen KJ, Campbell DE, Sinn JKh, Fiocchi A, et al. A global survey of changing patterns of food allergy burden in children. World Allergy Organ J. 2013;6(1):21.
6. Gonçalves LC, Guimarães TC, Silva RM, Cheik MF, de Ramos Nápolis AC, Barbosa E Silva G, Segundo GR. Prevalence of food allergy in infants and pre-schoolers in Brazil. Allergol Immunopathol (Madr). 2016;44(6):497-503.
7. Vieira MC, Morais MB, Spolidoro JV, Toporovski MS, Cardoso AL, Araujo GT, et al. A survey on clinical presentation and nutritional status of infants with suspected cow' milk allergy. BMC Pediatr. 2010;10:25.
8. Sicherer SH, Furlong TJ, Maes HH, Desnick RJ, Sonpson HA, Gelb BD. Genetics of peanut allergy: a twin study. J Allergy Clin Immunol. 2000;106(1Pt1):53-6.
9. Vickery BP, Scurlock AM, Jones SM, Burks AW. Mechanisms of immune tolerance relevant to food allergy. J Allergy Clin Immunol. 2011;127(3):576-84.
10. Chehade M, Mayer L. Oral tolerance and its relation to food hypersensitivities. J Allergy Clin Immunol. 2005;115(1):3-12.
11. Sampson HA, Aceves S, Bock SA, James J, Jones S, Lang D, et al. Food allergy: a practice parameter update-2014. J Allergy Clin Immunol. 2014;134:1016-25.
12. Burks AW, Tang M, Sicherer S, Muraro A, Eigenmann PA, Ebisawa M, et al. ICON: food allergy. J Allergy Clin Immunol. 2012;129(4):906-20.
13. NIAID-Sponsored Expert Panel, Boyce JA, Assa'ad A, Jones SM, Sampson HA, Wood RA, Plaut M, Cooper SF, Fenton MJ, Arshad SH, Bahna SL, Beck LA, Byrd-Bredbenner C, Camargo CA Jr, et al. Guidelines for the diagnosis and management of food allergy in the United States: report of the NIAID-sponsored expert panel. J Allergy Clin Immunol. 2010;126(6 Suppl):S1-58.
14. Canonica GW, Ansotegui IJ, Pawankar R, Schmid-Grendelmeier P, van Hage M, Baena-Cagnani CE, et al. A WAO - ARIA - GA2LEN consensus document on molecular-based allergy diagnostics. World Allergy Organ J. 2013;6(1):17.
15. Muraro A, Werfel T, Hoffmann-Sommergruber K, Roberts G, Beyer K, Bindslev-Jensen C, et al.; EAACI Food Allergy and Anaphylaxis Guidelines Group. EAACI food allergy and anaphylaxis guidelines: diagnosis and management of food allergy. Allergy. 2014;69:1008-25.

16. Gushken AKF, Castro APBM, Brandão AC, Corradi GA, Pastorino AC, Jacob CM. Conhecimento dos pais e responsáveis na identificação e primeiros cuidados na anafilaxia ao leite de vaca. Rev bras Alerg Imunopatol. 2004;27(5):189-94.
17. Nowak-Węgrzyn A, Katz Y, Mehr SS, Koletzko S. Non-IgE-mediated gastrointestinal food allergy. J Allergy Clin Immunol. 2015;135(5):1114-24.
18. Xanthakos SA, Schwimmer JB, Melin-Aldana H, Rothenberg ME, Witte DP, Cohen MB. Prevalence and outcome of allergic colitis in healthy infants with rectal bleeding: a prospective cohort study. J Pediatr Gastroenterol Nutr. 2005;41(1):16-22.
19. Elizur A, Cohen M, Goldberg MR, Rajuan N, Cohen A, Leshno M, Katz Y. Cow's milk associated rectal bleeding: a population based prospective study. Pediatr Allergy Immunol. 2012;23(8):766-70.
20. Feuille E, Nowak-Węgrzyn A. Food protein-induced enterocolitis syndrome, allergic proctocolitis, and enteropathy. Curr Allergy Asthma Rep. 2015;15(8):50.
21. Nowak-Węgrzyn A, Jarocka-Cyrta E, Moschione Castro A. Food Protein-Induced Enterocolitis Syndrome. J Investig Allergol Clin Immunol. 2017;27(1):1-18.
22. Moissidis I, Chaidaroon D, Vichyanond P, Bahna Sl. Milk-Induced Pulmonary Disease In Infants (Heiner Syndrome). Pediatr Allergy Immunol. 2005;16(6):545-52.
23. Chang A, Robison R, Cai M, Singh AM. Natural History of Food-Triggered Atopic Dermatitis and Development of Immediate Reactions in Children. J Allergy Clin Immunol Pract. 2016;4(2):229-36.e1.
24. Dranove JE, Horn DS, Davis MA, Kernek KM, Gupta SK. Predictors of response to proton pump inhibitor therapy among children with significant esophageal eosinophilia. J Pediatr. 2009;154:96-100.
25. Papadopoulou A, Koletzko S, Heuschkel R, Dias JA, Allen KJ, Murch SH, et al.; ESPGHAN Eosinophilic Esophagitis Working Group and the Gastroenterology Committee. Management guidelines of eosinophilic esophagitis in childhood. J Pediatr Gastroenterol Nutr. 2014;58(1):107-18.
26. Noel RJ, Putnam PE, Rothemberg ME. Eosinophilic esophagitis. N Eng J Med. 2004;351:940-1.
27. Kirsch R, Bokhary R, Marcon MA, Cutz E. Activated mucosal mast cells differentiate eosinophilic allergic) esophagitis from gastroesophageal reflux disease. J Pediatr Gastroenterol Nutr. 2007;44:20-6.
28. Furuta GT, Kagalwalla AF, Lee JJ, Alumkal P, Maybruck BT, Fillon S, et al. The oesophageal string test: a novel, minimally invasive method measures mucosal inflammation in eosinophilic oesophagitis. Gut. 2013;62:1395-405.
29. Atkins D. Food allergy: diagnosis and management. Prim care Clin Office Pract. 2008;35(1):119-40.
30. Sampson HA, Ho DG. Relationship between food-specific IgE concentrations and the risk of positive food challenges in children and adolescents. J Allergy Clin Immunol. 1997;100:444-51.
31. Bernstein IL, Li JT, Bernstein DI, Hamilton R, Spector SL, Tan R, et al. Allergy diagnostic testing: an updated practice parameter. Ann Allergy Asthma Immunol. 2008;100(3 Suppl 3):S1-148.
32. Sporik R, Hill DJ, Hosking CS. Specificity of allergen skin testing in predicting positive open food challenges to milk, egg and peanut in children. Clin Exp Allergy. 2000;30:1540-6.
33. Ortolani C, Ispano M, Pastorello EA, Ansaloni R, Magri GC. Comparison of results of skin prick tests (with fresh foods and commercial food extracts) and RAST in 100 patients with oral allergy syndrome. J Allergy Clin Immunol. 1989;83:683-90.
34. Celik-Bilgili S, Mehl A, Verstege A, Staden U, Nocon M, Beyer K, Niggemann B. The predictive value of specific immunoglobulin E levels in serum for the outcome of oral food challenges. Clin Exp Allergy. 2005;35:268-73.
35. Hubbard S. Nutrition and food allergies: the dietitian's role. Ann Allergy Asthma Immunol. 2003;90(Suppl 3):115-6.

36. Castro AP, Pastorino AC, Gushken AK, Kokron CM, Filho UD, Jacob CM. Establishing a cut-off for the serum levels of specific IgE to milk and its components for cow's milk allergy: results from a specific population. Allergol Immunopathol (Madr). 2015;43(1):67-72.
37. Souza FRF. Avaliação do teste de contato atópico na alergia ao leite de vaca IgE mediada e nas doenças eosinofílicas ao trato digestório [Dissertação]. São Paulo: Faculdade de Medicina da Universidade de São Paulo; 2012.
38. Bock S, Sampson HA, Atkins Fm, Zeiger RS, Lehrer S, Sachs M, et al. Double-blind, placebo-controlled food challenge (DBPCFC) as an office procedure: a manual. J Allergy Clin Immunol. 1988;82(6):986-97.
39. Nowak-Wegrzyn A, Assa'ad AH, Bahna SL, Bock SA, Sicherer SH, Teuber SS, et al. Work Group report: oral food challenge testing. J Allergy Clin Immunol. 2009;123(6 Suppl):S365-83.
40. Gushken AKF. Teste de provocação oral duplo-cego placebo controlado para o diagnóstico. [Dissertação] São Paulo: Faculdade de Medicina da Universidade de São Paulo; 2009.
41. Mendes FB, Hissa-Elian A, Abreu MA, Gonçalves VS. Review: dermatites herpetiformis. An Bras Dermatol. 2013;88(4):594-9.
42. van Erp FC, Klemans RJ, Meijer Y, van der Ent CK, Knulst AC. Using component-resolved diagnostics in the management of peanut-allergic patients. Curr Treat Options Allergy. 2016;3:169-80.
43. Gushken AK, Castro AP, Yonamine GH, Corradi GA, Pastorino AC, Jacob CM. Double-blind, placebo-controlled food challenges in Brazilian children: adaptation to clinical practice. Allergol Immunopathol (Madr). 2013;41(2):94-101.

Tratamento da alergia alimentar e uso de fórmulas especiais

13

Ana Paula Beltran Moschione Castro
Glauce Hiromi Yonamine
Claudia Pech Garcia Barbosa

Após ler este capítulo, você estará apto a:

1. Definir a abordagem terapêutica em pacientes com alergia alimentar.
2. Orientar de maneira adequada a opção de substitutos nutricionalmente adequados para pacientes com alergia à proteína do leite de vaca ou alergia a múltiplos alimentos.
3. Reconhecer a importância de uma abordagem multiprofissional no manejo dos pacientes com alergia à proteína do leite de vaca.
4. Orientar pais e cuidadores na correta condução de pacientes com alergia alimentar.

INTRODUÇÃO

O tratamento da alergia alimentar é desafiador. Os esforços dispendidos no adequado diagnóstico serão ainda ampliados no planejamento terapêutico. A parceria entre médico e familiar deve ser clara e estreita. Sempre que possível, o nutricionista deve ser envolvido. Tratar pacientes com alergia alimentar significa acima de tudo informar para minimizar riscos. Tratar significa reconhecer que a base terapêutica do manejo dos pacientes ainda é a exclusão dos alimentos, mas saber que inúmeros esforços têm sido desenvolvidos para que uma estratégia de indução de tolerância possa ser aplicada com segurança e eficácia.

TRATAMENTO

Uma vez estabelecido o diagnóstico de alergia alimentar, será necessário definir as estratégias terapêuticas que incluem no primeiro momento:

- Oferecer todas as condições para que o indivíduo se mantenha afastado do alérgeno, o que inclui extenso processo de educação e orientação a pacientes, familiares e cuidadores.
- Manter o paciente adequadamente nutrido, oferecendo opções acessíveis e palatáveis em substituição ao alimento excluído.
- Ensinar pacientes e familiares o reconhecimento de uma crise alérgica e orientar sobre as primeiras condutas a serem realizadas.

O envolvimento de equipe multidisciplinar que conte com médicos e nutricionistas certamente contribui para o êxito do tratamento[1-3].

EDUCAÇÃO DO PACIENTE E FAMILIARES

O tratamento da alergia alimentar envolve exclusão total do alérgeno. A orientação adequada demanda tempo, mas é essencial para assegurar adesão ao tratamento, prevenir a desnutrição e melhorar a qualidade de vida do paciente e seus familiares[2,3]. O tratamento deve ser individualizado, considerando os alérgenos a serem excluídos, as necessidades nutricionais e os alimentos mais aceitos pela criança. O trabalho em conjunto com um nutricionista especializado é vantajoso tanto para o pediatra como para o paciente[4].

É fundamental a leitura cuidadosa de todos os rótulos (alimentos, cosméticos, medicamentos e vacinas) e o conhecimento de termos sinônimos, para garantir a completa exclusão do alérgeno (Tabela 13.1)[5,6]. De acordo com determinação da Agência Nacional de Vigilância Sanitária (Anvisa), a partir de julho de 2016, os rótulos dos produtos alimentícios devem informar claramente a presença dos seguintes alergênicos ou derivados: trigo (centeio, cevada, aveia), crustáceos, ovos, peixes, amendoim, soja, leites de todos os mamíferos, amêndoa, avelã, castanha de caju, castanha-do-pará, macadâmia, nozes, pecã, pistaches, pinoli, castanhas e látex natural. A possibilidade de contaminação cruzada também deve ser informada. A declaração de alerta foi padronizada, devendo-se informar, conforme o caso: "Alérgicos: contém" ou "Alérgicos: contém derivados de " ou "Alérgicos: pode conter"[7].

Uma lista de alimentos permitidos e proibidos pode ser útil para auxiliar no momento da aquisição de produtos industrializados; entretanto, ela não substitui a leitura dos rótulos, pelo risco de modificação dos ingredientes pelos fabricantes. Para maior segurança, pode-se orientar a leitura de rótulos em três momentos: no ato da compra, ao guardar o produto em casa e antes do consumo. Em caso de dúvidas, deve-se entrar em contato com o serviço de atendimento ao consumidor do fabricante para informações adicionais[7].

Tabela 13.1 Termos relacionados aos principais alérgenos alimentares e observações

Alimentos	Evitar alimentos que contenham qualquer um dos seguintes ingredientes	Observações
Leite de vaca	Caseína, caseinato, lactoalbumina, lactoglobulina, lactose, proteína do soro (*whey protein*), proteína hidrolisada do leite	Podem significar leite: aromatizante, sabor ou aroma natural (creme de coco, creme bavária, manteiga, margarina, caramelo, queijo, entre outros) Atenção: não significam leite e, portanto, podem ser consumidos: lactato de cálcio ou de sódio, estearoil lactilato de cálcio ou de sódio, manteiga de cacau, leite de coco e cremor de tártaro
Ovo	Albumina, globulina, ovoalbumina, ovomucoide, ovomucina	Podem significar ovo: aroma artificial e aroma natural
Soja	Proteína vegetal texturizada	Podem significar soja: proteína vegetal, caldo vegetal, amido vegetal, carne vegetal, goma vegetal, aromatizante natural e artificial Na maioria dos casos, a lecitina de soja e o óleo de soja não precisam ser excluídos
Trigo	Glúten, farinha, farelo, semolina, farinha de rosca	Podem significar trigo: cuscuz, amido, amido gelatinizado, proteína vegetal hidrolisada, goma vegetal
Amendoim		É necessário excluir óleo de amendoim (apenas o óleo altamente refinado pode ser seguro, mas é difícil identificá-lo). Existe risco de reação cruzada com tremoço Alérgicos a amendoim podem apresentar reações alérgicas a frutas oleaginosas
Frutas oleaginosas	Nozes, amêndoas, pistache, macadâmia, pecã, castanha-do-pará, castanha de caju, castanha portuguesa, pinhão/pinoli, avelã, karité, ginkgo, lichia	Geralmente são seguros: coco, noz-moscada, castanha d'água Alérgicos a frutas oleaginosas também podem apresentar reação a amendoim
Peixes e frutos do mar	Crustáceos: camarão, caranguejo, lagosta, lagostim, siri Moluscos: abalone, caracol (escargot), lula, mexilhão, ostra, polvo, vieira, vôngole	A carragena é uma alga marinha e pode ser consumida

Fonte: adaptada de Steinman, 1996[5], e FAAN[6].

Além disso, é importante a orientação quanto à prevenção da contaminação cruzada (isto é, contato com o alérgeno) durante o armazenamento dos alimentos, compartilhamento de utensílios e preparo das refeições. Pode ser útil reservar áreas "seguras" na despensa e na geladeira, bem como adquirir talheres, pratos e copos coloridos para uso exclusivo da criança alérgica. Ao cozinhar, a refeição sem o alérgeno deve ser preparada primeiro e removida da área de cocção, para evitar contato acidental com outras preparações que contenham o alérgeno. Familiares de crianças alérgicas a peixes e frutos do mar devem ser alertados quanto ao risco de reação alérgica pela inalação da fumaça de cocção[7].

Na maioria dos casos, a criança não deve ser privada do contato social, mas deve haver orientação quanto aos cuidados na escola, em restaurantes, viagens, festas ou visitas a casas de parentes e amigos[7] (Tabela 13.2).

Tabela 13.2 Recomendações em situações especiais

Escola (professores e cuidadores)	Supervisão durante as refeições
	Não permitir que a criança compartilhe utensílios e alimentos com amigos
	Limpar a mesa e os brinquedos
	Lavar as mãos da criança antes e após as refeições
	Fornecer substitutos seguros
	Evitar contaminação cruzada
	Reconhecer reações alérgicas e realizar os primeiros socorros
Restaurante	Evitar restaurtantes do tipo *self service*
	Alérgicos a amendoim devem evitar restaurantes asiáticos
	Alérgicos a peixes e frutos do mar devem evitar restaurantes especializados nesses alimentos e étnicos (chinês, indonésio, tailandês, vietnamita e típicos nordestinos)
	Escolher preparações simples, com o mínimo de ingredientes possível. Evitar molhos, sobremesas, preparações com coberturas, frituras e cozidos
	Informar ao gerente sobre a alergia alimentar e questionar quanto aos ingredientes das preparações
	Verificar o risco de contaminação cruzada (utensílios e forma de preparo)
	Caso não confie no estabelecimento, não fazer a refeição
Viagens	Em viagens de avião, não consumir a refeição fornecida pela companhia aérea
Festas ou visitas em casas de parentes e amigos	Supervisionar a criança
	Ligar antecipadamente para o anfitrião e informar sobre a alergia alimentar
	Levar os alimentos que a criança pode comer

Fonte: adaptada de Muñoz-Furlong, 2003[8].

Pacientes que apresentam risco para anafilaxia ao contato com o alérgeno necessitam de orientação especial. Deve-se elaborar um plano de emergência, informando aos cuidadores como identificar reações graves, quais medidas devem ser tomadas nos casos de ingestão acidental do alérgeno, além de fornecer telefones importantes (hospital mais próximo, serviços de resgate, responsáveis pelo paciente). Esse conjunto de informações deve ser ensinado aos familiares e reavaliado periodicamente. O plano precisa conter informações sobre os medicamentos a serem administrados.

Por meio do acompanhamento de pacientes no ambulatório de Alergia Alimentar da Unidade de Alergia e Imunologia do Instituto da Criança do HCFMUSP, Gushken et al. avaliaram pais de crianças com anafilaxia ao leite de vaca a respeito do reconhecimento de sintomas e primeiros cuidados nas reações graves. Os autores concluíram que o desconhecimento em relação a esses temas é considerável, alertando para a importância da educação dos familiares[9].

ORIENTAÇÃO NUTRICIONAL

Pelo alto risco nutricional, o paciente deve ser acompanhado em relação ao consumo alimentar e ao estado nutricional[10]. Para cada alimento ou grupo de alimentos excluídos, devem-se avaliar os riscos potenciais de deficiência de micronutrientes e orientar a substituição por outras fontes alimentares[10]. Além de fatores nutricionais, os fatores comportamentais (dificuldade e recusa alimentar), psicológicos e econômicos podem comprometer a aceitação alimentar[11]. O auxílio no planejamento das refeições pelo fornecimento de listas de substitutos adequados e de receitas previamente testadas ou adaptação de preparações da família previne a monotonia alimentar e aumenta a adesão ao tratamento[11].

É importante desencorajar a mãe a restringir alimentos sem necessidade. Sempre que necessário, deve-se realizar suplementação de micronutrientes para atender às necessidades nutricionais[10] (Tabelas 13.3 a 13.7).

Tabela 13.3 Alimento causador da alergia, principais nutrientes, fontes alternativas e substitutos dos principais alimentos alergênicos

Alimento alergênico	Principais nutrientes	Fontes alternativas*	Exemplos de substitutos em receitas
Leite de vaca	Proteína Vitamina D, vitamina A, vitamina B12, riboflavina ácido pantotênico, cálcio e fósforo	Fórmulas infantis isentas de leite de vaca (primeira escolha para lactentes com idade inferior a 1 ano), para lactentes com mais de 1 ano: bebidas enriquecidas à base de soja ou arroz enriquecidas com cálcio. Outras fontes de proteína de alto valor biológico: carnes e ovos. Ajustar o consumo de outros alimentos, como verduras e legumes Exposição regular ao sol (vitamina D)	Água, suco de frutas, bebidas à base de soja ou arroz
Ovo	Proteína Vitamina B12, ácido pantotênico, ácido fólico, riboflavina, selênio, biotina, colina e vitamina D	Carnes, laticínios e vegetais verde-escuros	1 ovo pode ser substituído por: 1 colher de sopa de farinha de linhaça misturada a três colheres de sopa de água 1 colher de sobremesa de vinagre branco; ou 1 ½ colher de sopa de água, 1 ½ colher de sopa de óleo e 1 colher de chá de fermento em pó; ou 1 pacote de gelatina sem sabor e 2 colheres de sopa de água morna (misturar no momento do uso); ou 1 colher de chá de fermento biológico e ¼ xícara de água morna
Soja	Proteína Tiamina, riboflavina, vitamina B6, ácido fólico, cálcio, fósforo, magnésio, ferro, zinco	Feijão, grão-de-bico, ervilha, lentilha Carnes Laticínios	

(continua)

Tabela 13.3 Alimento causador da alergia, principais nutrientes, fontes alternativas e substitutos dos principais alimentos alergênicos *(continuação)*

Alimento alergênico	Principais nutrientes	Fontes alternativas*	Exemplos de substitutos em receitas
Trigo	Carboidratos Tiamina, riboflavina, niacina, ferro, selênio, cromo, magnésio, ácido fólico, fósforo e molibdênio	Outros cereais (entretanto, cerca de 20% dos pacientes reagem a outro cereal)	Farinha de trigo pode ser substituída por farinhas de arroz, milho, mandioca, polvilhos doce e azedo, fécula de batata, amido de milho, creme de arroz, araruta
Peixes e crustáceos	Ômega 3 Proteína Vitaminas B6, B12 e E, selênio, fósforo e niacina		Óleos de soja, canola e linhaça Carnes, ovos e laticínios Grãos fortificados Frutas e vegetais
Amendoim e frutas oleaginosas	Proteína Vitaminas E e B6, potássio, fósforo, magnésio, manganês, niacina, cobre, cromo e biotina	Carnes e laticínios Grãos integrais, vegetais verdes e outras frutas	

*Em geral, é necessária a combinação de diferentes fontes alternativas para garantir a oferta adequada de nutrientes.
Fonte: adaptada de Muñoz-Furlong, 2003[8], e FAAN[6].

Tabela 13.4 Recomendação de cálcio de acordo com a faixa etária

Idade	Estimativa média diária (mg/dia)	Porção diária recomendada (mg/dia)	Suplementação (mg/dia)
0 a 6 meses	–	200 (AI)	1.000
7 a 12 meses	–	260 (AI)	1.500
1 a 3 anos	500	700	2.500
4 a 8 anos	800	1.000	2.500
9 a 18 anos	1.100	1.300	3.000

AI: ingestão adequada.
Fonte: Institute of Medicine, 2011[12].

Tabela 13.5 Comparação das fontes de cálcio absorvível com o conteúdo de cálcio do leite

Alimento	Porção (g)[1]	Conteúdo de cálcio (mg)	Absorção (%)	Cálcio absorvível estimado (mg)[2]	Porções equivalentes a 240 mL de leite
Leite	240	300	32,1	96,3	1
Queijo cheddar	42	303	32,1	97,2	1
Iogurte	240	300	32,1	96,3	1
Feijão	172	40,5	24,4	9,9	9,7
Brócolis	71	35	61,3	21,5	4,5
Couve	85	61	49,3	30,1	3,2
Espinafre	85	115	5,1	5,9	16,3
Batata-doce	164	44	22,2	9,8	9,8

[1] Para as folhas, foi considerado porção de ½ xícara (~ 85 g de folhas); [2] Calculado pelo conteúdo de cálcio *versus* absorção.
Fonte: Weaver et al., 1999[13].

Tabela 13.6 Formulações de cálcio e sua biodisponibilidade

Tipo de sal	% cálcio	Observações
Carbonato	40,0[14,15]	Melhor absorção em ambiente ácido. Consumir após as refeições (café da manhã e lanches)
Citrato	21[15], 30[14]	Absorção independe da refeição. Aconselhável para pacientes com acloridria ou em uso de bloqueadores de H2 e inibidores de bomba de prótons
Fosfato (dibásico)	24,4[14]	Consumir após as refeições (café da manhã e lanches)
Fosfato (tribásico)	38,8[14]	Consumir após as refeições (café da manhã e lanches)
Gluconato	9[15]	Baixa concentração de cálcio, não recomendável para a prática clínica
Lactato	13[15], 18,4[14]	Baixa concentração de cálcio, não recomendável para a prática clínica
Lactogluconato	12,9[14]	Baixa concentração de cálcio, não recomendável para a prática clínica

Fonte: adaptada de Straub, 2007[14], e Grüdtner et al., 1997[15].

Tabela 13.7 Recomendação de vitamina D de acordo com a faixa etária

Idade	Estimativa média diária (UI/dia)	Porção diária recomendada (UI/dia)	Suplementação (UI/dia)
0 a 6 meses	–	400 (AI)	1.000
7 a 12 meses	–	400 (AI)	1.500
1 a 3 anos	400	600	2.500
4 a 8 anos	400	600	3.000
9 a 18 anos	400	600	4.000

AI: ingestão adequada.
Fonte: Institute of Medicine, 2011[12].

A alergia ao leite de vaca é a alergia alimentar mais prevalente na infância e as manifestações podem ocorrer mesmo durante o aleitamento materno. Como é sabida a importância da manutenção do aleitamento, é necessária a adoção de medidas específicas para sua continuidade com segurança. As orientações dietéticas devem ser feitas às mães, que devem proceder a exclusões e aspectos nutricionais, como reposição de cálcio, devem ser considerados a fim de manter a mãe adequadamente nutrida. Na impossibilidade de aleitamento exclusivo, podem ser orientadas complementações e, neste contexto, deve-se utilizar um substituto adequado, sendo alguns conceitos importantes na orientação dietética. Em primeiro lugar, é fundamental lembrar que até os lactentes completarem 1 ano de idade é fortemente recomendada a utilização de fórmulas, que são preparações que atendem às recomendações do Codex Alimentarius para adequação das necessidades de macro e micronutrientes específicos nessa faixa etária. A manutenção de fórmulas até os 2 anos, embora não obrigatória, é recomendada a fim de garantir o melhor desenvolvimento nutricional[1-3].

Como possíveis substitutos da proteína do leite de vaca em pacientes alérgicos, há as seguintes alternativas:

- Fórmulas extensamente hidrolisadas de origem láctea: originárias de soro de leite ou caseína, estas fórmulas sofrem um processamento que resulta em importante quebra proteica e diminuição do potencial alergênico. Devem ser toleradas, sem reação, em pelo menos 90% dos pacientes com alergia à proteína do leite de vaca (APLV). Algumas dessas fórmulas contêm lactose, o que pode trazer algumas vantagens, destacando-se: o efeito probiótico da lactose, a melhor absorção de cálcio e o aumento da palatabilidade da fórmula. Embora não haja contraindicações formais à inclusão de lactose, pacientes que apresentem APLV com sintomas diarreicos podem não tolerar este açúcar.
- Fórmulas extensamente hidrolisadas provenientes do arroz, são fórmulas adequadas ao uso no primeiro ano de vida por pacientes que não apresentem contraindicação ao uso de arroz.
- Fórmulas de soja: fórmulas desenvolvidas a partir da proteína da soja, não indicadas rotineiramente para crianças com menos de 6 meses, pois nesta idade há maior permeabilidade intestinal facilitando a absorção da proteína intacta da soja, o que poderia aumentar o risco de alergia, especialmente nas alergias não IgE-medidas. Após o final do primeiro ano de vida, é possível utilizar uma bebida de soja enriquecida de cálcio; entretanto, estas não seguem as recomendações do Codex Alimentarius. A preocupação com os potenciais efeitos adversos pelo alto conteúdo de fitoestrógenos, alumínio e fitatos foi revisitada em 2014 por Vandenplas et al., em uma revisão sistemática em que se demonstrou que as fórmulas de soja disponíveis atualmente no mercado são opções seguras, pois não houve diferença quanto ao padrão de crescimento, saúde óssea, metabólica, reprodutiva, endócrina, imunológica e neurológica quando se compararam pacientes que consumiam estas fórmulas de soja com crianças que recebiam fórmula-padrão ou leite materno[15]. Recomenda-se entretanto, uma vez mais, que essas fórmulas não sejam utilizadas antes dos 6 meses de idade.
- Fórmulas de aminoácidos: as fórmulas de aminoácidos são construídas a partir de aminoácidos e acrescidas dos demais nutrientes. A produção dessa fórmula deve ser isenta de contaminação para preservar a segurança do paciente.

É importante ressaltar que fórmulas parcialmente hidrolisadas não são indicadas para tratamento do paciente com APLV.

As recomendações para a escolha das fórmulas adequadas podem ser variáveis de acordo com os diversos consensos, sem uma recomendação universal. A Figura

13.1 ilustra as recomendações adotadas no cenário nacional. Para tomar a decisão do melhor tratamento, devem-se analisar as seguintes situações:

- Alergia ao leite de vaca na vigência de aleitamento materno exclusivo ou com necessidade de complementação: neste caso, deve-se incentivar o aleitamento materno e proceder à exclusão total do leite de vaca da dieta materna. A mãe deve ser orientada à leitura de rótulos e ao adequado aporte de cálcio, cerca de 1.000 mg ao longo do dia.
- Alergia ao leite de vaca antes dos 6 meses de idade, com necessidade de complementação:
  - Pacientes com manifestações habituais de APLV: devem receber como primeira escolha fórmulas extensamente hidrolisadas (FEH) de soro de leite, caseína ou arroz.
  - Pacientes com manifestações graves de APLV, seja por reação não IgE-mediada com comprometimento nutricional, seja por alergia IgE-mediada com anafilaxia: devem receber fórmula de aminoácidos como primeira escolha terapêutica.

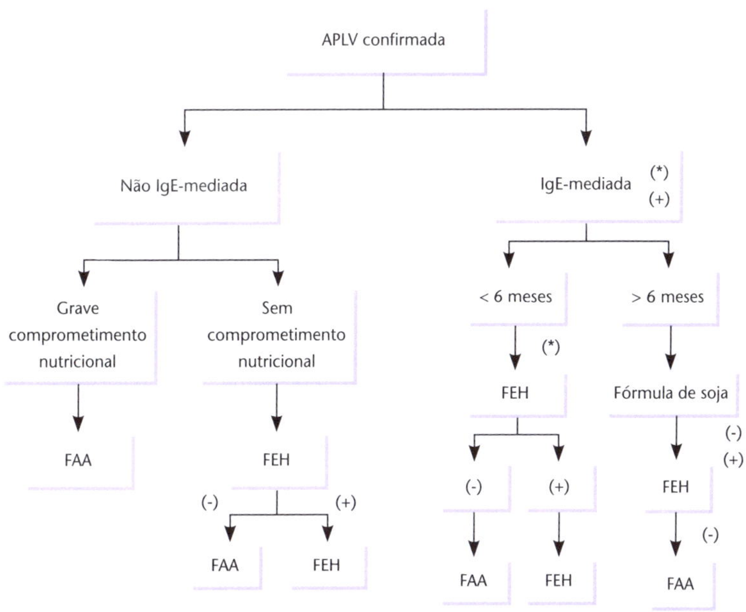

Figura 13.1 Fluxograma para tratamento de pacientes com alergia à proteína do leite de vaca (APLV)[2,3].

(*) FEH com lactose; (+) FAA nos casos de anafilaxia < 6 meses; (-) resposta inadequada.

- Alergia ao leite de vaca entre 6 meses e 2 anos de idade, com necessidade de complementação:
  - Em pacientes com mais de 6 meses com alergia IgE-mediada, pode-se considerar como primeira alternativa uma fórmula de soja. Sabe-se hoje que o percentual de pacientes que também reage à soja é bastante reduzido, com máximo documentado de 14%[1-3].
  - Em pacientes com APLV com quadro de reação IgE-mediada ou nas manifestações mistas em que também haja reatividade à soja, pode-se optar pela fórmula extensamente hidrolisada.
  - Para pacientes com manifestações graves de APLV ou com comprometimento nutricional ou por uma alergia IgE-mediada com anafilaxia, ou com esofagite eosinofílica, permanece a indicação de receber fórmula de aminoácidos.
- Alergia a leite de vaca em crianças com mais de 2 anos: para esses pacientes, o uso da fórmula geralmente pode ser dispensado, especialmente se já houver o consumo de boas quantidades de outras fontes não lácteas de proteína, energia e vitaminas, sendo necessário, nesta situação, garantir o aporte diário de cálcio com o incremento de alimentos ricos deste mineral na dieta ou suporte medicamentoso. Para dispensar a fórmula, deve-se considerar o estado nutricional do paciente e se há alergia a outros alimentos, levando a dietas muito restritivas que demandariam cuidados específicos com a nutrição.

Há necessidade de avaliação periódica destes pacientes, a fim de revisar técnicas para evitar o alérgeno, reação à exposição inadvertida, plano de ação para crise, dieta, suplementos, comorbidades e avaliação nutricional. O desenvolvimento de tolerância pode ser bastante variado, ocorrendo de maneira mais precoce em pacientes com alergia alimentar não mediada por IgE e de forma mais tardia, a maior parte com mais de 3 anos de idade, em pacientes com alergias mediadas por IgE. Nesse contexto, pacientes com manifestações gastrintestinais exclusivas podem ser avaliados a cada 3 ou 6 meses para aquisição de tolerância, enquanto pacientes com manifestações cutâneas ou de múltiplos órgãos podem ser avaliados a cada 6 meses ou anualmente[1-3,12,16].

RECONHECIMENTO E TRATAMENTO DAS CRISES

O paciente, a família e os cuidadores devem ser bem orientados a reconhecer precocemente os possíveis sintomas de quadros agudos de alergia provocados por ingestão acidental do alérgeno. Devem ter em mãos um plano de emergência contemplando os sinais clínicos que permitam o reconhecimento de uma reação e as orientações medicamentosas, preferencialmente incluindo as doses preconizadas para o paciente. É interessante incluir telefones importantes (hospital mais próximo, serviços de resgate, responsáveis pelo paciente) e, acima de tudo, capacitar pais e cuidadores para a identificação e o início de medidas de controle da reação. Nos casos de anafilaxia pregressa ou risco de anafilaxia (mais bem definido por reações não anafiláticas, mas com contato com pequenas doses do alérgeno), é fundamental a orientação para a aquisição de epinefrina em dispositivos autoinjetáveis, disponíveis para crianças acima de 10 kg em três apresentações de dosagem fixa (0,15, 0,30 e 0,50 mg). No Brasil, a aquisição desses dispositivos somente é possível por meio de serviços de importação de medicamentos e deve haver treinamento para a técnica de utilização. Em se tratando de uma anafilaxia, o paciente e os cuidadores devem ser capacitados a reconhecer o quadro o mais precocemente possível e agir imediatamente, procedendo à autoaplicação da adrenalina e seguindo para o serviço de emergência mais próximo, mesmo que paciente se recupere rapidamente dos sintomas (ver Capítulo 19, "Anafilaxia")[2,3].

AVANÇOS NO TRATAMENTO DA ALERGIA ALIMENTAR

Considerando a prevalência significativa de APLV em crianças, os riscos de reação potencialmente fatal e o prejuízo na qualidade de vida, há demanda crescente por novas opções terapêuticas. Grande avanço foi o reconhecimento de que pequenas quantidades de leite ingeridas sucessivamente poderiam induzir à dessensibilização ou à tolerância. A dessensibilização consiste em induzir a imunomodulação de maneira que o paciente faça ingestão do alérgeno diariamente, em quantidade progressiva, sem reação. Existem diversos serviços internacionais e brasileiros que descrevem diferentes protocolos de dessensibilização para pacientes com alergia ao leite de vaca, ovo, trigo e estudos promissores com amendoim. O principal problema do processo de dessensibilização é a possibilidade de eventos adversos, que são frequentes; portanto, somente deve ser realizado por equipe profissional com experiência. Na dessensibilização, os pacientes devem ser orientados a manter ingesta diária do alimento, a fim de manter a proteção com relação ao desenvolvimento de sintomas.

A taxa de aquisição de tolerância é bem menos descrita, sendo considerada quando o paciente pode ingerir o alérgeno em qualquer quantidade e quando quiser, sem necessidade de dose diária de manutenção[17-20].

Com base no conhecimento de que algumas proteínas alimentares sofrem alteração na conformação ao serem expostas a altas temperaturas, como a alfalactoalbumina e a betalactoglobulina, perdendo a alergenicidade, estudos mostraram que 47 a 83% dos pacientes com APLV podem tolerar a ingestão de alimentos com leite processado a altas temperaturas (LPAT). Esses pacientes, orientados a comer produtos processados em domicílio diariamente, apresentaram mais chance de se tornar tolerantes ao leite de vaca quando comparados ao grupo que se mantinha em dieta de exclusão. Liberar um LPAT pode proporcionar melhor qualidade de vida, definir melhor prognóstico e promover possível dessensibilização com menor chance de reações adversas, sendo um grande avanço no manejo desse paciente. Porém, é importante ressaltar que, para isso, é recomendável proceder a um teste de provocação oral em ambiente seguro e com equipe treinada[12,22].

CONCLUSÕES

A alergia alimentar é um assunto extremamente interessante e importante dentro das áreas de pediatria, alergologia e imunologia, sendo responsável por quadros graves e potencialmente fatais. O principal pilar do tratamento das alergias alimentares atualmente é a dieta de exclusão do alérgeno. Isso abrange importantes aspectos educacionais envolvendo pais, familiares e cuidadores, que devem ser treinados para a leitura de rótulos e técnicas para evitar a exposição inadvertida. Quando for necessária a substituição por outro alimento, devem-se avaliar as recomendações para cada quadro clínico em cada faixa etária, tentando-se optar por substitutos nutricionalmente equivalentes e mais palatáveis, sempre observando a necessidade de reposição de micronutrientes. É importante estimular o reconhecimento precoce da reação alérgica em caso de ingestão do alérgeno e ter um plano de ação claro para a situação de emergência. Uma equipe multidisciplinar, que conte com médicos e nutricionistas, contribui para um tratamento adequado, sendo importante o pediatra saber referenciar para um especialista quando necessário, especialmente pacientes candidatos aos diferentes tipos de dessensibilização.

REFERÊNCIAS BIBLIOGRÁFICAS

1. Sicherer SH, Sampson HA. Food allergy: Epidemiology, pathogenesis, diagnosis, and treatment. J Allergy Clin Immunol. 2014;133(2):291-307.
2. Solé D, Amancio OMS, Jacob CMA, Cocco RR, Sarni RS, Suano F, et al. Guia prático de diagnóstico e tratamento da Alergia às Proteínas do Leite de Vaca mediada pela imunoglobulina E. Rev Bras Alerg Imunopatol. 2012;35(6):203-33.
3. Luyt D, Ball H, Makwana N, Green MR, Bravin K, Nasser SM, Clark AT; Standards of Care Committee (SOCC) of the British Society for Allergy and Clinical Immunology (BSACI). BSACI guideline for the diagnosis and management of cow's milk allergy. Clin Exp Allergy. 2014;44(5):642-72.
4. Grimshaw KEC. Dietary management of food allergy in children. Proc Nutr Soc. 2006;65(4):412-7.
5. Steinman HA. "Hidden" allergens in foods. J Allergy Clin Immunol. 1996;98(2):241-50.
6. Food Allergy and Anaphylaxis Network (FAAN). Disponível em: www.foodallergy.org (Acesso 22 jul 2016).
7. Brasil. Agência Nacional de Vigilância Sanitária. Resolução Anvisa/DC n. 26, de 02 de julho de 2015. Dispõe sobre os requisitos para rotulagem obrigatória dos principais alimentos que causam alergias alimentares. Publicado no DOU em 03 jul. 2015.

8. Muñoz-Furlong A. Daily coping strategies for patients and their families. Pediatrics. 2003;111(6Pt1):1654-61.
9. Gushken AKF, Castro APBM, Brandão AC, Corradi GA, Pastorino AC, Jacob CM. Conhecimento dos pais e responsáveis na identificação e primeiros cuidados na anafilaxia ao leite de vaca. Rev Bras Alerg Imunopatol. 2004;27(5):189-94.
10. Mofidi S. Nutritional management of pediatric food hypersensitivity. Pediatrics. 2003;111(6Pt3):1645-53.
11. Groetch M, Nowak-Węgrzyn A. Practical approach to nutrition and dietary intervention in pediatric food allergy. Pediatr Allergy Immunol. 2013;24:212-21.
12. Institute of Medicine. Dietary reference intakes for calcium and vitamin D. Washington, D.C.: National Academies Press; 2011.
13. Weaver CM, Proulx WR, Heaney R. Choices for achieving adequate dietary calcium with a vegetarian diet. Am J Clin Nutr. 1999;70(Suppl): 43S-8S.
14. Straub DA. Calcium supplementation in clinical practice: a review of forms, doses, and indications. Nutr Clin Pract. 2007;22(3):286-96.
15. Grüdtner VS, Weingrill P, Fernandes AL. Aspectos da absorção no metabolismo do cálcio e vitamina D. Rev Bras Reumatol. 1997;37(3):143-51.
16. Vandenplas Y, Castrellon PG, Rivas R, Gutiérrez CJ, Garcia LD, Jimenez JE, et al. Safety of soya-based infant formulas in children. Br J Nutr. 2014;111(8):1340-60.
17. Fiocchi A, Schünemann HJ, Brozek J, Restani P, Beyer K, Troncone R, et al. Diagnosis and rationale for action against cow's milk allergy (DRACMA): a summary report. J Allergy Clin Immunol. 2010;126(6):1119-28.
18. Dupont C, Chouraqui JP, de Boissieu D, Bocquet A, Bressom JL, Briend A, et al. Dietary treatment of cows' milk protein allergy in childhood: a commentary by the committee on Nutrition of the French Society of Paediatrics. Br J Nutr. 2012;107(3):325-38.
19. Nowak-Wegrzyn A, Sampson HA. Future therapies for food allergies. J Allergy Clin Immunol. 2011;127(3):558-73.
20. Burks AW, Tang M, Sicherer S, Muraro A, Eigenmann PA, Ebisawa M, et al. ICON: Food allergy. J Allergy Clin Immunol. 2012;129:906-20.
21. Alvaro M, Muraro A. Oral immunotherapy in food allergy: present and future. An Pediatr (Barc). 2015;82(4):213-5.
22. Barbosa CPG, Castro APM, Yonamine GH, Gushken AKF, Beck CML, Macedo PRC, et al. Baked milk tolerant patient: Is there any special feature? Allergol Immunopathol (Madr). 2017;45(3):283-9.

14 Dermatite atópica e outras dermatoses alérgicas

Ana Paula Beltran Moschione Castro
Ana Claudia Brandão

Após ler este capítulo, você estará apto a:

1. Definir a dermatite atópica, reconhecer o caráter multifatorial da doença e os principais fatores desencadeantes.
2. Conhecer as bases fisiopatológicas da doença.
3. Identificar paciente com dermatite atópica pelas manifestações clínicas e estabelecer as primeiras condutas terapêuticas.
4. Conhecer os princípios básicos da dermatite de contato e as bases do tratamento.
5. Conhecer os princípios básicos das alergias a picadas de insetos e as bases da prevenção e do tratamento.

INTRODUÇÃO

Alergias cutâneas são um grupo frequente de manifestações em pacientes pediátricos. Neste capítulo, serão discutidas três doenças de pele que acometem crianças em diferentes faixas etárias com desfechos bastante diversos, mas que trazem como denominador comum o desconforto relacionado ao prurido. A dermatite atópica (DA) se caracteriza como a doença crônica cutânea mais frequente em crianças e sua complexidade muitas vezes frustra as expectativas da família e do médico. Para minimizar essa frustração, deve-se aprofundar o conhecimento na doença, compreender o caráter crônico e oferecer à família a parceria no controle. Deve-se ser metódico na abordagem, cobrar de maneira ativa os cuidados gerais e discutir os resultados e expectativas. O presente capítulo procura abordar de forma concisa os aspectos fisiopatológicos da doença e as principais opções terapêuticas. Na abordagem da dermatite de contato, será importante perceber que o número de alérgenos a que as crianças se expõem tem crescido e a prevalência da doença tem aumentado. Será importante reconhecer os principais desencadeantes, os métodos diagnósticos e a abordagem terapêutica. Na alergia a picada de insetos sugadores, o destaque repousa sobre as estratégias de prevenção e discussão sobre repelentes para a faixa etária pediátrica.

DERMATITE ATÓPICA

A DA ou eczema atópico é uma doença de caráter inflamatório, crônico e recidivante, clinicamente caracterizada por provocar prurido intenso e por ter distribuição clínica peculiar, variável de acordo com a idade do paciente[1,2]. Trata-se de uma das mais frequentes doenças crônicas da pele, especialmente em pacientes pediátricos acometendo de 4 a 20% das crianças no mundo todo e cerca de 11% das crianças nos Estados Unidos[1,2]. No Brasil, a prevalência de DA foi avaliada por meio do projeto ISAAC (*International Study of Asthma and Allergies in Childhood*), que utiliza metodologia padronizada internacionalmente. As prevalências mais recentes referem-se a dados obtidos em 2012 na população adolescente mostrando a variabilidade entre 7,1% (Aracaju) e 12,5% (Belém) de sintomas cutâneos e 3,4 a 7,9% eczema. Observou-se também aumento da prevalência de DA entre os anos de 2003 e 2012[3].

A DA é uma doença característica da infância: cerca de 85% dos pacientes apresentam as manifestações clínicas iniciais nos primeiros cinco anos de vida e apenas 2% dos casos novos ocorrem depois dos 45 anos de idade. Cerca de 40% dos pacientes com DA mantêm os sintomas ao longo da vida adulta. Além da importância clínica, a DA é considerada fator predisponente ao aparecimento de asma. Segundo diversos relatos da literatura, a prevalência de asma nos pacientes com DA pode variar de 50 a 80%[2,4].

Fisiopatologia

A DA apresenta nítido caráter hereditário. Em estudos populacionais, observou-se importante aumento da prevalência em famílias com antecedentes de atopia, chegando a 68% em pacientes filhos de pais com essa mesma alergia[2,4]. Por meio de estudos que envolveram famílias de atópicos e gemelares, aceita-se hoje que as doenças alérgicas resultem de herança multifatorial associada à influência de componentes ambientais. Na DA, as principais alterações genéticas recaem sobre dois importantes setores: a integridade da barreira cutânea e as alterações imunológicas[2].

Alterações da barreira cutânea

As principais funções da pele são proteção e manutenção do equilíbrio com o meio externo[5]. Trata-se, entretanto de um equilíbrio dinâmico e de renovação constante sendo o estrato córneo (EC), o principal componente dessa barreira. Uma imagem bastante esquemática e representativa da barreira cutânea é um muro composto de tijolos e cimento, em que os tijolos são os queratinócitos e o cimento um conjunto de proteínas, gorduras e água que garantem a integridade da pele.

Danos à barreira cutânea implicam em desestabilização da adesão celular, maior penetração de agentes agressores e exacerbação de processos inflamatórios ou infecciosos. A integridade do EC depende fundamentalmente de três fatores: (i) dos lipídios intercelulares, (ii) dos lipídios oriundos das glândulas sebáceas e (iii) do fator umectante natural (*natural mosturizing factors* [NMF]). Este último agrega um conjunto de substâncias como lactato de amônia, ureia, eletrólitos e alguns aminoácidos que ajudam na regulação da matriz que mantém os queratinócitos unificados.

Na DA, a barreira cutânea encontra-se alterada. Diversos fatores genéticos contribuem para o comprometimento da integridade. Um percentual variado de pacientes apresenta mutações nas filagrinas, proteínas fundamentais à manutenção da coesão dos queratinócitos. Pacientes que possuem mutação em filagrinas podem apresentar DA de maior gravidade e risco para desenvolvimento de outras doenças alérgicas[2,5]. Também são observadas alterações nos genes que estimulam a síntese de ceramidas, assim como defeitos na enzima delta-6-desaturase que atua na metabolização de ácidos graxos de cadeia longa, contribuindo para um perfil lipídico anormal em pacientes com DA. O pH da pele, normalmente mais ácido, se apresenta alterado nesses pacientes, mais neutro e, como consequência, pode haver prejuízo na ação de enzimas necessárias à manutenção da integridade da pele[6].

Os queratinócitos, que atuam de maneira relevante na função de proteção da pele, também estão afetados na DA. O ato de coçadura leva à destruição da organização tecidual e estimula a produção de citocinas inflamatórias. Há diminuição da síntese de peptídeos antimicrobianos (catelicidinas e defensinas) que agem impedindo a proliferação bacteriana e viral. Na DA, essa ausência pode facilitar a instalação de infecções por estafilococos, varicela e herpes simples.

Além das alterações genéticas, o processo inflamatório também contribui para disfunções na síntese de filagrinas e produção lipídica comprometendo a função de barreira. Portanto, controlar a inflamação restaura a barreira cutânea e restaurar a barreira minimiza a inflamação.

Alterações da barreira cutânea podem contribuir para maior suscetibilidade às infecções, maior vulnerabilidade a irritantes e alérgenos, exacerbação do prurido e diminuição da capacidade de retenção de água[2,5].

Alterações imunológicas

O envolvimento do sistema imunológico na patogênese da DA é evidente e envolve componentes da imunidade inata e da imunidade adquirida, sendo as alterações observadas mesmo nos locais de pele sã.

Ao perder a integridade da barreira, os queratinócitos passam a produzir uma série de citocinas que aumentam a inflamação (TNF-alfa, IFN-gama), quimiocinas que facilitam a migração de mais células do sistema imunológicos e uma importante citocina de nome TSLP (*thymic stromal lymphopoietin*) que estimula fortemente células da imunidade adaptativa, mais precisamente linfócitos Th2 (T auxiliares tipo 2). As células dendríticas, importantes no reconhecimento antigênico, apresentam alterações em pacientes com DA. Elas exibem na superfície receptores de alta afinidade para a IgE que podem captar alérgenos ligados a esta imunoglobulina e facilitar a maturação e a ativação celular. Concomitantemente, linfócitos T do tipo Th2 são estimulados e produzem interleucinas 4 (IL-4) e 13 (IL-13) que perpetuam o estímulo à síntese de IgE. A persistência do processo inflamatório e a manutenção da perda de integridade cutânea estimulam um diferente grupo de células apresentadoras de antígenos de nome IDEC (*inflammatory dendritic epidermal cells)*. Essas células estimulam outra subpopulação de linfócitos, os Th1 que apresentam um perfil diferente de citocinas com destaque ao interferon-gama (IFN-gama)[7]. A perpetuação do processo inflamatório aumenta a liberação de histamina e citocinas e ativa neurotransmissores que contribuem para a piora do prurido e para a perda da integridade cutânea, dois sinais maiores da DA[2,7,8].

Os achados histopatológicos na DA não são específicos: a epiderme mostra paraqueratose e hiperqueratose, acantose irregular e espongiose de graus variados; pode ocorrer vesiculação e discreto infiltrado linfomonocitário. Na derme, verifica-se infiltrado mononuclear e a presença marcante de mastócitos nas lesões crônicas. Também ocorre tumefação endotelial, infiltrado misto perivascular, dilatação linfática e presença de glândulas sebáceas imaturas. É interessante a observação de alterações das fibras nervosas, com desmielinização e fibrose[7].

Microbiota

Os últimos 10 anos trouxeram um volume extraordinário de conhecimento sobre o microbioma, em especial o que habita o sistema digestório. Sabe-se hoje que a microbiota auxilia no combate a bactérias nocivas ao trato gastrintestinal, auxilia na integridade do epitélio, facilita processos digestivos e auxilia na maturação do sistema imunológico com estímulo à síntese de IgA e ao amadurecimento de linfócitos aptos a criar resposta de combate a patógenos e tolerância a antígenos alimentares. A interferência no sistema imunológico tem sido bem documentada. Sabe-se que camundongos criados em ambientes estéreis (*germ-free*) apresentam grave comprometimento da resposta imune. Para entender um pouco mais como ocorre essa modulação, é necessário saber que produtos do próprio crescimento e metabolismo das bactérias podem atuar como fatores epigenéticos e facilitam a expressão de genes cruciais à construção da resposta imunológica. Por outro lado, variações na microbiota podem ser responsáveis por um ambiente de disbiose, que facilita a persistência de processos inflamatórios e alteram a organização do sistema imunológico em especial nos primeiros três anos de vida. Na DA, os estudos apontam a diminuição da diversidade do microbioma intestinal quando comparada a crianças sem DA. Na pele, o microbioma também tem sido estudado e foi observado que pacientes com DA apresentam maior colonização por *S. aureus* e alteração na composição das bactérias da pele, antes mesmo do aparecimento de lesões. Embora ainda muito recentes, há indubitáveis evidências das alterações na microbiota da pele[9,10].

Fatores desencadeantes

Entre os fatores desencadeantes que deflagram ou perpetuam o processo inflamatório destacam-se:

- Agentes infecciosos: como o *Staphylococcus aureus*, que pode colonizar até 90% da pele de pacientes com DA. Enterotoxinas dessa bactéria atuam como superantígenos, estimulando de forma policlonal linfócitos T. Outros mecanismos do *S. aureus* envolvidos na resposta inflamatória da DA incluem influência sobre as células apresentadoras de antígeno (APC) e sobre os eosinófilos, modulando a resposta de antígenos de superfície celular e liberação de toxinas, que levam a dano citotóxico em queratinócitos. Em menor escala, fungos como a *Malassezia furfur* podem contribuir para a piora dos quadros de DA, principalmente quando atingem o couro cabeludo e a nuca[1,2,7].
- Alérgenos alimentares: atribuir piora da DA a esses elementos é motivo de controvérsia entre diversos estudos; portanto, uma anamnese adequada será fundamental para suspeita do envolvimento de um alérgeno alimentar na piora da DA. Alérgenos alimentares podem contribuir para a exacerbação dos sintomas de DA em até 30% dos casos graves, principalmente em crianças com menos de 3 anos de idade. Verificou-se (em testes duplo-cego placebo controlados, principalmente para ovo, trigo, leite de vaca, soja e amendoim) que estes pacientes podem apresentar agudização do sintoma cutâneo ou desencadeamento de urticárias. A sensibilização pode ocorrer pela ingestão do alimento que pode ser inclusive apresentado ao paciente pelo leite materno. Estudos também apontam a possibilidade de sensibilização pelo contato desses alimentos com a pele. A retirada do alimento suspeito em todas as suas apresentações contribui para melhora do controle da DA, mas é importante destacar o caráter multifatorial da doença e lembrar que outros mecanismos imunopatológicos estão envolvidos[1,2,7].
- Aeroalérgenos: dentre os alérgenos ambientais, o ácaro da poeira doméstica recebe maior destaque na exacerbação da DA. Há relatos de desenvolvimento de prurido cutâneo em pacientes com DA sensibilizados ao ácaro e submetidos a testes

de provocação nasal ou broncoprovocação, assim como trabalhos que reportam a melhora da doença com adequadas medidas de controle ambiental[1,2,7].

- Fatores emocionais: a influência de fatores emocionais no desencadeamento da DA é incontestável, com grande perda da qualidade de vida do atópico e da família. Na DA, a condição da pele do paciente correlaciona-se com ansiedade, tensão, estresse interpessoal, depressão, frustração e agressão. Cerca de 40 a 70% dos doentes de DA citam o fator emocional como um desencadeante da crise. A privação do sono, ocasionada pelo prurido noturno, gera ruptura da dinâmica familiar e escolar. Também o prurido intenso e incontrolável causa desconforto no convívio social e escolar[1,2,7].
- Irritantes: sudorese excessiva, produtos abrasivos, ressecamento intenso da pele pode comprometer a integridade da barreira, alterar o pH da pele e facilitar o desencadeamento de prurido e piora da dermatite[1,2,7].

Quadro Clínico e Diagnóstico

As manifestações clínicas da DA constituem o principal elemento diagnóstico. Devemse avaliar aspectos da anamnese e características da lesão – que incluem aspecto, distribuição e presença de prurido. Os critérios mais clássicos e ainda hoje considerados em diversos trabalhos da literatura foram propostos em 1980 por Hanifin e Rajka, entretanto alguns dos critérios menores podem ser difíceis de diagnosticar e outros deles apresentam baixa sensibilidade[11].

Em 1994, o Comitê Britânico de Dermatologia reviu e adaptou os clássicos critérios de Hanifin e Rajka, propostos em 1980, para diagnóstico de DA[12]. Embora bem mais simples e bastante aceito, esses critérios não são adequados para crianças com idade inferior a 2 anos, período em que o diagnóstico de DA é frequente. Considerando todos esses aspectos, em 2003, uma nova revisão e adaptação foi realizada, dessa maneira, as recomendações mais recentes para o diagnóstico de DA incluem[13]:

- Apresentações essenciais, sem as quais o diagnóstico de DA não se faz.
  - Prurido:
    - Eczema que se apresenta de forma crônica ou recidivante e pode evoluir de diversas maneiras e distribuições ao longo da vida: agudo, subagudo ou crônico.
    - Agudo: presença de exsudato e/ou microvesículas crostosas.
    - Subagudo: espessamento, palidez, descamação, placas eritematosas escoriadas.
    - Crônico: liquenificação, ressecamento, descamação, pápulas com escoriações, ausência de pelos.

- Distribuição característica das lesões:
  - A morfologia e a distribuição das lesões cutâneas variam de acordo com a idade, raramente iniciando nos primeiros 3 meses de vida[1] (Figuras 14.1 a 14.4). Durante a infância, há maior envolvimento de face e superfície extensora, enquanto na adolescência, as lesões acometem mais as áreas de flexura. Na fase adulta, a distribuição pode ser variada, mas permanece o comprometimento da região flexora e manifestações isoladas de mãos e punhos.
- Apresentações importantes. Embora relevantes e frequentes, não ocorrem em todos os pacientes. Destacam-se: início precoce da doença, histórico familiar ou pessoal de atopia, IgE elevada e xerose cutânea.

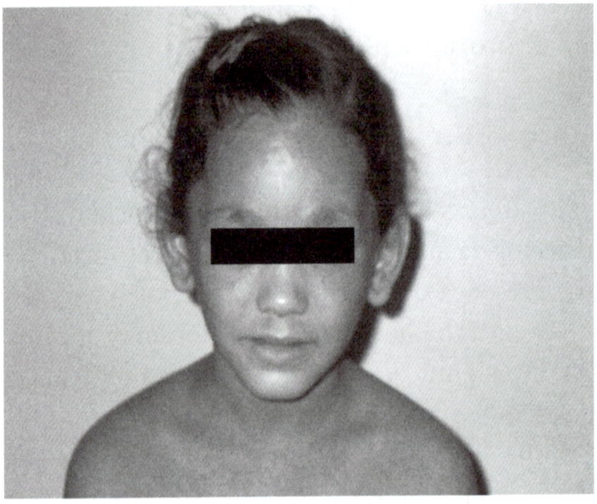

Figura 14.1 Dermatite atópica. Nota-se presença de critérios menores como rarefação da sombrancelha (sinal de Hertogue). (Veja imagem colorida no encarte.)

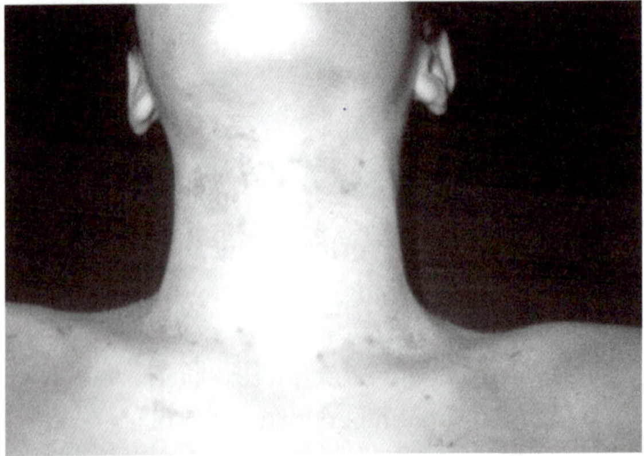

Figura 14.2 Paciente com dermatite atópica em pescoço – fase crônica. (Veja imagem colorida no encarte.)

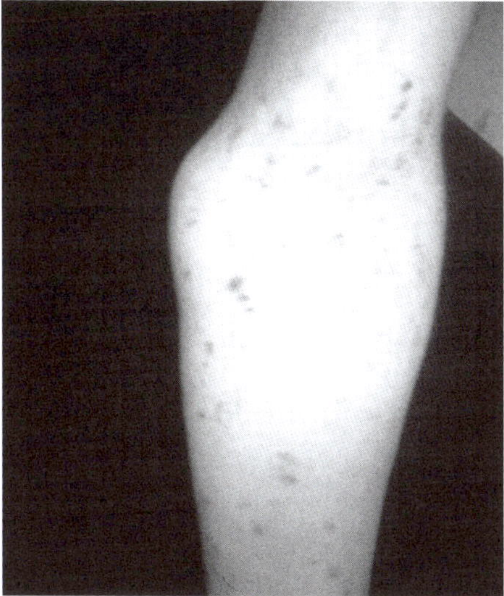

Figura 14.3 Acometimento de dobras. (Veja imagem colorida no encarte.)

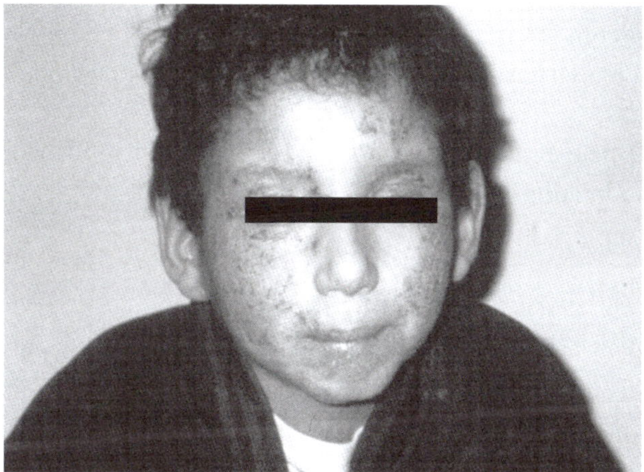

Figura 14.4 Dermatite atópica em face associada à infecção secundária por *S. aureus*. (Veja imagem colorida no encarte.)

- Manifestações associadas: são frequentes em DA, mas tão inespecíficas que não são suficientes para sustentar o diagnóstico. Destacam-se: dermografismo branco (resposta vascular atípica e palidez facial), queratose pilar, pitiríase alba, hiperlinearidade palmar, ictiose, lesões periorbitárias e queilites, liqueinificação, presença de lesões secundárias à coçadura (prurigo).
- Diagnósticos diferenciais que devem ser excluídos contemplam: escabiose, dermatite seborreica, dermatite de contato, ictiose. É importante destacar que alguns

pacientes podem apresentar concomitância destas doenças. Outros diagnósticos como linfoma de células T, psoríase, fotodermatoses, imunodeficiências e eritrodermia de outras causas também devem ser afastados[13].

Exames Laboratoriais

Os exames laboratoriais a serem realizados na avaliação de pacientes com DA atendem a duas demandas específicas: avaliar fatores desencadeantes associados, como alergia alimentar ou processos infecciosos, ou descartar outras doenças[2,8].

Uma concisa revisão sobre esses exames permite concluir que:

- Na pesquisa de IgE específica para alimentos há elevado valor preditivo negativo, mas baixo valor preditivo positivo. Nesse cenário, observa-se grande número de exames com resultados falso-positivos. É importante ter atenção a qual exame solicitar, quais alérgenos, pois uma vez o resultado positivo será necessária a exclusão com obrigatória posterior reintrodução para não incorrer em dietas de exclusão desnecessárias.
- A avaliação de colonização por *S aureus* com perfil de sensibilidade pode ser útil em pacientes com DA graves que necessitem de antibioticoterapia, isto permitirá uma escolha mais assertiva em casos moderados a graves, evitando o uso abusivo de antibióticos.
- A biópsia de pele é indicada quando há dúvidas no diagnóstico, especialmente nos casos moderados ou graves.

Tratamento

A abordagem terapêutica em DA envolve a educação dos pais e do paciente com relação à cronicidade da doença e seu caráter recidivante, à remoção dos fatores desencadeantes e ao tratamento medicamentoso. Uma proposta de tratamento discutida com a família é bem-vinda e pode auxiliar na adesão ao tratamento[14,15]

Os pilares do tratamento da DA incluem:

- Afastamento dos fatores desencadeantes.
- Restauração da barreira cutânea.
- Controle da inflamação.
- Controle do prurido.

Afastar fatores desencadeantes

De maneira geral afastar fatores desencadeantes inclui as seguintes medidas gerais:

- Fatores que agridam a barreira cutânea devem ser afastados, como sudorese intensa, produtos que causem irritação na pele, como soluções alcoólicas ou com ingredientes que causem abrasão. Extremos de temperatura também devem ser evitados.
- Alérgenos alimentares. Caso haja a suspeição de uma alergia alimentar, seguindo os fatores de risco previamente discutidos, o paciente pode permanecer afastado do alérgenos por período de 4 a 6 semanas. Durante esse período os cuidados gerais com a pele devem permanecer. Após 6 semanas caso haja correlação com o alimento deve ser confirmada a melhora clínica que pode inclusive ser mensurada com redução e 10 pontos no escore de gravidade Scorad. Em se confirmando, é fortemente recomendada a reintrodução do alimento e a avaliação do desfecho. Confirmar essa correlação é fundamental, pois pacientes que permaneçam em exclusão por tempo prolongado podem apresentar reações alérgicas mediadas por IgE não se justificando exclusões desnecessárias.
- Alérgenos ambientais: ambientes repletos de poeira podem estar relacionados ao agravamento da DA. Embora possa ser difícil documentar a melhora clínica com medidas de higiene ambiental, há estudos que descrevem a melhora de pacientes após imunoterapia alérgenos-específica com ácaros da poeira domiciliar.
- Agentes infecciosos em especial o *S aureus* devem ser sempre motivo de desconfiança quando a pele do paciente com DA permanece hiperemiada, exsudativa e de difícil controle. Entretanto, a imediata administração de antibióticos deve ser evitada pelo risco maior de aumento da resistência bacteriana. Embora minimizar a colonização bacteriana possa ajudar na reagudização da DA, o uso frequente pode aumentar o número de cepas resistentes à meticilina, o que pode ser um problema. Uma alternativa é a utilização regular de banhos antissépticos diluídos que incluam, por exemplo, hipoclorito de sódio (2 mL de solução a 2,5% em um litro de água). A aplicação desses banhos duas vezes por semana trouxe melhora a pacientes e fica como recomendação em algumas diretrizes. Agentes como herpes simples podem infectar a pele e demandam tratamentos específicos, a erupção variceliforme de Kaposi é uma das possíveis complicações. Fungos como a malassezia também agravam a DA especialmente em couro cabeludo e dorso.
- O estresse. Um importante e complexo fator deve ser sempre pesquisado e considerado. A abordagem deve ser cuidadosa, mas assertiva. Grupos de pacientes ajudam bastante a minimizar as frustações e a ajustar expectativas[13,14].

Restauração da barreira cutânea

Os procedimentos de restauração da barreira cutânea incluem medidas que minimizem a agressão e que reponham elementos necessários à integridade da pele[5,14,15]. Cuidados com banho e hidratação são fundamentais e, neste contexto, as seguintes recomendações são úteis:

- Orientar de maneira adequada o banho, um momento fundamental para remoção de detritos, hidratação e equilíbrio da pele. Eles devem ser mais mornos e a duração não deve exceder 7 a 10 minutos, banhos de banheira são preferíveis, mas não obrigatórios.
- Evitar o uso excessivo de sabonetes especialmente com pH alcalino ou neutro, sabonetes com elevada concentração de detergentes também não são recomendados. Orientar o uso de sabonetes de pH mais próximo a 5.
- Orientar a aplicação de emolientes, fortemente recomendada após o banho. Melhoram o ressecamento, reduzem o prurido, otimizam a ação da corticoterapia, minimizam o contato com irritantes, poupam corticosteroide tópicos e aliviam o prurido e a inflamação.
- Oferecer um hidratante cosmeticamente aceitável para o paciente, hipoalergênico, sem fragrância e não comedogênico, duradouro e facilmente absorvível e de custo acessível.
- Considerar que há vários tipos possíveis de hidratantes: os oclusivos que diminuem a perda transepidérmica de água, os que apresentam poder de retenção, hídrica e os funcionais, que contêm substância que integram a barreira cutânea e promovem a restauração.

Controle da inflamação

O controle do processo inflamatório é outro ponto fundamental no tratamento da DA e medicamentos como corticosteroides e inibidores da calcineurina (ambos de uso tópico) têm papel importante no manejo da doença[16,17].

Os corticosteroides tópicos atuam como agentes anti-inflamatórios, pois inibem a atividade das células dendríticas e dos linfócitos, impedindo a síntese de interleucina. Controlam os sintomas cardinais da DA, como prurido e lesões eczematosas, mas podem apresentar efeitos colaterais, especialmente locais. Para que se possa aproveitar ao máximo os benefícios da corticoterapia e minimizar os efeitos colaterais é importante ressaltar alguns aspectos:

- A prescrição de um corticosteroide tópico sempre deve ser feita acompanhada de esclarecimento do local da aplicação e do número de vezes da utilização (em geral, uma ou duas vezes ao dia, longe do período de hidratação) e enfatizando a duração do tratamento, que pode ser muito variada. Não há consenso sobre o tempo máximo de uso sem que ocorram efeitos colaterais locais; entretanto, esquemas de manutenção em dias alternados já foram sugeridos, com melhora no cuidado da lesão e diminuição de efeitos adversos.
- A região genital é o local de maior absorção da corticoterapia (200 vezes mais que o tronco e as extremidades), mas a face e as regiões de dobras, como axilas e vi-

rilha, também apresentam elevadas taxas de absorção. Dessa maneira, recomenda-se a utilização de corticosteroides de baixa ou média potência nesses locais.

- Conhecer a potência desse grupo de medicamentos é fundamental para o adequado manejo da droga (Tabela 14.1). Deve-se usar sempre a menor potência possível, o que não significa utilizar sempre corticosteroides de baixa potência. Nas lesões agudas ou crônicas (moderadas ou graves), deve-se optar por uma terapêutica de moderada potência, pois os resultados serão mais rápidos e menor o tempo de uso.
- Pode ser realizada uma terapêutica proativa. Aplica-se o medicamento nas lesões por alguns dias seguidos e a aplicação é mantida por tempo prolongado (até 12 semanas) duas vezes por semana na lesão. Essa estratégia pode minimizar as reagudizações. Deve-se monitorar a pele regularmente. A terapêutica proativa também pode ser utilizada com inibidores de calcineurina.
- Caso haja o uso inadequado da medicação, podem surgir os seguintes efeitos colaterais: atrofia cutânea, estrias, alterações de pigmentação, fragilidade vascular e erupção acneiforme. É importante ressaltar que algumas dessas alterações podem ser mais definitivas que a própria DA. Efeitos sistêmicos como alteração do eixo hipotálamo-hipófise-adrenal são raramente descritos, mas, em geral, estão presentes quando relacionados à utilização de corticosteroides em áreas extensas por períodos prolongados.

Tabela 14.1 Potência decrescente dos principais corticosteroides tópicos[17]

Grupo I	Dipropionato de betametasona p/c Propionato de clobetasol p/c Propionato de halobetasol p/c
Grupo II	Fluocinonida (0,05%) p/c Halcinonida (0,1%) c Furuoato de mometasona (0,1%) p+
Grupo III	Valerato de betametasona (0,1%) p Halcinonida 0,1% p Propionato de fluticasona 0,005% p
Grupo IV	Fuorato de momentasona 0,1% Acetonida de triancinolona 0,1% p/c Acetonida de fluocinolona 0,025% p
Grupo V	Acetonida de fluocinolona c Valerato de hidrocortisona (0,2%)
Grupo VI	Desonida p/c/l Prednicarbato
Grupo VII	Hidrocortisona 1% p/c Dexametasona Metilprednisolona 1%

p: pomada; c: creme; l: loção.

Os imunomoduladores tópicos atuam inibindo a calcineurina, proteína citoplasmática presente em diversas células, como linfócitos e células dendríticas. Após a ativação, a proteína atua como fator de transcrição de IL inflamatórias como IL-2, IL-3, IL-4 e TNF-alfa. Essa ativação é um mecanismo dependente de cálcio e inclui dois tipos de proteínas: a calmodulina e as imunofilinas. Elas foram assim denominadas por atuarem como receptoras de substâncias inibidoras da calcineurina. Inibir a calcineurina significa minimizar a ação do linfócito; logicamente esse processo deve ser feito de maneira bastante controlada para garantir a melhora do quadro alérgico sem comprometer a função imunológica do organismo.

Há dois inibidores de calcineurina disponíveis para uso tópico: o pimecrolimo e o tacrolimo. No Brasil, o pimecrolimo pode ser indicado a partir dos 3 meses de idade e tem uma única apresentação, em concentração de 1%. O tacrolimo é indicado a partir dos 2 anos de idade, sendo disponíveis apresentações contendo 0,03% e 0,1% da droga. Ambos devem ser aplicados duas vezes ao dia, sempre utilizando protetor solar.

Os inibidores de calcineurina reduzem os sinais de inflamação da lesão, com redução dos escores de gravidade e do tempo de aparecimento de novas lesões em adultos e crianças. Como não apresentam os mesmos efeitos colaterais que a corticoterapia, podem ser utilizados com eficiência na face e em outros locais (como os genitais) considerados de risco para efeitos adversos dos corticosteroides.

O pimecrolimo é indicado para tratamento das lesões de leves a moderadas, enquanto o tacrolimo pode ser usado também nas lesões graves. Nos Estados Unidos, são indicados a pacientes que apresentam restrições ao uso de corticosteroides tópicos ou efeitos colaterais a esta medicação. Devem ser aplicados ao primeiro sinal das lesões cutâneas e mantidos até, no máximo, uma semana após o desaparecimento. Na ausência de melhora, deve-se reavaliar a indicação da corticoterapia e rever todos os passos do tratamento.

Um dos principais efeitos colaterais locais está relacionado a ardor e prurido, que são reduzidos após os primeiros dias de aplicação. Com relação ao aumento de processos infecciosos locais, estudos com os inibidores da calcineurina demonstraram redução de colonização bacteriana. Relatos de incremento de processos infecciosos virais não se mostraram significativos. A aplicação tópica dos inibidores de calcineurina não incorreu em complicações sistêmicas. Pimecrolimo e tacrolimo são medicamentos eficazes e seguros no tratamento dos pacientes com DA; entretanto, é necessário observar a indicação adequada, os cuidados na aplicação (uso de proteção solar) e o tempo de tratamento[16,18].

Controle do prurido

O prurido é um dos sintomas clínicos cardinais na DA. O manejo adequado, no entanto, ainda não está bem estabelecido e há dificuldades em se avaliar clinicamente os benefícios relacionados às terapêuticas antipruriginosas, especialmente o uso de anti-histamínicos. Isso pode estar também relacionado às evidências de que outros mediadores inflamatórios estejam envolvidos na gênese do prurido, destacando-se IL-4, IL-5 e IL-6, fator de necrose tumoral, substância P e IL-31.

Embora a utilização de anti-histamínicos seja frequente na DA, os benefícios clínicos não foram adequadamente comprovados. Os resultados dos estudos envolvendo anti-histamínicos mostram-se conflitantes. Os anti-histamínicos de primeira geração, por causarem sedação, podem apresentar algum benefício no controle da DA, pois facilitam o sono e minimizam os episódios de coçadura à noite. O uso, entretanto, pode ser limitado pela presença de sonolência durante o dia, dificultando o aprendizado escolar ou prejudicando a qualidade do trabalho de pacientes mais velhos. Quanto aos anti-histamínicos de segunda geração ou não clássicos, os efeitos sedativos são bem reduzidos e podem ser recomendados a escolares e adolescentes.

Estudos recentes apontam que o futuro do controle do prurido estará relacionado à diminuição de outros mediadores inflamatórios, em especial IL-31 e medicações que possam interferir na plasticidade neuronal comprometida na pele[16,19].

Tratamento Avançado

Na ausência de resposta adequada ao tratamento básico, o paciente deve ser reavaliado quanto à adesão e à dificuldade de eliminação de fatores desencadeantes. Alternativas como ciclosporina e fototerapia apresentam evidências de melhora da DA. Outros imunossupressores também têm sido utilizados, como azatioprina, o metotrezato e micofenolato mofetil. A Tabela 14.2 ilustra as doses e recomendações no manejo de pacientes com DA grave. É importante ressaltar que uma vez iniciado o tratamento avançado o paciente ainda deve persistir com cuidados gerais para manutenção da integridade da barreira cutânea. A utilização de imunobiológicos

Tabela 14.2 Principais imunomoduladores usados no tratamento da dermatite atópica grave[16]

Medicação	Dose	Recomendações
Ciclosporina	3 a 6 mg/kg (150 a 300 mg ao dia)	Monitorar: pressão arterial e função renal Controles laboratoriais regulares Caso haja comprometimento renal redução da dose
Metotrexato	0,2 a 0,7 mg/kg por semana, máximo 25 mg por semana (mas considerar dose teste)	Avaliar hemograma (comprometimento da série branca) Avaliar função hepática
Azatioprina	1 a 3 mg/kg/dia Crianças 1 a 4 mg/kg/dia	Fortemente recomendada avaliação da enzima tiopurina metiltransferase, intimamente relacionada à toxicidade da azatioprina Monitorar hemograma e função hepática, renal

Em todos os tratamentos atenção a infecções como tuberculose, cuidado ao utilizar em pacientes com HIV também parece ter lugar no cuidado de pacientes com DA grave, especialmente entre adolescentes e adultos. Bloqueadores da ação de citocinas têm sido avaliados com resultados bastante promissores[16,19].

Em alguns casos, a internação do paciente contribui para a melhora dos sintomas. Nas crises agudas, o uso de bandagens umedecidas pode ser útil no controle do prurido e na restauração da barreira. Para realizar as bandagens de maneira adequada segue um pequeno racional:

- Material necessário: emoliente ou corticosteroides tópicos; compressas, que podem ser ataduras ou tecidos semelhantes à fralda (bandagens de algodão também podem ser utilizadas) e água aquecida.
- Procedimento:
  - Pedir ao paciente para tomar um banho.
  - Após o banho hidratar a pele de maneira abundante. Caso queira, nas regiões mais acometidas aplicar o corticosteroide com uma pequna espátula, mas não aplicar emoliente nesta região.
  - Mergulhar parte das compressas na água morna de maneira que fiquem molhadas, mas escorrer bem antes da aplicação na pele do paciente.
  - Aplicar as compressas nos membros (melhor local para esta aplicação). Orientar o paciente a não as apertar.
  - Aplicar uma segunda camada de compressas secas. Pode-se colocar uma meia de algodão, por exemplo, para proteger mãos e pés.
  - Nunca usar plástico como a camada seca (que é muito oclusiva e pode causar danos).
  - Certificar-se de que o paciente permaneça em um ambiente aquecido, o que ajuda a manter a umidade, garantindo também que a crianças não sintam frio com o processo de evaporação.
  - As compressas podem ser aplicadas durante a noite toda. E no dia seguinte, removidas e o procedimento pode ser repetido por até sete dias.
  - Manter sempre contato com o paciente.

A DA é uma doença intrigante e desafiadora, mas poder melhorar a vida dos pacientes e da família movimenta os estudos clínicos e a prática diária do consultório.

DERMATITE DE CONTATO

A dermatite de contato (DC) é uma das doenças cutâneas mais comuns, com prevalências que podem superar 30% de indivíduos acometidos[21]. Embora mais frequente em adolescentes e adultos, qualquer faixa etária pode ser acometida.

Weston e Bruckner, ao avaliar exclusivamente crianças com quadros dermatológicos, descreveram que a DC foi responsável por 20% das queixas relatadas. Trata-se de uma doença eczematosa dividida classicamente pela fisiopatologia em DC irritativa e DC alérgica, além de situações que pioram com a exposição à luz, como a dermatite fototóxica e a fotoalérgica.

Na DC irritativa, o eczema ocorre como resultado do processo inflamatório gerado pela lesão das células epiteliais. O dano celular pode ser iniciado por diversas causas, como banhos repetidos, esfregação traumática ou pelo contato com substâncias tóxicas, que levam à alteração dos lípides que compõem o EC, interferindo na barreira cutânea, o que aumenta a perda transepidérmica de água e, consequentemente, leva ao ressecamento da pele. Esse processo causa ativação direta do sistema imunológico, especialmente dos mecanismos da imunidade inata, que perpetuarão a inflamação. A DC irritativa é a forma mais frequente, sendo a dermatite de fraldas um clássico exemplo de irritação causada pelas diversas substâncias presentes na urina. Nos casos de dermatite fototóxica, a exposição à luz facilita a deflagração do processo.

A DC alérgica é desencadeada por substâncias que muitas vezes atuam como haptenos, substâncias que se associam às proteínas do organismo para suscitar uma resposta imunológica. Nesse caso, há o envolvimento de linfócitos T específicos aos alérgenos. A DC alérgica processa-se em duas etapas. Na fase inicial ocorre a sensibilização, à semelhança de outros processos alérgicos em que o sistema imunológico reconhece o antígeno e elabora uma resposta de hipersensibilidade. Nos contatos subsequentes, denominados elicitação ou fase efetora, os linfócitos T são os mediadores da reação. Nessa fase, linfócitos T específicos para o alérgeno liberam citocinas, quimiocinas e citotoxinas que alteram a permeabilidade vascular local e ampliam o recrutamento de células do sistema imunológico, como macrófagos e eosinófilos. Na dermatite fotoalérgica, o alérgeno é modificado pela luz violeta.

O quadro clínico caracteriza-se pela presença de lesões eczematosas localizadas, principalmente, nas áreas de maior contato com as substâncias causadoras da dermatite. A presença de outras dermatoses pode atuar como ponto facilitador da DC, pois favorece a penetração de irritantes e sensibilizantes. Nos quadros agudos, há presença de eritema, edema e vesículas; nas lesões subagudas há exsudação ou crostas e nos quadros crônicos há liquenificação, espessamento da pele e xerose. Em crianças, as lesões localizam-se preferencialmente nas regiões periorais, perineal, mãos e pés.

O diagnóstico é baseado na anamnese – para detectar os possíveis agentes causais – e no exame físico, fundamental para caracterizar a lesão. Entre os diagnósticos diferenciais da DC alérgica podem ser incluídos quadros de celulite, nas fases agudas herpes simples ou mesmo zóster, eritema pigmentar fixo causado por medicamentos e outras dermatoses como DA, eczema numular e desidrose. É importante ressaltar que no caso da DC, as lesões são, em geral, restritas à área de contato do alérgeno ou irritante. Os principais alérgenos envolvidos na DC em crianças são:

- Sulfato de níquel: presente nos metais das bijuterias e detalhes de vestuário. É a substância mais alergênica em adultos e crianças.
- Cosméticos: aromatizantes e conservantes estão entre os alérgenos mais frequentes presentes nos cosméticos. Cabe ressaltar que as chances de sensibilização aumentam à medida que a criança seja exposta mais frequente e precocemente.
- Borracha: presente em calçados.
- Parafenilenodiamina: corante muito comum em tintura de cabelo, também é incluído nas tatuagens removíveis, utilizadas por crianças especialmente no verão.

O teste de contato, também denominado *patch test*, é o melhor para o diagnóstico de DC. Trata-se da aplicação de uma série de substâncias no dorso do paciente (em geral), que devem permanecer por 48 horas e que, depois de removidas, dão lugar à análise dos resultados. O estudo da pele é feito em dois momentos: 20 minutos após a retirada das substâncias e 24 ou 48 horas depois. Esse teste é mais utilizado em adolescentes e adultos; entretanto nos casos em que seja necessária a avaliação de crianças, pode-se realizá-lo com um número menor de alérgenos. No Brasil, a bateria padronizada contempla 30 substâncias.

O tratamento inclui, principalmente, a remoção do agente causador e o controle do quadro clínico, com cuidados locais envolvendo hidratação e aplicação de anti-inflamatórios tópicos (destaque para a corticoterapia). A potência do corticosteroides a serem aplicados vai variar de acordo com as características, a localização, a extensão e a gravidade da lesão. Inibidores da calcineurina, como o pimecrolimo e o tacrolimo, também podem ser utilizados[22-24].

REAÇÕES ADVERSAS A PICADAS DE INSETOS

Os insetos hematófagos (pulgas, pernilongos, carrapatos, mosquitos) são extremamente prevalentes em países tropicais. Suas picadas inoculam substâncias que podem atuar como agentes irritantes e alérgenos, ocasionando uma série de reações adversas, com destaque para a urticária papular ou papulosa (também denominada prurigo estrófulo ou prurigo de Hebra).

Embora descrita desde 1820, ainda existem muitas dúvidas sobre os mecanismos fisiopatológicos envolvidos na urticária causada por picadura de insetos e há poucos estudos publicados em revistas indexadas. A urticária papulosa caracteriza-se por erupções com pápulas pruriginosas, vesiculosas com halo de hiperemia ao redor, resultante da hipersensibilidade à picada ou ao veneno de insetos. As lesões comumente aparecem agrupadas e se distribuem nas regiões expostas, poupando as regiões genital, perianal e axilar. Uma das características das lesões é a presença de prurido intenso, que pode levar a escoriação e complicações como infecções secundárias.

É mais frequente na primeira infância, entre os 2 e 10 anos de idade, mas adultos e adolescentes também podem apresentar esse quadro. A prevalência é desconhecida, mas estima-se que seja maior em países tropicais, especialmente na época do verão ou das estações chuvosas. Embora a fisiopatologia ainda não esteja totalmente esclarecida, sabe-se que se trata de processo de hipersensibilidade, talvez misto[21]

Estudos com urticária papular revelam que as picadas iniciais suscitam uma resposta de hipersensibilidade tipo 1, com a liberação de mediadores provenientes de mastócitos e que os quadros clássicos se caracterizam por infiltrado de linfócitos T $CD4^+$. A biópsia mostra edema de papilas dérmicas e infiltrado de linfócitos, eosinófilos e mastócitos. As características da biópsia podem variar de acordo com o tipo de inseto envolvido, mas nas fases agudas pode haver também infiltrado de neutrófilos. No caso de lesões vesiculares, há em geral edema intraepitelial e subepitelial. Nas lesões crônicas há hiperplasia pseudoepiteliomatosa e infiltrado na derme. O histórico natural das lesões obedece a um ciclo que se inicia com o processo de sensibilização, por volta dos 2 anos e ao redor dos 10 anos de idade o paciente adquire tolerância. É importante ressaltar que pacientes com imunossupressão tais como: síndrome da imunodeficiência adquirida, histiocitose ou leucemia linfoide crônica tendem a desenvolver quadros mais graves com lesões que podem apresentar sinais de necrose. Os pacientes podem apresentar febre e linfadenopatia[21].

Quadro Clínico

As lesões se iniciam com prurido, hiperemia e edema. Um a três dias depois, evoluem com aspecto endurecido, apresentando por vezes uma vesícula central. A cicatrização pode ocorrer em até quatro semanas. Os pacientes podem ainda apresentar máculas residuais hiperpigmentadas com hipopigmentação central, especialmente em indivíduos de pele negra. Crianças com pele muito clara podem apresentar lesões residuais violáceas.

O diagnóstico é clínico, sendo necessário diferenciar essas lesões de quadros de escabiose, impetigo, DA e dermatite de contato[21,25].

Tratamento

O tratamento envolve dois aspectos: a prevenção e o cuidado com as lesões. A prevenção engloba medidas que busquem minimizar a presença de insetos nos arredores do domicílio, como cuidados com plantas e com locais de represamento de água. Animais de estimação – gatos e cachorros – também devem ser cuidados para que não funcionem como vetores de insetos. Repelentes mecânicos, como mosquiteiros, podem ser úteis em determinadas regiões.

Os repelentes químicos podem ser utilizados com variável grau de eficácia para evitar a aproximação de mosquitos, borrachudos e alguns carrapatos. No Brasil, os seguintes repelentes são liberados pela Agência Nacional de Vigilância Sanitária (Anvisa): N,N-dietilmetatoluamida ou N,N-dietil-3-metilbenzamida (Deet), o hydroxyethyl isobutyl piperidine carboxylate (Icaridina ou Picaridina) e o ethylbutyl acetyl aminopropionate (EBAAP ou IR3535). A permetrina é liberada para a aplicação em roupas[26].

As principais características de cada um desses repelentes podem ser observada a seguir:

- Deet: um dos produtos mais antigos e com maior número de estudos, apresenta eficácia reconhecida e amplo espectro de ação para diversos insetos. Usado em concentrações variáveis, está liberado para crianças a partir dos 2 anos de idade na concentração de 10%. Nessa concentração, a proteção ocorre por cerca de duas horas. Concentrações mais elevadas somente são permitidas a partir dos 10 anos, mas não devem ultrapassar os 35%. Reações adversas graves descritas em crianças foram mais relacionadas ao uso inadequado, mas trata-se de um produto que apresenta odor forte e possível irritação em pele se usado de maneira frequente. Não deve ser associado a protetor solar e é fortemente recomendado que não seja aplicado em crianças com menos de 2 anos de idade.
- Picaridina: de origem botânica, a picaridina ou icaridina apresenta perfil de eficácia comparado ao Deet quando utilizada em concentrações superiores a 20%, mas a proteção é por período mais curto. Apresenta perfil de segurança bastante favorável, sem relatos de reações graves quando aplicado na pele. No momento, a picaridina está liberada somente a partir dos 2 anos de idade.
- IR3535 é o mais recente dos repelentes liberado no Brasil. Apresenta ainda um número limitado de estudos que o compare com Deet e picaridina, entretanto, a boa notícia é a possibilidade de utilização a partir dos 6 meses de idade.

A agência de segurança ambiental dos Estados Unidos estabelece algumas recomendações interessantes, a saber[29]:

- Usar o repelente apenas o suficiente para cobrir a pele e não a saturar.
- Os repelentes devem ser aplicados na pele exposta, vestuário ou ambos, mas não sob roupas.

- Uma camada fina pode ser aplicada no rosto, mas não se deve colocá-lo diretamente na face, aplicar primeiro nas mãos e depois de esfregar as mãos e aplicar no rosto.
- Sempre deve-se evitar o contato com os olhos, boca e órgãos genitais, portanto, lavar as mãos após a utilização.
- Nunca usar sobre a pele lesionada.
- Atenção aos aerossóis nunca pulverizá-los em espaços fechados ou perto de alimentos, atenção aos olhos.
- Não aplicar repelente de insetos nas mãos de crianças pequenas, pois há enorme risco de levarem as mãos à boca.
- A reaplicação frequente de repelente é desnecessária.
- As áreas tratadas com repelente devem ser lavadas com água e sabão, quando o repelente não for mais necessário.
- Quando for necessária a concomitância do repelente e o protetor solar, este deve ser aplicado primeiramente. É melhor usar produtos solares e repelentes separados, pois o protetor solar geralmente precisa ser reaplicado com mais frequência do que o repelente.
- É necessário lembrar que a proteção é reduzida pela natação, lavagem, transpiração, limpeza, exercícios e chuvas.

A eficácia do tratamento medicamentoso é questionável. A eficácia do uso de anti-histamínicos para o controle do prurido mostrou-se variável e aplicação de corticoterapia tópica reduz parcialmente os sintomas. O uso de anti-histamínicos sistêmicos pode minimizar o prurido, deve-se preferencialmente optar por anti-histamínicos de segunda geração que causam menos efeitos adversos com destaque à sonolência. Recomenda-se evitar a utilização de anti-histamínicos tópicos, especialmente a prometazina, pelo risco de sensibilização. Há relatos escassos de melhora das lesões com a utilização de inibidores da calcineurina[21,25].

CONCLUSÕES

Os quadros alérgicos cutâneos em crianças são muito frequentes e bastante variados, sendo que alguns provocam grande comprometimento da qualidade de vida, como a UC e a DA, que apresentam fisiopatologia complexa.

Em comum, as dermatoses alérgicas apresentam pelo menos dois aspectos: (i) a necessidade de se estabelecer os fatores desencadeantes – que devem ser afastados – e o (ii) prurido sempre presente e, algumas vezes, incapacitante. Cabe ao pediatra, junto com especialistas em alergia e dermatologia, diagnosticar e conduzir adequadamente tais afecções e, principalmente, exercer o papel de educador no manejo dessas doenças crônicas.

REFERÊNCIAS BIBLIOGRÁFICAS

1. Ong PY, Boguniewicz M. Atopic dermatitis. Prim Care. 2008;35(1):105-17.
2. Eichenfield LF, Tom WL, Chamlin SL, Feldman SR, Hanifin JM, Simpson EL, et al. Guidelines of care for the management of atopic dermatitis: section 1. Diagnosis and assessment of atopic dermatitis. J Am Acad Dermatol. 2014;70(2):338-51.
3. Solé D, Rosário Filho NA, Sarinho ES, Camelo-Nunes IC, Barreto BP, Medeiros ML, et al. Prevalence of asthma and allergic diseases in adolescents: nine-year follow-up study (2003-2012). J Pediatr (Rio J). 2015;91:30-5.
4. Zheng T, Yu J, Oh MH, Zhu Z. The atopic march: progression from atopic dermatitis to allergic rhinitis and asthma. Allergy Asthma Immunol Res. 2011;3(2):67-73.
5. Addor FAS, Aoki V. Barreira cutânea na dermatite atópica. An Bras Dermatol. 2010;85(2):184-94.
6. Mendes BR, Shimabukuro DM, Uber M, Abagge KT. Avaliação crítica do pH dos sabonetes infantis. J Pediatr (Rio J). 2016;92(3):290-5.
7. Weidinger S, Novak N. Atopic dermatitis. Lancet. 2016;387(10023):1109-22.
8. Irvine AD Md Eichenfield LF, Friedlander SF, Simpson EL. Review of critical issues in the pathogenesis of atopic dermatitis. Semin Cutan Med Surg. 2016;35(5 Suppl):S89-91.
9. Dybboe R, Bandier J, Skov L, Engstrand L, Johansen JD. The Role of the Skin Microbiome in Atopic Dermatitis: A Systematic Review. Br J Dermatol. 2017 Feb 16. doi: 10.1111/bjd.15390. [Epub ahead of print].
10. Forno E, Onderdonk AB, McCracken J, Litonjua AA, Laskey D, Delaney ML, et al. Diversity of the gut microbiota and eczema in early life. Clin Mol Allergy. 2008;6:11.
11. Hanifin JM, Rajka G. Diagnostic features of atopic dermatitis. Acta Derm Venereol Suppl (Stockh). 1980;92:44-7.
12. Williams HC, Burney PGJ, Pembroke AC, Hay RJ. The UK working party's diagnostic criteria for atopic dermatitis III: Independent hospital validation. Br J Dermatol 1994;131:406-16.
13. Eichenfield LF, Hanifin JM, Luger TA, Stevens SR, Pride HB. Consensus conference on pediatric atopic dermatitis. J Am Acad Dermatol. 2003;49(6):1088-95.
14. Eichenfield LF, Tom WL, Berger TG, Krol A, Paller AS, Schwarzenberger K, et al. Guidelines of care for the management of atopic dermatitis: section 2. Management and treatment of atopic dermatitis with topical therapies. J Am Acad Dermatol. 2014;71(1):116-32.
15. Galli E, Neri I, Ricci G, Baldo E, Barone M, Belloni Fortina A, et al. Consensus Conference on Clinical Management of pediatric Atopic Dermatitis. Ital J Pediatr. 2016;42:26.
16. Sidbury R, Davis DM, Cohen DE, Cordoro KM, Berger TG, Bergman JN, et al.; American Academy of Dermatology. Guidelines of care for the management of atopic dermatitis: section 3. Managementand treatment with phototherapy and systemic agents. J Am Acad Dermatol. 2014;71(2):3-49.
17. Ference J, Last A. Choosing Topical Corticosteroids. Am Fam Physician. 2009;79(2):135-140.
18. Castro AP. Calcineurin inhibitors in the treatment of allergic dermatitis. J Pediatr (Rio J). 2006;82(5 Suppl):S166-72.
19. Eichenfield LF, Stein Gold LF. Addressing the immunopathogenesis of atopic dermatitis: advances in topical and systemic treatment. Semin Cutan Med Surg. 2017;36(2 Suppl 2):S45-S48.
20. Fonacier LS, Dreskin SC, Leung DY. Allergic skin diseases. J Allergy Clin Immunol. 2010;125(2 Suppl 2):S138-49.
21. Engler RJ. Mosquito bite pathogenesis in necrotic skin reactors. Curr Opin Allergy Clin Immunol. 2001;1(4):349-52.
22. Pelletier JL, Perez C, Jacob SE. Contact Dermatitis in Pediatrics. Pediatr Ann. 2016;45(8):e287-92.
23. Fyhrquist-Vanni N, Alenius H, Lauerma A. Contact dermatitis. Dermatol Clin. 2007;25(4):613-23.
24. Duarte I, Kobata C. Dermatite de contato em crianças. Pediatr Mod. 2007;43(1):5-12.

25. Hernandez RG, Cohen BA. Insect bite-induced hypersensitivity and the SCRATCH principles: a new approach to papular urticaria. Pediatrics. 2006;118(1):189-96.
26. Devillers EC, Oranje AP. Efficacy and safety of 'wet-wrap' dressings as an intervention treatment in children with severe and/or refractory atopic dermatitis: a critical review of the literature. Br J Dermatol. 2006;1544:579-85.

15 Urticárias agudas e crônicas

Cleonir de Moraes Lui Beck
Letícia Bellinaso Ferreira
Ana Paula Beltran Moschione Castro

Após ler este capítulo, você estará apto a:

1. Definir urticária, reconhecer os aspectos fisiopatológicos e classificar a doença de acordo com as características.
2. Definir urticária aguda e crônica e os principais desencadeantes.
3. Estabelecer os princípios da investigação laboratorial e o tratamento.

INTRODUÇÃO

A urticária é uma enfermidade comum em todas as faixas etárias, inclusive a pediátrica, e caracteriza-se por lesões cutâneas eritematopapulosas, pruriginosas, fugazes, isoladas ou agrupadas, que desaparecem à digitopressão e podem estar associadas ou não a angioedema[1].

A urticária pode ser classificada em (i) espontânea, (ii) física e (iii) outros ou conforme o tempo de duração.

A urticária espontânea é classificada em duas formas: (i) aguda (UA), que dura menos de 6 semanas, e (ii) crônica (UC), que dura 6 semanas ou mais (Tabela 15.1)[1].

A elevada morbidade decorrente da urticária é um aspecto bastante relevante desta doença. Há estudos apontando importante comprometimento da qualidade de vida, superior inclusive ao de outras doenças crônicas na infância, como diabetes e epilepsia[2]. Dessa forma, é notória a necessidade de uma abordagem adequada para minimizar os efeitos sobre os pacientes.

Tabela 15.1 Classificação da urticária, baseada nos estímulos desencadeantes[1]

Tipo	Subtipo	Definição
Urticária espontânea	Aguda (UA)	< 6 semanas
	Crônica (UC)	≥ 6 semanas
		Desencadeante
Urticária induzida por estímulos físicos	Frio	Elementos frios (ar/objetos/líquidos/vento)
	Pressão tardia	Pressão vertical (latência de 3 a 12 horas)
	Calor	Calor localizado
	Solar	Radiação ultravioleta ou luz visível
	Factícia/dermografismo	Forças mecânicas aplicadas em pressão (lesões aparecem em 1 a 5 minutos)
	Vibratória	Forças vibratórias
Outros tipos de urticária	Aquagênica	Água
	Colinérgica	Aumento da temperatura corporal
	Contato	Contato com substância urticariogênica
	Urticária/anafilaxia induzida por exercício	Exercício físico

EPIDEMIOLOGIA

A urticária afeta até 20% da população pelo menos uma vez durante toda a vida[3]. Na infância, o tipo mais comum é a manifestação aguda[4]. Nessa faixa etária, a urticária ocorre na frequência de 2,1 a 6,7%[5], sem diferença entre os sexos (ao contrário do que ocorre nos adultos, nos quais a incidência é maior no sexo feminino). A prevalência pode chegar a 17% em crianças com dermatite atópica[6] e a atopia parece ser mais prevalente em crianças com urticária que na população geral[7].

Estudo na população alemã mostrou prevalência de urticária em crianças de até 10 anos de idade de 14,5%, em meninos e 16,2%, em meninas[8]. Estudos na comunidade britânica têm demonstrado incidência de UA em 4,5 a 15% das crianças e de UC em 0,1 a 3%[9].

PATOGÊNESE

A principal célula efetora na urticária é o mastócito da derme e da mucosa e depois, em menor importância, o basófilo. Os mastócitos podem ser ativados por mecanismos imunológicos ou não imunológicos. Entre os mecanismos imunológicos destaca-se a liberação de mediadores após a interação dos antígenos com a imunoglobulina E (IgE) ligada à membrana celular por receptores de alta afinidade para IgE (Fc-épsilon-RI.). Alimentos, látex ou epitélio de animais podem desencadear essas reações, constituindo a urticária alérgica. Outros mecanismos podem desencadear essa liberação, como a ativação do sistema complemento, ou mesmo

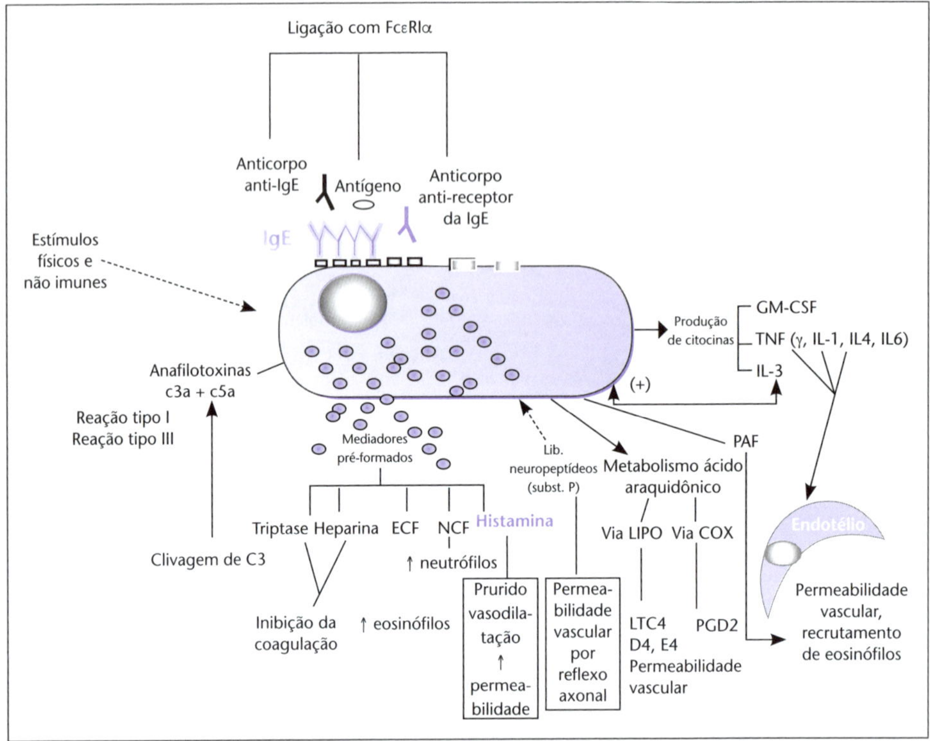

Figura 15.1 Mecanismos fisiopatológicos da urticária.

ECF: fator quimiotático de eosinófilos; NCF: fator de quimiotaxia para neutrófilo; LIPO: lipoxigenase; COX: ciclo-oxigenase; PGD2: prostaglandina D2; TNF: fator de necrose tumoral; PAF: fator de ativação plaquetária.

Fonte: adaptada de Criado et al.[14].

a ativação direta dos receptores de IgE sem a presença de antígenos ligados à IgE específica. A ligação de autoanticorpos anti-IgE ou antirreceptor de alta afinidade para IgE também estimula os mastócitos a liberar histamina. Autoanticorpos IgG1 e IgG3 produzidos nas doenças autoimunes podem fixar complemento e gerar anafilatoxinas, fragmentos do sistema complemento produzidos após a ativação (C3a, C4a, C5a), que desgranulam mastócitos diretamente[10].

A desgranulação direta do mastócito por uma série de agentes caracteriza o mecanismo não imunológico de desenvolvimento da urticária. Entre os principais desencadeantes destacam-se: contrastes radiológicos, etanol, estímulos físicos, medicamentos e alimentos. Os anti-inflamatórios não esteroidais (AINE) causam reações provavelmente pela inibição da ciclo-oxigenase 1 (COX-1), ocasionando aumento da síntese de leucotrienos.

Uma vez ativado, ocorre a desgranulação do mastócito, que libera mediadores vasoativos pré-formados, como a histamina, principal mediador da urticária (Figura 15.1). Outros mediadores derivados da membrana celular, metabólitos do ácido araquidônico, são liberados subsequentemente, como leucotrienos e prostaglandinas, que contribuem para as fases inicial e tardia da urticária, promovendo vasodilatação (que causa eritema) e extravasamento de líquido para os tecidos superficiais (que resulta em edema). A estimulação de fibras nervosas cutâneas produz reflexo axonal que libera substância P, a qual, além de ser um potente vasodilatador, também estimula a liberação de histamina dos mastócitos.

ETIOLOGIA

O histórico clínico e um bom exame físico geralmente estabelecem o diagnóstico e a etiologia, que podem ser bastante variados de acordo com o comportamento das urticárias (se agudas ou crônicas).

Urticária Aguda

Estudos apontam que a causa de UA em crianças pode ser identificada em 20 a 90% dos casos. Entre as causas de UA destacam-se as infecções, os medicamentos e alimentos.

Infecções estão associadas a mais de 80% dos casos de UA em alguns estudos pediátricos[11-13]. Geralmente são infecções de vias aéreas superiores, mas infecções gastrointestinais e urinárias também foram identificadas[4]. Dentre os vírus reportados como causadores de UA estão: adenovírus, enterovírus, rotavírus, vírus sincicial respiratório, vírus Epstein-Barr e citomegalovírus[4]. Existem relatos de bactérias como causadoras de UA, como o *Streptococcus* beta-hemolítico do grupo A[15] e o *Mycoplasma pneumoniae*[16]. Infecções parasitárias também podem induzir UA, autolimitada e geralmente associada à eosinofilia, com destaque para: *Ancylostoma, Strongyloides, Filaria, Echinococcus, Trichinella, Toxocara, Fasciola, Schistosoma mansoni, Blastocystis hominis* e *Anisakis simplex*[17,18].

Os medicamentos são a segunda maior causa suspeita de UA na infância. Em crianças, os antibióticos (especialmente os betalactâmicos) e os AINE são as drogas mais implicadas na UA[4]. Entretanto, o uso desses medicamentos na vigência de processos infecciosos pode ser um fator de confusão no estabelecimento da causa de urticária. Vancomicina e opioides causam liberação de histamina diretamente do mastócito e, em alguns casos, são vistos prurido e urticária. Outras substâncias também podem causar urticária, como radiocontrastes, antissoros, vacinas e hemoderivados.

A alergia alimentar está implicada na UA em menos de 7% dos casos[12,19,20]. Os alimentos mais alergênicos para crianças são leite, ovo, trigo, soja e amendoim[21]. Os pacientes e pais frequentemente relacionam alimentos e aditivos/conservantes/

corantes alimentares com o aparecimento dos sintomas, porém, na maioria das vezes, essa relação não consegue ser comprovada. Alguns alimentos têm altas concentrações de aminas vasoativas e podem até desgranular os mastócitos diretamente. Entre os alimentos e aditivos citados como desencadeadores de urticária destacam-se: certos tipos de queijos (amarelos), vegetais (berinjela, tomate), frutas (morango, cidra), vinhos, frutos do mar, conservantes (sulfitos, nitritos, benzoatos), corantes (tartrazina) e adoçantes (aspartame).

Outras causas de UA são o látex (principalmente em crianças com meningomielocele ou submetidas a vários procedimentos cirúrgicos) e ferroadas e picadas de insetos.

Urticária Crônica

Nas UC, a etiopatogenia difere bastante do que ocorre na UA e, neste contexto, os estímulos físicos merecem maior destaque. Em crianças, fatores como mudança de temperatura, pressão, vibração, luz solar, contato com água e mesmo exercícios são os desencadeantes mais comuns de UC[4].

Autoanticorpos da classe IgG estão associados com UC autoimune em 30 a 60% das crianças e adultos[22,23]. Estudos demonstram que 1,1 a 4% das crianças com UC têm anticorpos antitireoide positivos[24-26]. Não há dados suficientes para se estabelecer uma relação de causalidade dessa associação. Outras condições autoimunes têm sido relatadas em associação à UC, como artrite idiopática juvenil, lúpus eritematoso sistêmico, diabetes tipo 1 e doença celíaca[4].

A ligação entre infecções e UC é muito tênue, mas têm sido descritos casos relacionados a bactérias (estreptococos, *Helicobacter pylori*, estafilococos, *E. coli*), a parasitas (*Giardia*, ameba, *Strongyloides*) e a vírus (hepatites B e C, herpes, vírus Epstein-Barr)[12,17,23-25].

Embora a alergia alimentar seja causa rara de UC, há alguns estudos demonstrando associação de UC com ingestão de corantes e conservantes[27,28]. Há ainda relatos de associação de UC com neoplasias, mais raros em crianças[29,30].

MANIFESTAÇÕES CLÍNICAS

A urticária é caracterizada por erupção cutânea muito pruriginosa, com placas eritematosas e elevadas de tamanho variado, únicas ou numerosas e por vezes coalescentes, sendo a região central usualmente mais pálida, que desaparecem à digitopressão. Podem acometer qualquer superfície do corpo, incluindo palmas das mãos e plantas dos pés, onde geralmente são dolorosas. O sintoma clínico mais relevante é o prurido e sua ausência coloca o diagnóstico de urticária em dúvida. Embora a condição possa durar meses ou anos, cada lesão, individualmente, dura de 1 a 2 horas, raras vezes ultrapassando 24 horas, enquanto novas lesões surgem em outras regiões. Após a resolução do quadro não existem lesões pigmentares residuais e a pele volta à condição inicial. Lesões com maior duração devem ser investigadas, por suspeita de processos vasculíticos.

Em relação à associação entre urticária e angioedema, entre todas as faixas etárias, cerca de 50% dos pacientes têm urticária e angioedema, 40% têm urticária isoladamente e 10% têm somente angioedema[1].

DIAGNÓSTICO E EXAMES COMPLEMENTARES

A investigação diagnóstica nas UA e UC deve partir de dados clíncos, com um histórico detalhado e exame físico completo. Muitas vezes, exames complementares são desnecessários, e seus resultados podem gerar interpretações inadequadas[31].

Na UA, as urticas e o edema são, em geral, associados a causas identificáveis e apresentam resolução espontânea. Portanto, o histórico e o exame físico devem ser dirigidos para identificar a causa desencadeante, pela investigação minuciosa de fatos e as relações temporais com o aparecimento dos sintomas[32]. Será fundamental questionar sobre as características das lesões, a extensão do corpo acometida, a intensidade do prurido e a respeito da qualidade de vida com a doença. Um roteiro dirigido de anamnese se encontra no Quadro 15.1.

Quadro15.1 Orientações para diagnóstico na urticária aguda

Histórico detalhado com possíveis desencadeantes da urticária aguda

- Alimentos ou contatos, como látex
- Drogas ou agentes biológicos, como transfusões
- Infecções ou exposições, como histórico de viagens
- Picada de insetos
- Fatores físicos
- Comorbidades
- Informações sobre outros sintomas que possam estar relacionados com doenças do tecido conectivo ou outras doenças imunológicas

O exame físico deve contemplar

- Extensão e natureza das lesões de urticária
- Presença ou não de dermatografismo
- Aumento do volume da tireoide
- Linfoadenomegalia e visceromegalias
- Febre, icterícia
- Presença de sinovites e sinais de vasculite

Fonte: adaptado de Bernstein et al.[32]

Considerando que, em crianças, as infecções virais são uma das principais causas de UA, principalmente as de vias aéreas superiores, deve-se indagar a respeito de quadros febris, viagens e contatuantes recentes. No caso dos alimentos, desencadeantes menos frequentes mas bastante relevantes, é importante saber que estas reações são, na maior parte, mediadas por IgE, portanto de caráter imediato, ocorrendo em no máximo duas horas após a ingestão do alimento. Na investigação devem-se incluir: os ingredientes utilizados e o local onde o alimento foi consumido, bem como o intervalo entre consumo e o aparecimento dos sintomas.

Na hipótese de o desencadeante ser um medicamento, deve-se questionar sobre todos os medicamentos utilizados, incluindo aqueles que não são considerados medicações, como ervas, medicamentos "naturais", homeopáticos, laxantes e vitaminas. Devem-se incluir também as drogas utilizadas por outras vias que não a oral, como as de uso inalatório, os colírios e as aplicações tópicas. O uso de opioides, inibidores da enzima conversora de angiotensina (ECA), anti-inflamatórios não esteroidais (AINE), vacinas e exposição ao látex deve ser especificamente questionado.

Outras informações relevantes incluem alterações no ambiente doméstico (reformas, mudança de casa), contato com animais, utilização de novas marcas de produtos de higiene ou limpeza, viagens recentes, picadas de insetos e sintomas relacionados à atividade física ou a estímulos externos, como temperatura, pressão e água fria.

O interrogatório sobre os demais órgãos e sistemas deve ser completo, sempre direcionado para a pesquisa de doenças sistêmicas e doenças autoimunes. Devem ser pesquisados histórico familiar de angioedema, doenças autoimunes e da tireoide.

INVESTIGAÇÃO LABORATORIAL

A partir de dados de histórico e exame físico detalhados, segue uma orientação específica do que deve ser considerado na investigação laboratorial:

- Caso haja suspeita de desencadeante alérgico, como um alérgeno alimentar ou picada de inseto, por exemplo, podem ser realizados para confirmação a pesquisa de IgE específica sérica ou teste de puntura. Entretanto, é importante salientar que:
  - Deve ser pesquisado somente o alimento relacionado no histórico, a fim de evitar exames e restrições desnecessários.
  - Aditivos alimentares, como corantes e conservantes, não podem ser avaliados por pesquisa de IgE específica[32].
  - O teste de puntura só pode ser realizado após a suspensão do anti-histamínico.
  - O padrão-ouro para o diagnóstico de reações alérgicas causadas por alimentos ou drogas é o teste de provocação duplo-cego placebo-controlado, mas em

lactentes com sintomas objetivos, como urticária, o teste de provocação aberto pode ser uma alternativa mais factível[33].

- Caso não haja um desencadeante claro, deve-se considerar a realização de exames inespecíficos de modo limitado, especialmente se houver repetição de episódios de UA. Neste contexto, recomenda-se contagem de leucócitos com diferencial, VHS, TSH, exames de funções renal e hepática, e outros, na dependência de achados de histórico e exame físico[32,34].

Na avaliação de um paciente com UC, devem ser consideradas várias causas possíveis, embora em muitos dos casos não se observem desencadeantes identificáveis. Como as causas associadas à UC parecem não ser diferentes entre crianças e adultos, a abordagem diagnóstica deve ser a mesma, exceto em lactentes[34]. Assim como na UA, a avaliação inicial deve ser baseada em dados de histórico e exame físico bem detalhados (Quadro 15.2).

Quadro 15.2 Diretrizes para avaliação diagnóstica de pacientes com urticária crônica

Histórico e exame físico devem contemplar:

- Início dos sintomas e relação com uso de medicações e outras exposições (p. ex., ocupacionais)
- Frequência, duração, gravidade e localização das pápulas e do prurido
- Variação dos sintomas dependendo de hora, dia da semana, estação do ano, ciclo menstrual ou outro padrão
- Fatores desencadeantes conhecidos (p. ex., estímulos físicos, esforço, estresse, alimentos ou medicamentos)
- Relação de urticária com atividades profissionais ou de lazer
- Angioedema associado ou manifestações sistêmicas (p. ex., dor de cabeça, dor nas articulações ou sintomas gastrointestinais)
- Alergias conhecidas, intolerâncias, infecções, doenças sistêmicas ou outras causas possíveis
- Histórico familiar de urticária e atopia
- Grau de comprometimento da qualidade de vida
- Resposta ao tratamento prévio
- Exame físico completo

Após uma cuidadosa anamnese, deve ser considerada a possibilidade de avaliação laboratorial. Embora não haja um consenso, recomenda-se restrição na solicitação dos exames. Em pacientes que apresentam urticária crônica sem características típicas, pode ser solicitado hemograma, VHS e PCR, dosagem de TSH e enzimas hepáticas com o objetivo de detectar um comprometimento sistêmico. Quando há, na anamnese, algum sinal de alerta para uma possível causa, devem ser considerados os seguintes exames:

- Biópsia de pele.
- Testes de provocação físicos.

- Sistema complemento (p. ex., C3, C4 e CH50).
- Análise de fezes para ovos e parasitas.
- Exame de urina.
- Sorologias para hepatites B e C.
- Radiografia de tórax, outros estudos de imagem.
- Anticorpo antinuclear.
- Fator reumatoide, antipeptídeo citrulinado.
- Crioglobulinas.
- Testes cutâneos e/ou sorológicos de hipersensibilidade imediata.
- Autoanticorpos de tireoide.
- Eletroforese de proteínas séricas.

Vale ressaltar que os exames devem ser solicitados de acordo com as conclusões obtidas na anamnese. Exames laboratoriais mais detalhados, biópsias de pele ou ambos merecem consideração se a urticária não responde à terapia como previsto. Testes adicionais de laboratório podem ser necessários antes do início de certos medicamentos, como a triagem de G6PD antes de prescrever diaminodifenilsulfona (DAPSONA). A realização de teste de soro autólogo, prática realizada em adultos com UC para definição de urticária de caráter autoimune ou UC associada a autoanticorpos, não é recomendada em pacientes pediátricos. De fato, mesmo em pacientes adultos a realização desse teste tem sido rediscutida pelos inadequados valores preditivos positivos e negativos[32,34].

As urticárias físicas demandam investigações e testes específicos, a depender da suspeita[32,35]:

- Aquagênica: compressas de água no antebraço por 20 minutos.
- Colinérgica: exercício físico, que leve a suar, ou banho quente.
- Dermatografismo: arranhar ou raspar a pele com uma espátula.
- Urticária de pressão tardia: teste de pressão com algo pesado sobre braço ou ombro por 10 a 15 minutos. A reação ocorre de 4 a 12 horas.
- Vibratória: aplicação de agitador vórtex no antebraço por 4 minutos.
- Urticária ao frio: cubo de gelo no antebraço por 5 minutos.
- Urticária solar: exposição de determinada área da pele à luz de comprimento de onda específico ou luz do sol.
- Urticária induzida por exercício: sintomas sistêmicos (prurido, urticária e angioedema) de liberação de mediadores após exercício em esteira.

O diagnóstico etiológico de UC nem sempre é possível e, nesse contexto, a Figura 15.2 auxilia a abordagem de pacientes com UC.

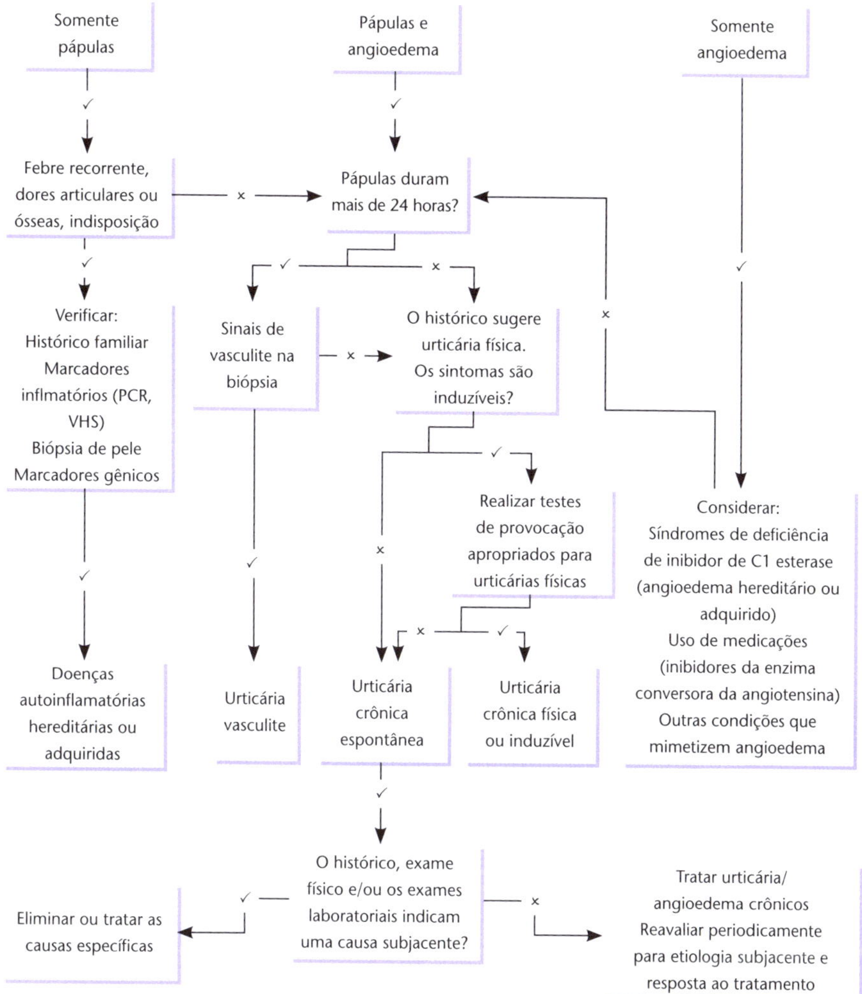

Figura 15.2 Investigação diagnóstica e condutas na urticária crônica baseadas em achados de histórico e exame físico.
✓: presente; ×: ausente.
Fonte: modificada de Bernstein et al. e Zuberbier et al.[32,34].

TRATAMENTO

O primeiro passo no tratamento de uma criança com um episódio agudo de urticária é procurar identificar o fator desencadeante e, se possível, afastá-lo. Na maioria das vezes, os casos são transitórios e respondem bem ao tratamento sintomático com anti-histamínicos. Entretanto, ao abordar um paciente com sintomas de urticária, é imperioso avaliar se o episódio é isolado ou acompanhado de comprometimento de outros órgãos que podem, desta maneira, caracterizar uma anafilaxia, que demandará um outro tipo de abordagem terapêutica, que inclui a administração de adrenalina por via intramuscular[31] (ver Capítulo 19, "Anafilaxia").

Há atualmente dois grandes grupos, um europeu e outro americano, envolvidos na elaboração de guias para o tratamento de urticária, em especial UC[32,34]. São diretrizes publicadas, com bases em evidências e opinião de especialistas, sobre a avaliação e o manejo da urticária[31,32,34]. O grupo americano defende uma abordagem em quatro etapas para o tratamento da urticária, enquanto o europeu, em três. Ambas as orientações concordam que a conduta de primeira linha na UA ou UC deve focar em anti-histamínicos H1, especialmente de segunda geração. As orientações europeias diferem das americanas, pois não recomendam anti-H1 sedante (de primeira geração), nem dos anti-histamínicos H2. Além disso, as orientações europeias deixam os agentes antileucotrienos (ALT) para a terceira etapa do tratamento, ao passo que as orientações dos Estados Unidos recomendam que estes agentes sejam utilizados na segunda etapa do tratamento, como coadjuvantes. A Tabela 15.2 compara as diferenças entre as duas diretrizes.

Tabela 15.2 Comparação das diretrizes americana e europeia para as etapas de tratamento na urticária crônica

	Joint Task Force on Practice Parameters	EAACI/GA2LEN/EDF/WAO
	Começar o tratamento na etapa adequada, dependendo da intensidade dos sintomas e do histórico de tratamento Em cada etapa, a conduta deve ser avaliada tanto para a tolerância do paciente quanto para a eficácia Voltar para etapa anterior sempre que o controle dos sintomas da urticária/angioedema for alcançado	
Etapa 1	Anti-histamínico H1 de segunda geração Afastar desencadeantes	Anti-histamínico de segunda geração
Etapa 2	Um ou mais dos seguintes: Aumentar a dose do anti-histamínico de segunda geração Acrescentar outro anti-histamínico de segunda geração Acrescentar um antagonista H2 Acrescentar antagonista de receptor de leucotrieno Acrescentar anti-histamínico de primeira geração à noite	Aumentar a dose do anti--histamínico de segunda geração até 4 vezes a dose inicial
Etapa 3	Aumentar a dose de anti-histamínico potente (p. ex. hidroxizina ou doxepina), se tolerado	Adicionar omalizumabe ou ciclosporina A ou montelucaste
Etapa 4	Adicionar outro grupo de medicação: Omalizumabe ou ciclosporina Outras drogas anti-inflamatórias, imunossupressoras ou agentes biológicos	Ausente
Corticosteroide oral	Sim, esquema curto (1 a 3 semanas)	Sim, esquema curto (máximo 10 dias), pode ser usado nas exacerbações, se houver necessidade

Os anti-histamínicos H1 são a base do controle dos sintomas de urticária, uma vez que a histamina é o principal mediador. Trata-se do grupo de medicamentos mais utilizado nas alergias, em especial nas urticárias. Eles atuam como agonistas inversos de receptores de histamina, reduzindo os efeitos da resposta alérgica[36,37]. São classificados em anti-histamínicos clássicos ou de primeira geração, e os de segunda geração.

- Os anti-histamínicos H1 de primeira geração, que incluem a difenidramina e a hidroxizina, possuem muitos efeitos neuropsicológicos em razão da habilidade de penetrar a barreira hematoencefálica e a baixa seletividade pelos receptores de histamina, resultando em sonolência e efeitos adversos anticolinégicos, antidopaminérgicos e antisserotoninérgicos. Por isso, apresentam potencial toxicidade para o sistema nervoso central (SNC), com risco à vida se superdosagem ou em interações com sedativos, álcool e outras drogas que afetem o SNC. Além disso, podem interferir na fase REM (*rapid eye moviment)* do sono e ter impacto na aprendizagem e no desempenho escolar. O estudo GA2LEN (Global Allergy and Asthma European Network), de 2010, considera que é altamente recomendável não usar os anti-histamínicos de primeira geração por muito tempo em alergia, tanto para adultos e, especialmente, para crianças[38]. Os efeitos colaterais dos anti-histamínicos de primeira geração são mais pronunciados na prometazina, difenidramina, cetotifeno e clorfeniramina[34].
- Os anti-histamínicos de segunda geração incluem fexofenadina, loratadina e cetirizina, são farmacologicamente mais seletivos para os receptores H1 e não atravessam a barreira hematoencefálica, resultando na redução de efeitos secundários sedativos, com eficácia semelhante aos anti-histamínicos de primeira geração no controle da urticária[36,37]. Assim, para pacientes pediátricos, eles são recomendados para o tratamento de primeira linha e para o seguimento das etapas, com aumento da dosagem, da mesma forma que em adultos. Para crianças, recomendam-se aqueles com eficácia comprovada e segurança na população pediátrica, ajustando-se as doses pelo peso. Cetirizina, desloratadina, fexofenadina, levocetirizina e loratadina foram bem estudados em crianças e a segurança de longo prazo tem sido bem estabelecida. A escolha do anti-histamínico H1 de segunda geração para crianças depende da idade e da disponibilidade das apresentações em xarope ou outra forma adequada para esta faixa etária, assim como da liberação vigente no Brasil[34] (Tabela 15.3).

Outras drogas, além dos anti-histamínicos H1, devem ser indicadas com base em considerações individuais:

- Considerando que, aproximadamente, 15% dos receptores de histamina na pele são do tipo H2, o uso concomitante de bloqueadores H2 (cimetidina) pode ter efeito adicional no alívio dos sintomas não controlados de pacientes em uso apenas de bloqueadores H1. Resultados semelhantes têm sido observados com antileucotrienos, cetotifeno e hidroxicloroquina[32,34,35].

- O uso de cursos curtos de corticosteroide pode ser adotado em crianças que permanecem sem controle dos sintomas, apesar da utilização de doses máximas dos anti-histamínicos H1 e da adição de bloqueadores H2 e antileucotrienos[32].
- A eficácia da ciclosporina A em combinação com um anti-histamínico H1 de segunda geração tem sido demonstrada em ensaios placebo-controlados, bem como ensaios clínicos abertos, mas esta droga não pode ser recomendada como tratamento padrão em razão da elevada incidência de efeitos adversos[34,35]. As evidências para o uso de tacrolimo, micofenolato e sirolimo são muito baixas[32,34,35].
- O efeito terapêutico de omalizumabe (anti-IgE) foi demonstrado no tratamento das UC em estudos controlados com placebo, duplo-cego em pacientes refratários aos anti-histamínicos[32,34,35]. O omalizumabe é aprovado para crianças, para tratamento de UC, a partir de 12 anos de idade, nas doses de 150 e 300 mg. Há, até o momento, falta de evidência para a eficácia de ciclosporina e omalizumabe em crianças com menos de 12 anos de idade com UC. Esses medicamentos devem ser limitados para uso em casos difíceis de crianças com UC e apenas considerados em centros especializados.
- A terapia com raios ultravioleta (UVA e UVB) reduz a quantidade de mastócitos na derme e tem sido utilizada na mastocitose cutânea com sucesso. Para o tratamento de UC, tratamento com raios UVA e UVB durante 1 a 3 meses pode ser adicionado aos anti-histamínicos[34].
- Muitas terapias alternativas têm sido utilizadas em doentes com UC refratária, como agentes imunomoduladores, mas a eficácia ainda não foi formalmente demonstrada. Essas drogas incluem hidroxicloroquina, sulfasalazina, colchicina, dapsona, micofenolato e imunoglobulina intravenosa. Plasmaférese tem sido utilizada para tratar UC autoimune refratária a outras terapias[35].

Como a intensidade da UC pode variar com o tempo e remissões espontâneas podem ocorrer em qualquer momento, é recomendado que seja avaliada a necessidade do uso contínuo de medicações, ou drogas alternativas a cada 3 a 6 meses[34].

PROGNÓSTICO

O curso da urticária depende do diagnóstico específico. A UA, quando causada por agente identificado, tem boa evolução com a exclusão do desencadeante e só se torna recorrente se houver nova exposição. Mesmo quando não se conhece o agente causador, a resolução espontânea acontece em poucas semanas. A UC é uma condição que permanece sintomática por meses ou anos e alguns pacientes evoluem com períodos de remissão e recaídas. As urticárias acompanhadas de angioedema ou com componente autoimune têm pior prognóstico. As urticárias físicas também têm evolução mais persistente[32,34].

Tabela 15.3 Principais anti-histamínicos H1 disponíveis no Brasil para uso em pediatria

Droga	Nome comercial (referência)	Dose criança	Dose adulto	Apresentação	Idade de liberação
Anti-H1 de primeira geração					
Clorfeniramina	Resfenol® (associações)	0,15 mg/kg/dia, ÷ 3 a 4 vezes ao dia	2 a 8 mg/dia (em 3 a 4 doses)	Gotas: 2 mg/40 gotas Solução oral: 0,6 mg/mL Cápsulas: 4 mg	2 anos
Difenidramina	Benadryl®	5 mg/kg/dia, ÷ 3 a 4 vezes ao dia	50 a 400 mg/dia	Solução oral: 12,5 mg/5 mL Solução injetável: 50 mg/mL	2 anos
Hidroxizina	Hixizine®	1 a 2 mg/kg/dia, ÷ 3 a 4 vezes ao dia	25 a 100 mg/dia	Solução oral: 2 mg/mL Comprimido: 25 mg	*em bula a partir de 6 kg de peso
Anti-H1 de segunda geração					
Cetirizina	Zyrtec®	2 a 6 anos: 2,5 mg, 2 vezes ao dia 6 a 12 anos: 5 mg 2 vezes ao dia, ou 10 mg, 1 vez ao dia	10 mg, 1 vez ao dia	Solução oral: 1 mg/mL Comprimido: 10 mg	2 anos
Ebastina	Ebastel®	2 a 5 anos: 5 mg, 1 vez ao dia 6 a 11 anos: 10 mg, 1 vez ao dia	10 mg, 1 vez ao dia	Solução oral: 1 mg/mL Comprimido: 10 mg	2 anos
Epinastina	Talerc®	6 a 12 anos: 5 a 10 mg, 1 vez ao dia	10 a 20 mg, 1 vez ao dia	Solução oral: 10 mg/5 mL Comprimido: 10 e 20 mg	6 anos
Fexofenadina	Allegra®	6 meses a 2 anos: 15 mg, 2 vezes ao dia 2 a 11 anos: 30 mg 2 vezes ao dia	180 mg, 1 vez ao dia	Solução oral: 6 mg/mL Comprimido: 60, 120 e 180 mg	6 meses
Loratadina	Claritin®	2 anos a 12 anos: 5 mg (se peso < 30 kg) ou 10 mg (se peso > 30 kg), 1 vez ao dia	10 mg, 1 vez ao dia	Solução oral: 1 mg/mL Comprimido: 10 mg	2 anos
Desloratadina	Desalex®	6 a 11 meses: 1 mg, 1 vez ao dia 12 meses a 5 anos: 1,25 mg, 1 vez ao dia 6 a 11 anos: 2,5 mg, 1 vez ao dia	5 mg, 1 vez ao dia	Solução oral: 0,5 mg/mL Comprimido: 5 mg	6 meses
Levocetirizina	Zyxem®	2 a 6 anos: 1,25 mg, 2 vezes ao dia 6 a 12 anos: 5 mg, 1 vez ao dia	5 mg, 1 vez ao dia	Solução oral (gotas): 5 mg/mL (20 gotas) Comprimido: 5 mg	2 anos
Rupatadina	Rupafin®	N/A	10 mg, 1 vez ao dia	Comprimido: 10 mg	12 anos

REFERÊNCIAS BIBLIOGRÁFICAS

1. Zuberbier T, Asero R, Bindslev-Jensen C, Canonica GW, Church MK, Giménez-Arnau A, et al.; Dermatology Section of the European Academy of Allergology and Clinical Immunology; Global Allergy and Asthma European Network; European Dermatology Forum; World Allergy Organization. EAACI/GA(2)LEN/EDF/WAO guideline: definition, classification and diagnosis of urticaria. Allergy. 2009;64:1417-26.
2. Beattie PE, Lewis-Jones MS. A comparative study of impairment of quality of life in children with skin disease and children with other chronic childhood diseases. Br J Dermatol. 2006;155:145-51.
3. Kaplan AP. Urticaria and angioedema. In: Adkinson NF, Bochner BS, Busse WW, et al., editors. Middleton's Allergy: Principles and practice. 7. ed. St Louis, MO: Mosby; 2009.
4. Pite H, Wedi B, Borrego LM, Kapp A, Raap U. Management of childhood urticaria: current knowledge and pratic recommendations. Acta Derm Venereol. 2013;93(5):500-8.
5. Henz BM, Zuberier T. Urticaria. New developments and perspectives. Hautarzt. 2000;51:302-8.
6. Diepgen TL. Long-term treatment with cetirizine of infants with atopic dermatitis: a multy-country, double-blind, randomized, placebo-controlled trial (the ETAC trial) over 18 months. Pediatr Allergy Immunol. 2002;13(4):278-86.
7. Leech S, Grattan C, Lloyd K, Deacock S, Williams L, Langford A, Warner J; Science and Research Department, Royal College of Paediatrics and Child Health. The RCPCH care pathway for children with urticaria, angio-oedema or mastocytosis: an evidence and consensus based national approach. Arch Dis Child. 2011;96(suppl.2):i34-i37.
8. Brüske I, Standl M, Weidinger S, Klümper C, Hoffmann B, Schaaf B, et al.; Giniplus And Lisaplus Study Groups. Epidemiology of urticaria in infants and young children in Germany – results from the German LISAplus and GINIplus Birth Cohort Studies. Pediatr Allergy Immunol. 2014;25(1):36-42.
9. Kaplan AP. Clinical practice. Chronic urticaria and angioedema. N Engl J Med. 2002;346(3):175-9.
10. Ferdman RM. Urticaria and angioedema. Clin Pediatr Emerg Med. 2007;8(3):72-80.
11. Criado PR, Criado RFJ, Maruta CW, Martins JEC, Rivitti EA. Urticaria. An Bras Dermatol. 2005;80(6):613-30.
12. Sackesen C, Sekerel BE, Orhan F, Kocabas CN, Tuncer A, Adalioglu G. The etiology of different forms of urticaria in childhood. Pediatr Dermatol. 2004;21:102-8.
13. Mortureux P, Léauté-Labrèze C, Legrain-Lifermann V, Lamireau T, Sarlangue J, Taïeb A. Acute urticaria in infancy and early childhood: a prospective study. Arch Dermatol. 1998;134:319-23.
14. Plumb J, Norlin C, Young PC; Utah Pediatric Practice Based Research Network. Exposures and outcomes of children with urticaria seen in a pediatric practice-based research network: a case-control study. Arch Pediatr Adolesc Med. 2001;155:1017-21.
15. Schuller DE, Elvey SM. Acute urticaria associated with streptococcal infection. Pediatrics. 1980;65:592-6.
16. Bilbao A, García JM, Pocheville I, Gutiérrez C, Corral JM, Samper A, et al. Round table: urticaria in relation to infections. Allergol Immunopathol (Madr). 1999;27:73-85.
17. Wedi B, Raap U, Wieczorek D, Kapp A. Urticaria and infections. Allergy Asthma Clin Immunol. 2009;5:10.
18. Hameed DM, Hassanin OM, Zuel-Fakkar NM. Association of *Blastocystis hominis* genetic subtypes with urticaria. Parasitol Res. 2011;108:553-60.
19. Konstantinou GN, Papadopoulos NG, Tavladaki T, Tsekoura T, Tsilimigaki A, Grattan CE. Childhood acute urticaria in northern and southern Europe shows a similar epidemiological pattern and significant meteorological influences. Pediatr Allergy Immunol. 2011;22:36-42.
20. Ricci G, Giannetti A, Belotti T, Dondi A, Bendandi B, Cipriani F, et al. Allergy is not the main trigger of urticaria in children referred to the emergency room. J Eur Acad Dermatol Venereol. 2010;24:1347-8.

21. Baxi S, Dinakar C. Urticaria and angioedema. Immunol Allergy Clin North Am. 2005;25:353-67.
22. Du Toit G, Prescott R, Lawrence P, Johar A, Brown G, Weinberg EG, et al. Autoantibodies to the high-affinity IgE receptor in children with chronic urticaria. Ann Allergy Asthma Immunol. 2006;96(2):341-4.
23. Brunetti L, Francavila R, Miniello VL, Platzer MH, Rizzi D, Lospallutti ML, et al. High prevalence of autoimmune urticaria in children with chronic urticaria. J Allergy Clin Immunol. 2004;114(4):922-7.
24. Jirapongsananuruk O, Pongpreuksa S, Sangacharoenkit P, Visitsunthorn N, Vichyanond P. Identification of the etiologies of chronic urticaria in children: a prospective study of 94 patients. Pediatr Allergy Immunol. 2010;21:508-14.
25. Sahiner UM, Civelek E, Tuncer A, Yavuz ST, Karabulut E, Sackesen C, et al. Chronic urticaria: etiology and natural course in children. Int Arch Allergy Immunol. 2011;156:224-30.
26. Levy Y, Segal N, Weintrob N, Danon YL. Chronic urticaria: association with thyroid autoimmunity. Arch Dis Child. 2003;88:517-9.
27. Ehlers I, Niggemann B, Binder C, Zuberbier T. Role of nonallergic hypersensitivity reactions in children with chronic urticaria. Allergy. 1998;53:1074-7.
28. Martino M, Peruzzi M, Galli L, Lega L, Zammarchi E, Vierucci A. Food-additive intolerance and its correlation with atopy in children with recurrent or intermittent urticaria-angioedema. Pediatr Allergy Immunol. 1992;3:33-8.
29. Shamsadini S, Varesvazirian M, Shamsadini A. Urticaria and lip fasciculation may be prodromal signs of brain malignancy. Dermatol Online J. 2006;12:23.
30. Naimeh LG, Muller BA. Chronic urticaria in a 17-year-old patient with a past history of bowel disease. Ann Allergy Asthma Immunol. 2001;86:511-6.
31. Marrouche N, Grattan C. Childhood urticaria. Curr Opin Allergy Clin Immunol. 2012;12(5):485-90.
32. Bernstein JA, Lang DM, Khan DA, Craig T, Dreyfus D, Hsieh F, et al. The diagnosis and management of acute and chronic urticaria: 2014 update. J Allergy Clin Immunol. 2014;133(5):1270-7.
33. Gushken AK, Castro AP, Yonamine GH, Corradi GA, Pastorino AC, Jacob CM. Double-blind, placebo-controlled food challenges in Brazilian children: adaptation to clinical practice. Allergol Immunopathol (Madr). 2013;41(2):94-101.
34. Zuberbier T, Aberer W, Asero R, Bindslev-Jensen C, Brzoza Z, Canonica GW, et al.; European Academy of Allergy and Clinical Immunology; Global Allergy and Asthma European Network; European Dermatology Forum; World Allergy Organization. The EAACI/GA(2) LEN/EDF/WAO Guideline for the definition, classification, diagnosis, and management of urticaria: the 2013 revision and update. Allergy. 2014;69(7):868-87.
35. Choi SH, Baek HS. Approaches to the diagnosis and management of chronic urticaria in children. Korean J Pediatr. 2015;58(5):159-64.
36. Pastorino AC. Revisão sobre a eficácia e segurança dos anti-histamínicos de primeira e segunda geração. Rev Bras Alerg Imunopatol. 2010;33(3):88-92.
37. Fitzsimons R, van der Poel LA, Thornhill W, du Toit G, Shah N, Brough HA. Antihistamine use in children. Arch Dis Child Educ Pract Ed. 2015;100(3):122-31.
38. Church MK, Maurer M, Simons FE, Bindslev-Jensen C, van Cauwenberge P, Bousquet J, et al. Risk of first-generation H(1)-antihistamines: a GA2LEN position paper. Allergy. 2010;65:459-66.
39. Fine LM, Bernstein JA. Guideline of Chronic Urticaria Beyond. Allergy Asthma Immunol Res. 2016;8(5):396-403.
40. Fine LM, Bernstein JA. Urticaria Guidelines: Consensus and Controversies in the European and American Guidelines. Curr Allergy Asthma Rep. 2015;15(6):30.

16 Reações adversas a drogas

Luis Felipe Chiaverini Ensina
Cristiane de Jesus Nunes dos Santos

Após ler este capítulo, você estará apto a:

1. Compreender o conceito de reação de hipersensibilidade a drogas.
2. Descrever os mecanismos fisiopatológicos das reações de hipersensibilidade a drogas.
3. Identificar um paciente com reação de hipersensibilidade a drogas.
4. Avaliar qual é o melhor método para o diagnóstico em cada tipo de reação de hipersensibilidade a drogas.
5. Iniciar o tratamento de uma reação de hipersensibilidade a drogas.

INTRODUÇÃO

As reações adversas a drogas (RAD) são definidas pela Organização Mundial da Saúde (OMS) como "qualquer efeito não terapêutico decorrente do uso de um fármaco nas doses habitualmente empregadas para prevenção, diagnóstico ou tratamento de doenças"[1].

As RAD podem ser classificadas em previsíveis e imprevisíveis. As previsíveis estão relacionadas aos efeitos diretos do medicamento, como superdosagem, efeitos colaterais, efeitos secundários e interações medicamentosas, podendo ocorrer em qualquer indivíduo. As reações imprevisíveis, por sua vez, são aquelas não relacionadas diretamente aos efeitos da droga e ocorrem apenas em determinados indivíduos. São exemplos de reações imprevisíveis a intolerância, a idiossincrasia e a hipersensibilidade[2].

Neste capítulo, serão abordadas as reações de hipersensibilidade, que, de acordo com a nomenclatura das condições alérgicas proposta pela World Allergy Organization (WAO), em 2003, são aquelas que causam sintomas ou sinais objetivamente reprodutíveis, iniciados por exposição a um estímulo definido em uma dose tolerada por indivíduos normais. Dessa forma, as reações de hipersensibilidade a drogas (RHD) podem ser subdivididas em alérgicas, aquelas desencadeadas por um estímulo imunológico específico, e não alérgicas, que clinicamente se assemelham às alérgicas, mas cujo mecanismo não envolve uma resposta imune específica (Figura 16.1)[3].

EPIDEMIOLOGIA

A incidência geral de RAD em crianças é menor que em adultos e há menor disponibilidade de estudos epidemiológicos nesta faixa etária. Dados de estudos prospectivos envolvendo crianças e adolescentes apontam a incidência de RAD de 10,9% em pacientes internados e 1% em pacientes ambulatoriais. A taxa de admissão hospitalar por RAD foi de 1,8%. Os antibióticos foram os medicamentos mais associados às RAD[4].

Os estudos de prevalência mostram também que, particularmente em pacientes pediátricos, a referência de RAD é superestimada. Gomes et al.[5] avaliaram 1.426 crianças por meio de questionário, das quais 60 tinham histórico sugestivo de RHD. Completada a investigação, incluindo testes *in vivo* e *in vitro* e teste de provocação, o diagnóstico foi confirmado em apenas três crianças. Resultado semelhante foi encontrado por Atanaskovic-Markovic et al.[6], em coorte retrospectiva de 1.026 crianças com histórico sugestivo de RHD, nas quais, após testes, a reação de hipersensibilidade só foi confirmada em 7,4% dos casos.

No Brasil, existem poucos dados epidemiológicos relacionados às RHD em crianças. Em estudo recente sobre reações anafiláticas desencadeadas por medicamentos em crianças brasileiras com histórico de RHD, Ensina et al.[7] encontraram a prevalência de 25%. Esse valor foi maior que o encontrado em estudo semelhante conduzido

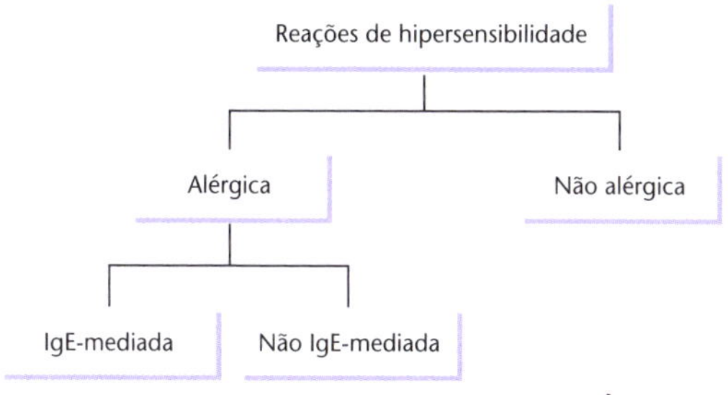

Figura 16.1 Classificação das reações de hipersensibilidade por drogas[3].

em adultos brasileiros (14,5%)[8]. Em ambos os estudos, os anti-inflamatórios não esteroidais (AINE) foram os medicamentos mais associados às reações anafiláticas.

PATOGÊNESE

As reações de hipersensibilidade alérgicas – aquelas iniciadas por um mecanismo imunológico específico – podem estar relacionadas a qualquer um dos quatro mecanismos de hipersensibilidade de Gell e Coombs (Tabela 16.1). As dos tipos I e IV são as mais frequentemente envolvidas nas reações por drogas.

Três modelos foram propostos para explicar como as drogas, que são substâncias de baixo peso molecular e, portanto, pouco imunogênicas, poderiam estimular o sistema imunológico: modelo do hapteno/pró-hapteno, interação farmacológica com receptores imunes e modelo da alteração do repertório de peptídeos (Figura 16.2)[9,10].

De acordo com o modelo do hapteno/pró-hapteno, alguns medicamentos (ou seus metabólitos reativos) são capazes de unir-se de forma covalente a proteínas endógenas, formando um novo antígeno (hapteno + proteína carreadora), que é processado intracelularmente e apresentado ao linfócito T por uma célula apresentadora de antígeno. Como exemplo, a penicilina pode agir como hapteno ligando-se à albumina sérica[11].

A observação de reações de hipersensibilidade ao primeiro contato com a droga (sem fase de sensibilização), corroborada por estudos *in vitro*, levou ao desenvolvimento de um segundo modelo, conhecido como "interação farmacológica com receptores imunes" ou "conceito p-i". Segundo ele, os medicamentos seriam capazes de ligarem-se diretamente ao receptor do linfócito T (TCR) ou às moléculas do antígeno leucocitário humano (HLA), provocando ativação dos linfócitos[12].

O modelo de alteração do repertório de peptídeos foi o último descrito e postula que algumas drogas sejam capazes de ocupar a fenda de ligação da molécula de HLA, modificando sua estrutura e química. Na nova conformação, o HLA passa a apresentar peptídeos diferentes que podem sensibilizar o linfócito T[11].

No entanto, grande parte das reações de hipersensibilidade por drogas é considerada não alérgica. O ácido acetilsalicílico e os AINE, por meio da ação inibitória na via da cicloxigenase (COX), podem promover modificações no metabolismo do ácido araquidônico, que se desvia para a via da lipoxigenase. Dessa forma, ocorre a diminuição da produção de prostaglandinas e aumento dos leucotrienos, levando a um quadro inflamatório que se manifesta clinicamente por broncoespasmo, angioedema, urticária e anafilaxia. Isso poderia explicar a ocorrência de "reações cruzadas" entre anti-inflamatórios não esteroidais (AINE) com estruturas químicas diferentes. Explicaria também porque alguns indivíduos não reagem com doses baixas de AINE ou com drogas que inibam fracamente a COX, como o paracetamol, ou de forma seletiva a COX-2, como o eterocoxibe[13].

Tabela 16.1 Tipos de reações de hipersensibilidade

	Tipo I	Tipo II	Tipo III	Tipo IVa	Tipo IVb	Tipo IVc	Tipo IVd
Reagente imune	IgE	IgG	IgG	IFB-gama, TFN-alfa (Th1)	IL-6, IL-4/IL-13 (Th2)	Perforinas e granzimas (CTL)	CXCL-9 GM-CSF (células T)
Antígeno	Antígeno solúvel	Antígeno associado a célula ou matriz	Antígeno solúvel	Antígeno solúvel apresentado por células ou estimulação direta de células T	Antígeno solúvel apresentado por células ou estimulação direta de células T	Antígeno solúvel apresentado por células ou estimulação direta de células T	Antígeno solúvel apresentado por células ou estimulação direta de células T
Células efetoras	Ativação de mastócitos	Células FeR+ (fagócitos, células NK)	Células FeR+ Complemento Imunocomplexos	Ativação de macrófagos	Eosinófilos	Células T	Neutrófilos
	Ag	Plaquetas	Vasos sanguíneos	INF, Th1, Quimiocinas, citocinas citotoxinas	Th2, IL-4, IL-5, Eotaxina, Citocinas e mediadores inflamatórios	CTL	CXCL8, GM=CSF, Citocinas e mediadores inflamatórios
Exemplo de reação de hipersensibilidade	Rinite, asma, anafilaxia	Anemia hemolítica	Doença do soro	Reação tuberculínica, dermatite de contato (com IVc)	Asma crônica, exantema macropapular com eosinofilia	Dermatite de contato, exantema bolhoso e macropapular, hepatite	AGEP, doença de Behçet

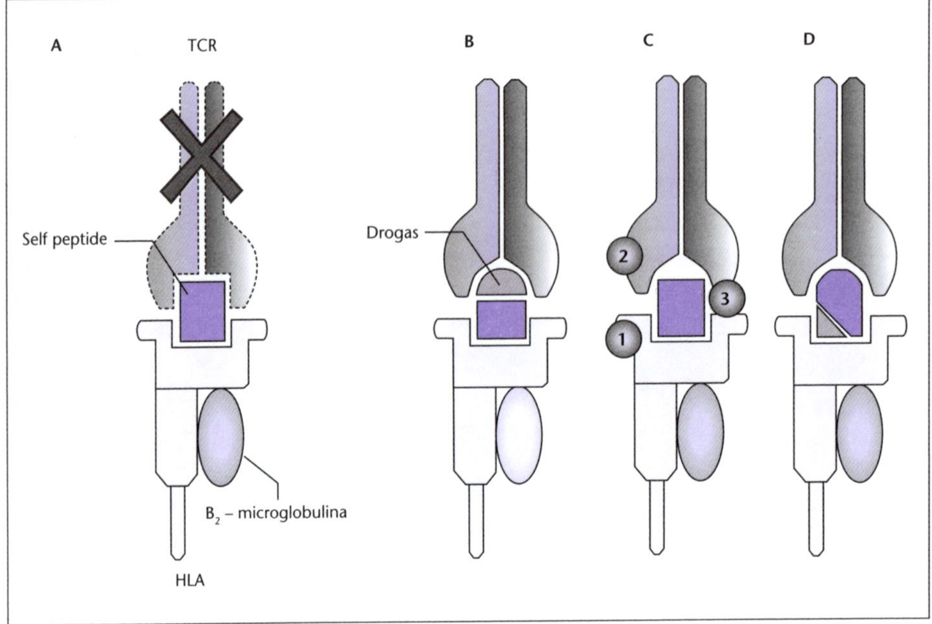

Figura 16.2
Fonte: Wheatley et al., 2015[10].

Há muito tempo reconhece-se que algumas drogas sejam capazes de desgranular mastócitos de maneira direta. Recentemente descobriu-se que boa parte delas, como quinolonas, bloqueadores neuromusculares e o icatibanto, compartilham uma estrutura comum, capaz de ativar um receptor acoplado à proteína G na superfície de mastócitos (MRGPRX2)[14].

MANIFESTAÇÕES CLÍNICAS

As manifestações clínicas das RHD variam bastante em relação ao tempo de início, extensão, natureza e gravidade das lesões. As reações imediatas são aquelas que aparecem em até 1 a 6 horas após a exposição à droga. Manifestam-se clinicamente por urticária, angioedema, broncoespasmo, rinite e anafilaxia. As reações não imediatas ocorrem além desse período, geralmente dias a semanas após o contato com a droga. Manifestam-se principalmente como erupções maculopapulares e urticária/angioedema[15]. As reações de hipersensibilidade mais frequentemente encontradas na prática clínica estão representadas na Tabela 16.2.

As manifestações cutâneas são as mais comuns, tanto isoladamente como associadas a manifestações sistêmicas. As erupções por drogas podem variar de um

Tabela 16.2 Reações de hipersensibilidade mais comuns desencadeadas por drogas

Reações	Drogas (exemplos)
Manifestações sistêmicas	
Anafilaxia	Penicilina, contrastes iodados, hormônios
Doença do soro	Penicilina, soro heterólogo
Febre	Ácido para-aminossalicílico, penicilina
Vasculite	Peniclina, sulfonamidas
Poliarterite	Hidralazina
Síndrome lúpus-*like*	Hidralazina, procainamida
Síndrome de hipersensibilidade/DRESS	Fenobarbital, sulfametoxazol
Manifestações respiratórias/pulmonares	
Asma/rinite	Ácido acetilsalicílico
Infiltrados eosinofílicos	Ácido para-aminossalicílico
Vasculite	Sulfonamidas
Fibrose intersticial	Bussulfano
Manifestações hematológicas	
Anemia hemolítica	Metildopa, cefalosporinas
Trombocitopenia	Tiazídicos
Agranulocitose	Aminopirina, dipirona, fenilbutazona
Eosinofilia	Hidantoínas
Manifestações linforreticulares	
Linfadenopatia	Hidantoínas
Manifestações hepáticas	
Colestase	Fenotiazinas
Lesão hepatocelular	Isoniazida
Manifestações renais	
Glomerulonefrite	Penicilina, silfonamidas
Síndrome nefrótica	Penicilamina, sais de ouro
Nefrite intersticial	Meticilina, rifampicina, sulfonamidas
Manifestações cutâneas	
Urticária e angioedema	Salicilatos, penicilina, aminoglicosídeos, AINE
Dermatite de contato	Penicilina, anti-H1, etilenodiamina
Fotodermatite	Clorpromazina, sulfonamida, oxicans
Dermatite esfoliativa	Barbitúricos, sulfonamidas
Eritema nodoso	Iodetos e brometos
Eritema fixo	Fenoftaleína, barbitúricos, sulfonamidas
Eritema multiforme/Stevens-Johnson	Barbitúricos, cloroquina, ampicilina
Necrólise epidérmica tóxica	Alopurinol, penicilina, fenilbutazona
Prurido, eritema e *rash* cutâneo	Sulfonamidas, ampicilina, eritromicina

AINE: anti-inflamatórios não esteroidais; DRESS: *drug rash with eosinophilia and systemic symptoms*.

simples eritema, benigno e transitório, até as formas mais graves, como a síndrome de Stevens-Johnson (SJS)[16].

As erupções exantematosas, ou maculopapulares (Figura 16.3), são a forma mais comum de hipersensibilidade por drogas em crianças. A erupção inicia-se geralmente entre o 5º e o 14º dia de tratamento, ou até 1 a 2 dias após o seu término. Prurido e febre baixa podem acompanhar o quadro cutâneo, desaparecendo após alguns dias. As drogas mais frequentemente relacionadas com esse tipo de manifestação são os AINE, as aminopenicilinas, os anticonvulsivantes e os antibióticos sulfonamidas[17]. O principal diagnóstico diferencial das reações exantematosas por drogas, especialmente em crianças pequenas, são as erupções virais (vírus Epstein-Barr - EBV, citomegalovírus, herpes vírus humano 6, parvovírus B19 etc.). Algumas vezes, o exantema é resultante da associação do medicamento com a infecção viral. Crianças tratadas com amoxicilina que estejam infectadas por EBV cursam com exantema em aproximadamente 30% dos casos[18]. Outras possibilidades são as erupções tóxicas, reação enxerto *versus* hospedeiro aguda, síndrome de Kawasaki, doença de Still, entre outras.

A urticária pode se manifestar em até 25% das pessoas no decorrer da vida. É caracterizada por placas e/ou pápulas eritematosas (urticas) (Figura 16.4), transitórias, com prurido importante, e, em até 50% dos casos, acompanhada de angioedema. A urticária ocorre por desgranulação de mastócitos por meio de mecanismo IgE-mediado, como no caso dos antibióticos betalactâmicos, ou por outros mecanismos, como na urticária por AINE. Geralmente as lesões aparecem de minutos até poucas horas após a administração do medicamento. Em crianças, a maior parte das urticárias agudas é de causa infecciosa. No entanto, entre as outras causas, os medicamentos são responsáveis por cerca de 5% dos casos[16,17].

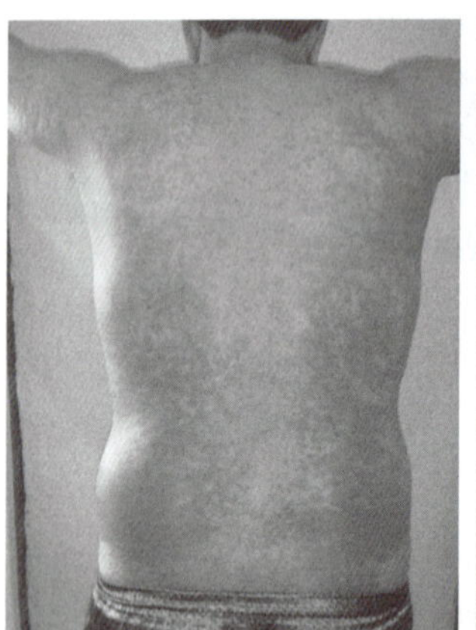
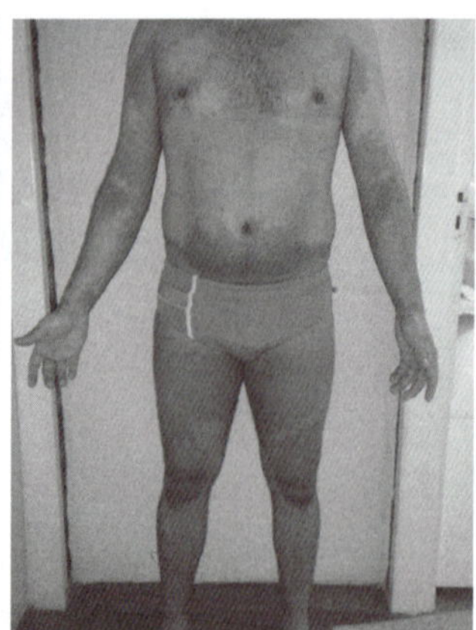
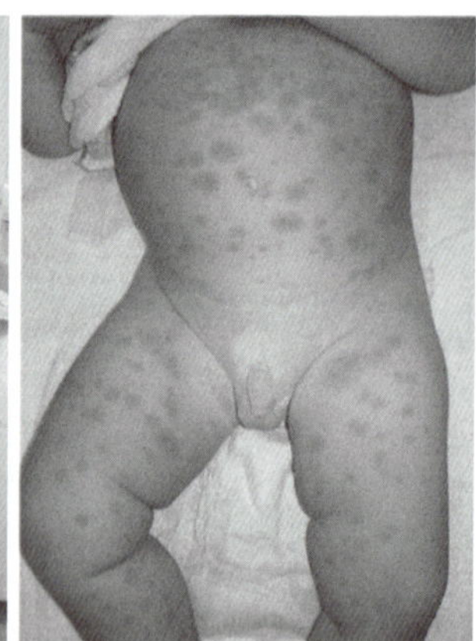

Figura 16.3 Erupção maculopapular. (Veja imagem colorida no encarte.)

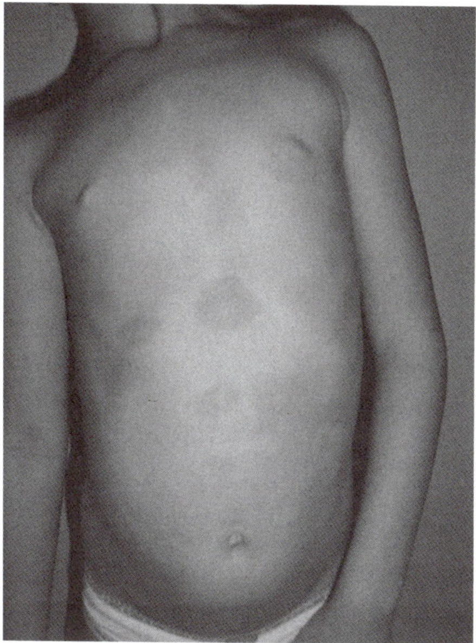

Figura 16.4 Urticária. (Veja imagem colorida no encarte.)

A erupção fixa por droga (EFD) ocorre em qualquer parte da pele, reaparecendo exatamente no mesmo local quando a droga causadora é readministrada. A lesão aparece entre 30 minutos e até 2 meses após a ingestão da droga. É caracterizada por uma ou poucas pápulas ou placas eritematoedematosas arredondadas e bem delimitadas, algumas vezes com bolha no centro da lesão e frequentemente com prurido. A doença pode envolver mucosas, principalmente lábios e genitais. Esse quadro está frequentemente relacionado com o uso de antibióticos sulfonamida, barbituratos, tetraciclinas, carbamazepina, fenitoína e AINE[16,17].

A pustulose exantemática generalizada aguda (PEGA) é caracterizada por pequenas pústulas, em grande número, que aparecem sobre uma área de eritema, principalmente no pescoço, nas axilas, no tronco e nas extremidades superiores. Nos pacientes com PEGA, não é raro observar leucocitose – com elevado número de neutrófilos – hipocalcemia e insuficiência renal transitórias. O tempo entre a administração da droga e o aparecimento das lesões é relativamente curto (< 2 dias). A erupção dura alguns dias e é seguida de descamação superficial. As principais drogas relacionadas com o quadro são os antibióticos (aminopenicilinas) e o diltiazem[16].

A DRESS (*drug rash with eosinophilia and systemic symptoms*), ou síndrome de hipersensibilidade induzida por droga, foi descrita inicialmente relacionada ao uso de drogas anticonvulsivantes (carbamazepina, fenitoína e fenobarbital), sendo conhecida anteriormente como síndrome de hipersensibilidade aos anticonvulsivantes. Posteriormente, quadro semelhante foi observado com grande variedade de outras drogas, como os antibióticos sulfonamidas, alopurinol, dapsona, minociclina e nevirapina, passando a receber a denominação DRESS. A DRESS é uma reação aguda e grave, caracterizada pelo envolvimento de vários órgãos ou sistemas e eosinofilia frequente. Clinicamente, manifesta-se por febre, erupção cutânea acentuada relacionada a algum medicamento, aumento de linfonodos, alteração da função hepática e renal, e acometimento pulmonar ou cardíaco (com anormalidades hematológicas, principalmente eosinofilia e linfocitose) (Quadro 16.1). Reativações virais são frequentemente observadas no quadro (HHV6 em 43 a 100% dos casos) e a relação entre a reação à droga e o vírus não é completamente esclarecida. Os sintomas aparecem geralmente entre 2 e 6 semanas após o início do tratamento, evoluindo, frequentemente, de forma favorável após a suspensão da droga. No entanto, casos fatais têm sido relatados na literatura na incidência que varia de 10 a 40%[19].

Quadro 16.1 Critérios diagnósticos para DRESS (*drug rash with eosinophilia and systemic symptoms*)

1. Erupção maculopapular que se desenvolve em até 3 semanas após o início de tratamento com número limitado de drogas
2. Linfadenopatia
3. Febre > 38 °C
4. Leucocitose > 10 x 10^9/L
5. Linfocitose atípica
6. Eosinofilia
7. Hepatite (ALT > 100 U/L)
8. Reativação de herpes vírus 6

O diagnóstico é confirmado na presença de 5 dos 6 critérios

A SJS e a necrólise epidérmica tóxica (NET) são reações graves por drogas, com baixa incidência e alta mortalidade – 5% na SJS e 30 a 50% na NET, embora em crianças a mortalidade seja bem menor que nos adultos. Na minoria dos casos, a síndrome pode ser causada por infecções, com destaque para o *Mycoplasma pneumoniae* em crianças[20]. A incidência de SJS é de 1 a 6 casos/milhão de pessoas/ano, e da NET, de 0,4 a 2 casos/milhão de pessoa/ano. Atualmente, a SJS e a NET são consideradas variantes de uma mesma doença, enquanto o eritema multiforme major (lesões em alvo e bolhosas, envolvendo extremidades e mucosas) deve ser considerado separadamente, uma vez que é mais relacionado a infecções, especialmente por herpes (Tabela 16.3). Tanto a SJS como a NET são caracterizadas por descolamento da epiderme que varia de leve a grave, conforme a superfície corpórea acometida[21]. Foi proposto um sistema de escore de gravidade para a NET

(SCORTEN), que se relaciona diretamente com a mortalidade (Quadro 16.2)[22]. O quadro pode iniciar com febre, irritação nos olhos e dor à deglutição, precedendo os sintomas cutâneos em 1 a 3 dias. Inicialmente, as lesões na pele aparecem no tronco; posteriormente, espalham-se pela face, pelo pescoço e pela porção proximal dos membros superiores, com menor acometimento de membros inferiores, embora lesões em regiões palmar e plantar possam ocorrer logo no início do quadro. As lesões são de coloração avermelhada ou purpúrica, de tamanho e forma irregulares, e possuem tendência a coalescer. Conforme o envolvimento epidérmico progride, ocorre necrose das lesões e a epiderme começa a se descolar da derme, com a formação de bolhas e a presença do sinal de Nikolsky. Eritema e erosões nos olhos, na boca e na mucosa genital estão presentes em mais de 90% dos casos. O epitélio do trato respiratório está envolvido em 25% dos casos de NET, podendo ocorrer também acometimento gastrointestinal. Mais de 200 medicamentos foram relacionados com a SJS e a NET, mas os mais frequentemente envolvidos são os antibióticos sulfonamidas, penicilinas, anticonvulsivantes aromáticos, oxicans (AINE), alopurinol e nevirapina (Figura 16.5)[20-22].

Tabela 16.3 Classificação clínica da síndrome de Stevens-Johnson (SJS) e da necrólise epidérmica tóxica (NET)

Categoria	Lesão	Descolamento da epiderme (% superfície corporal)
SJS	Disseminada, máculas com bolhas ou lesões em alvo atípicas, erosão de mucosas	< 10
Sobreposição SJS-NET	Disseminada, máculas com bolhas ou lesões em alvo atípicas, erosão de mucosas	10 a 30
NET	Disseminada, máculas com bolhas ou lesões em alvo atípicas, erosão de mucosas	> 30

Quadro 16.2 Escore para avaliação da necrólise epidérmica tóxica (SCORTEN)

Idade > 40 anos

Presença de malignidade

Frequência cardíaca > 120/minutos

Área de superfície corporal envolvida > 10%

Ureia sérica > 10 mmol/L (28 mg/dL)

Glicose sérica > 14 mmol/L (252 mg/dL)

Bicarbonato sérico < 20 mmol/L (20 mEq/L)

Um ponto para cada fator de risco. Mortalidade estimada baseada no escore total: 0 a 1 (3,2%), 2 (12,1%), 3 (35,3%), 4 (58,3%), 5 ou mais (90%).

Fonte: adaptado de Bastuji-Garin et al., 2000[23].

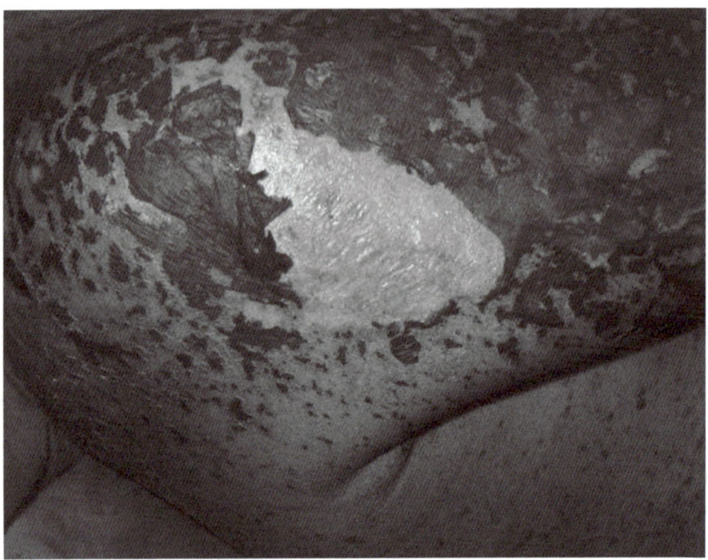

Figura 16.5 Síndrome de Stevens-Johnson/necrólise epidérmica tóxica. (Veja imagem colorida no encarte.)

DIAGNÓSTICO

O diagnóstico de uma RHD deve ser baseado principalmente na anamnese e no exame físico. O histórico clínico é de fundamental importância no diagnóstico das RHD. As informações devem ser obtidas da forma mais detalhada possível, e isso inclui a listagem de todas as drogas utilizadas pelo paciente no momento da reação e nos dias que antecederam o quadro[24]. As drogas utilizadas devem ser organizadas cronologicamente, na tentativa de relacionar a duração do tratamento e o momento da ingestão com o início dos sintomas. De forma geral, a droga envolvida é a que foi introduzida ou utilizada mais recentemente. No entanto, quando um paciente está em tratamento com múltiplas drogas e apresenta uma RHD, as drogas de uso esporádico são comumente as mais implicadas. O tipo de manifestação clínica permite suspeitar mais de uma ou outra droga. Por exemplo, em uma criança epiléptica em uso de carbamazepina, que desenvolve um angioedema após o uso de dipirona para dor de cabeça, a medicação mais provavelmente envolvida é a dipirona, pois esta causa angioedema com muito mais frequência que a carbamazepina. Caso a criança tivesse manifestado um quadro de DRESS, a carbamazepina passaria a ser a principal suspeita (mesmo que o uso já tivesse sido iniciado há alguns dias ou semanas) (Quadro 16.1). Muitas vezes, existe grande dificuldade em determinar o agente causal da reação, mas a combinação de dados do histórico com características do exame físico permite a exclusão de determinadas drogas e a maior suspeita de outras.

Quando apenas o histórico e o exame físico não são suficientes para a determinação da droga envolvida, testes *in vivo* e *in vitro* podem ajudar a afastar ou confirmar drogas suspeitas. A escolha do teste ou do exame a ser realizado vai depender do intervalo entre o uso da medicação e a reação (imediata ou não imediata) e do provável mecanismo envolvido (Tabela 16.4)[25]. É importante salientar que existem controvérsias na literatura quanto à realização de testes *in vivo* em pacientes que apresentaram reações graves, como anafilaxia, SJS, NET ou DRESS. Cada caso deve ser analisado isoladamente, e a avaliação do risco-benefício do procedimento deve sempre ser considerada[26].

Tabela 16.4 Testes diagnósticos para hipersensibilidade a drogas

Tipo de reação	Tipo de teste	
Imediata	*In vitro*	Dosagem de IgE específica
		Teste de ativação de basófilos
	In vivo	Teste cutâneo de puntura e intradérmico de leitura imediata
		Teste de provocação
Não imediata	*In vitro*	Teste de ativação de linfócitos
	In vivo	Teste de contato
		Teste intradérmico de leitura tardia
		Teste de provocação

Os testes cutâneos de leitura imediata (puntura e intradérmico) avaliam de forma indireta a presença de IgE específica, sendo indicados para a investigação das reações imediatas (tipo I). É fundamental a utilização de concentrações padronizadas para cada medicamento testado[27]. O teste de puntura é a forma mais fácil e segura de testar uma reação imediata por droga, mas a sensibilidade é moderada. Embora o teste intradérmico seja um pouco mais sensível, existe um risco maior de reação irritativa e, portanto, falso-positiva, além da possibilidade de se desencadear uma reação anafilática. Como grande parte das drogas utilizadas apresenta baixo peso molecular, o teste torna-se praticamente inviável para a maior parte dos medicamentos, uma vez que não se conhece o mecanismo exato pelo qual formam um antígeno completo e provocam as reações. Além disso, parte das reações imediatas não é alérgica e, portanto, não há IgE específica para ser detectada pelos testes.

Os testes de leitura imediata para penicilina são padronizados e disponíveis comercialmente na Europa e nos Estados Unidos, incluindo tanto o determinante principal (peniciloil – responsável pela maior parte das reações), como os determinantes secundários (responsáveis pelas reações mais graves). No Brasil, o Ministério da Saúde desenvolveu um protocolo para a investigação de reações imediatas à penicilina, que utiliza a penicilina G potássica para a realização dos testes cutâneos de leitura imediata, com sensibilidade e especificidade satisfatórias[28]. Contudo, é importante ressaltar que testes negativos não são suficientes para excluir a hipersensibilidade às penicilinas, sendo necessária a realização do teste de provocação para confirmação[29]. Em crianças, além da baixa sensibilidade, a técnica dolorosa (particularmente do teste intradérmico) representa outro empecilho à investigação[30].

Os anestésicos locais são frequentemente citados como responsáveis por uma série de reações "alérgicas", principalmente em consultórios de dentistas. Em uma revisão de 23 séries de casos envolvendo 2.978 pacientes com suspeita de alergia a anestésicos locais, confirmou-se alergia IgE-mediada em apenas 29 casos (0,97%)[31]. Dessa forma, conclui-se que casos de reações de hipersensibilidade aos anestésicos locais sejam raros, mas indivíduos com histórico suspeito devem ser investigados. Em casos urgentes, quando não existe tempo hábil para realizar a investigação, sugere-se a troca do anestésico envolvido na reação por outro que não tenha risco de reatividade cruzada. Se o anestésico suspeito for do grupo éster, deve-se trocar por qualquer anestésico do grupo amida. Se for do grupo amida, substitui-se por outro do mesmo grupo. Em ambos os casos, a chance de ocorrer qualquer tipo de reação é muito pequena[32].

Apesar de ainda não ter sensibilidade e especificidade determinadas, o teste de contato pode ser bastante útil no diagnóstico das reações não imediatas por drogas, especialmente nas reações mais graves relacionadas com fenitoína e carbamazepina[33]. As grandes vantagens são a segurança e a possibilidade de utilização da droga na forma comercial. Devem ser realizados em até um ano após a reação, em concentrações padronizadas para cada medicamento, diluídas em vaselina ou água. Embora 32 a 50% dos pacientes com reações tardias a drogas apresentem teste de contato positivo, os resultados devem sempre ser correlacionados ao quadro clínico, uma vez que podem ocorrer testes falso-positivos[34].

Quando os testes cutâneos não são conclusivos ou não estão disponíveis, o diagnóstico definitivo de uma reação de hipersensibilidade é dado por meio do teste de provocação. Esse teste consiste em administrar a droga suspeita ou uma droga relacionada ao paciente que apresentou a reação. Deve ser sempre realizado por um médico especialista e experiente, em ambiente hospitalar preparado para um atendimento de emergência. A European Network for Drug Allergy (ENDA) indica os testes de provocação para situações específicas, como as citadas no Quadro 16.3. Os testes de provocação são contraindicados nas reações graves, como SJS, NET e DRESS[24].

Embora na maioria ainda não estejam disponíveis para a prática clínica, os testes *in vitro* apresentam grande potencial para auxiliar no diagnóstico das RHD, uma vez que não oferecem qualquer tipo de risco.

Quadro 16.3 Indicações para o teste de provocação com drogas

1. Excluir reação de hipersensibilidade em paciente com histórico não sugestivo de hipersensibilidade a drogas e em pacientes com sintomas não específicos, como sintomas vagais durante anestesia local
2. Fornecer drogas farmacológica e/ou estruturalmente não relacionadas, seguras, em casos de hipersensibilidade comprovada, como outros antibióticos em pacientes com alergia aos betalactâmicos. Isso também pode auxiliar nos casos de pacientes ansiosos que se recusam a tomar a medicação recomendada sem a comprovação de tolerância
3. Excluir reatividade cruzada de drogas relacionadas em casos de hipersensibilidade comprovada, como cefalosporinas em pacientes com alergia a penicilinas, ou AINE alternativos em pacientes com asma por ácido acetilsalicílico
4. Estabelecer diagnóstico em pacientes com histórico sugestivo de RHD e testes negativos não conclusivos, ou não disponíveis, como na erupção maculopapular durante tratamento com aminopenicilina e testes alergológicos negativos

AINE: anti-inflamatórios não esteroidais; RHD: reações de hipersensibilidade a drogas.

A dosagem de IgE sérica específica ainda é o método *in vitro* mais comum para a avaliação das reações imediatas. No Brasil, a dosagem de IgE específica está disponível comercialmente apenas para penicilina, insulina, amoxicilina e ampicilina, mas em outros países também está disponível para bloqueadores neuromusculares e clorexidina. Estudos comparando os testes cutâneos com a dosagem de IgE sérica específica demonstram que o teste *in vitro* é menos sensível, além de perder sensibilidade com o passar do tempo após a reação. Por outro lado, alguns pacientes com testes cutâneos negativos podem apresentar IgE sérica específica positiva, o que torna o exame útil especialmente nos casos mais graves, na tentativa de evitar o teste de provocação[35].

O teste de linfoproliferação, ou teste de transformação de linfócitos (LTT), mede a proliferação de linfócitos T em resposta a um estímulo (droga) *in vitro*. A técnica mais utilizada para a realização desse tipo de teste é a incorporação da H-timidina[3]. A sensibilidade do teste varia entre 58 e 89% (para os betalactâmicos), e a especificidade média é de 85% (provavelmente mais alta para lamotrigina, carbamazepina e betalactâmicos). Existe ainda a possibilidade de dosar as citocinas presentes no sobrenadante das culturas, por meio de ensaios imunoenzimáticos (Elisa) ou outros métodos, o que poderia trazer informações adicionais importantes ao exame. No entanto, a dificuldade de padronização, a complexidade técnica para realização e, muitas vezes, a ausência de correlação com o quadro clínico, fazem com que o LTT e a dosagem de citocinas não sejam utilizados rotineiramente na prática clínica[35].

O teste de ativação de basófilos consiste na quantificação de alterações fenotípicas em basófilos do sangue periférico. Por meio da citometria de fluxo, é possível analisar quantitativamente a expressão de marcadores de ativação (geralmente CD63 e CD203c) após a provocação com algum antígeno. Drogas como os antibióticos betalactâmicos, os relaxantes musculares e os AINE vêm sendo testadas, com sensibilidade e especificidade variadas. O teste deve ser realizado preferencialmente entre 6 semanas e 12 meses após o evento agudo e pode sofrer interferência de glicocorticoides e outros imunossupressores ou imunomoduladores, incluindo o anti-IgE[36].

TRATAMENTO

A primeira medida a ser tomada no tratamento de qualquer suspeita de RHD é a retirada de todas as drogas suspeitas. A mortalidade em pacientes com SJS e NET pode diminuir de 26 para 5% quando a medicação envolvida é suspensa precocemente[37]. Portanto, parece lógico que medida semelhante seja tomada em qualquer tipo de RHD. Na população pediátrica isso representa um desafio maior, dado que as alternativas terapêuticas são mais restritas quando comparadas a um paciente adulto[17]. Se o paciente estiver fazendo uso de múltiplas drogas, convém retirar as menos necessárias e as mais prováveis e avaliar os riscos (necessidade da droga) *versus* os benefícios (gravidade da reação).

O tratamento farmacológico deve ser orientado sempre de acordo com o quadro clínico. Reações imediatas mais brandas, como uma urticária não extensa ou o angioedema palpebral, geralmente respondem bem apenas com anti-histamínicos-H1 por via oral. Nesses casos, a preferência é sempre por anti-histamínicos mais modernos (não sedantes), como a desloratadina, a fexofenadina e a levocetirizina. As reações mais graves, como a anafilaxia, por sua vez, requerem tratamento de urgência, sendo necessárias medidas como manutenção das vias aéreas, adrenalina intramuscular, anti-histamínicos anti-H1 e anti-H2, drogas beta-adrenérgicas e corticosteroides. Para o tratamento de reações não imediatas, como o exantema maculopapular, a droga de escolha é sempre o corticosteroide, podendo ser de uso tópico ou sistêmico, de acordo com a extensão das lesões.

No entanto, na SJS e principalmente na NET, o uso dos corticosteroides ainda é muito controverso. O estudo EUROScar comparou retrospectivamente imunoglobulina endovenosa (IVIG) com corticosteroides isoladamente, corticosteroides associados a IVIG e tratamento de suporte, não havendo diferença significativa entre eles. Além disso, as complicações relacionadas aos corticosteroides, especialmente na NET, não parecem ser tão importantes como anteriormente se imaginava. O uso de IVIG tem sido discutido, sob a justificativa de que a IVIG bloquearia a sinalização intracelular via Fas nos queratinócitos. Embora os dados sugiram que a IVIG possa ser uma opção no tratamento da NET, os resultados ainda são conflitantes, e qualquer benefício em termos de mortalidade parece ser pequeno. Dessa forma, uma opção interessante para o tratamento da NET é a ciclosporina, que, quando comparada a controles históricos, mostrou diminuição no tempo de reepitelização e menor progressão da doença, sem aumentar a incidência de sepse. O tratamento deve ser mantido por 2 a 3 semanas, ou até que ocorra total reepitelização do paciente. Estudos com talidomida foram interrompidos precocemente por demonstrarem aumento da mortalidade. A plasmaférese tem sido utilizada no tratamento de adultos e crianças, com índices de sucesso de 80% nos pacientes graves que não melhoram com outros tratamentos[20].

PROFILAXIA

Uma das grandes preocupações dos pacientes que manifestaram RHD e dos respectivos médicos é quanto à possibilidade da ocorrência de uma nova reação. Uma vez que o paciente tenha um diagnóstico de RHD confirmado clinicamente, é de fundamental importância conhecer qual foi a droga envolvida. Por isso, todas as RHD devem ser necessariamente investigadas. Uma vez conhecida a substância causadora da reação, deve-se evitar o uso daquela e de outras que possam reagir de forma "cruzada". Essa é a melhor medida profilática.

Tratando-se dos antibióticos, as cefalosporinas de 1ª geração apresentam potencial de reatividade cruzada com as penicilinas (incluindo as aminopenicilinas), provavelmente porque as características estruturais são mais semelhantes. Além disso, cefalosporinas com cadeias laterais semelhantes às das penicilinas, como o cefadroxil, também devem ser evitadas. Reatividade cruzada entre as cefalosporinas deve ser analisada de acordo com a semelhança entre as estruturas químicas e as cadeias laterais[25]. Quanto aos antibióticos sulfonamidas (sulfametoxazol), não existem evidências de reatividade cruzada com outras sulfonamidas (diuréticos, sulfonilureia e celecoxibe)[38].

Atenção especial deve ser dada à reatividade cruzada entre os AINE. Na maior parte das vezes, as reações provocadas pelos AINE não são alérgicas, mas sim relacionadas ao mecanismo de ação desse grupo farmacológico. Assim, em um indivíduo com reação de hipersensibilidade, todos os outros AINE devem ser evitados, exceto aqueles que sejam fracos inibidores da COX, como o paracetamol em doses baixas. No entanto, tem-se observado em alguns indivíduos reações também ao paracetamol. Nos casos suspeitos, a liberação do paracetamol só deve ser feita após teste de provocação negativo[25].

O uso de contrastes radiológicos em indivíduos com histórico sugestivo de reação prévia também é um motivo de apreensão para paciente, familiares e médicos envolvidos no procedimento. Nesses casos, diante da necessidade de um novo procedimento radiológico, deve-se optar sempre por um contraste não iônico, de baixa osmolaridade. Não existem evidências sobre a eficácia de profilaxia medicamentosa com corticosteroides e anti-histamínicos nesses casos[39].

Diversos estudos têm demonstrado a importância da predisposição genética no desenvolvimento de determinadas reações por drogas, especialmente as mais graves, como a DRESS, a SJS e a NET. A associação de determinados antígenos leucocitários humanos (HLA) com a SJS/NET relacionada aos anticonvulsivantes está cada vez mais clara. Por isso, nos Estados Unidos, já existe a recomendação de se realizar a genotipagem de indivíduos asiáticos para o HLS-B*1502 antes do início do tratamento com a carbamazepina, em uma tentativa de identificar indivíduos suscetíveis às reações mais graves com essa droga[21].

DESSENSIBILIZAÇÃO

Em alguns casos raros, nos quais haja uma reação de hipersensibilidade e não exista outra opção terapêutica equivalente, utiliza-se a dessensibilização, que consiste na administração de doses pequenas e crescentes da droga até chegar à dose terapêutica, para que o indivíduo possa receber o tratamento sem reações. A dessensibilização induz um estado transitório de incapacidade de ativação de mastócitos e basófilos por antígenos específicos, embora os mecanismos envolvidos ainda não estejam completamente elucidados. Atualmente, as principais indicações de dessensibilização estão relacionadas aos antibióticos, principalmente penicilinas, além de insulina, quimioterápicos e, mais recentemente, os biológicos[40,41].

CONCLUSÕES

A baixa confirmação de RAD expõe o perigo de rotular a criança como alérgica.

As RHD são frequentes na prática clínica. Podem se manifestar clinicamente de diversas formas, acometendo a pele na maior parte das vezes. Antibióticos betalactâmicos e sulfonamidas, e principalmente os AINE, são os grupos farmacológicos mais frequentemente envolvidos. O diagnóstico não é fácil, uma vez que existem poucos testes *in vivo* ou exames laboratoriais padronizados. No entanto, a investigação dos casos suspeitos é fundamental, uma vez que em boa parte deles a suspeita não é confirmada. Com a investigação adequada, consegue-se orientar corretamente o paciente sobre quais medicações sejam mais ou menos seguras, diminuindo o risco de novas reações, sem privá-lo de drogas úteis e necessárias.

REFERÊNCIAS BIBLIOGRÁFICAS

1. Gruchalla RS. Drug allergy. J Allergy Clin Immunol 2003;111(2 Suppl):S548-59.
2. Wohrl S, Vigl K, Stingl G. Drug allergy – is it worth testing? Allergy. 2006;61(8):928-34.

3. Johansson SG, Bieber T, Dahl R, Friedmann PS, Lanier BQ, Lockey RF, et al. Revised nomenclature for allergy for global use: report of the Nomenclature Review Committee of the World Allergy Organization, October 2003. J Allergy Clin Immunol. 2004;113:832-6.
4. Bonati M, Clavenna A. Adverse drug reactions in childhood: a review of prospective studies and safety alerts. Arch Dis Child. 2009;94:724-8.
5. Gomes ER, Fonseca J, Araujo L, Demoly P. Drug allergy claims in children: from self-reporting to confirmed diagnosis. Clin Exp Allergy. 2007;38(1):191-8.
6. Atanaskovic-Markovic M, Gaeta F, Medjo B, Gavrovic-Jankulovic M, Cirkovic Velickovic T, Tmusic V, Romano A. Non-immediate hypersensitivity reactions to beta-lactam antibiotics in children – our 10-year experience in allergy work-up. Pediatr Allergy Immunol 2016:27(5):533-8.
7. Ensina LF, Lacerda AE, Andrade DM, Machado L, Carmelo-Nunes I, Solé D. Drug-induced anaphylaxis in children: Nonsteroidal anti-inflammatory drugs and drug provocation test. J Allergy Clin Immunol Pract. 2014;2(6):825.
8. Aun MV, Blanca M, Garro LS, Ribeiro MR, Kalil J, Motta AA, et al. Nonsteroidal anti-inflammatory drugs are major causes of drug-induced anaphylaxis. The J Allergy Clin Immunol Pract. 2014;2(4):414-20.
9. Yun J, Cai F, Lee F, Pichler WJ. T-cell-mediated drug hypersensitivity: immune mechanisms and their clinical relevance. Asia Pac Allergy. 2016;6:77-89.
10. Wheatley LM, Plaut M, Schwaninger JM, Banerji A, Castells M, Finkelman FD, Gleich GJ, et al. Report from the National Institute of Allergy and Infectious Diseases workshop on drug allergy. J Allergy Clin Immunol. 2015;136(2):262-71.
11. White KD, Chung WH, Hung SI, Mallal S, Phillips EJ. Evolving models of the immunopathogenesis of T-cell mediated drug allergy: the role of host, pathogens, and drug response. J Allergy Clin Immunol. 2015;136(2):219-34.
12. Pichler WJ, Adam J, Watkins S, Wuillemin N, Yun J, Yerly D. Drug hypersensitivity: how drugs stimulate T cells via pharmacological interaction with immune receptors. Int Arch Allergy Immunol. 2015;168:13-24.
13. Ensina LF, Tanno LK, Oliveira AKB, Kalil J, Motta AA. Teste de provocação em indivíduos com hipersensibilidade aos anti-inflamatórios não esteroidais – Proposta de uma abordagem prática. Rev Bras Alerg Imunopatol. 2008;31:60-3.
14. McNeil BD, Pundir P, Meeker S, Han L, Undem BJ, Kulka M, Dong X. Identification of a mast--cell-specific receptor crucial for pseudo-allergic drug reactions. Nature. 2015;519(7542):237-41.
15. Muraro A, Lemanske Jr RF, Castells M, Torres MJ, Khan D, Simon HU, et al. Precision medicine in allergic disease – food allergy, drug allergy, and anaphylaxis – PRACTALL document of the European Academy of Allergy and Clinical Immunology and the American Academy of Allergy, Asthma and Immunology. Allergy. 2017;72:1006-21.
16. Zalewska-Janowska A, Spiewak R, Kowalski ML. Cutaneous manifestation of drug allergy and hypersensitivity. Immunol Allergy Clin N Am. 2017;37:165-81.
17. Gomes ER, Brockow K, Kuyucu S, Saretta F, Mori F, Blanca-Lopez N, et al. Drug hypersensitivity in children: report from the pediatric task force of the EAACI Drug Allergy Interest Group. Allergy. 2016;71:149-61.
18. Chovell-Sella A, Tov AB, Lahav E, Mor O, Rudich H, Paret G, Reif S. Incidence of rash after amoxicillin treatment in children with infectious mononucleosis. Pediatrics. 2013;131(5):e1424-7.
19. Cho YT, Yang CW, Chu CY. Drug reaction with eosinophilia and systemic symptoms (DRESS): an interplay among drugs, viruses, and immune system. Int J Mol Sci. 2017;18:1243.
20. Duong TA, Valeyrie-Allanore L, Wolkenstein P, Chosidow O. Severe cutaneous adverse reactions to drugs. Lancet. 2017;S0140-6736(16)30378-6.
21. Peter JG, Lehloenya R, Dlamini S, Risma K, White KD, Konvise KC, et al. Severe delayed cutaneous and systemic reactions to drugs: a global perspective on the science and art of current practice. J Allergy Clin Immunol Pract. 2017;5:547-63.

22. Bastuji-Garin S, Fouchard N, Bertocchi M, Roujeau JC, Revuz J, Wolkenstein P. SCORTEN: a severity-of-illness score for toxic epidermal necrolysis. J Invest Dermatol. 2000;115(2):149-53.
23. Bastuji-Garin S, Fouchard N, Bertocchi M, Roujeau JC, Revuz J, Wolkenstein P. SCORTEN: a severity-of-illness score for toxic epidermal necrolysis. J Invest Dermatol. 2000;115:149-53.
24. Demoly P, Adkinson NF, Brockow K, Castells M, Chiriac AM, Greenberger PA, et al. International Consensus on Drug Allergy. Allergy. 2014;69:420-37.
25. Menezes UP, Cordeiro DL, Melo JML. Aspectos práticos no diagnóstico e manejo das reações de hipersensibilidade a fármacos. Braz J Allergy Immunol. 2014;2(3):91-106.
26. Torres MJ, Romano A, Celik G, Demoly P, Khan DA, Macy E, et al. Approach to the diagnosis of drug hypersensitivity reactions: similarities and differences between Europe and North America. Clin Transl Allergy. 2017;7:7.
27. Brockow K, Garvey LH, Aberer W, Atanaskovic-Markovic M, Barbaud A, Bilo MB, et al. Skin test concentrations for systemically administered drugs – an ENDA/EAACI Drug Allergy Interest Group position paper. Allergy. 2013;68:702-12.
28. Brasil. Ministério da Saúde. Testes de sensibilidade a penicilina – manual. 1999. Disponível em: http://www.dtr2001.saude.gov.br/editora/produtos/livros/pdf/99_0185_M.pdf [Acesso em: 10 jan. 2010].
29. Fernandez TD, Mayorga C, Salas M, Barrionuevo E, Posadas T, Ariza A, et al. Evolution of diagnostic approaches in betalactam hypersensitivity. Expert Rev Clin Pharmacol. 2017;10(6):671-83.
30. Mirakian R, Leech SC, Krishna MT, Richter AG, Huber PAJ, Farooque S, et al. Management of allergy to penicillins and other beta-lactams. Clin Exp Allergy. 2015:(45)300-27.
31. Bhole MV, Manson AL, Seneviratne SL, Misbah SA. IgE-mediated allergy to local anaesthetics: separating fact from perception – a UK perspective. Brit J Anaesth. 2012;108(6):903-11.
32. Grzanka A, Wasilewska I, Śliwczyńska M, Misiolek H. Hypersensitivity to local anaesthetics. Anaesthesiol Intens Ther. 2016;48(2):128-34.
33. Elzagallaai AA, Knowles SR, Rieder MJ, Bend JR, Shear NH. Patch testing for the diagnosis of anticonvulsant hypersensitivity syndrome – a systematic review. Drug Safety. 2009;32(5):391-408.
34. Barbaud A. Drug patch testing in systemic cutaneous drug allergy. Toxicology. 2005;209(2):209-16.
35. Mayorga C, Celik G, Rouzaire P, Whitaker P, Bonadonna P, Rodrigues-Cernadas J, et al. In vitro tests for drug hypersensitivity reactions: an ENDA/EAACI Drug Allergy Interest Group position paper. Allergy. 2016;71:1103-34.
36. Decuyper II, Mangodt EA, Van Gasse AL, Claesen K, Uyttebroek A, Faber M, et al. In vitro diagnosis of immediate drug hypersensitivity anno 2017: potentials and limitations. Drugs R D. 2017;17:265-78.
37. Garcia-Doval I, LeCleach L, Bocquet H, Otero XL, Roujeau JC. Toxic epidermal necrolysis and Stevens-Johnson syndrome: does early withdrawal of causative drugs decrease the risk of death? Arch Dermatol. 2000;136(3):323-37.
38. Gruchalla RS, Pirmohamed M. Antibiotic allergy. N Engl J Med. 2006;354(6):601-9.
39. Davenport MS, Cohan RH. The evidence for and against corticosteroid prophylaxis in at-risk patients. Radiol Clin N Am. 2017;55:413-21.
40. Sánchez LV, Alenazy LA, Garcia-Neuer M, Castells MC. Drug hypersensitivity and desensitizations: mechanisms and new approaches. Int J Mol Sci. 2017;18(6).
41. Aranda CS, Ensina LF, Camelo-Nunes IC, Mallozi MC, Mendes C, Martins AM, Solé D. Diagnosis and management of infusion-related hypersensitivity reactions to enzyme replacement therapy for lysosomal diseases: the role of desensitization. J Allergy Clin Immunol Pract. 2016;4:354-6.

Alergia a ferroadas de himenópteros 17

Alexandra Sayuri Watanabe
Fábio Fernandes Morato Castro

Após ler este capítulo, você estará apto a:

1. Descrever quais tipos de insetos desencadeiam uma reação alérgica sistêmica grave.
2. Diferenciar as diversas manifestações clínicas que os pacientes podem apresentar após serem ferroados.
3. Realizar o diagnóstico do paciente.
4. Conduzir os tipos de tratamento indicados para cada uma das reações apresentadas.
5. Analisar a importância da imunoterapia veneno-específica.
6. Reconhecer situações de emergência e de urgência, bem como indicar tratamento profilático.

INTRODUÇÃO

Existem no mundo milhares de espécies da ordem Hymenoptera, que possuem várias funções, em sua maioria benéfica, como a polinização, o controle de pragas e a produção de mel. Do ponto de vista médico, o interesse nesses insetos compreende as reações que os venenos podem causar.

Os himenópteros constituem a terceira ordem dos insetos em número de espécies e são conhecidas mais de 100 mil espécies. Neste capítulo, terão destaque as abelhas, as vespas e as formigas. Esses insetos fazem parte da subordem Apocrita[1] (Figura 17.1), cujos membros são caracterizados por terem o primeiro segmento abdominal alojado no "tórax" e entre este e os demais segmentos abdominais existe uma constrição flexível. Na parte final do abdome, há um aparelho ovipositor modificado que, durante a evolução das espécies, perdeu sua função, servindo apenas como ferrão para a defesa e a imobilização de seus inimigos[2].

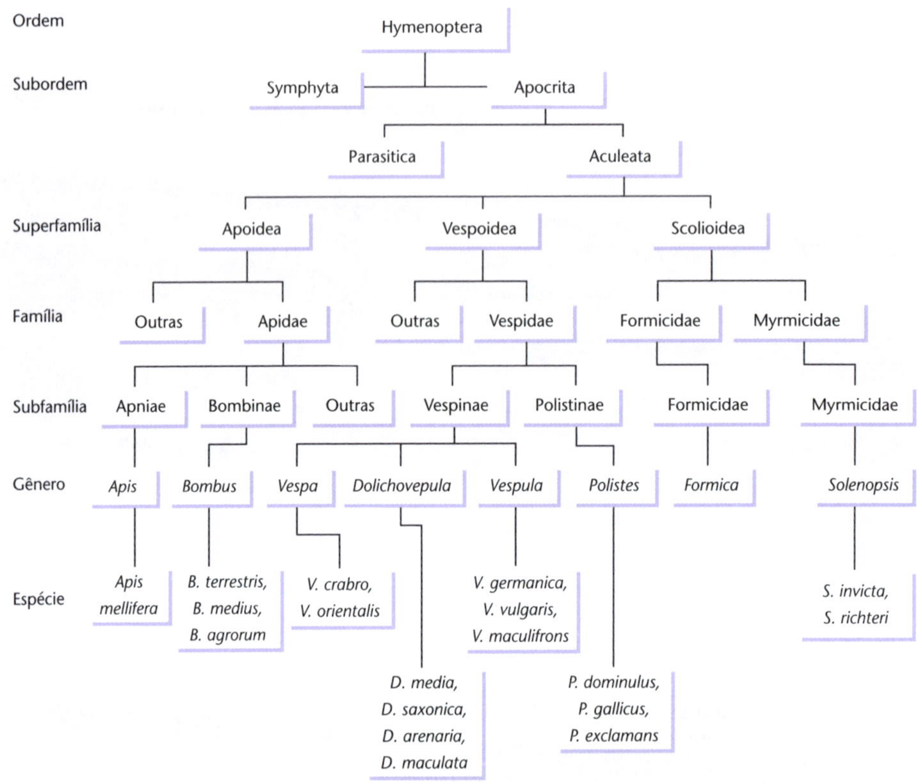

Figura 17.1 Taxonomia da ordem Hymenoptera.

ABELHAS

No Brasil, a apicultura teve início em 1839, com a introdução da *Apis mellifera mellifera*. Posteriormente, em 1870, foram introduzidas as abelhas amarelas (*Apis mellifera lingustica*), também de origem europeia. Eram mansas e não muito produtivas. Em 1956, o governo brasileiro encarregou o Ministério da Agricultura de importar uma raça africana mais produtiva (*Apis mellifera adamsoni*), com a intenção de melhorar a produção de mel no país. Houve, depois, acidentalmente, o cruzamento das abelhas europeias com as africanas, originando as chamadas abelhas "africanizadas", muito mais produtivas que as europeias puras, no entanto mais agressivas. Adaptaram-se muito bem ao nosso clima, porém, em razão de seu comportamento mais agressivo, houve a necessidade de os apicultores modificarem seus hábitos, passando a usar roupas especiais, modificando seu material de trabalho e a disposição das colmeias. Em cidades como São Paulo, nos períodos do ano em que a temperatura média é alta e o índice pluviométrico, baixo, principalmente na primavera e no verão, as abelhas encontram-se mais ativas e agressivas, o que provoca mais acidentes[3].

O ferrão da abelha compreende uma parte glandular, na qual se produz o veneno, e uma estrutura quitinosa e muscular, que serve para a ejeção do veneno, a protrusão e a introdução do ferrão. Apresenta farpas em sua superfície que se fixam à pele logo após a ferroada e, quando o inseto tenta sair do local, todo o sistema é destacado, permanecendo na vítima. O inseto morre a seguir. Noventa por cento do conteúdo do saco do veneno é liberado em aproximadamente 20 segundos e o conteúdo total é introduzido dentro de um minuto[3].

VESPAS

Há 10 mil espécies de vespas no mundo, das quais 5% são sociais. No Brasil, existem cerca de 500 dessas espécies sociais, mas poucas delas causam problemas consequentes às ferroadas no ser humano. Dependendo da região do país, podem ser chamadas de marimbondos e também de zangões.

FORMIGAS

Atualmente, cerca de 11 mil espécies de formigas são descritas e distribuídas por todas as regiões do planeta, exceto nas regiões polares. Todas as formigas pertencem a uma só família (*Formicidae*). Das 16 subfamílias, sete estão presentes no Brasil, país onde se registrou o maior número de espécies. Portanto, no país contabiliza-se o maior número de gêneros e espécies conhecidos. Alguns estudos[4] mostram que as formigas são importantes para a aeração do solo, a polinização, a dispersão e a proteção de várias plantas. Por outro lado, podem tornar-se uma praga quando invadem as residências, jardins e campos de cultivo.

Há grande diversidade de formigas, porém, do ponto de vista médico, a maioria das reações alérgicas ocorrem após a ferroada das chamadas formigas-de-fogo ou lava-pés (*Solenopsis* sp.), embora haja também risco associado com outras espécies.

COMPOSIÇÃO DOS VENENOS

Durante os últimos anos, pela aplicação de técnicas de caracterização e análise bioquímica, os componentes dos venenos puderam ser mais bem identificados, como os feromônios, hormônios, substâncias de defesa e princípios ativos.

O veneno é composto por uma ampla e complexa gama de substâncias farmacologicamente ativas, como proteínas, peptídios, histamina, acetilcolina, catecolaminas e várias outras substâncias[4], como demonstrado na Tabela 17.1.

Tabela 17.1 Comparação dos principais componentes dos venenos de Hymenoptera

Abelhas	Vespas	Formigas
Fosfolipase A2	Fosfolipase A1	Fosfolipase
Hialuronidase	Hialuronidase	Hialuronidase
Fosfatase ácida	Fosfatase ácida	Fosfatase ácida
Melitina	Peptídeos desgranuladores de mastócitos	Alcaloides
Apamina	Cininas	Antígeno 5-*like*
Peptídeos desgranuladores de mastócitos	Antígeno-5	Aminas biogênicas
Aminas biogênicas	Aminas biogênicas	

Fonte: Palma, 1992[5].

Venenos de Abelhas

Os principais alérgenos presentes nesse veneno são Api m 1 (fosfolipase A2), Api m 2 (hialuronidase), Api m 3 (fosfatase ácida), Api m 4 (melitina), Api m 5 (dipeptidilpeptidase IV), Api m 7 (protease sérica), Api m 10 (icarapina) e pelo menos um alérgeno secundário, Api m 6, que em um estudo mostrou uma resposta IgE-mediada em 42% dos pacientes[6,7].

- **Fosfolipase A2**: alérgeno mais importante nesse veneno. É uma glicoproteína com 134 resíduos de aminoácidos, cuja atividade está relacionada com a lise de membranas. Compreende 12 a 15% do peso do veneno seco[8].
- **Hialuronidase**: hidrolisa o ácido hialurônico do interstício celular, facilitando a difusão do veneno de uma célula para outra. Compartilha 50% de homologia com a hialuronidase do veneno de vespas[9].
- **Melitina**: pode representar de 30 a 50% do peso do veneno seco, apresentando 26 resíduos de aminoácidos. Tem a capacidade de lisar diversas células, como hemácias, hepatócitos e leucócitos[10].
- **Fosfatase** ácida: enzima de 49 kDa, que já foi parcialmente clonada, sequenciada[11] e mostrou, em alguns estudos, ser uma importante proteína ligadora de IgE no veneno de abelha[12].
- **Apamina**: formada por 18 resíduos de aminoácidos, sendo um peptídio neurotóxico.
- **Peptídio desgranulador de mastócitos**: composto de 22 resíduos de aminoácidos, implicado direta ou indiretamente na liberação de histamina.

Venenos de Vespas

Os principais alérgenos do veneno de vespas são: fosfolipase A1 (Ves v 1), hialuronidase (Ves v 2) e antígeno 5 (Ves v 5)[13,14]. Eles têm sido muito estudados e são semelhantes aos das abelhas em determinados componentes.

- **Fosfolipase A1**: compreende 6 a 14% do peso total do veneno seco[15].
- **Antígeno 5**: com peso molecular de 25.000 daltons, é uma proteína bastante comum nesse veneno. Sua função biológica ainda é desconhecida, embora muitos estudos demonstrem sua alergenicidade[16,17].
- **Hialuronidase**: hidrolisa o ácido hialurônico do interstício celular, facilitando a difusão do veneno de uma célula para outra.

Venenos de Formigas

As formigas apresentam uma diversidade enorme de venenos, desde soluções simples com poucos componentes até misturas proteicas complexas. Além das enzimas comuns a outros grupos de Hymenoptera, as formigas podem apresentar em seus venenos algumas substâncias ácidas com potente ação citotóxica[18].

O veneno de *Solenopsis* contém quatro alérgenos conhecidos:

- **Fosfolipase A1 (Sol i 1)**: apresenta homologia parcial com a fosfolipase A1 do veneno de vespa.
- **Sol i 2** (2/3 da concentração total de proteínas).
- **Antígeno 5 (Sol i 3)**: 50% de homologia com o antígeno 5 do veneno de vespa[19].
- **Sol i 4**: 8 a 10% da concentração da proteína total do veneno.

EPIDEMIOLOGIA

Quando é aplicado um questionamento à população, dependendo do tipo de clima do país, 56,6 a 94,5% dos entrevistados se recordam de terem sido ferroados por esses insetos pelo menos uma vez na vida. A prevalência de sensibilização (indicada tanto por teste cutâneo positivo ou pela detecção de IgE sérica específica em pacientes com nenhuma história prévia de reação) é estimada entre 9,3 e 28,7% na população adulta. A prevalência de reações locais também é baseada na população adulta e encontra-se entre 2,4 e 26,4%. Quanto às reações sistêmicas, a prevalência nos Estados Unidos, em adultos, é de 0,5 a 3,3%. Em crianças, a taxa de prevalência é menor: 0,15 a 0,8%. Em um estudo realizado por Novembre et al.[20] com 1.175 escolares, foi encontrada frequência de 0,34% de reações sistêmicas. No Brasil, temos somente dados obtidos do Centro de Vigilância Epidemiológica do Estado de São Paulo, sendo notificados, de 1993 a junho de 2016, 31.114 acidentes provocados por himenópteros, com 9,9% dos casos moderados a graves, com 0,3% de letalidade. No ambulatório de reações a venenos de insetos do Serviço de Imunologia Clínica e Alergia do Hospital das Clínicas da Faculdade de Medicina da Universidade de São Paulo (HC-FMUSP), observamos que 73,8% dos pacientes que apresentaram reações ao veneno de formiga tinham menos de 20 anos e mais de 50% dos pacientes que apresentaram reações aos venenos de abelha e vespa eram adultos.

História Natural e Fatores de Risco

Comparadas com a alta prevalência de sensibilização ao veneno desses insetos encontrada na população em geral, as reações sistêmicas ocorrem em uma pequena porcentagem. O porquê de alguns pacientes sensibilizados reagirem e outros não a ferroadas futuras ainda não foi completamente elucidado. Entretanto, alguns fatores associados com a ocorrência de gravidade das reações sistêmicas em ferroadas futuras são bem conhecidos, entre eles destacam-se:

Idade

Em crianças, aproximadamente 60% das reações sistêmicas são leves e geralmente restritas à pele, enquanto em adultos os sintomas cardiovasculares e respiratórios ocorrem em 70% das vezes. Crianças com reações sistêmicas cutâneas apresentam menor taxa de recorrência ao longo dos anos que adultos. Entretanto, em um estudo de acompanhamento de 10 a 20 anos com crianças não tratadas que tiveram reações moderadas a graves, 32% repetiram nova reação sistêmica em ferroadas posteriores comparadas com 5% das que foram tratadas com imunoterapia e, entre as que apresentaram reações mais graves, estas permaneciam em risco por período maior.

Gravidade das Reações Anteriores

Após uma reação local extensa, entre 5 e 15% poderão apresentar reação sistêmica em uma próxima ferroada. Quando os pacientes já apresentaram reação sistêmica, a recorrência de nova reação é determinada pela gravidade da reação prévia: quanto mais séria a reação, maior o risco de recorrência. Adultos com história recente de reação sistêmica grave apresentam risco de 40 a 60% de nova reação em ferroadas posteriores, enquanto crianças apresentam risco de 40%.

Curto Intervalo entre as Ferroadas

Intervalo menor entre uma ferroada e a subsequente aumenta o risco de reação sistêmica. Intervalos maiores entre as ferroadas diminuem o risco, mas este ainda permanece em torno de 20 a 30% mesmo depois de 10 anos da ocorrência.

Do contrário, pessoas que são ferroadas muito frequentemente (mais de 200 ferroadas anuais) parecem desenvolver tolerância, como no caso dos apicultores.

Sensibilização ao Veneno

Pacientes adultos sensibilizados apresentam risco de reação anafilática 17 vezes maior que pacientes com teste cutâneo negativo, principalmente quando houver sensibilização ao veneno de abelhas em vez de vespas.

Atopia

Pelos dados da literatura, não há risco aumentado de reações graves em pacientes atópicos.

Inseto

Pacientes alérgicos ao veneno de abelha apresentam risco aumentado de reação sistêmica em ferroadas futuras em comparação a pacientes alérgicos ao veneno de vespa em alguns estudos, mas pode haver variações que dependem do tipo de vespa regional. No ambulatório de reações a venenos de insetos do HC-FMUSP, observa-se que pacientes que foram ferroados por abelhas apresentaram maior gravidade de reação (reação grau IV pela classificação de Mueller) do que pacientes que foram ferroados por outros insetos.

Doenças Cardiovasculares e Terapias

Doenças cardiovasculares preexistentes são fatores de risco para reações graves e fatais. O tratamento com betabloqueadores não parece aumentar o risco em geral para uma reação sistêmica, porém pode influenciar na gravidade da reação. As doenças cardiovasculares são muito mais frequentes que a anafilaxia e esses medicamentos são muito efetivos, portanto, essas drogas não podem ser substituídas nos pacientes que apresentam ambas as doenças sem uma análise de risco cuidadosa.

Mastocitose

Um estudo mostrou que a incidência de anafilaxia em pacientes com mastocitose foi menor em crianças que em adultos, nas quais as reações foram mais frequentes em pacientes com mastocitose sistêmica e principalmente por ferroadas de Hymenoptera[21].

PATOGÊNESE

A anafilaxia envolve a ativação de mastócitos e/ou basófilos. Há vários fatores desencadeantes, principalmente venenos de Hymenoptera, por meio de mecanismo envolvendo IgE e o receptor de alta afinidade para a IgE (FcεRI) nas células. A anafilaxia pode envolver outros mecanismos imunológicos que não a IgE. Esses outros mecanismos podem ser: ativação de anafilatoxinas (C3a, C5a), liberação de neuropeptídeos (substância P), mecanismos citotóxicos, IgG e IgM, imunocomplexos ou ativação de célula T que resulte em ativação do mastócito ou basófilo de magnitude suficiente para causar anafilaxia. Mais de um mecanismo geralmente está envolvido no processo. Por fim, a anafilaxia também pode ser desencadeada por mecanismo não imunológico, e o veneno de inseto pode ativar diretamente o mastócito[22].

MANIFESTAÇÕES CLÍNICAS

As manifestações clínicas são classificadas na literatura mundial, segundo o mecanismo fisiopatológico, em: imunológicas, não imunológicas e de mecanismo desconhecido. Didaticamente, no ambulatório de reações a venenos de himenópteros do HC-FMUSP, utiliza-se a classificação mostrada a seguir, com base nos dados da literatura e em nossa experiência clínica.

Reação Tóxica

- **Local**: a maioria dos pacientes apresenta esse tipo de reação após serem ferroados. Ocorre apenas uma reação inflamatória no local da introdução do veneno, com resolução em algumas horas.
- **Sistêmica**: reação sistêmica ocasionada pela grande quantidade de veneno no organismo e pelo tipo de inseto, quando há múltiplas ferroadas. Os sintomas podem ser semelhantes aos de reações alérgicas sistêmicas, podendo ocasionar morte. Em crianças, um acidente fatal pode ser provocado por apenas 30 a 50 ferroadas de abelhas.

Reação Alérgica

- **Local extensa**: reação inflamatória intensa, podendo estender-se do local da ferroada até a articulação adjacente. O pico da reação pode dar-se em 48 horas, e a ocorrência de infecção secundária não é incomum.

Reação Sistêmica Anafilática

A reação sistêmica anafilática tem início de ação rápido (15 a 20 minutos) e é subdividida pelos critérios de Mueller modificados, segundo a gravidade, em:

- Grau I: urticária, prurido, mal-estar, ansiedade.
- Grau II: um dos sintomas anteriores e dois ou mais dos seguintes: broncoconstrição leve, náuseas, vômitos, dor abdominal, diarreia e angioedema. Este último pode ser considerado grau II quando aparecer isoladamente.
- Grau III: um dos anteriores e dois ou mais dos seguintes: dispneia, sibilos, estridor (esses três já são considerados grau III quando aparecem isoladamente), disfagia, disartria, rouquidão, fraqueza, confusão mental e sensação de morte iminente.
- Grau IV: um dos anteriores e dois ou mais dos seguintes: queda de pressão arterial, colapso, perda de consciência, incontinência urinária e cianose.

Outras Reações Sistêmicas

São reações raras, geralmente de patogenia desconhecida, e incluem vasculites, nefropatias, doença do soro-símile, neuropatias etc.

DIAGNÓSTICO/EXAMES COMPLEMENTARES

O diagnóstico é baseado no preenchimento dos critérios citados a seguir:

História Clínica Detalhada

O primeiro passo importante para o diagnóstico correto é o levantamento de uma história clínica detalhada, pois na anamnese são colhidas informações direcionadas principalmente quanto ao inseto responsável, além de informações sobre número e localização das ferroadas, descrição detalhada dos sintomas apresentados e em quanto tempo se iniciaram os sintomas, qual foi o tratamento medicamentoso administrado imediatamente após a reação e história anterior de ferroadas.

Dosagem de IgE Veneno-específica *In Vitro*

Podendo ser utilizados radioimunoensaios, métodos enzimáticos e quimioluminescência, a dosagem de IgE veneno-específica *in vitro* deve ser colhida após pelo menos 3 a 4 semanas depois do evento agudo, para reduzir a probabilidade de resultado falso-negativo.

Testes Cutâneos

Os testes cutâneos são o método de preferência em relação à pesquisa de anticorpos IgE séricos específicos para uma melhor sensibilidade diagnóstica, tanto em adultos como em crianças. Aproximadamente 10% dos pacientes que apresentam teste cutâneo negativo têm resultados positivos para pesquisa de IgE sérica. E, dos pacientes que apresentam testes cutâneos positivos, 15 a 20% têm pesquisa de IgE sérica com resultado negativo.

Primeiro realiza-se a puntura (*prick test*) em diluições crescentes, com intervalos de 30 minutos e com controles positivos e negativos: 0,001 mcg/mL a 1 mcg/mL para venenos de abelha e vespa; e 10^{-6} a 10^{-3} peso/volume para venenos de formigas. Caso esse teste seja negativo, realiza-se o teste intradérmico nas mesmas diluições crescentes. O teste deve ser interrompido quando for positivo em qualquer concentração ou quando se atingir a última concentração. É muito importante a realização desses testes em ambiente hospitalar e por médico experiente e treinado no tratamento de urgência.

Outros Exames

Pesquisa de IgG sérica, teste de liberação de histamina, teste de desgranulação de basófilos e teste de provocação. São métodos pouco práticos e mais utilizados para pesquisa e em meio acadêmico.

REATIVIDADE CRUZADA

As razões para a dupla positividade podem ser: sensibilização verdadeira a diferentes alérgenos (fenômeno mais raro); reatividade imunoquímica pela sequência homóloga entre alérgenos de diferentes fontes; reatividade cruzada pela presença de determinantes de carboidratos (CCD), que podem ser a causa principal da dupla positividade *in vitro* aos venenos; e uma absorção inadequada da IgE no substrato dos testes, fenômeno que está particularmente presente quando a IgE total sérica está extremamente aumentada[23]. A reatividade cruzada aumenta com venenos de insetos da mesma família e, quando se consideram venenos de insetos de famílias distintas, podemos observar que entre abelhas e vespas ocorre principalmente por causa da hialuronidase e, entre formigas e vespas, por causa do antígeno[5].

TRATAMENTO

Reações Locais

Reações locais são tratadas com compressas com água fria ou gelada; anti-histamínicos e analgésicos podem ser utilizados para diminuir a dor local e o desconforto dessas reações.

Reações Locais Extensas

As reações locais extensas geralmente são conduzidas como nas reações anteriormente citadas. Como a reação inflamatória é maior, podem ser utilizados corticosteroides tópicos ou orais e anti-inflamatórios não hormonais.

Reações Sistêmicas

- **Tóxicas**: finalmente conseguiu-se obter o soro antiveneno de abelhas. Ele ainda não está disponível para uso clínico, mas encontra-se em fase de produção pelo Instituto Butantan e poderá auxiliar no tratamento desse tipo de reação, quando bem indicado.
- **Anafiláticas**: em caso de urgência, o medicamento de escolha é adrenalina, na concentração de 1:1.000 em solução aquosa, na dose para crianças de 0,01 mL/kg até o máximo de 0,3 mL, em intervalos de 15 a 30 minutos. A via de administração de preferência é a aplicação no músculo vasto lateral da coxa em vez do músculo deltoide ou do subcutâneo, por ser mais rápida e previsível que a subcutânea. Quando se dispõe antecipadamente de acesso venoso, a adrenalina pode ser utilizada por via venosa, desde que a aplicação seja realizada por pessoa experiente e com paciente monitorado. Sugere-se dose de 10 a 20 mcg/kg em crianças, não ultrapassando 500 mcg. Inalação com broncodilatadores, medicamentos vasopressores, anti-histamínico injetável e corticosteroides por via parenteral podem ser necessários, além dos cuidados de manutenção de vias aéreas pérvias e controle da pressão arterial. Os pacientes devem ficar em observação por 3 a 6 horas e o médico deve estar ciente da existência de reações bifásicas, e os corticosteroides devem ser indicados para diminuir a chance de aparecimento desse tipo de reação.

- Profilaxia: todo paciente sujeito a maior risco deve fazer uso de algum identificador e, se possível, o afastamento do inseto responsável: evitar uso de perfumes adocicados ou odores muito penetrantes; evitar andar com pés descalços em jardins ou próximos a piscina; procurar andar com botas em áreas rurais e orientar o paciente a utilizar adrenalina autoinjetável (Epipen®, Anapen®, Jext®, AuviQ®, Emerade®) e anti-histamínicos, caso haja necessidade[24].
- Imunoterapia específica: a imunoterapia alérgeno ou veneno-específica consiste em um tratamento eficaz e seguro[25-28], e é considerada o único tratamento capaz de alterar o curso natural da doença nos pacientes que apresentam reações alérgicas graves após a ferroada desses insetos. Consiste em aplicações de injeções subcutâneas em quantidades que vão aumentando gradualmente com venenos específicos aos quais o paciente apresenta a reação, até atingir a dose de manutenção, induzindo a tolerância ao alérgeno desencadeador ao longo do tempo, minimizando a expressão sintomática da doença. Embora a imunoterapia veneno-específica seja um tratamento bem documentado para alcançar a tolerância às reações alérgicas aos venenos desses insetos, os mecanismos envolvidos não estão ainda completamente elucidados. Os efeitos da imunoterapia em relação aos anticorpos IgE e IgG veneno-específicos estão bem documentados, embora nem a concentração de IgG nem a relação IgE/IgG esteja fortemente relacionada com a resposta clínica à imunoterapia[29]. Estudos anteriores revelam produção diminuída de IL-4 pelas células TH2 CD4+, principalmente na presença de IL-10 e aumento pelas células TH1 de IFN-gama durante a imunoterapia convencional. Essa resposta de citocinas pode variar dependendo do tipo de imunoterapia utilizada, pois enquanto na imunoterapia convencional a redução dos níveis de IL-4 inicia-se após 2 meses de tratamento, na *rush* imunoterapia (muito rápida), essa mesma queda acontece nos primeiros dias do tratamento. Já quando é utilizado o protocolo ultra-*rush*, a diminuição dos níveis de IL-4 acontece após horas do início da imunoterapia, tão bem quanto o aumento das células Treg CD4+CD25+ e da produção de IL-10. Outros efeitos ocorrem também em outras células, como mastócitos e basófilos, em que há produção diminuída de mediadores, como a histamina e os sulfidoleucotrienos. Além disso, a imunoterapia age sobre as células T, modificando a resposta imune ao alérgeno, alterando o perfil de Th2 para Th1, com uma inibição da ativação de granulócitos basófilos[30].

INDICAÇÕES DA IMUNOTERAPIA

As indicações da imunoterapia são baseadas na história de reações sistêmicas alérgicas graves, nos testes cutâneos e séricos positivos, conhecimento da história natural e presença de fatores de risco (Tabela 17.2).

Segundo uma revisão extensa[28] sobre hipersensibilidade a veneno de insetos que reuniu as três maiores e principais sociedades de alergia e imunologia do mundo, a imunoterapia deve ser recomendada em pacientes que apresentam anafilaxia após ferroada de insetos, especialmente se há reações graves, como obstrução da via aérea ou hipotensão, e com teste cutâneo positivo com o veneno do inseto responsável.

Nessa mesma publicação, em crianças menores de 16 anos que experimentaram somente reações cutâneas, geralmente não é recomendada a imunoterapia, pois os estudos realizados com veneno de abelha e vespa mostraram que as crianças apresentaram uma boa evolução espontânea. As reações sistêmicas nas ferroadas subsequentes foram mais leves ou semelhantes às originais tanto nas que fizeram imunoterapia quanto nas que não fizeram. Quando se consideram crianças menores de 16 anos com hipersensibilidade a veneno de formiga, deve-se avaliar cada caso, pois a frequência de exposição é maior nesses pacientes e não há dados na literatura sobre imunoterapia com veneno desse inseto especificamente em crianças com apenas manifestações cutâneas. Caso a exposição seja muito frequente, considerando-se *hobbies* e ocupação do paciente ou em condições de má qualidade de vida avaliada, a imunoterapia nesses casos pode ser indicada.

Tabela 17.2 Indicações da imunoterapia segundo a gravidade da reação alérgica

	Tipo da reação	Teste cutâneo	Imunoterapia
Criança	Reação generalizada grau I ou II	Positivo	Avaliar caso individualmente
Adulto	Reação generalizada grau I ou II	Positivo	Sim
Criança ou adulto	Reação local extensa	Positivo ou negativo	Não
	Reação generalizada grau III ou IV	Positivo	Sim
Criança ou adulto	Reação não usual	Positivo ou negativo	Não

CONTRAINDICAÇÕES À IMUNOTERAPIA

Doença cardiovascular, tratamento com betabloqueadores (principalmente os não seletivos), incluindo soluções oftalmológicas tópicas; asma grave; obstrução crônica irreversível das vias aéreas, incluindo pacientes com volume de fluxo expiratório no primeiro segundo menor que 70% do predito, apesar de tratamento adequado; doenças imunológicas como pneumonite de hipersensibilidade, aspergilose broncopulmonar alérgica e imunodeficiências; distúrbios psiquiátricos; pacientes não colaborativos. Reações alérgicas graves após ferroadas ou durante a imunoterapia têm sido descritas em pacientes que utilizam iECA. Embora o risco seja difícil de ser quantificado exclusivamente com base em relatos de caso, uma revisão recente adverte que iECA devem ser evitados nesses casos, quando possível.

COMPLICAÇÕES

Podem ocorrer reações adversas à imunoterapia. Consistem em reações no local das injeções (dor, eritema ou edema), ocorrendo nas primeiras semanas do tratamento, ou de reações mais graves, podendo chegar à anafilaxia.

A frequência e a gravidade das reações sistêmicas à imunoterapia variam entre os estudos, dependendo da seleção do paciente, da doença, do extrato do alérgeno e do regime de indução. Essas reações sistêmicas podem ocorrer em 67,3% das pessoas, principalmente durante a fase de indução do tratamento, e com incidência menor durante a fase de manutenção.

A combinação de omalizumabe e imunoterapia pode ser uma opção que está sendo avaliada em alguns estudos recentes nos pacientes que não toleram a imunoterapia, apresentando reações sistêmicas durante esse procedimento, principalmente na imunoterapia rápida (*rush*).

CONCLUSÕES

Nos últimos anos, pacientes pediátricos vêm apresentando risco aumentado de ferroadas, provavelmente por causa da maior exposição. No entanto, não há estudos que relatem a exata incidência de reações alérgicas ao veneno desses insetos ou a história natural na população pediátrica. Apesar disso, não se deve considerar esse um problema trivial, porque, anualmente, há muitos relatos de morte após ferroadas de abelhas e vespas que poderiam ser evitadas pelo reconhecimento das reações alérgicas ao veneno de Hymenoptera se a imunoterapia veneno-específica fosse mais amplamente avaliada. A imunoterapia pode afetar a progressão da doença com alta eficácia e segurança quando realizada por profissional capacitado.

REFERÊNCIAS BIBLIOGRÁFICAS

1. Chinery M. A field guide to the insects of Britain and Northern Europe. London: William Collins Sons & Co.; 1984.
2. Hymenoptera. Wikipédia. 2016. Disponível em <http://pt.wikipedia.org/wiki/Hymenoptera>. (Acesso 26 jul. 2016).

3. Homem de Mello MHSH. Abelhas africanizadas na cidade de São Paulo – uma abordagem epidemiológica. [Dissertação de Mestrado]. São Paulo: Departamento de Epidemiologia da Faculdade de Saúde Pública da Universidade de São Paulo; 2000.
4. Nakajima T. Venoms of the Hymenoptera. London: Academic Press; 1986. p.309-27.
5. Palma MS. Venenos de Hymenoptera sociais: coleta, composição, bioquímica e farmacologia. Rev Bras Alergia Imunopatol. 1992;15(4):126-8.
6. Hoffman DR. Hymenoptera venom allergens. Clin Rev Allergy Immunol. 2006;30(2):109-28.
7. Frick M, Fischer J, Helbling A, Rueff F, Wieczorek D, Ollert M, Pfützner W, et al. Predominat Api m 10 sensitization as risk factor for treatment failure in honey bee venom immunotherapy. J Allergy Clin Immunol. 2016;138(6):1663-71.
8. Owen MD, Pfaff LA, Reisman RE, Wypych J. Phospholipase A2 in venom extracts from honeybees (Apis mellifera L.) of different ages. Toxicon. 1990;28(7):813-20.
9. Markovic-Housley Z, Miglierini G, Soldatova L, Rizkallah PJ, Müller U, Schirmer T. Crystal struture of hyaluronidase, a major allergen of bee venom. Struture. 2000;8(10):1025-35.
10. Dawson CR, Drake A, Helliwell J, Hoder RC. The interaction of bee melitin with lipidic bilayer membranes. Biochimica Biophysica Acta. 1978;510:75-86.
11. Müller U. Recombinante venom allergens. Allergy. 2002;57:570-6.
12. Hoffman DR, Weimer E, Sakell RH, Schmidt M. Sequence and characterization of honeybee venom acid phosphatase: 429. J Allergy Clin Immunol. 2005;115(2 Suppl 1):S107.
13. Hoffman DR, Jacobson RS. Allergens in Hymenoptera venom: XII. How much protein is in a sting? Ann Allergy. 1984;52(4):276-8.
14. King TP, Kochoumian L, Joslyn A. Wasp venom proteins: phospholipase A1 and B. Arch Biochem Biophys. 1984;230(1):1-12.
15. King TP, Alagon AC, Kuan J, Sobotka AF, Lichtenstein LM. Immunochemical studies of yellow jacket venom proteins. Mol Immunol. 1983;20(3):297-308.
16. Henriksen A, King TP, Mirza O, Monsalve RI, Meno K, Ipsen H, et al. Major venom allergen of yellow jackets, Ves v 5; structural characterization of a pathogenesis-related protein superfamily. Proteins. 2001;45(4):438-48.
17. Souza BM, Santos LD, Palma MS. Bioquímica e farmacologia dos venenos de vespas, abelhas e formigas. In: Castro FFM, Palma MS, editores. Alergia a venenos de insetos. Barueri: Manole; 2009. p.37-61.
18. Morato-Castro FF, Palma MS, Brocheto-Braga MR, Malaspina O, Lazaretti J, Baldo MAB, et al. Biochemical properties and study of antigenic cross-reactivity between Africanized honey bee and wasp venom. J Investig Allergol Clin Immunol. 1994;4(1):37-41.
19. Hoffman D. Hymenoptera venom:XXIV. The amino acid sequences of imported fire ant venoms allergens Sol i 2, Sol i 3 and Sol i 4. J Allergy Clin Immunol. 1993;91(1Pt1):71-8.
20. Novembre E, Cianferoni A, Bernardini R, Veltroni M, Ingargiola A, Lombardi E, et al. Epidemiology of insect venom sensitivity in children and its correlation to clinical and atopic features. Clin Exp Allergy. 1998;28(7):834-8.
21. Brockow K, Jofer C, Behrendt H, Ring J. Anaphylaxis in patients with mastocytosis: a study on history, clinical features and risk factors in 120 patients. Allergy. 2008;63(2):226-32.
22. Simons FE, Frew AJ, Ansotegui IJ, Bochner BS, Golden DB, Finkelman FD, et al. Risk assessment in anaphylaxis: current and future approaches. J Allergy Clin Immunol. 2007;120(1 Suppl):S2-24.
23. Ferreira F, Hawranek T, Gruber P, Wopfner N, Mari A. Allergic cross-reactivity: from gene to the clinic. Allergy. 2004;59(3):243-67.
24. Bilo MD, Cichocka-Jarosz E, Pumphrey R, Oude-Euberink JN, Lange J, Jakob T, et al. Self medication of anaphylactic reactions due to Hymenoptera stings-an EAACI Task Force Consensus Statement. Allergy. 2016;71(7):931-43.
25. Golden DB. Insect sting allergy and venom immunotherapy. Ann Allergy Asthma Immunol. 2006;96(2suppl 1):S16-21.

26. Ross RN, Nelson HS, Finegold I. Effectiveness of specific immunotherapy in the treatment of hymenoptera venon hypersensitivity: a meta-analysis. Clin Ther. 2000;22(3):351-8.
27. Brown SGA, Wiese MD, Blackman KE, Heddle RJ. Ant venom immunotherapy: a double blind, placebo-controlled, crossover trial. Lancet. 2003;361(9362):1001-1006.
28. Moffitt JE, Golden DB, Reisman RE, Lee R, Nicklas R, Freeman T, et al. Stinging insect hypersensitivity: a practice parameter update. J Allergy Clin Immunol. 2004;114(4):869-86.
29. Bonifazi F, Jutel M, Bilo BM, Birnbaum J, Muller U; EAACI Interest Group on Insect Venom Hypersensitivity. Prevention and treatment of Hymenoptera venom allergy: guidelines for clinical practice. Allergy. 2005;60(12):1459-70.
30. Siegmund R, Vogelsang H, Machnik A, Herrman D. Surface membrane antigen alteration on blood basophils in patients with Hymenoptera venom allergy under immunotherapy. J Allergy Clin Immunol. 2000;106(6):1190-5.

Outras doenças com envolvimento eosinofílico e IgE 18

Antonio Carlos Pastorino
Mariana Machado Forti Nastri
Diogo Cordeiro de Queiroz Soares
Magda Carneiro-Sampaio

Após ler este capítulo, você estará apto a:

1. Descrever a função do eosinófilo e da imunoglobulina E (IgE).
2. Reconhecer as causas de eosinofilia e aumento da IgE.
3. Distinguir as síndromes hipereosinofílicas.
4. Conhecer as principais imunodeficiências com aumento da IgE.
5. Delinear um roteiro para pesquisa de eosinofilias.

INTRODUÇÃO

Em condições normais, tanto em crianças quanto em adultos, os eosinófilos (eos) sanguíneos e teciduais são encontrados em número reduzido. Entretanto, em uma variedade de doenças, como alergias, doenças do conectivo, neoplasias, infecções helmínticas, reações a vários medicamentos e, mais raramente, síndromes hiperosinofílicas, atingem números elevados, passando a caracterizar o quadro clínico-hematológico de eosinofilia. Embora as condições associadas à eosinofilia e à hipereosinofilia sejam semelhantes entre adultos e crianças, algumas, de forma peculiar, são mais encontradas em crianças e incluem doenças monogênicas associadas a imunodeficiências ou desregulação imunológica que serão objeto de maior destaque neste capítulo.

Os níveis séricos da imunoglobulina E (IgE) muitas vezes se encontram elevados nas mesmas doenças em que ocorre aumento da produção de eos, pelas citocinas liberadas dos linfócitos Th-2 (em especial IL-4, IL-5 e IL-13) e acabam promovendo o aumento da produção, da diferenciação, da maturação e da sobrevivência dos eos e aumento dos níveis de IgE (ver Capítulo 3, "Reações de hipersensibilidade").

HISTÓRICO

Os eos foram inicialmente visualizados no sangue periférico sem coloração por Wharton Jones em 1846, mas somente em 1879 foram caracterizados morfotintorialmente por Paul Erlich que, em suas pesquisas, desenvolveu um corante ácido vermelho e o chamou de eosina, em alusão à deusa grega do sol da manhã. Erlich demonstrou que os eos estavam presentes no sangue e em alguns tecidos, como as submucosas dos tratos digestório, respiratório e geniturinário[1,2].

Apesar do reconhecimento dos eos já contar com mais de 130 anos, apenas nos últimos 30 anos suas funções de defesa específica, em processos inflamatórios, reações alérgicas, lesão tecidual e fibrose, vêm sendo entendidos[1].

CARACTERÍSTICAS E FUNÇÕES DOS EOSINÓFILOS

Os eos são considerados células granulocíticas, predominantemente teciduais na proporção de 100 eos teciduais para cada eos no sangue. São originados de precursores da medula óssea ($CD34^+$) em resposta a uma série de interleucinas e fatores de crescimento de eos derivados de linfócitos T, transitando temporariamente na corrente sanguínea[1]. Nos tecidos se localizam preferencialmente no trato digestório (exceto no esôfago), mas podem estar presentes no timo, na glândula mamária e no útero, sendo a presença da quimiocina CCL11 tecidual (eotaxina-1) sua reguladora.

Durante o processo de maturação, os eos permanecem na medula óssea por quatro dias, e constituem de 3 a 6% das células medulares. Quando liberados para a corrente sanguínea, permanecem por 8 a 18 horas circulando. Após esse intervalo, tendem a se localizar em certos tecidos e órgãos expostos ao meio externo, especialmente nas membranas submucosas e tecido conectivo frouxo do trato digestório, pele, tratos respiratório e geniturinário. Nesses tecidos, para os quais se dirigem, os eos sobrevivem por 2 a 5 dias, mas podendo sobreviver por até duas semanas[1].

A proliferação, a diferenciação e a sobrevida dos eos dependem de três fatores hematopoéticos: (i) a interleucina 3 (IL-3), (ii) o fator estimulador de colônias para granulócitos e monócitos (GM-CSF) e a (iii) interleucina 5 (IL-5), esta última a mais específica para a linhagem eosinofílica[1]. Apesar de os linfócitos T serem a principal fonte desses fatores, outras células também podem produzir GM-CSF, como mastócitos, macrófagos, células *natural killer*, células endoteliais e fibroblastos. A IL-5 também é produzida por mastócitos[1].

Os eos poduzem grande variedade de mediadores, citocinas, produtos oxidativos, mediadores lipídicos e enzimas e contêm três populações distintas de grânulos ligados à membrana celular:

A. Grânulos primários arredondados, uniformemente eletrodensos, presentes nos estágios mielocíticos e promielocíticos.
B. Grânulos secundários ou específicos contendo um núcleo eletrodenso cristaloide circundado por uma matriz granular densa (aproximadamente 95% dos eos maduros), em que se localizam as principais proteínas dos esinófilos, como a proteína catiônica eosinofílica (ECP), a proteína básica principal (MPB), a neurotaxina derivada de eos (EDN) e a peroxidase eosinofílica.
C. Grânulos pequenos que contêm enzimas hidrolíticas, como fosfatase ácida e aril-sulfatase, podendo conter catalase. Possuem também grande quantidade de corpúsculos lipídicos não ligados à membrana que contêm vários receptores para imunoglobulinas (IgG, IgA e IgE), para eotaxina, IL-3, IL-5, GM-CSF e interferon-gama[1].

Anteriormente, os eos eram considerados células efetoras finais, mas com os conhecimentos atuais acredita-se que possam atuar como reguladores imunológicos, seja pela apresentação de antígenos, seja pela produção de citocinas e de outras moléculas imunomoduladoras (Figura 18.1). Os eos, quando ativados, possuem muitas propriedades, entre as quais a capacidade de movimentar-se (quimiocinese) e de migrar para a área inflamatória (quimiotaxia).

Outras funções são:

- Defesa contra helmintos.
- Toxicidade para uma série de parasitas (*Trypanosoma cruzi, Toxoplasma gondii*).
- Toxicidade para células tumorais e aloenxertos.
- Ação antimicrobiana (fagocitose e lise bacteriana) e antiviral.
- Ação na hipersensibilidade imediata aos alérgenos.
- Participação nos processos de remodelamento e reparo tecidual[1-3].

Os eos ativados secretam grânulos citoplasmáticos, tornando-se hipodensos e vacuolizados. As proteínas estocadas nos grânulos secundários – proteína básica principal (MPB), proteína catiônica eosinofílica (ECP), neurotoxina derivada do eosinófilo (EDN) e peroxidase eosinofílica (EPO) – contribuem para as funções do eosinófilo[1-3].

Nos eventos ou situações patológicas, nem sempre a função do eos é evidente. O grau do dano associado à infiltração eosinofílica tecidual parece estar relacionado ao estímulo que os atraiu, à duração da eosinofilia e ao grau de ativação do próprio eos[1-3].

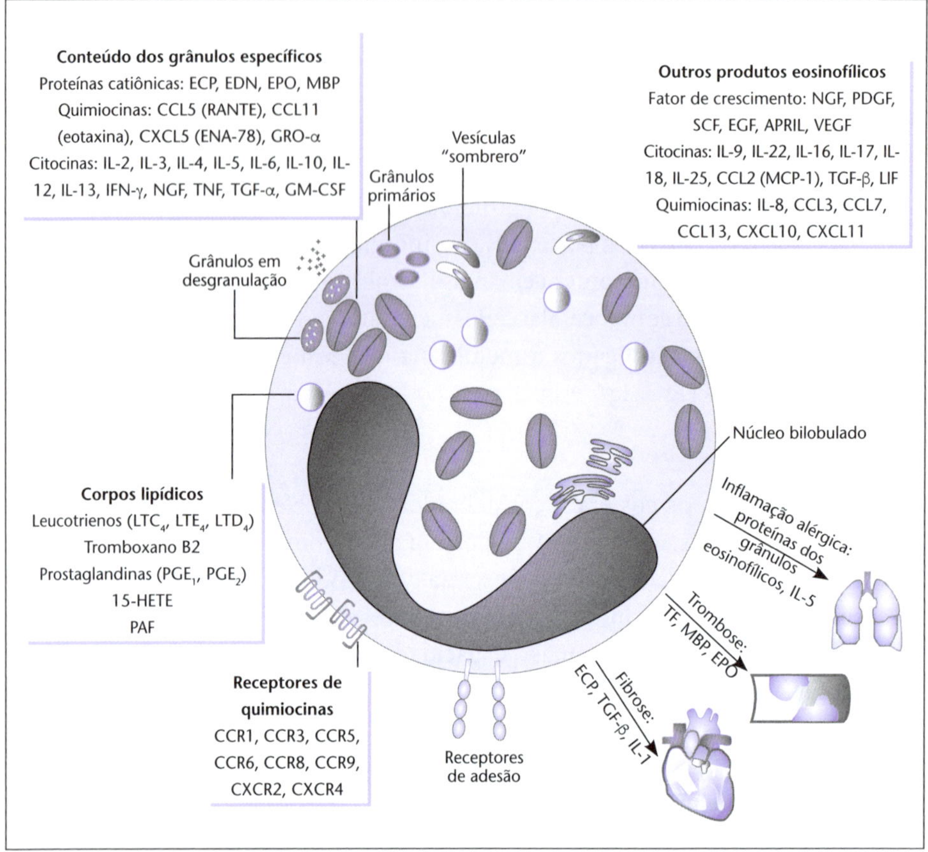

Figura 18.1 Características dos eosinófilos[3].
Fonte: adaptada de Rosenberg et al.[3].

EOSINÓFILOS NA CRIANÇA NORMAL

A concentração normal de eos no sangue em adultos e crianças é de 1 a 3%, em média[1-4]. Na prática, são considerados normais valores de até 5%, com correspondente à contagem absoluta variando entre 350 e 500 células/mm^3. Uma classificação arbitrária definiu níveis entre 450 e 1.500/mm^3 como eosinofilia leve, entre 1.500 e 5.000 como eosinofilia moderada e mais altas que 5.000, eosinofilia grave[1-4].

No indivíduo normal, o ritmo circadiano influencia na contagem absoluta dos eos, que tende a ser mais elevada à meia-noite e mais baixa ao meio-dia[1-5].

Há associação entre o número de eos no sangue periférico e a faixa etária da criança. A contagem de eos mostra-se elevada ao nascimento, aumentando até o 14º dia, quando há a recuperação do peso inicial. Na 8ª semana de vida, os eos assumem o percentual que perdurará ao longo da vida.

As crianças cujos níveis de eos permanecem elevados (> 700 células/mm^3) a partir do terceiro mês de vida apresentam maior risco de desenvolver quadros atópicos. Pelo menos 70% das crianças prematuras mostram grau leve de eosinofilia. A eosinofilia tende a ser observada durante a fase de convalescença de processos infecciosos sistêmicos[1].

CAUSAS DE EOSINOFILIAS

A Tabela 18.1 mostra as principais causas de doenças, síndromes e condições associadas à eosinofilia periférica e/ou tecidual. As imunodeficiências associadas à eosinofilia e/ou ao aumento de IgE serão aprofundadas a seguir.

Tabela 18.1 Principais causas de doenças, síndromes e condições associadas à eosinofilia periférica e/ou tecidual

Doenças	Exemplos
Infecções	Parasitárias: eosinofilia tropical, toxocaríase (larva migrans visceral), infecções por helmintos (filariose, oncocercose, esquistossomose, fasciolíase, estrongiloidose, triquinose, ascaridíase, ancilostomose, equinococose) Não parasitárias: coccidiomicose, pneumonia por *Chlamydia trachomatis* na infância, fase convalescente da escarlatina, infecção por pneumococos, doença da arranhadura do gato, criptococose do sistema nervoso central em HIV
Doenças alérgicas	Asma Aspergilose broncopulmonar alérgica Polipose nasal Intolerância ao ácido acetilsalicílico Rinite alérgica Urticárias Dermatite atópica Reações de hipersensibilidade a drogas (nefrite intersticial, hepatite colestática, dermatite esfoliativa)
Doenças do trato respiratório	Pneumonite de hipersensibilidade Aspergilose broncopulmonar alérgica Pneumonia eosinofílica Síndrome de Löeffler Eosinofilia pulmonar tropical Bronquiectasias Fibrose cística
Doenças endocrinológicas	Doença de Addison
Doenças do trato digestório	Doenças inflamatórias intestinais Gastroenterite eosinofílica e esofagite eosinofílica Gastroenterite alérgica Doença celíaca (quando associada à esofagite eosinofílica)
Reações tóxicas a agentes ingeridos	Síndrome da mialgia eosinofílica pelo L-triptofano

(continua)

Tabela 18.1 Principais causas de doenças, síndromes e condições associadas à eosinofilia periférica e/ou tecidual (*continuação*)

Doenças	Exemplos
Doenças cutâneas	Doenças imunológicas da pele Escabiose Celulite eosinofílica (síndrome de Wells) Angioedema episódico com eosinofilia Urticária crônica idiopática Penfigoide bolhoso Herpes gestacional
Imunodeficiências	Síndrome de Wiskott-Aldrich Deficiência de IgA com atopia Síndrome de hiper-IgE Síndrome de Nezelof Reações enxerto *versus* hospedeiro
Doenças do tecido conectivo	Vasculite de hipersensibilidade Síndrome de Churg-Strauss Doença do soro Fasciite eosinofílica Síndrome de Sjögren Artrite reumatoide
Síndromes e doenças mieloproliferativas e neoplásicas	Carcinoma ovariano Tumores sólidos Leucemia eosinofílica Síndrome hipereosinofílica idiopática Mastocitose sistêmica Linfomas de células T e de Hodgkin Leucemia mieloide aguda ou crônica Leucemia linfocítica de células T Linfadenopatia angioimunoblástica Hiperplasia linfoide angioplástica – síndrome de Kimura
Causas raras	Hepatite crônica ativa Diálise crônica Pancreatite aguda Irradiação Hipopituitarismo
Drogas	Antimicrobianos: ampicilina, cefotaxima, ciprofloxacino, dapsona, etambutol, metronidazol, minoclina, nitrofurantoína, ácido para-aminossalicílico, penicilina, pentamidina, pirimetamina, sulfadiazina, sulfanilamida, tetraciclina e trimetropima Anti-inflamatórios não hormonais: acetaminofeno, ácido acetilsalicílico, diclofenaco, fenoprofeno, naproxeno, sulindaco, ibuprofeno, ácido tolfenâmico, glafenine, piroxicam, tenidap e loxoprofeno Antidepressivos, antiepilépticos e outros agentes neurológicos: carbamazepina, clorpromazina, desipramina, febarbamate, fluoxetina, imipramina, carbamato de mefenesina, fenitoína, trazodona e trimipramina Agentes cardiovasculares: amiodarona, captopril, clofibrato e perindopril Hipoglicemiantes: clorpropamida e tolazamida Agentes antirreumáticos: sais de ouro e penicilina Quimioterápicos: bleomicina e metotrexato Agentes gastrintestinais: cimetidina, mesalazina, ranitidina e sulfassalazina Drogas ilícitas: cocaína e heroína Outros agentes: IL-2, GM-CSF, isotretinoína e contrastes iodados

Doenças Alérgicas

O número absoluto de eos pode estar aumentado em doenças alérgicas e também em razão do uso de medicações específicas. As principais causas alérgicas relacionadas à eosinofilia são dermatite atópica, asma e rinite, geralmente com números absolutos de eos > 1.500/mm³. A dermatite atópica grave pode apresentar hipereosinofilia e valores elevados de IgE e deve ser diferenciada de raras causas de deficiências imunológicos e imunorregulação[5].

Rinite alérgica

Portadores de rinite alérgica podem apresentar eosinofilia e também aumento do número de eos em esfregaço nasal. O diagnóstico de rinite alérgica pode ser complementado usando a dosagem de eos em esfregaço nasal, sendo positivo acima de 4% em crianças e 10% em adultos[1-2]. Em geral pacientes que possuem níveis elevados de eos nasais apresentam mais sintomas e é uma ferramenta importante no diagnóstico diferencial de quadros nasais, como infecções e quadros não alérgicos.

Asma

É comum encontrar eosinofilia sérica em portadores de asma, mas os níveis dificilmente excedem 1.500 células/mm³. Um diagnóstico diferencial para pacientes com quadros respiratórios associados à eosinofilia é a síndrome de Churg-Strauss, hoje denominada poliangeíte granulomatosa eosinofílica, que mostra asma geralmente de início tardio em adultos, associada a sintomas sistêmicos, como eosinofilia periférica e infiltrados eosinofílicos teciduais[5].

Eosinofilia Relacionada ao Uso de Medicações

Diversas drogas podem estimular o aumento de eos séricos associado a alterações sistêmicas. Um histórico clínico detalhado questionando uso de medicações recentes, inclusive produtos naturais/fitoterápicos que muitas vezes o paciente não relaciona com a doença atual, são necessários para avaliação clínica e diagnóstica correta. Na Tabela 18.2 são apontados alguns exemplos de medicamentos que podem ser associados à eosinofilia com ou sem sintomatologia sistêmica. A reação à droga com eosinofilia e sintomas sistêmicos (DRESS) representa uma reação grave, potencialmente fatal em até 10% dos casos, que ocorre após 2 a 6 semanas do início da droga e melhora com a suspensão[5].

Tabela 18.2 Principais medicamentos associados à eosinofilia e reações sistêmicas

Reações sistêmicas	Drogas
Infiltrado pulmonar, gastroenterocolite	Anti-inflamatórios não esteroidais (AINES)
Hepatite	Penicilinas Tetraciclinas Medicações fitoterápicas
Asma e polipose nasal	Ácido acetilsalicílico
Rash, eosinofilia e sintomas sistêmicos (DRESS)	Anticonvulsivantes Alopurinol Dapsona Minociclina Nevirapina
Nefrite	Penicilinas Cefalosporinas Linezolida
Miocardite necrotizante	Ranitidina Carbamazepina
Eosinofilia assintomática	Ampicilina Penicilina Cefalosporinas

Fonte: adaptada de Klion e Weller[2].

Infecções

Infecções parasitárias estimulam o linfócito Th2 na produção de IL-5 e consequente aumento de eos, mas a ausência desta alteração não exclui a possibilidade da doença. Um exemplo comum na infância é a infecção por estágios larvários de *Toxocara canis*, causadores de intensa eosinofilia, associada a quadro clínico de tosse, hepatoesplenomegalia, *rash* cutâneo e linfonodomegalia generalizada. A invasão das larvas pode promover pseudotumoração ocular simulando retinoblastoma. Anemia, hipereosinofilia em números variáveis com leucocitose e hipergamaglobulinemia são achados laboratoriais. O diagnóstico é baseado em dados epidemiológicos, clínicos e laboratoriais, incluindo a sorologia específica para toxocaríase[6]. A síndrome de Loffler é caracterizada por pneumonia eosinofílica com infiltrados pulmonares migratórios associados, geralmente, com aumento do número de eos no sangue e no escarro. Ocorre aproximadamente 10 dias após a ingestão de ovos de *Ascaris lumbricoides* e pode ocorrer pelo *T. canis*.

Infecções bacterianas em geral promovem baixos valores de eos na periferia e números elevados de eos devem chamar a atenção para outras causas associadas, como o uso de medicações. Infecções virais como as provocadas pelo HTLV (*human T-cell leukemia virus*) e HIV (*human immunodeficiency virus*) podem estar associados à eosinofilia. Infecções fúngicas também podem provocar eosinofilia como na aspergilose e coccidioidomicose[2,5].

Aspergilose broncopulmonar alérgica

A aspergilose broncopulmonar alérgica (ABPA) é uma doença mediada pela resposta de hipersensibilidade a múltiplos antígenos expressados pelo *Aspergillus fumigatus* (e outros fungos), que coloniza o muco brônquico com consequente destruição e inflamação das vias aéreas pulmonares, causando quadros de broncoespasmo, infiltrado pulmonar e bronquiectasias. O exame de laboratório pode mostrar eosinofilia sérica, aumento dos níveis de IgE total e presença de IgE e IgG específicos aos fungos envolvidos. Pode estar associado à asma grave e pacientes portadores de fibrose cística[5].

Esofagite eosinofílica

Doença gerada pela inflamação crônica do esôfago secundária à infiltração significativa e isolada de eos na mucosa esofágica. É uma importante causa de disfagia e impactação alimentar, algumas vezes associada à alergia alimentar. O diagnóstico baseia-se principalmente nos sintomas clínicos e na avaliação endoscópica com biópsias seriadas em esôfago associado à contagem de > 15 eos por campo de grande aumento. Como a esofagite eosinofílica (EoE) está associada a várias doenças alérgicas, como asma, rinite e dermatite atópica em mais de 50% dos casos, não é incomum a presença de eosinofilia e aumento dos níveis de IgE[7].

Neoplasias

Vários tipos de neoplasias podem mostrar eosinofilia sérica. Tumores sólidos, carcinoma de pulmão, carcinoma de células escamosas de vagina, pênis, pele e nasofaringe e carcinoma de células transicionais de bexiga também podem apresentar infiltração eosinofílica. Carcinoma de rim, adrenais, tireoide, vesícula biliar, pâncreas e mamas podem apresentar eosinofilia periférica[5]. Neoplasias hematológicas como a leucemia mieloide crônica, linfomas de Hodgkin e não Hodgkin, síndrome de Sèzary, entre outras, podem resultar em eosinofilia periférica[5].

Doenças Reumatológicas

Várias doenças reumatológicas podem estar associadas à eosinofilia periférica, incluindo miosite eosinofílica, faciite difusa com eosinofilia, doença relacionada à IgG4, poliangiite com granulomatose eosinofílica (Churg-Strauss) e várias doenças autoimunes sistêmicas, como lúpus eritomatoso sistêmico, síndrome de Sjögren, artrite reumatoide e doença de Behçet[5,8].

Síndromes Hipereosinofílicas

O conceito de síndromes hipereosinofílicas (SHE) foi proposto por Hardy e Anderson, em 1968, quando descreveram três pacientes masculinos com hipereosinofilia periférica e envolvimento cardíaco[9]. Outros pacientes também apresentavam manifestações clínicas heterogêneas associadas a valores elevados de eos na periferia e somente em 1975 Chusid et al. propuseram os seguintes critérios diagnósticos para a SHE[10]:

- Eosinofilia sanguínea igual ou maior que 1.500 por mm^3, persistente por mais de seis meses.
- Ausência de evidência de outras causas comuns de eosinofilias (doenças alérgicas, parasitárias ou outras reativas).
- Sinais ou sintomas de envolvimento de órgãos atribuídos à infiltração eosinofílica.

O consenso mais recente sobre SHE foi publicado em 2012 e excluiu o tempo prolongado do critério diagnóstico e incluiu, além do número > 1.500 eos/mm^3, em duas amostras separadas por pelo menos um mês, a existência de infiltração de eos e/ou possível lesão do órgão/tecido envolvido[11]. Envolvimento tecidual na hipereosinofilia é definido por:

- Na medula óssea um percentual > 20% das células nucleadas e/ou
- Infiltração intensa de eos no tecido, visualizada por colorações específicas e/ou
- Deposição intensa de proteínas dos grânulos de eos nos tecidos (mesmo na ausência de infiltração eosinofílica), demostrada por imunfluorescência ou Ac monoclonais que reconheçam peroxidase de eos.

As SHE são um grupo de doenças raras com prevalência estimada de 0,36 a 6,3 casos/100.000 habitantes em que ocorre produção excessiva e sustentada de eos, com infiltração e possível lesão em vários órgãos. Por muitos anos a SHE foi considerada idiopática pela falta de exames moleculares, mas muitas etiologias têm sido descritas.

As SHE apresentam discreto predomínio em homens, atingindo adultos (20 a 50 anos), mas podem ocorrer em crianças[12].

Mais de 50% das SHE se manifestam com o envolvimento cutâneo no tronco e nas extremidades, incluindo máculas eritematosas e pruriginosas, pápulas, placas, nódulos, angioedema e urticária, úlceras mucosas, entre outras[12]. Outros órgãos envolvidos incluem os pulmões (40%), o trato gastrointestinal (38%), o coração e o sistema nervoso, sendo a miocardite eosinofílica a maior causa de morbimortalidade na SHE[13].

Com os avanços no diagnóstico molecular e genético, vários subtipos de doenças foram sendo descritos, incluindo SHE mieloproliferáticas, linfocíticas, familiar e idiopáticas, entre outras, que não serão objeto deste capítulo por serem abordadas por onco-hematologistas.

Doenças Imunológicas

Várias doenças monogênicas acarretando deficiências imunológicas ou desregulação imune podem se apresentar com eosinofilia periféria e aumento nos níveis de IgE, especialmente na faixa etária pediátrica. Muitas vezes são confundidas e tratadas como doenças alérgicas graves, por exemplo dermatite atópica e alergia alimentar, que não respondem aos tratamentos usuais para alergias[14]. O número de imunodeficiências primárias que podem cursar com eosinofilia não é pequeno e, em revisão da literatura, Navabi et al. descrevem pelo menos 30 exemplos de IDP em que pode ocorrer eosinofilia[15]. A Tabela 18.3 apresenta as principais doenças monogênicas associadas com eosinofilia e aumento dos níveis de IgE e suas características clínicas.

A possibilidade de imunodeficiências graves e com indicação de transplante de células-tronco hematopoiéticas se reverte de urgência, pois nos casos de imunodeficiência combinada grave, síndrome de Omenn, síndrome de Wiskott-Aldrich, DOCK8 e imunodesregulação com poliendocrinopatia, enteropatia ligada ao X (IPEX) a avaliação e a orientação podem reduzir os riscos de óbito precoce[15].

As duas principais síndromes com aumento dos níveis de IgE e com imunodeficiências associadas: síndrome de hiper-IgE autossômica dominante causada pela mutação na STAT3, e deficiência na DOCK 8 (*dedicator of cytokineis 8 deficiency*), são comparadas na Tabela 18.4.

DIAGNÓSTICO E INVESTIGAÇÃO CLÍNICA

Estudo recente de Magnaval et el., na região de Toulouse, França, apresentou o roteiro diagnóstico inicial que utilizou para a pesquisa de eosinofila > 500 eos/mm^3, em 406 pacientes (de 6 a 93 anos – mediana de 53 anos) entre 2004 e 2011[16]. Encontraram eosinofilias reativas ou secundárias a causas alérgicas em 86,2% (350 pacientes), incluindo entre essas causas: 280 casos (69%) por infecções parasitárias (helmintíase na maioria, com 39% de toxocaríase), 24 casos (6%) de alergias e reações a medicamentos, 4 casos (1%) com eosinofilia desencadeada por fungos e 96 casos (23%) que responderam a algum tratamento inicial empírico, o que fez

Tabela 18.3 Achados clínicos de doenças monogênicas com eosinofilia e aumento dos níveis de IgE

Doença	Idade de início	Pele	GI	Respiratório	Patógenos mais comuns	Autoimunidade	Dismorfismos	Alterações esqueléticas	Alterações dentárias	Alterações neurológicas	Outras manifestações
Síndrome de hiper-IgE autossômica dominante	Infância	Eczema Abscessos recorrentes	Refluxo gastroesofágico Disfagia Divertículos	Infecções recorrentes	*S. aureus* *S. pneumonia* *H. influenza* *C. albicans*		Face infiltrada Assimetria facial Olhos profundos Hipertelorismo ocular Nariz largo Palato alto Prognatismo leve	Hiperextensibilidade articular Osteopenia Fraturas recorrentes Anormalidades em corpos vertebrais Cranioestenose	Retenção da dentição primária	Malformação de Chiari 1	Artérias tortuosas Aneurismas
Síndrome de hiper-IgE AR (DOCK8)	Infância	Eczema Dermatite atópica Abscessos recorrentes		Infecções sinopulmonares recorrentes Asma	*S. aureus* *S. pneumoniae,* *H. influenzae,* *respiratory adenovirus* Vírus sincicial respiratório Molusco contagioso VZV, HSV	Anemia hemolítica autoimune				Acidente vascular cerebral isquêmico Hemorragia subaracnóidea	
Síndrome de Wiskott-Aldrich	Infância	Eczema Petéquias Púrpura	Diarreia Hematêmese Melena Doença inflamatória intestinal	Infecções sinopulmonares						Meningite	Nefropatia Vasculite de pequenos e grandes vasos Anemia ferropriva
Síndrome de Comèl-Netherton	Infância	Eritrodermia generalizada Ictiose linear circunflexa Ictiose lamelar congênita Urticária	*Failure to thrive* Alergia alimentar Enteropatia	Asma			Sobrancelhas esparsas Cabelos esparsos *Trichorrhexis invaginata*			Atraso global no desenvolvimento neuropsicomotor	Angioedema Desidratação hipernatrêmica
Síndrome com imunodesregulação, poliendocrinopatia, enteropatia ligada ao X (IPEX)	Neonatal/ primeiros meses de vida	Eczema Dermatite atópica	Enteropatia		Estafilococos Enterococos CMV *C. albicans*	Autoimunidade sistêmica					

(continua)

Tabela 18.3 Achados clínicos de doenças monogênicas com eosinofilia e aumento dos níveis de IgE (*continuação*)

Doença	Idade de início	Pele	GI	Respiratório	Patógenos mais comuns	Autoimunidade	Dismorfismos	Alterações esqueléticas	Alterações dentárias	Alterações neurológicas	Outras manifestações
Síndrome de Omenn	Neonatal	Eritrodermia generalizada Paquidermia Alopecia	Diarreia Hepatomegalia Esplenomegalia	Infecções recorrentes	Fungos, bactérias e vírus						
Síndrome de DiGeorge completa	Neonatal		Diarreia	Infecções recorrentes	Bactérias, vírus e fungos		Fendas palpebrais estreitas Pálpebras encapuzadas Nariz tubular Fenda palatina Micro/retrognatia Orelhas displásicas	Malformação de vértebras Escoliose			Cardiopatia congênita conotruncal
Imunodeficiência 23	Infância	Dermatite Atopia Vasculite cutânea Eritema multiforme maior		Infecções respiratórias recorrentes Asma Bronquiectasias Rinite alérgica			Palato alto Lábios proeminentes			Atraso global no desenvolvimento neuropsicomotor Deficiência intelectual Ataxia Disartria Defeitos na mielinização Hiporreflexia em tendão de Aquiles Hipotonia	Glomerulonefrite membranoproliferativa Perda auditiva
Síndrome de Loeys-Dietz		Pele translucente e com textura aveludada					Micrognatia Retrognatia Hipertelorismo ocular Exotropia Esclera azulada Úvula bífida Proptose ocular Fenda palatina	Frouxidão articular Deformidade de caixa torácica Pé torto congênito Escoliose Aracnodactilia Camptodactilia Polidactilia pós-axial Cranioestenose		Atraso global no desenvolvimento neuropsicomotor Deficiência intelectual Malformação de Chiari Hidrocefalia	Cardiopatia congênita Malformações vasculares

Tabela 18.4 Principais achados clínicos e laboratoriais comparáticos entre deficiência de STAT3 e DOCK8[14]

Achado	STAT3	DOCK8
Aumento dos níveis de IgE sérica	+++	+++
Eosinofilia periférica	+++	+++
Redução de células CD4+ tipo Th-17	+++	++
Rash no período neonatal	+++	+
Dermatite eczematosa	+++	+++
Abscessos cutâneos recorrentes	+++	++
Pneumonias de repetição	+++	++
Candidíase mucocutânea	+++	++
Infecção viral na pele	+	+++
Alterações no parênquima pulmonar	+++	+
Asma	-	++
Alergia alimentar	+	+++
Doença eosinofílica gastrintestinal	++	++
Fácies característica	+++	-
Retenção da dentição primária	+++	-
Escoliose	+++	-
Fraturas com trauma mínimo	+++	-
Hiperextensibilidade	+++	-
Anormalidades vasculares	++	-
Autoimunidade	+	++
Neoplasias	++	+++
Transplante de células hematopoiéticas	+/-	+++

- sem descrição; +/- eficácia variável.

com que o algoritmo de investigação se iniciasse sempre na pesquisa dessas etiologias. No momento em que os diagnósticos de causas alérgicas fossem excluídos, os pacientes eram encaminhados a especialistas, em especial para hematologistas. De qualquer forma, a investigação deve ser iniciada por:

- **Histórico clínico**: investigar asma, atopia, exposição ao meio ambiente, viagens recentes, contato com animais, hábito de roer unhas, uso de medicamentos e suplementos alimentares, exposição à irradiação e sintomas gerais (febre, perda de peso e astenia), ingestão de alimentos mal lavados e/ou mal cozidos, histórico familiar de óbitos precoces ou doenças imunológicas.
- **Exame físico:** avaliar ganho de peso e altura, fascies características, *rash* cutâneo, dentição, presença de molusco contagioso e/ou candidíase mucocutânea, ictiose,

dermatite grave, presença de púrpura, linfonodomegalia, visceromegalia, ausculta cardiopulmonar, anormalidades neuromusculares, hiperextensibilidade.

- **Exames complementares:** hemograma, hemossedimentação, eletroforese de proteínas, parasitológico de fezes com várias amostras e com exames específicos, dosagem de vitamina B12 e quantificação de imunoglobulinas (IgE, IgG, IgM e IgA). Tendo suspeita da causa, realizar testes cutâneos alérgicos, dosagem de IgE específica, testes sorológicos para bactérias e fungos, radiografia e tomografia computadorizada de tórax, provas de função pulmonar, endoscopia digestiva alta com biópsia, pHmetria, mielograma, biópsia linfonodal, PPD (teste tuberculínico), antiestreptolisina O, eletrocardiograma e ecografia e outros direcionados pela suspeita clínica.

Quando a suspeita recair sobre síndromes hipereosinofílicas, pode ser necessária a pesquisa da mutação em sangue periférico para diagnosticar hipereosinofilia clonal, utilizando métodos de FISH (*fluorescence in situ hybridization*) ou RT-PCR (*reverse transcription polymerase chain reaction*)[12].

CONCLUSÕES

O reconhecimento do papel dos eos e da IgE nas doenças alérgicas e em grande número de doenças com desregulação imunológica mostra sua importância na homeostase do organismo. O diagnóstico diferencial das doenças com eosinofilia e/ou aumento da IgE é amplo, com manifestações clínicas variadas e que podem incluir sinais e sintomas de alergias com pouco controle com os tratamentos usuais. A identificação das causas de eosinofilia (secundárias ou primárias) se faz necessária e os dados do histórico clínico, exame físico detalhado e exames laboratoriais podem auxiliar nessa distinção. O avanço dos diagnósticos moleculares e citogenéticos abre um caminho futuro para a terapia-alvo e mesmo o transplante de células-tronco hematopoiéticas nos casos graves.

REFERÊNCIAS BIBLIOGRÁFICAS

1. Kita H, Bochner BS. Biology of eosinophils. In: Adkinson NF Jr. Bochner BS, Burks AW, Busse WW, Holgate ST, et al., editors. Middleton's allergy principles and practice. 8. ed. Philadelphia: Mosby; 2014.
2. Klion AD, Weller PF. Eosinophilia and eosinophil-related disorders. In: Adkinson NF Jr. Bochner BS, Burks AW, Busse WW, Holgate ST, et al., editors. Middleton's allergy principles and practice. 8th ed. Philadelphia: Mosby; 2014.
3. Rosenberg HF, Dyer KD, Foster PS. Eosinophils: changing perspectives in health and disease. Nat Rev Immunol. 2013;13(1):9-22.
4. Rothenberg ME. Eosinophilia. N Engl J Med. 1998;338(22):1592-600.

5. Curtis C, Ogbogu PU. Evaluation and differential diagnosis of persistent market eosinophilia. Immunol Allergy Clin N Am. 2015;35:387-402.
6. Alderete JMS, Jacob CMA, Pastorino AC, Elefant GR, Castro APM, Fomim ABF, et al. Prevalence of toxocara infection in school children from the Butantã region. Mem Inst Oswaldo Cruz. 2003;98(5):593-7.
7. Lucendo AJ, Molina-Infante J, Arias A, von Arnim U, Bredenoord AJ, Bussmann C, et al. Guidelines on eosinophilic esophagitis: evidence-based statements and recommendations for diagnosis and management in children and adult. United European Gastroenterol J. 2017;5(3):335-58.
8. Tamaki H, Chatterjee S, Langford CA. Eosinophilia in rheumatologic/vascular disorders. Immunol Allergy Clin North Am. 2015;35(3):453-76.
9. Hardy WR, Anderson RE. The hypereosinophilic syndromes. Ann Intern Med. 1968;68(6):1220-9.
10. Chusid MJ, Dale DC, West BC, Wolff SM. The hypereosinophilic syndrome: analysis of fourteen cases with review of the literature. Medicine (Baltimore). 1975;54(1):1-27.
11. Valent P, Klion AD, Horny HP, Roufosse F, Gotlib J, Weller PF, et al. Contemporary consensus proposal on criteria and classification of eosinophilic disorders and related syndromes. J Allergy Clin Immunol. 2012;130(3):607-12.e9.
12. Roufosse F, Klion AD, Wellwe PF. Hypereosinophilic syndromes: clinical manifestations, pathophysiology and diagnosis. UpToDate 2017.p.28.
13. Gotlib J. World Health Organization-defined eosinophilic disorders: 2015 update on diagnosis, risk stratification, and management. Am J Hematol. 2015;90(11):1077-89.
14. Willian KW, Milner JD, Freeman AF. Eosinophilia Associated with disorders of immune deficiency or immune dysregulation. Immunol Allergy Clin North Am. 2015;35(3):523-44.
15. Navabi B, Upton JE. Primary immunodeficiencies associated with eosinophilia. Allergy Asthma Clin Immunol. 2016;12:3-12.
16. Magnaval JF, Laurent G, Gaudré N, Fillaux J, Berry A. A diagnostic protocol designed for determining allergic causes in patients with blood eosinophilia. Mil Med Res. 2017;4:15. doi: 10.1186/s40779-017-0124-7.

Anafilaxia 19

Nelson Augusto Rosário Filho
Herberto José Chong Neto

Após ler este capítulo, você estará apto a:

1. Definir anafilaxia.
2. Descrever sua incidência e os mecanismos envolvidos.
3. Descrever os principais casos de anafilaxia em pediatria.
4. Reconhecer o quadro clínico e os diagnósticos diferenciais.
5. Conduzir o tratamento adequado para anafilaxia.

INTRODUÇÃO

Reações anafiláticas são doenças do mundo moderno, com descrições de uma série de casos a partir das primeiras décadas do século XX, com o advento dos agentes imunobiológicos (como a antitoxina diftérica), e na segunda metade do século, por medicamentos, agentes diagnósticos, alimentos, venenos de insetos e pelo exercício físico[1].

Apesar de ser uma emergência médica, faltam informações sobre sua prevalência e suas características, particularmente em crianças. Médicos, principalmente os que trabalham em prontos-socorros, devem saber reconhecer e tratar o evento.

O início e o curso da anafilaxia podem variar entre os pacientes e no próprio indivíduo. De grande preocupação são o edema de laringe e o colapso do sistema cardiovascular, as causas mais frequentes de morte. Urticária e angioedema, as manifestações clínicas mais comuns da reação anafilática, podem não ocorrer em alguns pacientes. Toda urticária aguda deve ser avaliada como manifestação inicial da anafilaxia e tratada como tal, pois em questão de minutos a reação pode progredir para as demais manifestações da anafilaxia. O risco de novos episódios é maior se há história de dermatite atópica, urticária ou angioedema e teste cutâneo positivo para, pelo menos, um antígeno alimentar[1,2].

A sensação de morte iminente, o prurido generalizado e palmoplantar e o eritema difuso (*flushing*) podem progredir com síncope, com ou sem hipotensão arterial. Os sintomas comumente ocorrem em questão de minutos ou segundos após a exposição do indivíduo ao alérgeno causador da reação. Quanto mais rapidamente a reação se estabelece, mais grave ela é. Há uma correlação entre os níveis séricos de anticorpos imunoglobulina E (IgE) específicos e a rapidez com que se desenvolve a reação cutânea imediata por estímulo antigênico.

A obstrução das vias aéreas superiores pode se manifestar por rouquidão, tosse bitonal, disfonia e dificuldade para deglutição. O envolvimento das vias aéreas inferiores pode ser representado por tosse e sibilância. É mais provável o asmático ter sibilância durante a reação anafilática que o não asmático.

A reação anafilática pode ser bifásica, isto é, ter uma fase imediata e, horas após a recuperação, apresentar um recrudescimento dos sintomas, exatamente como ocorre na resposta cutânea de fase tardia. Essas reações podem ser fatais e ocorrem em até 20% dos casos, surgindo, em média, 8 horas após o quadro inicial. Embora não haja consenso, acredita-se que fatores como administração do antígeno por via oral, uso de betabloqueadores, intervalo maior que 30 minutos entre a administração do antígeno e o aparecimento dos sintomas e a presença de hipotensão ou edema de laringe durante o episódio inicial sejam elementos de risco para um evento anafilático bifásico.

O impacto clínico dessa observação incide sobre o período de observação obrigatório após o tratamento do episódio anafilático, evitando-se a surpresa da recaída após a liberação do paciente[1-4].

DEFINIÇÃO

Anafilaxia é uma reação imunológica sistêmica de hipersensibilidade imediata, consequente à interação entre o antígeno e o anticorpo IgE fixado em basófilos e mastócitos. O termo anafilactoide não é mais utilizado, pois trata-se de reação anafilática representada por outros mecanismos, imunológicos ou não, cujas manifestações clínicas são semelhantes (Figura 19.1)[5,6].

MECANISMO

A reação de hipersensibilidade imediata do tipo 1 requer a participação de anticorpos IgE-específicos, afixados a receptores de alta afinidade na membrana de mastócitos e basófilos, e a consequente liberação de mediadores pré-formados.

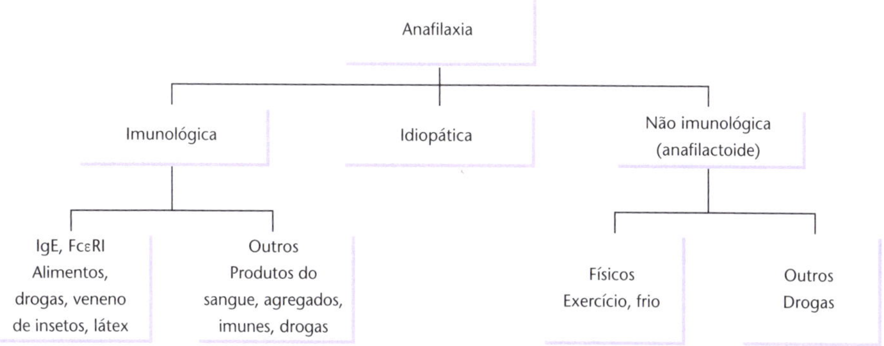

Figura 19.1 Mecanismos de anafilaxia e fatores desencadeantes[6].
IgE: imunoglobulina E; FcεRI: receptor de alta afinidade para IgE.

O resultado da ação desses mediadores químicos é a vasodilatação sistêmica, com aumento da permeabilidade capilar, broncoconstrição, hipotensão arterial e choque (Tabela 19.1)[2].

Tabela 19.1 Atividade e manifestações clínicas associadas aos mediadores de mastócitos e basófilos na anafilaxia

Mediadores	Atividade	Efeito clínico
Histamina e derivados de ácido araquidônico (leucotrienos, tromboxanos, prostaglandinas, fator ativador de plaquetas)	Contratura de musculatura lisa, secreção da permeabilidade capilar, ativação neuronal, aderência de plaquetas, quimiotaxia e ativação de eosinófilos	Urticária, angioedema, sibilância, eritema, prurido, dor abdominal e diarreia, hipotensão, rinorreia, secreção brônquica
Proteases neutras: triptase, quimase, carboxipeptidase, catepsina G	Atividade por meio de receptores de superfície de células ativadas por proteases (PAR). Clivagem de componentes do sistema complemento, estímulo quimiotático para eosinófilos e neutrófilos, estímulo adicional para ativação e degranulação de mastócitos, clivagem de neuropeptídeos, conversão de angiotensina 1 para angiotensina 2	Ativação de inflamação pela clivagem de C3; pode diminuir sintomas pela resposta hipertensiva via conversão de angiotensina 2 e pela inativação de neuropeptídeos e aumentar a reação pela desgranulação de mastócitos
Proteoglicanas: heparina, sulfato de condroitina	Anticoagulação, inibição do sistema complemento, ligação de fosfolipase A2, quimiotaxia de eosinófilos, inibição de citocinas, ativação de cininas	Pode prevenir a coagulação intravascular e a ativação do sistema complemento e recrutar cininas, aumentando a intensidade da reação
Estímulo quimiotático: quimiocinas, fatores quimiotáticos para eosinófilos	Atração celular, inflamação	Pode ter participação na recrudescência de sintomas da fase tardia da reação ou na extensão dela

Fonte: adaptada de Bernd et al., 2012[2].

PREVALÊNCIA

Dados epidemiológicos da anafilaxia na América Latina, verificados por questionário eletrônico preenchido por médicos alergologistas, mostraram que as reações ocorreram em 57% dos indivíduos do gênero masculino, 62% dos pacientes desenvolveram reações em domicílio e o agente etiológico foi identificado em 89% dos casos, sendo principalmente picada de inseto (31%), alimentos (29%) e drogas (29%)[7]. Em outros países, a prevalência real é subestimada, pois a notificação da doença não é obrigatória. No caso da penicilina, a frequência da anafilaxia é menor que 1% – talvez uma para cada 10 mil injeções – com óbito ocorrendo em um caso a cada 7,5 milhões de aplicações[1,8].

Reações sistêmicas e locais intensas a picadas de insetos ocorrem em cerca de 1% da população americana em geral, com 40 óbitos por ano. Nas enfermarias de hospitais, reações anafiláticas ocorrem na razão de 0,6 para cada 100 pacientes e estão, mais frequentemente, associadas à administração de sangue e produtos derivados[6].

Reações por injeções de contrastes iodados para estudos radiológicos acontecem ao índice de 2%, embora mais sérias em um a cada mil procedimentos. Reações fatais em pielografias intravenosas ocorrem na taxa de um caso para 50 mil exames[1,8].

Não há dados confiáveis sobre prevalência e taxas de mortalidade em anafilaxia produzida pela ingestão de alimentos. Estima-se um risco de 1 a 2%, com prevalência menor para medicamentos e látex[8].

FATORES DE RISCO E COFATORES AMPLIFICADORES

Fatores de risco e cofatores (Quadro 19.1) são distintos de acordo com a idade em que se apresenta a reação anafilática. Em pediatria, não estão adequadamente estudados. Adolescentes apresentam risco de reações mais graves e fatais quando da realização de imunoterapia oral para alimentos, concomitante a asma não controlada ou por má adesão ao tratamento da asma.

Grávidas com reações potencialmente fatais são aquelas que necessitam de investigação para anafilaxia à imunoglobulina G RhD (anti-D), devendo-se evitar a provocação com anti-D em gestantes de Rh negativo.

Em idosos, comorbidades como doenças cardiovasculares e doença pulmonar obstrutiva crônica (DPOC) são fatores de risco para anafilaxia com hospitalização prolongada e fatal. O uso de betabloqueadores e inibidores da enzima conversora de angiotensina (IECA) aumenta o risco e a gravidade da reação anafilática.

Indivíduos com mastocitose sistêmica são predispostos a reações graves com risco de morte e não se relacionam com níveis plasmáticos de IgE, triptase ou sobrecarga de mastócitos neoplásicos.

Níveis séricos basais de triptase elevados ou fator de ativação de plaquetas diminuídos são marcadores de reações graves em pacientes alérgicos a picadas de himenópteros.

Uso de álcool, anti-inflamatórios não hormonais, exercícios físicos, infecções agudas, período pré-menstrual e estresse amplificam as reações anafiláticas e diminuem a quantidade necessária de desencadeante ("dose" do alérgeno)[9-11].

Quadro 19.1 Exemplos de fatores de risco e cofatores para anafilaxia

Estilo de vida

- Exercício físico
- Álcool

Drogas

- AINE
- IECA
- Betabloqueadores

Fatores específicos do paciente

- Adolescentes, idosos e gênero
- Infecções
- Estado normal
- Estresse psicogênico

Condições preexistentes

- Asma e outras doenças dependentes de IgE
- Doenças cardiovasculares
- Mastocitose e/ou níveis elevados de triptase basal

AINE: anti-inflamatórios não esteroidais; IECA: inibidores da enzima conversora de angiotensina.

ETIOLOGIA

A maioria das substâncias que provocam anafilaxia é de natureza proteica, no entanto polissacarídios também podem ser alergênicos. No inquérito realizado na América Latina observou-se que em crianças menores de 4 anos os principais agentes etiológicos foram leite de vaca (41%) e picada de formiga (36%), entre 4 e 8 anos foram picada de formiga (64%) e amendoim (27%), e acima de 8 anos foram anti-inflamatórios não hormonais (38%) e picada de abelha (31%)[1,2,6-8,12,13]:

- Alimentos: os mais alergênicos são amendoim, leite de vaca, clara de ovo, nozes, peixes, soja, trigo e crustáceos.
- Insetos: o veneno de himenópteros (abelhas, vespas e formigas) é alergênico para alguns indivíduos e potencialmente fatal.

- Medicamentos: a lista é extensa, pois qualquer droga tem o potencial de induzir reações alérgicas. É mais provável que elas ocorram com soros heterólogos, hormônios e outros produtos biológicos de origem animal. A penicilina está entre as principais causas de anafilaxia e é responsável por 80% de reações fatais por drogas. Ácido acetilsalicílico, anti-inflamatórios não hormonais, opiáceos, polimixina B, curare e os contrastes iodados agem diretamente sobre os mastócitos, provocando sua desgranulação.
- Látex: as reações alérgicas ao látex variam desde alergia de contato até choque anafilático e óbito. A frequência de reações anafiláticas ao látex tem diminuído, em vista do esclarecimento prestado às pessoas mais expostas ao látex, da substituição do material em centro cirúrgico por neoprene ou por outros materiais sintéticos não alergênicos e da não utilização de talco, um elemento carreador das proteínas alergênicas do látex.
- Outras causas: exercícios físicos, vacinas (DPT, sarampo, raiva), alergia a líquido seminal, anestésicos locais, relaxantes musculares. Em alguns casos, não se estabelece a causa da reação anafilática, considerada então idiopática.

MANIFESTAÇÕES CLÍNICAS

As manifestações ocorrem logo após o contato com o antígeno e são tanto mais rápidas quanto maior a sensibilidade do paciente e a quantidade de antígeno e variam conforme a via de introdução no organismo. A via intravenosa é a mais rápida, mas até a inalação do antígeno pode causar reação.

Hipotensão arterial e taquicardia são sinais característicos da reação anafilática e servem para diferenciá-la da reação vasovagal. Nesta ocorre bradicardia e a pressão arterial pouco se altera (Quadro 19.2 e Figura 19.2)[2,14,15].

DIAGNÓSTICO

A avaliação do paciente em anafilaxia deve ser feita rapidamente e baseada na história e no exame físico durante a reação. O exame físico deve buscar sinais de obstrução das vias respiratórias, hipotensão arterial e cianose, além de manifestações cutâneas.

Níveis plasmáticos elevados de histamina e triptase ajudam a confirmar a natureza anafilática da reação, porém essa última apresenta uma estabilidade maior, podendo ser dosada até 6 horas após o evento agudo. A triptase sérica divide-se em alfa (constitucional) e beta (degranulação do mastócito).

Os valores da carboxipeptidase do mastócito, um marcador biológico mais sensível e específico, e do óxido nítrico, estão sob investigação.

Quadro 19.2 Sinais e sintomas de anafilaxia

Cutâneos/subcutâneos/mucosas
Rubor, prurido, urticária, angioedema, *rash* morbiliforme, ereção pilosa
Prurido dos lábios, da língua e do palato, prurido palmoplantar e no couro cabeludo
Edema dos lábios, da língua e da úvula
Prurido periorbital, eritema e edema, eritema conjutival, lacrimejamento
Palidez, sudorese, cianose labial e de extremidades
Sistema respiratório
Laringe: prurido e aperto na garganta, disfagia, disfonia, rouquidão, tosse seca, estridor, sensação de prurido no canal auditivo externo
Pulmões: respiração curta, dispneia, aperto no peito, sibilância
Nariz: prurido, congestão, rinorreia, espirros
Sistema cardiovascular
Hipotensão, sensação de fraqueza, taquicardia, vertigem, síncope, estado mental alterado
Dor no peito, arritmia
Sistema gastrointestinal
Náusea, dor abdominal em cólica, vômitos, diarreia
Outros
Contrações uterinas em mulheres, convulsões, perda de visão, zumbido, sensação de morte iminente, perda de controle de esfíncteres

Fonte: adaptado de Bernd et al., 2012[2].

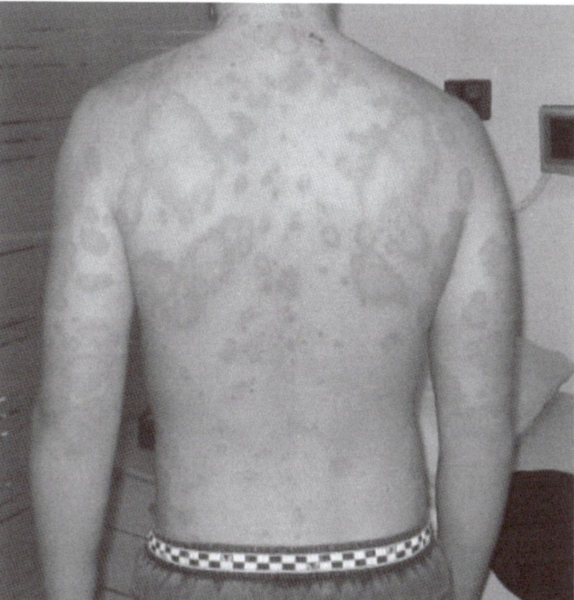

Figura 19.2 Urticária precedendo quadro de anafilaxia em adolescente sensível ao ácido acetilsalicílico. (Veja imagem colorida no encarte.)

A detecção de anticorpos IgE-específicos aos alérgenos suspeitos pode ser feita por meio de testes cutâneos ou no soro por análise quantitativa por imunoensaio fluorimétrico[16-18].

É preciso considerar consulta com especialista em alergia/imunologia quando:

- Se está em dúvida a respeito do diagnóstico ou quando este está incompleto.
- Os sintomas são recorrentes ou de difícil controle.
- Houver necessidade de avaliação e uso de medicamentos com efeitos colaterais.
- Houver indicação de testes para identificar ou controlar reações mediadas por IgE ou com precipitantes alergênicos.
- O paciente for candidato a imunoterapia específica.
- A anafilaxia se complicar por comorbidades e fatores psicológicos.
- Sejam necessárias instruções cuidadosas em ações para evitar agentes etiológicos e em medidas de emergência.

DIAGNÓSTICO DIFERENCIAL

As condições para diagnóstico diferencial de anafilaxia devem ser verificadas pelo médico tanto durante o evento agudo quanto após o episódio, para que se possa determinar a causa.

A situação mais comum que mimetiza a anafilaxia é uma reação vasodepressora. O mecanismo ainda não está bem estabelecido, mas parece ocorrer pela ativação do reflexo de Bezold-Jarisch, um estímulo paradoxal do nervo vago com consequentes vasodilatação, bradicardia, hipotensão e perda de consciência, resultantes de evento ameaçador ou trauma emocional. Essas reações não são acompanhadas de manifestações cutâneas como urticária, angioedema e eritema difuso[2].

Eritema difuso deve ser considerado no diagnóstico diferencial. Ele pode ser "seco" ou "úmido", quando está associado a sudorese mediada por fibras colinérgicas que suprem as glândulas sudoríparas na pele. Um estímulo para essas fibras nervosas são alimentos condimentados contendo capsaicina.

Síndromes carcinoides produzem eritema "seco" por meio da secreção de histamina, calicreínas e neuropeptídios. Níveis séricos aumentados de serotonina e urinários do ácido 5-hidroxi-indolacético confirmam a síndrome.

Epilepsias autonômicas são raras e causadas por descargas autonômicas paroxísticas. A pressão arterial pode estar baixa ou elevada, associada a taquicardia, eritema e síncope.

Eritema de face e tronco está associado ao consumo de álcool, com ou sem medicamentos, como clorpropamida, dissulfiram, tolbutamida, griseofulvina, nitroimidazólicos e cefalosporinas. Ocorrem logo após a ingestão, com pico entre 30 e

40 minutos. Normalmente, estão associados a náuseas, vômitos, ansiedade e cefaleia fotossensível. São mais comuns em asiáticos, mas podem acontecer em não asiáticos por uma deficiência da enzima aldeído-desidrogenase[1,2,19].

Alimentos com excesso de glutamato monossódico, sulfitos e histamina, quando ingeridos, provocam sintomas específicos, sendo a "síndrome do restaurante chinês" a mais conhecida. A ingestão de glutamato monossódico causa tremores, irritabilidade, cefaleia, aperto no peito e calafrios. Os sintomas surgem 1 hora após a ingestão, mas podem ocorrer até 14 horas mais tarde. O mecanismo é desconhecido, mas acredita-se que a causa possa ser uma acetilcolinose transitória[19].

A escromboidose, forma mais comum de envenenamento por histamina, é causada pela ingestão de peixe estragado. Normalmente é leve e, por isso, subdiagnosticada. O peixe ingerido não possui alterações de odor e sabor, e mesmo quando cozido o risco da doença não diminui. Os sintomas comuns são urticária, eritema, angioedema, náuseas, vômitos e hipotensão. Sibilância surge ocasionalmente. Indivíduos em uso de isoniazida têm maior suscetibilidade a episódios de escromboidose. Níveis séricos não elevados de triptase, na presença de histamina aumentada, confirmam o diagnóstico[16].

Algumas síndromes caracterizadas pela produção excessiva de histamina podem provocar anafilaxia. Na mastocitose sistêmica, episódios podem ser precipitados pelo uso de opioides e, em pacientes com leucemia promielocítica aguda, por uso de tretinoína.

A relação entre tripsina alfa e tripsina beta, quando maior que 20 ng/mL, confirma o diagnóstico de mastocitose sistêmica[1,2].

Doenças psiquiátricas com ataque de pânico, anafilaxia somatoforme não diferenciada, síndrome da disfunção de corda vocal e síndrome de Münchhausen podem simular um quadro de anafilaxia. Elas são involuntárias e apresentam sintomas como taquicardia, eritema difuso, manifestações gastrointestinais, dispneia e adução das cordas vocais, simulando edema de laringe. Normalmente, não respondem ao tratamento convencional da anafilaxia[19].

Outras doenças que tradicionalmente podem simular anafilaxia são: angioedema hereditário, anafilaxia associada a urticária crônica recorrente, feocromocitoma e presença de corpo estranho na traqueia, podendo simular síndrome pseudo-anafilática e "síndrome do homem vermelho", relacionada ao uso da vancomicina.

Angioedema hereditário simula um quadro de anafilaxia, porém não é difícil distingui-lo com a ajuda da história familiar.

Crianças com urticária crônica recorrente que apresentam múltiplos quadros de urticária aguda devem ser investigadas para síndrome de hiperimunoglobulinemia E.

Alguns pacientes com feocromocitoma simulam anafilaxia pelas reações vasomotoras provocadas pelo excesso de catecolaminas. Níveis séricos de ácido vanil-

-mandélico e de metanefrina livre no plasma auxiliam no diagnóstico dessa doença. As síndromes pseudo-anafiláticas e do homem vermelho ocorrem quando da administração de penicilina procaína e vancomicina, respectivamente[1,2,14] (Quadro 19.3).

TRATAMENTO

O papel do médico na anafilaxia resume-se a, na fase aguda, reconhecer, tratar e prevenir novos quadros e, a longo prazo, avaliar o risco, educar e reduzir a possibilidade de novos episódios.

O tratamento da anafilaxia deve ser instituído imediatamente após a suspeita e o diagnóstico. Iniciar com a avaliação do estado de consciência, da manutenção de via aérea e do *status* cardiovascular.

Injeção de adrenalina é o tratamento inicial padrão da reação anafilática. Em solução 1:1.000, a adrenalina é injetada por via intramuscular na dose de 0,01 mL/kg (10 mcg/kg) para crianças, máximo de 0,3 mL/dose, e para adultos, também por via intramuscular, a dose é de 0,3 a 0,5 mL/dose. A mesma dose pode ser repetida após 15 a 30 minutos, se necessário. Quando o antígeno for introduzido por injeção, um torniquete pode ser aplicado próximo ao local de inoculação, que pode ser infiltrado com adrenalina com a finalidade de retardar a absorção residual do alérgeno[20,21].

Estão disponíveis e aprovados por autoridades sanitárias três produtos para autoinjeção de adrenalina, quando necessário: o EpiPen Jr 2-Pack® (www.epipen.com) e o Twinject® 0,15 mg (duas doses), ambos com doses programadas e na dose de 0,3 mg também para adultos (www.twinject.com), já o Auvi-Q®, além das apresentações de 0,15 mg e 0,3 mg, tem orientações de aplicação por áudio (www.auviq.com)[9-11].

A via de administração é relevante, pois o tecido subcutâneo caracteriza-se por baixa vascularização, o que retarda a absorção da adrenalina, comprometida ainda mais pela sua ação local vasoconstritora. Embora na prática a adrenalina administrada por via subcutânea funcione, sua ação é melhor e mais rápida se injetada por via intramuscular. Há evidências que corroboram essa afirmação, como o pico sanguíneo de adrenalina após a injeção, que se dá em cerca de 8 minutos na administração intramuscular e em cerca de 20 minutos na subcutânea. Recentemente, adrenalina para administração sublingual tem sido testada em coelhos, obtendo-se resultados promissores[22-25]. Adrenalina transdérmica também tem sido avaliada em animais. É importante salientar que se deve manter a adrenalina autoinjetável fixada por 10 segundos sobre a face lateral da coxa e que todos os envolvidos com a criança de risco precisam estar cientes e adequadamente treinados para o uso do autoinjetor. Recentemente tem-se demonstrado que, aumentando-se o comprimento da agulha para 2,54 cm, pode-se aumentar sua eficácia[26].

Quadro 19.3 Diagnóstico diferencial de anafilaxia[16]

Anafilaxia

- Anafilaxia por agentes exógenos
- Fatores físicos
  - Exercício
  - Frio, calor e luz solar
- Idiopática

Reações vasodepressoras

- Síndromes eritematosas
  - Carcinoide
  - Álcool, álcool-drogas
- Epilepsia autonômica

Síndrome do restaurante chinês

- Glutamato monossódico
- Sulfitos
- Escromboidose

Outras formas de choque

- Hemorrágico
- Cardiogênico
- Escrombroidose

Síndromes de excesso de produção endógena de histamina

- Mastocitose sistêmica
- Urticária pigmentar
- Leucemia basofílica e pró-mielocítica aguda

Doenças psiquiátricas

- Ataque de pânico
- Estridor de Munchausen
- Síndrome da disfunção de corda vocal
- Anafilaxia somatoforme não diferenciada

Miscelâneas

- Angioedema hereditário
- Feocromocitoma
- Neurológico (epilepsia)
- Hiperimunoglobulinemia E
- Pseudoanafilaxia (penicilina procaína)
- Síndrome do homem vermelho (vancomicina)

Fonte: Rosário e Chong, 2008[19].

Se não houver resposta à injeção intramuscular de adrenalina, ela pode ser usada por via intravenosa, na diluição de 1:10.000 em infusão de 1 mcg/min e depois aumentada para 2 a 10 mcg/min. Monitoração é indispensável em pacientes que requerem adrenalina por via intravenosa.

Em caso de hipotensão, é preciso deixar o paciente em posição de Trendelenburg e administrar líquidos (solução salina, plasma ou expansores de volume) por via intravenosa. Se não houver resposta, deve-se usar drogas vasopressoras.

A anafilaxia pode ser refratária em pacientes que estão em uso concomitante de betabloqueadores e IECA. Glucagon deve ser usado na dose de 1 a 5 mg, via intravenosa, seguido de infusão contínua. O glucagon aumenta o AMP-cíclico intracelular independente de betarreceptores[2].

Manifestações clínicas de menor gravidade, como urticária e angioedema, respondem bem a adrenalina e anti-histamínicos. O tratamento com a combinação de anti-histamínicos anti-H1 e anti-H2 pode ser mais eficaz que o com anti-H1 isolado para reverter a hipotensão induzida pela histamina. Difenidramina pode ser administrada na dose de 1 mg/kg, ou prometazina na dose de 0,5 mg/kg por via intramuscular, mas essa última não deve ser usada abaixo dos 2 anos de idade, pelo risco de depressão respiratória. Ambas causam sonolência acentuada[19].

O broncoespasmo deve ser tratado como a asma aguda, com beta 2-adrenérgico oxigênio por via inalatória, e corticosteroide por via intravenosa.

Os corticosteroides não têm ação antianafilática, demoram a agir e não devem aliviar manifestações agudas e críticas com a rapidez necessária. Há indicação de corticosteroide parenteral nas seguintes situações: choque prolongado, edema de glote, broncoespasmo refratário, reação anafilática protraída com fase tardia. As doses recomendadas são: hidrocortisona, 5 a 10 mg/kg de 4 em 4 horas, ou metilprednisolona, 1 a 2 mg/kg, ambos pela via intravenosa. A eficácia dos corticosteroides em reações agudas ou na reação bifásica (tardia) não está completamente estabelecida[2].

O médico tem papel fundamental no tratamento preventivo. Deve-se identificar os pacientes com história anterior e fatores de risco para novos episódios de anafilaxia. Em situações de risco, como a dos apicultores, os profissionais são orientados a trabalhar com vestimenta protetora sobre toda a superfície corporal. Pais e professores devem ser orientados a evitar o contato das crianças com fatores desencadeantes quando esses forem conhecidos. Todos os ambientes em que o indivíduo permaneça durante algum período do dia, como escola ou atividades paralelas, obrigatoriamente têm de estar preparados com kits de adrenalina e orientações por escrito por parte do médico que o assiste. Em todas as consultas, deve ser orientado o uso correto dos dispositivos autoinjetáveis de adrenalina.

A educação de pacientes, familiares e dos envolvidos no cuidado da doença ajuda a reduzir a apreensão e o medo, devolvendo a segurança ao paciente. A comunidade, incluindo os médicos, deve receber instruções sobre como reconhecer e tratar essa emergência.

O especialista em alergia tem papel fundamental no diagnóstico e no tratamento, e todos os indivíduos com anafilaxia devem ser encaminhados para o alergologista avaliar os riscos de reações, comorbidades e tratamentos concomitantes e individualizar o tratamento para reduzir riscos de futuras reações com medidas preventivas e de educação[20-25,27-31].

CONCLUSÕES

As reações anafiláticas representam as urgências das reações alérgicas e podem ser desencadeadas por diferentes agentes: medicamentos, alimentos e venenos de insetos, especialmente na faixa etária pediátrica. Reações cutâneas, com especial atenção para a urticária gigante, podem ser o início de reação anafilática. O tratamento para a anafilaxia não deve dispensar o uso de adrenalina intramuscular e observação mais prolongada pela possibilidade de reações tardias após a fase inicial.

REFERÊNCIAS BIBLIOGRÁFICAS

1. Lieberman PL. Anaphylaxis and anaphylactoids reactions. In: Adkinson Jr NF, Yunginger JW, Busse WW, Bochner BS, Holgate ST, Simons FER (eds.). Middleton's allergy principles and practice. Pennsylvania: Mosby; 2003. p.1497-522.
2. Bernd LAG, Sá AB, Watanabe AS, Castro APM, Solé D, Castro FFM, et al. Anafilaxia: guia prático para o manejo da anafilaxia – 2012. Rev Bras Alerg Imunopatol. 2012;35(2):53-70.
3. Lieberman P. Biphasic anaphylactic reactions. Ann Allergy Asthma Immunol. 2005;95(3):217-26.
4. Lieberman P. Biphasic anaphilaxis. Allergy Clin Immunol Int J World Allergy Org. 2004;16:241-8.
5. Simons FER. Anaphylaxis, killer allergy: long-term management in the community. J Allergy Clin Immunol. 2006;117(2):367-77.
6. Simons FER. Anaphylaxis: recent advances in assessment and treatment. J Allergy Clin Immunol. 2009;124(4):625-36.
7. Solé D, Ivancevich JC, Borges MS, Coelho MA, Rosario NA, Ardusso LRF, et al. Anaphylaxis in Latin America: a report of the online Latin American survey on anaphylaxis (OLASA). Clinics. 2011;66(6):943-7.
8. Clark S, Camargo CAJ. Epidemiology of anaphylaxis. Immunol Allergy Clin North Am. 2007;27(2):145-63.
9. Muraro A, Roberts G, Worm M, Bilò MB, Brockow K, Fernández Rivas M, et al. Anaphylaxis: guidelines from the European Academy of Allergy and Clinical Immunology. Allergy. 2014;69(8):1026-45.
10. Simons FER, Ebisawa M, Sanchez-Borges M, Thong BY, Worm M, Tanno LK, et al. 2015 update of the evidence base: World Allergy Organization anaphylaxis guidelines. World Allergy Organ J. 2015;8(1):32.
11. Lieberman P, Nicklas RA, Randolph C, Oppenheimer J, Bernstein D, Bernstein J, et al. Anaphylaxis: a practice parameter update 2015. Ann Allergy Asthma Immunol. 2015;115(5):341-84.
12. Webb LM, Lieberman P. Anaphylaxis: a review of 601 cases. Ann Allergy Asthma Immunol. 2006;97(1):39-43.

13. Young MC. General treatment of anaphylaxis. In: Leung DYM, Sampson HA, Geha RS, Szefler SJ (eds.). Pediatric allergy principles and practice. St. Louis: Mosby; 2003. p.643-54.
14. Lieberman P, Kemp SF, Oppenheimer J, Lang DM, Bernstein IL, Nicklas RA, et al. The diagnosis and management of anaphylaxis: an update practice parameter. J Allergy Clin Immunol. 2005;115(3 Suppl 2):S483-S523.
15. Bansal PJ, Marsh R, Patel B, Tobin MC. Recognition, evaluation, and treatment of anaphylaxis in the child care setting. Ann Allergy Asthma Immunol. 2005;94(1):55-9.
16. Brown SGA, Mullins RJ, Gold MS. Anaphylaxis: diagnosis and management. Med J Aust. 2006;185(5):283-9.
17. Krugman SD, Chiaramonte DR, Matsui EC. Diagnosis and management of food-induced anaphylaxis: a national survey of pediatricians. Pediatrics. 2006;118(3):554-60.
18. World Allergy Organization (WAO). Disponível em: http://www.worldallergy.org/educational_programs/gloria/modules/gloria_module8.pdf.
19. Rosário NA, Chong HJN. Anafilaxia. In: Freire LMS. Diagnóstico diferencial em pediatria. Rio de Janeiro: Guanabara-Koogan; 2008. p.121-4.
20. Arkwright PD, Farragher AJ. Factors determining the ability of parents to effectively administer intramuscular adrenaline to food allergic children. Pediatr Allergy Immunol. 2006;17(3):227-29.
21. Pouessl G, Deschildre A, Castelain C, Sardet A, Sagot-Bevenot S, de Sauve-Bouef A, et al. Parental knowledge and use of epineprhine auto-injector for children with food allergy. Pediatr Allergy Immunol. 2006;17(4):221-6.
22. Cianferoni A, Novembre E, Pucci N, Lombardi E, Bernardini R, Vierucci A. Anaphylaxis: a 7-year follow-up survey of 46 children. Ann Allergy Asthma Immunol. 2004;92(2):464-8.
23. Rawas-Qalaji MM, Simons FE, Simons KJ. Sublingual epinephrine tablets versus intramuscular injection of epinephrine: dose equivalence for potential treatment of anaphylaxis. J Allergy Clin Immunol. 2006;117(3):398-403.
24. Murphy KR, Hopp RJ, Kittelson EB, Hansen G, Windle ML, Walburn JN. Life-threatening asthma and anaphylaxis in schools: a treatment model for school-based programs. Ann Allergy Asthma Immunol. 2006;96(5):398-405.
25. Simons FER. Lack of worldwide availability of epinephrine autoinjectors for outpatients at risk of anaphylaxis. Ann Allergy Asthma Immunol. 2005;94(4):534-38.
26. Stecher D, Bulloch B, Sales J, Schaefer C, Keahey L. Epinephrine auto-injectors: is needle length adequate for delivery of epinephrine intramuscularly? Pediatrics. 2009;124(1):65-70.
27. Elberink JN. Significance and rationale of studies of health-related quality of life in anaphylactic disorders. Curr Opin Allergy Clin Immunol. 2006;6(2):298-302.
28. Brown SG. Anaphylaxis: clinical concepts and research priorities. Emerg Med Australas. 2006;18(8):155-69.
29. Alrasbi M, Sheikh A. Compariosn of international guidelines for the emergency medical management of anaphylaxis. Allergy. 2007;62(8):838-41.
30. Muraro A, Roberts G, Clark A, Eigenmann PA, Halken S, Lack G, et al. The management of anaphylaxis in childhood: position paper of the European academy of allergology and clinical immunology. Allergy. 2007;62(8):857-71.
31. Sheikh A, ten Broek V, Brown SGA, Simons FER. H1-antihistamines for the treatment of anaphylaxis: Cochrane systematic review. Allergy. 2007;62(8):830-7.

Seção V

Investigação diagnóstica em alergia e imunologia

20 Investigação laboratorial das imunodeficiências primárias

Dewton de Moraes Vasconcelos
João Bosco de Oliveira Filho
Luís Eduardo Coelho Andrade

Após ler este capítulo, você estará apto a:

1. Solicitar e interpretar os principais exames laboratoriais para o diagnóstico das imunodeficiências primárias.
2. Estabelecer uma prioridade na solicitação dos exames diagnósticos.

INTRODUÇÃO

O sistema imunológico (SI) se desenvolveu, filogeneticamente, adaptando-se à dupla necessidade de proteger o organismo contra agentes infecciosos e manter sua homeostasia interna. Diversos mecanismos imunológicos estão a postos, por exemplo, para suprimir uma reação imunológica contra antígenos ingeridos nas refeições, para tolerar tecidos semialogênicos (haploidênticos) na gestação e para defender nosso organismo dos diversos agentes patogênicos aos quais estamos continuamente expostos.

AVALIAÇÃO LABORATORIAL DO SISTEMA IMUNOLÓGICO

Conceitualmente, a resposta imunológica pode ser dividida em celular e humoral[1]. A primeira envolve participação direta das células do SI e a segunda abrange as imunoglobulinas (Ig) e outras proteínas plasmáticas, como o sistema complemento, que atuam em diversas fases da resposta imunológica. Do ponto de vista fisiológico, as duas respostas são relacionadas e interdependentes, participando da imunidade tanto inata quanto adquirida.

Os primeiros mecanismos a atuar na defesa do organismo são os inespecíficos, como as barreiras cutaneomucosas e as substâncias que elas secretam. Quando essa barreira é ultrapassada, outros fatores inespecíficos, como as células NK (citotóxicas naturais), o sistema complemento e as citocinas, são envolvidos na defesa. Caso essa segunda barreira também seja rompida, os mecanismos específicos (imunidade adaptativa), dependentes de linfócitos T e de anticorpos produzidos pelos linfócitos B, são ativados. Em razão da especificidade desse último ramo, que apresenta caráter cognitivo (ou seja, aprende com a experiência e tem memória), ocorre intensa potencialização e direcionamento da resposta imunológica.

As células-tronco da medula óssea dão origem a todas as células da linhagem linfo-hematopoiética – como os fagócitos polimorfonucleares do sangue (neutrófilos, eosinófilos, basófilos), os monócitos, os linfócitos T e B, as células NK e as células dendríticas – que se encontram dispersas pelo corpo[2]. Os linfócitos B são produzidos e diferenciados dentro do microambiente medular, enquanto os pré-linfócitos T devem migrar para o timo, onde se diferenciam até sua completa maturação. Duas subpopulações principais de linfócitos T são reconhecidas com base na expressão das moléculas CD4 e CD8a.

Os linfócitos T $CD4^+$ reconhecem peptídios antigênicos expostos pelas células apresentadoras de antígeno (*antigen presenting cell* – APC) em moléculas do complexo principal de histocompatibilidade (*major histocompatibility complex* – MHC) classe 2 (HLA-Dp, HLA-Dq e HLA-Dr nos humanos). Uma vez ativados, os linfócitos T $CD4^+$ adquirem uma função auxiliadora (*helper*) e podem controlar a resposta imunológica por meio da secreção de interleucinas (IL). De acordo com o padrão de secreção de citocinas[b] e com a função exercida, pelo menos quatro subpopulações de linfócitos T auxiliares (Th) podem ser definidas: os linfócitos Th1, secretores principalmente de IL-2, de interferon-gama (IFN-gama) e de fator de necrose tumoral (*tumoral necrosis factor* – TNF); os linfócitos Th2, secretores de IL-4, IL-5 e IL-13[c]; os linfócitos Th17, produtores da IL-17A, IL-17F, IL-22 e IL-26, envolvidas em respostas pró-inflamatórias e autoimunes; os linfócitos T reguladores (Treg), naturais ou induzidos, que secretam IL-10 e TGF-beta e participam da regulação negativa das respostas imunes. As citocinas dos eixos Th1 e Th2 regulam as principais respostas da imunidade adaptativa: as respostas celulares (citotoxicidade) e as respostas humorais (produção de anticorpos), respectivamente. Mais recentemente, foi descrita uma nova subpopulação linfocitária caracterizada pela produção de IL-9 e batizada de Th9, que apresenta participação nas doenças atópicas, nas doenças inflamatórias intestinais e na imunidade antitumoral[3,4]. Essas células podem diferenciar-se diretamente a partir de linfócitos virgens (*naïve*) ou derivar-se de células Th2. Adicionalmente, há evidências de uma grande plasticidade entre as diversas subpopulações, inicialmente consideradas estáticas[5].

Os linfócitos T CD8$^+$ reconhecem peptídios antigênicos apresentados em moléculas de MHC classe I e são os principais responsáveis pelas reações de citotoxicidade[6].

A avaliação celular do SI é bastante utilizada não só na caracterização e no acompanhamento de doenças autoimunes e imunodeficiências, mas também em casos de doenças alérgicas e virais, de cânceres, de desnutrição e de trauma[7].

Os exames laboratoriais avaliam qualitativa e quantitativamente as células presentes na amostra, que podem ser de sangue periférico, de líquido cefalorraquidiano ou de outras fontes. Em razão da fragilidade de grande parte dos tipos celulares, essas amostras devem ser obtidas e manuseadas dentro dos melhores parâmetros técnicos. Isso envolve cuidado na coleta do material, no uso de conservantes, no transporte, na refrigeração empregada, quando possível, e no tempo entre a coleta e a análise. Por último, como para toda amostra laboratorial, deve-se anotar qualquer substância usada pelo paciente, medicamentosa ou não, que possa interferir nos resultados.

AVALIAÇÃO DA RESPOSTA IMUNOLÓGICA HUMORAL

Sumariamente, uma avaliação abrangente da imunidade humoral envolve a quantificação das Ig totais, de suas subclasses, dos anticorpos específicos e a verificação da capacidade do indivíduo de gerar uma resposta anticórpica adequada após estímulo vacinal por antígeno proteico ou polissacarídico[6]. As Ig (também conhecidas como anticorpos) são proteínas sintetizadas pelos linfócitos B em resposta à estimulação antigênica. Representam aproximadamente 20% de todas as proteínas plasmáticas.

O ser humano apresenta cinco classes distintas de Ig: IgM, IgG, IgA, IgE e IgD. Cada uma apresenta composição proteica e estrutural própria, que confere as características responsáveis por suas funções biológicas. Além disso, IgG e IgA podem ser divididas em subclasses. As classes e subclasses de Ig são também denominadas isótipos. Individualmente, as Ig têm pouca ação na defesa do organismo, mas são essenciais para a ativação e a potencialização de outros mecanismos imunológicos.

Os principais mecanismos nos quais os anticorpos têm papel fundamental são[6]:

- Opsonização: os macrófagos e outras células do SI possuem receptores para a fração Fc de Ig (principalmente para a IgG) e podem fagocitar mais avidamente partículas pré-ligadas a anticorpos, ou seja, opsonizadas. Além disso, a Ig presente em partículas opsonizadas ativa a via clássica do sistema complemento, sendo este um importante mecanismo de defesa. Uma vez ativada, a cascata enzimática do complemento pode provocar a lise do agente patogênico. Esse mecanismo é especialmente importante na defesa do organismo contra bactérias capsuladas.

- Imunoexclusão: anticorpos da classe IgA e, em menor grau, da IgG, bloqueiam a aderência de antígenos às superfícies mucosas. Os imunocomplexos resultantes ficam presos na barreira de muco, sendo posteriormente expelidos.
- Neutralização: os anticorpos exercem a função de neutralização de toxinas (como a toxina tetânica e diftérica) e de vírus (como os enterovírus e os vírus respiratórios).
- Formação de imunocomplexos: cada molécula de anticorpo (monômero) apresenta dois parátopos (locais de ligação com o antígeno), possibilitando a formação de complexos antígeno-anticorpo. Esses imunocomplexos são retirados da circulação pelo sistema reticuloendotelial.

A sorologia, ou dosagem dos níveis séricos de Ig totais ou específicas, bem como de antígenos circulantes, teve seu desenvolvimento favorecido pelo surgimento de ensaios como o enzimaimunoensaio ou Elisa (*enzyme linked immunosorbent assay*), a quimioluminescência, a eletroluminescência, a nefelometria e a turbidimetria. Todos esses métodos são amplamente utilizados de forma complementar no laboratório clínico.

Quantificação de Imunoglobulinas e Anticorpos Específicos Circulantes

Devem-se mensurar diretamente os níveis séricos de IgA, IgM, IgG e IgE em pacientes com suspeita de imunodeficiência humoral. A eletroforese de proteínas, a imunoeletroforese ou imunofixação não são sensíveis ou específicas o suficiente para aferir a possibilidade de deficiência de imunoglobulinas. Em alguns casos, a quantidade total de Ig pode ser normal, embora haja deficiência de uma das subclasses de IgG (IgG_{1-4}), mais comumente IgG_2 e IgG_4. Portanto, em casos de forte suspeita, deve-se quantificar as Ig totais e subclasses de IgG. Outros exames úteis incluem a dosagem de anticorpos contra patógenos altamente prevalentes, como o anticorpo para toxoplasma, a rubéola ou a hepatite A, e a dosagem de iso-hemaglutininas (anticorpos IgM contra antígenos eritrocitários do grupo ABO). Pacientes do tipo sanguíneo A, por exemplo, devem possuir iso-hemaglutininas anti-B. Pessoas com sangue tipo AB não formam iso-hemaglutininas; crianças com menos de seis meses de idade também podem não apresentar esse tipo de anticorpo[6].

Avaliação da Resposta Vacinal

Durante a investigação de pacientes com distúrbios da imunidade humoral, além dos exames descritos anteriormente, deve-se avaliar a capacidade de produção de anticorpos específicos 4 a 6 semanas após vacinação com antígenos proteicos (p. ex., toxoide tetânico ou diftérico) ou polissacarídicos (p. ex., pneumococos).

Pacientes com agamaglobulinemia não vão reagir a antígeno algum, enquanto pacientes com deficiência seletiva de IgG_2 podem apresentar dificuldades apenas na resposta a polissacarídios. Na deficiência seletiva de IgA há resposta vacinal normal. Crianças com menos de 2 anos normalmente não respondem à vacinação com antígenos polissacarídicos[6].

Imunização com Neoantígenos – Bacteriófagos (fagos)

Pacientes em uso de Ig intravenosa não podem ser avaliados pela vacinação com antígenos usuais, pois estão recebendo anticorpos exogenamente. Nesses casos, pode-se vacinar com o bacteriófago ΦX174, um potente neoantígeno inócuo em humanos[7]. A injeção do ΦX174 provoca uma resposta anticórpica dependente de células T, com elevação precoce da IgM e mais tardia da IgG, eliminando o bacteriófago em cerca de quatro dias[8]. Pode-se ainda revacinar o indivíduo e observar a rápida resposta secundária, seguida da manutenção de níveis protetores contra o fago[6]. Esse teste não está disponível no Brasil.

Em nosso meio podemos utilizar a vacinação para o meningococo ou a *Salmonella typhi*, cujos anticorpos não estão presentes em quantidades significativas nas formulações de imunoglobulinas para uso intravenoso e podem ser facilmente quantificadas por meio de sorologias específicas disponíveis em nosso meio.

AVALIAÇÃO DA RESPOSTA IMUNOLÓGICA CELULAR

As células T desempenham um papel fundamental na resposta imunológica, estimulando os linfócitos B a produzirem Ig de alta afinidade e de diferentes isótipos, secretando citocinas que aumentam a função dos fagócitos e interagindo diretamente com outras células, causando morte celular ou regulação negativa de uma resposta imunológica. A avaliação da função dos linfócitos T envolve provas *in vivo* e *in vitro*, que serão discutidas adiante[9].

Testes de Hipersensibilidade Tardia (*Delayed-Type Hypersensitivity* – DTH)

Estes ensaios são realizados pela injeção intradérmica de antígenos purificados, como o PPD (*purified proteic derivative*) do *Mycobacterium tuberculosis* (Figura 20.1). O nódulo formado no local da injeção é medido normalmente após 48 ou 72 horas e reflete o recrutamento e a infiltração de células mononucleares em razão da produção local de mediadores inflamatórios, como citocinas e quimiocinas. Esse teste mede a competência da resposta imunológica mediada por células T, assim como a memória imunológica do paciente em relação a um agente patogênico[10].

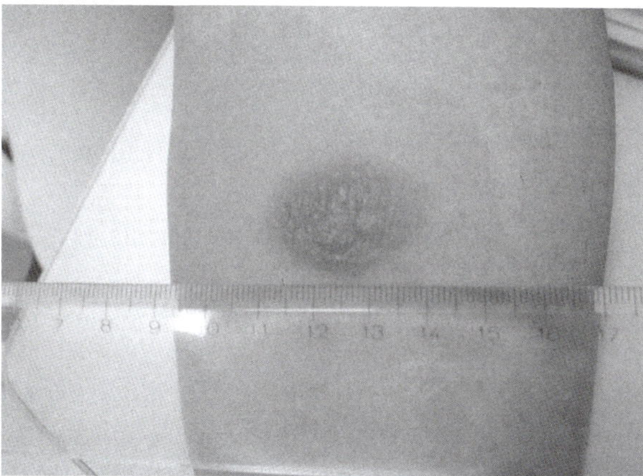

Figura 20.1 A triagem da imunidade celular é realizada por meio de testes cutâneos de hipersensibilidade tardia, como o teste de Mantoux, induzido pela injeção intradérmica de uma solução de um derivado proteico purificado da tuberculina no indivíduo sensibilizado. (Veja imagem colorida no encarte.)

Citometria de Fluxo

A citometria de fluxo é normalmente utilizada para quantificar os diversos tipos celulares do sistema imunológico, como linfócitos T CD4 e CD8 ($CD3^+CD4^+$ ou $CD3^+CD8^+$), células NK ($CD3^-CD16^+CD56^+$), NKT ($CD3^+CD16^+CD56^+$) e linfócitos B ($CD19^+CD20^+CD21^+CD3^-$)[11,12]. Esse método teve seu definitivo impulso com a descrição da técnica para produção dos anticorpos monoclonais por Köhler e Milstein, em 1975 (esses pesquisadores posteriormente receberam o prêmio Nobel pela descoberta)[13]. As células são incubadas com anticorpos monoclonais (AcMo) marcados com substâncias fluorescentes (fluorocromos). Assim, é possível determinar a porcentagem de células positivas para cada um dos antígenos analisados, como também (quando relevante) a intensidade do sinal emitido por cada célula (medida aproximada da quantidade de cada antígeno na superfície celular)[14].

Uma mesma célula pode ser marcada com diferentes AcMo e fluorocromos, possibilitando a avaliação de mais de um marcador ao mesmo tempo. Os resultados devem sempre ser comparados com controles da mesma faixa etária, para evitar erros de interpretação. Esse método identifica facilmente imunodeficiências em que há falta de um subtipo celular, como as imunodeficiências combinadas graves (SCID) – nas quais não há linfócitos T (ou há número muito reduzido) e pode também não haver linfócitos B ou NK, dependendo do defeito genético presente – ou as agamaglobulinemias – nas quais não são encontrados linfócitos B circulantes (Figura 20.2A).

Além de enumerar, a citometria pode ser usada para avaliar diversos aspectos funcionais dos linfócitos. Contudo, esses testes estão disponíveis apenas em centros ou laboratórios especializados, com programas de pesquisa na área. Como exemplo, pode-se citar:

- A avaliação da ativação linfocítica pelo uso de marcadores como CD25, HLA-DR, CD69 ou CD71.
- O estudo do ciclo celular e do número de divisões celulares pela incorporação de bromodeoxuridina ou iodeto de propídio.
- A quantificação da apoptose pelo uso de iodeto de propídio, anexina-V ou corantes mitocondriais, como JC-1 ou DioC6.
- A expressão de receptores como CD18, IL12R-beta-1 ou IFN-gamaR1/R2 (Figura 20.2B)[13].

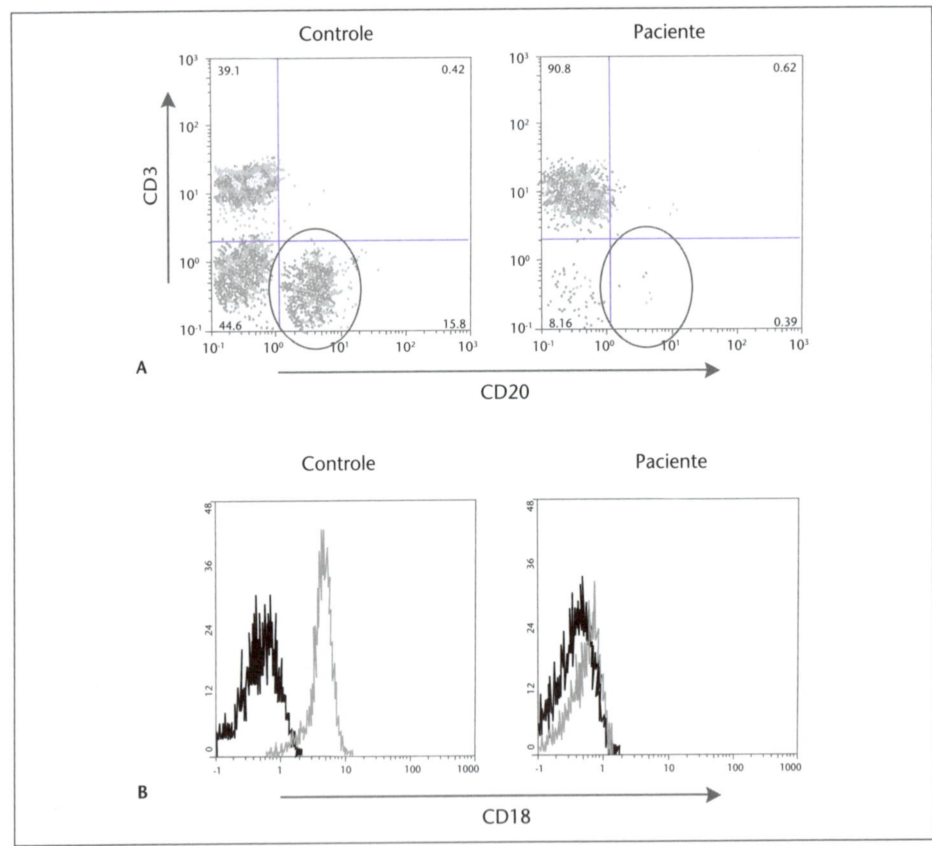

Figura 20.2 Exemplos de aplicações da citometria de fluxo. A: no painel é demonstrada a análise de linfócitos B (CD20, eixo X) e de linfócitos T (CD3, eixo Y), em um paciente com agamaglobulinemia. Nota-se a ausência de linfócitos B no paciente, comparado ao controle normal; B: no painel é evidenciada a ausência de expressão de CD18 (pico cinza) em paciente portador de defeito de adesão leucocitária tipo 1 (LAD-1).

Ensaios de Ativação Linfocitária

Nestes ensaios, investigam-se a ativação celular e a capacidade de proliferação *in vitro* dos linfócitos ativados. As populações de linfócitos T e B podem ser avaliadas, porém é mais comum a requisição de ensaios de proliferação para avaliação de linfócitos T[15]. A ativação *in vitro* de linfócitos T e B pode ser conseguida por ativadores policlonais, ou mitógenos, que têm capacidade de ativar a grande maioria das células de uma subpopulação. A estimulação *in vitro* com antígenos específicos, como a candidina e o toxoide tetânico, é utilizada para avaliação da memória imunológica.

Os linfócitos B podem ser ativados pelo uso do mitógeno de *pokeweed* (*pokeweed mitogen* – PWM), lipopolissacarídio (LPS) ou anticorpos contra os receptores de células B (BCR – Ig de superfície). As células são incubadas com os estímulos por um período que varia entre 2 e 7 dias e depois são pulsadas com timidina marcada com hidrogênio radioativo (H^3) (Figura 20.3). A quantidade de timidina incorporada pela célula é proporcional ao número de divisões celulares. Normalmente, os resultados da proliferação *in vitro* e do teste de hipersensibilidade tardia (DTH) têm uma boa correlação.

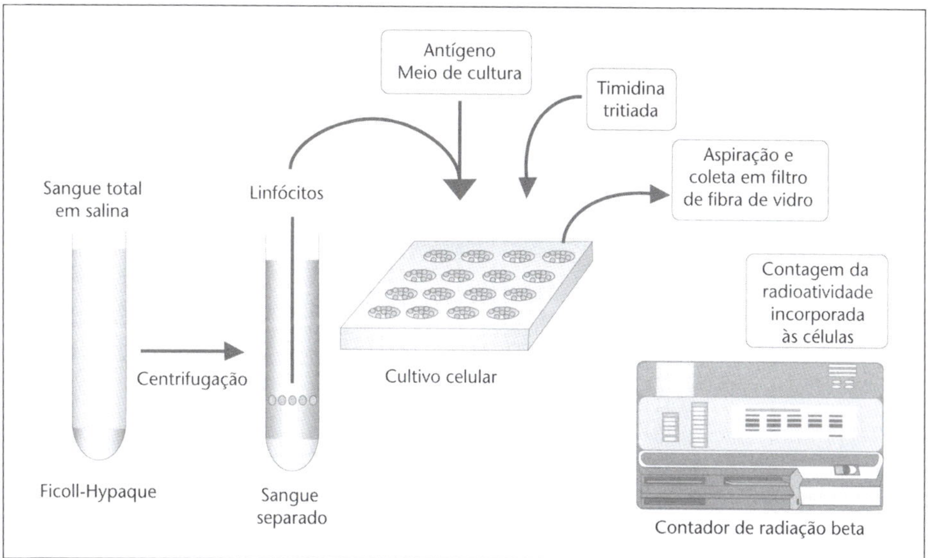

Figura 20.3 Teste de linfoproliferação para quantificação da atividade proliferativa das células linfomononucleares separadas por centrifugação em gradiente de densidade de Ficoll-Hypaque (à esquerda). As células separadas são colocadas em um meio de cultura enriquecido com substâncias mitogênicas ou antígenos específicos em uma placa de microtitulação estéril e mantidas em cultivo. Ao final do período adiciona-se timidina tritiada para marcar o DNA nas células em proliferação. As células são aspiradas em um filtro e a radioatividade é quantificada em um contador de radiação beta, permitindo calcular a taxa de proliferação celular.

Em laboratórios de pesquisa, pode-se avaliar a ativação celular por meio da quantificação da fosforilação de proteínas de sinalização intracelulares como as STAT (*signal transducers and activators of transcription*), após estímulos específicos por citocinas com os controles adequados, permitindo identificar defeitos em vias de sinalização presentes em algumas imunodeficiências primárias, como as decorrentes de mutações em STAT1 e STAT3, entre outras. Esses testes dependem da marcação de antígenos de membrana para a caracterização da linhagem celular, e de antígenos intracelulares após permeabilização da membrana citoplasmática (Figura 20.4)[16].

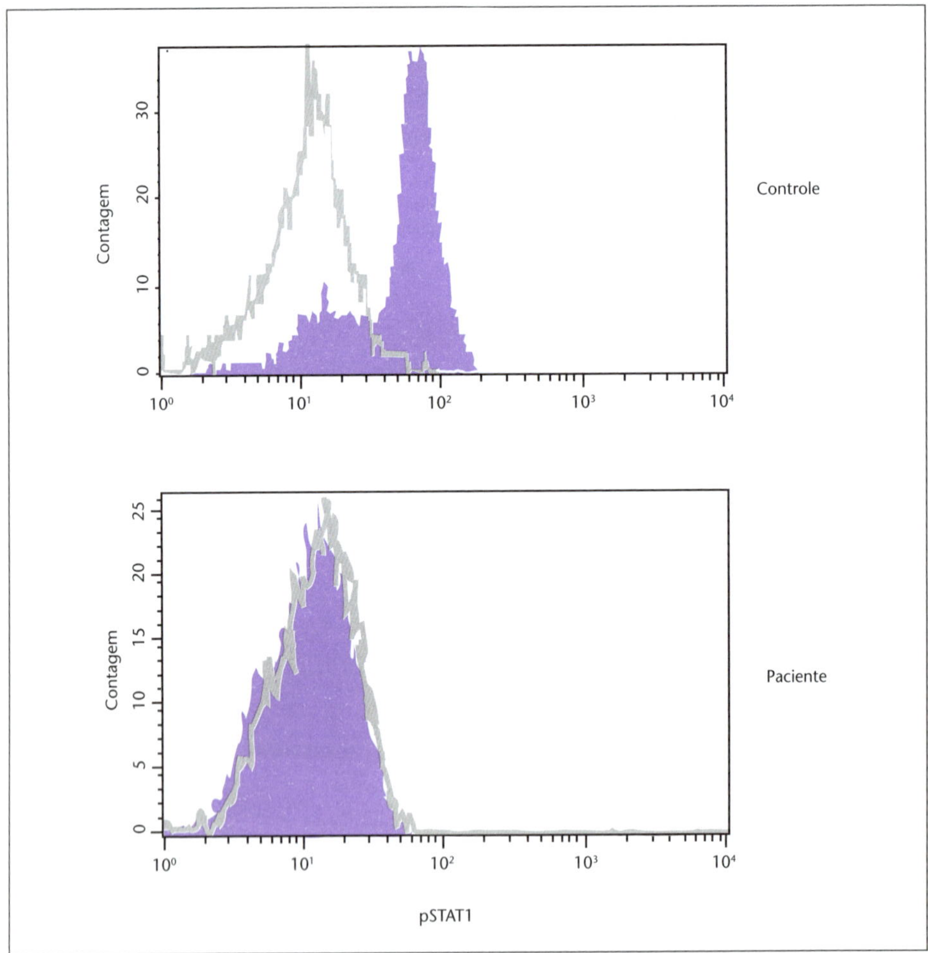

Figura 20.4 Imunofenotipagem característica de paciente portador de deficiência de STAT1. Acima temos um indivíduo controle saudável e abaixo, o paciente. Pode-se ver os histogramas respectivos. Em cinza temos a expressão de STAT1 fosforilado sem estímulo, e em azul, a expressão após estímulo com IFN-alfa recombinante.

Produção de Citocinas

Os linfócitos ativados produzem e secretam citocinas que agem de forma parácrina e autócrina, regulando diversas funções celulares. Algumas estimulam a resposta imunológica enquanto outras a suprimem. A produção das diferentes citocinas pode ser avaliada *in vitro* logo após o ensaio de proliferação celular, no sobrenadante, por ensaio de ELISA ou equivalente. Outra opção para a avaliação da secreção de citocinas é o ensaio de Elispot, que une as metodologias da cultura *in vitro* de linfócitos e dos testes de ELISA. O resultado final representa o número de células secretoras de citocina pelo total de células.

Esses ensaios são bastante trabalhosos, não automatizados e requerem aparelhos especiais para a leitura final dos resultados; dessa forma, raramente estão disponíveis fora dos laboratórios de pesquisa[17].

Avaliação da Resposta Citolítica

Esses ensaios avaliam *in vitro* a capacidade de lise por linfócitos T $CD8^+$ citotóxicos. O início da resposta T citotóxica precede o aparecimento de anticorpos em infecções virais; logo, a avaliação da citotoxicidade é útil tanto nessas ocasiões como no diagnóstico e no monitoramento de tumores. O ensaio de citotoxicidade é realizado com células autólogas marcadas com cromo radioativo (Cr^{51}), expressando o antígeno de interesse.

A citotoxicidade específica equivale à quantidade de cromo liberada pelas células-alvo rompidas por células T citotóxicas na amostra. Uma vez que a reação é dependente da restrição pelo MHC classe 1, o ensaio deve ser adaptado para cada paciente e só é empregado em pesquisa.

Outras opções para investigar os linfócitos T citotóxicos são o uso de tetrâmeros e os ensaios de Elispot. Tetrâmeros são reagentes constituídos de quatro moléculas de MHC carregadas com um epítopo antigênico relevante. Permitem a avaliação da porcentagem de linfócitos T $CD8^+$ específicos para o epítopo por citometria de fluxo. Alternativamente, o número de células T citotóxicas específicas pode ser inferido por meio da ativação com o antígeno e a quantificação de células T $CD8^+$ produtoras de IFN-gama, perforina ou granzima B[14].

Avaliação da Atividade *Natural Killer*

As células NK (ou células "assassinas" naturais) fazem parte do sistema de defesa inato do organismo, pois podem destruir alvos como células tumorais e células infectadas sem prévia ativação específica. O principal ensaio para avaliação da atividade NK consiste na cocultura das células do paciente com células K562 (linhagem de células eritroleucêmicas humanas) marcadas com cromo radiativo (Cr^{51}) (Figura 20.5). A quantidade de cromo liberada equivale à atividade lítica NK. Esse ensaio não avalia todas as funções das células NK, mas, associado à abordagem por citometria de fluxo, permite uma boa avaliação da função NK, sendo de grande utilidade na avaliação das síndromes hemofagocíticas.

Avaliação da Diversidade do Repertório Linfocitário

O estudo do repertório de células T presentes no sangue periférico é importante na caracterização de doenças como a síndrome de DiGeorge, a síndrome de Omenn e a ataxia-telangiectasia, e na avaliação da reconstituição imunológica após transplante de medula óssea.

Normalmente, os linfócitos T periféricos expressam receptores variados, portando a maioria dos 24 membros da família V-beta. Em doenças como as anteriormente citadas, pode haver uma restrição do repertório de receptores, com expressão de apenas algumas das famílias V-beta ou V-alfa. A diversidade do TCR V-beta

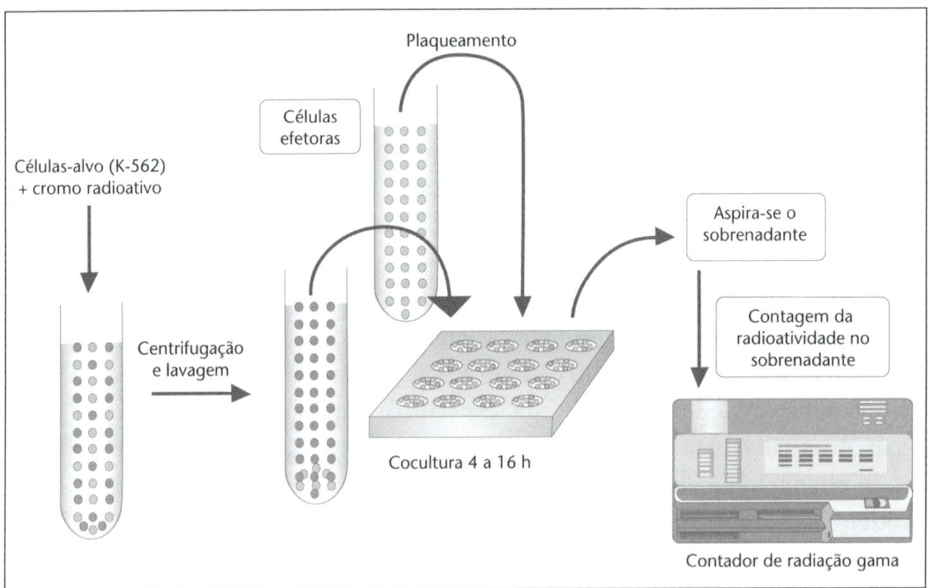

Figura 20.5 Ensaio de citotoxicidade específico para células citotóxicas naturais (NK, do inglês *natural killer*). Nesse tipo de ensaio, marcam-se as células-alvo com cromo radioativo, sendo elas colocadas em contato com as células efetoras por algumas horas. Como somente as células-alvo estão marcadas com o radiofármaco, todo o cromo radioativo presente no meio de cultura decorre da lise das células-alvo. Assim, aspira-se o sobrenadante e conta-se a radiação em um contador de radiação gama, permitindo o cálculo da atividade citotóxica das células NK.

pode ser analisada por citometria de fluxo, com anticorpos específicos para cada membro da família (Figura 20.6A), ou ainda por PCR (reação em cadeia da polimerase), em um teste chamado de *spectratyping* (Figura 20.6B)[18,19].

Quantificação de *T-Cell Receptor Excision Circles*

Recentemente, a quantificação de TREC (*T-cell receptor excision circles*) – restos de material genômico produzidos durante o rearranjo dos genes do TCR – foi proposta como um método rápido para diagnóstico de SCID em neonatos[20].

Como os TREC são segmentos extragenômicos de DNA, o número de cópias se dilui com as divisões celulares na periferia. O número de TREC pode ser quantificado por PCR em tempo real, sendo diretamente proporcional à taxa de atividade timopoiética e indiretamente proporcional à taxa de divisão celular dos linfócitos T na periferia[21]. A diminuição ou ausência de TREC no sangue periférico pode indicar a falta de linfócitos T (como na SCID), a ausência ou diminuição de linfócitos *naïve* recentemente emigrados do timo ou uma intensa proliferação periférica de linfócitos T. Essa técnica também pode ser usada para o monitoramento da recons-

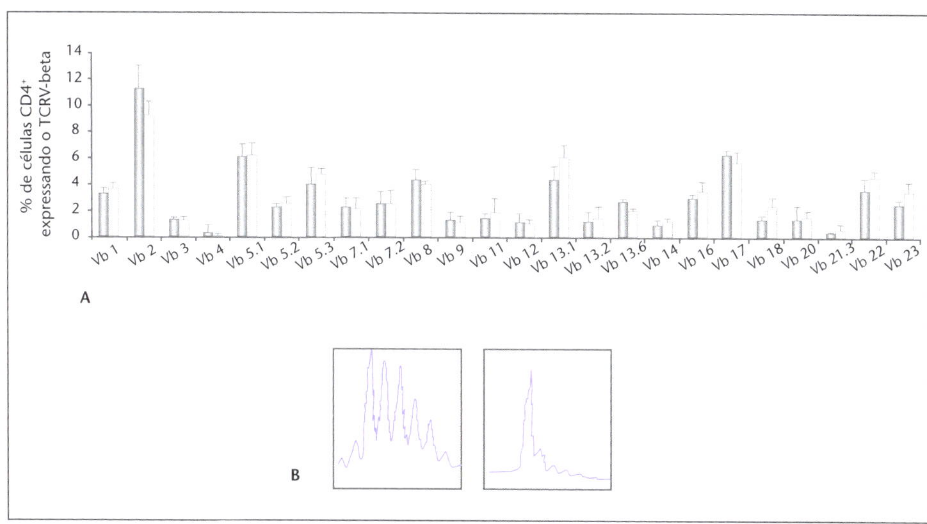

Figura 20.6 Análise do repertório de linfócitos T. A: a expressão das 24 famílias TCRV-beta foi analisada por citometria de fluxo utilizando anticorpos específicos. Cada barra representa o porcentual de células CD4 expressando as diversas famílias em duas amostras distintas (barras brancas e cinza); B: cada gráfico representa a distribuição dos tamanhos de CDR3 TCRV-beta dentro de uma família, utilizando-se reação em cadeia da polimerase. Em amostras normais, há uma distribuição gaussiana dos picos, como demonstrado no painel esquerdo; no painel direito, apresenta-se uma amostra com repertório limitado, com apenas um ou dois picos.

tituição imunológica após transplante de medula óssea[22]. Todos os valores de TREC devem ser comparados com controles da mesma faixa etária[14,22].

AVALIAÇÃO DA FUNÇÃO FAGOCÍTICA

A ação fagocítica depende de diversos mecanismos celulares, como a expressão de receptores, a quimiotaxia e o *burst* respiratório. A expressão de receptores pode ser avaliada pela citometria de fluxo pelo uso de anticorpos monoclonais contra antígenos de superfície específicos para cada tipo de célula. A destruição dos agentes patogênicos ingeridos pela célula por fagocitose depende da produção do ânion superóxido (O_2^-), em um processo chamado explosão (*burst*) oxidativa ou respiratória.

Avaliação da Atividade Bactericida dos Polimorfonucleares

Por ser um ensaio funcional, a avaliação da atividade bactericida dos polimorfonucleares é bastante sensível para o diagnóstico de distúrbios que afetam os leucócitos polimorfonucleares. Entretanto, é um teste laborioso e geralmente requisitado na impossibilidade do diagnóstico por outros métodos. A proporção entre bactérias vivas e mortas permite o cálculo do índice de fagocitose e de lise intrafagocítica.

Avaliação do *Burst* Respiratório

Após a ativação, complexos enzimáticos presentes na membrana plasmática e no citoplasma dos fagócitos produzem espécies reativas de oxigênio que auxiliam na destruição do patógeno internalizado. Defeitos nesse sistema enzimático causam a doença granulomatosa crônica (DGC), caracterizada por infecções graves e recorrentes.

O *burst* respiratório é classicamente analisado pelo ensaio de redução do *nitrobluetetrazolium* (NBT) em lâmina[23]. O NBT é um composto incolor em seu estado original, mas que, ao reagir com radicais oxidativos, transforma-se em *formazan*, um composto azul facilmente identificado dentro das células por microscopia óptica. O teste consiste na deposição de pequena quantidade de sangue em uma lâmina contendo um agente ativador de fagócitos como LPS ou forbol éster. A lâmina, então, é exposta ao NBT e levada ao microscópio para contagem do número de células com inclusões azuladas (Figura 20.7A). O teste tem baixo custo, mas depende do operador e pode gerar resultados falso-negativos.

Mais recentemente, o ensaio de redução da 1,2,3-di-hidrorodamina (DHR) tem substituído o NBT em muitos centros diagnósticos[24]. Quando em contato com radicais reativos intracelulares, o DHR é convertido em um composto fortemente fluorescente (1,2,3-rodamina), detectado por citometria de fluxo. Esse teste é muito mais sensível que o NBT, pois quantifica milhares de células em poucos segundos e pode sugerir o defeito genético subjacente (Figura 20.7B)[25].

Como pontos fracos do DHR aponta-se a necessidade de um citômetro e seu custo, mais elevado que o do NBT. Ambos os testes podem detectar mães portadoras de DGC, que podem integrar duas populações celulares, uma saudável e outra defeituosa (Figuras 20.7A e 20.7B). Essas técnicas requerem sangue fresco para apresentar resultados confiáveis. Quando há necessidade de envio do material por longas distâncias (máximo de 24 horas em trânsito), deve-se enviar um controle normal colhido em paralelo, para comparação com a amostra de interesse.

AVALIAÇÃO DO SISTEMA COMPLEMENTO

O termo complemento define um conjunto de proteínas presentes no plasma e na superfície das células, que tem papel fundamental nos processos de defesa do organismo. Durante a ativação, alguns componentes são fragmentados em dois ou mais segmentos proteicos, com funções diferentes e relevantes para o processo de defesa. A lise direta e a opsonização de células, de bactérias e de vírus envelopados são duas das mais reconhecidas funções do complemento.

Além disso, muitos dos peptídios gerados participam de etapas do processo inflamatório, mediando a quimiotaxia e a aderência de leucócitos ao endotélio dos vasos sanguíneos. Por último, alguns componentes ainda influenciam atividades como a ativação e a divisão celular.

O sistema complemento pode ser ativado por três diferentes mecanismos[26]:

- Via clássica: a ativação da cascata enzimática é iniciada pela associação do primeiro componente do complemento C1q, do C1r e do C1s, com anticorpos IgG ou IgM presentes em imunocomplexos antígeno-anticorpo.
- Via alternativa: fundamental para a defesa inata do organismo, pois a ativação ocorre independentemente de anticorpos. O componente C3 sofre ativação espontânea, mas é imediatamente inativado por fatores solúveis nos fluidos extracelulares e por moléculas inibidoras na superfície de células humanas. Quando em contato com uma superfície estranha (bactérias, por exemplo), o processo de ativação de C3 é protegido dos fatores inativadores, expandindo-se em ritmo acelerado. Não ocorre a participação dos primeiros componentes da via clássica C1, C2 e C4.
- Via das lectinas: resíduos de manose, presentes em cápsulas de bactérias, podem ser reconhecidos pela lectina ligante de manose (*mannan-binding lectin* – MBL) que possui estrutura semelhante ao componente C1q da via clássica. A ativação

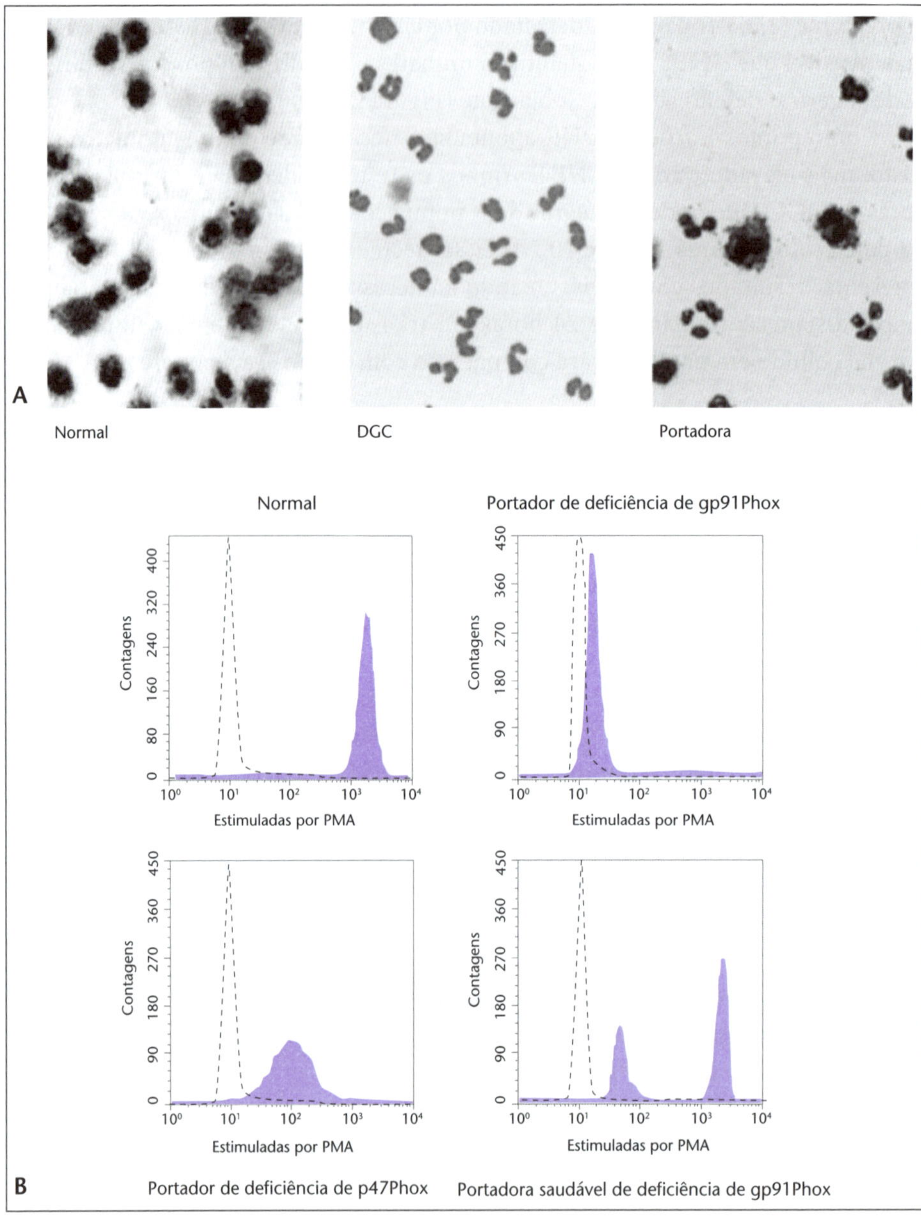

Figura 20.7 Estudo do *burst* oxidativo leucocitário. A (teste em lâmina com *nitro blue tetrazolium* [NBT]): nota-se a deposição de material azulado (formazan) em todas as células na amostra normal, a ausência de redução do NBT no paciente com doença granulomatosa crônica (DGC) e a aparência mista na portadora; B (citometria de fluxo pelo reagente 1,2,3-di-hidrorodamina [DHR]): na amostra normal há intensa fluorescência após ativação leucocitária (pico preenchido); nos defeitos de $Phox^{91}$ há virtual ausência de fluorescência; nos defeitos recessivos, como $Phox^{47}$, a fluorescência é muito reduzida, mas maior que no defeito de $Phox^{91}$, com um pico de base mais larga; as portadoras saudáveis da forma ligada ao X (gp91Phox) possuem uma mistura de células com alta e baixa fluorescência. (Veja imagem colorida no encarte.)

continua pela associação de outros componentes, denominados MASP-1 (*MBL-associated serine protease*), MASP-2 e MASP-3, com atividade de serina-proteases semelhantes a C1r e C1s. A existência desse mecanismo pode explicar, pelo menos em parte, porque a deficiência de C2 e C4 não é acompanhada por um número mais elevado de infecções.

Após a ativação inicial, todas as três vias convergem para a ativação do componente C3 e finalmente para a montagem do complexo de ataque à membrana (*membrane attack complex* – MAC), por meio da associação dos componentes C5b-C6-C7-C8-C9. Essa estrutura forma um canal cilíndrico que perfura membranas lipídicas, permitindo a lise osmótica da célula-alvo[26].

O controle da ativação do sistema complemento é responsabilidade de proteínas presentes no plasma e na superfície celular. A deficiência dessas proteínas leva a ativação inapropriada da cascata enzimática, resultando em diferentes doenças, como a hemoglobinúria paroxística noturna e o angioedema hereditário. Outras falhas de origem genética podem levar a distúrbios da ativação do complemento. O resultado clínico depende da proteína afetada, variando desde quadros autoimunes, como o lúpus eritematoso sistêmico nos defeitos das proteínas do complexo de ativação da via clássica (C1, C4 e C2), até infecções bacterianas de repetição, nos distúrbios da via alternativa e de componentes do complexo de ataque à membrana.

A pesquisa laboratorial das deficiências do complemento é realizada por testes que avaliam a integridade das vias de ativação e pela quantificação direta de cada uma das proteínas[26].

Ensaio de CH50

Avalia funcionalmente todos os componentes da via clássica de ativação e do complexo de ataque à membrana. Eritrócitos de carneiro pré-sensibilizados com anticorpos anti-hemácias de carneiro são incubados a 37°C com diluições do soro do paciente, que fornece as proteínas do sistema complemento necessárias para implementar a lise das hemácias. A atividade hemolítica do complemento corresponde à recíproca da diluição do soro que consegue lisar 50% das hemácias (Figura 20.8)[26].

Ensaio de APH50

Avalia funcionalmente os componentes da via alternativa. O soro do paciente deve ser colhido com um quelante de cálcio, como o EDTA (ácido etilenodiamino tetra-acético), para assegurar a inativação da via clássica. Eritrócitos de coelho ou de galinha são expostos a diluições da amostra e o resultado é expresso pela recí-

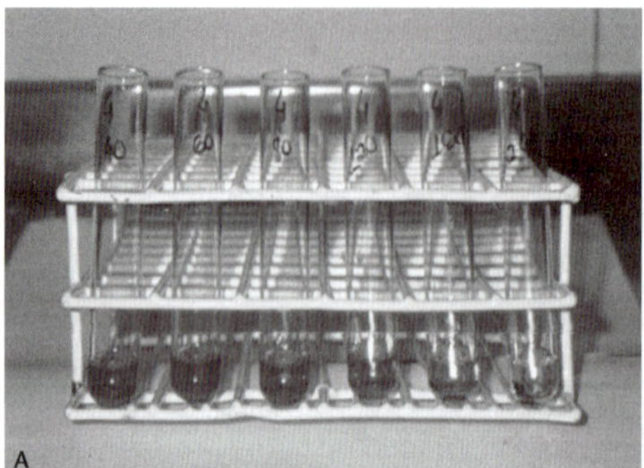

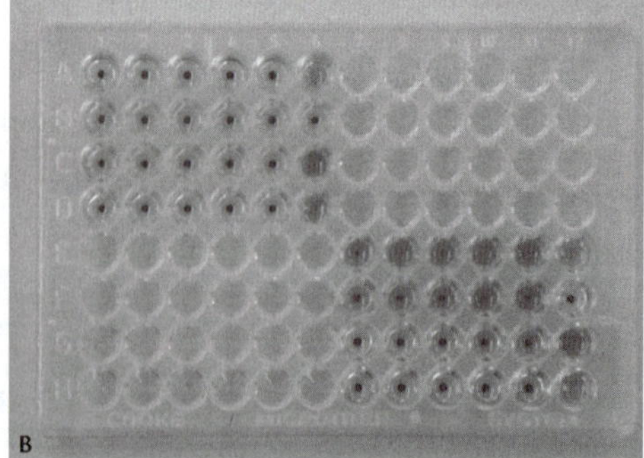

Figura 20.8 Testes funcionais do sistema complemento. A avaliação funcional da atividade do sistema complemento é realizada por meio da hemólise de hemácias de carneiro sensibilizadas por anticorpos (CH50) ou por hemácias de coelho ou galinha (APH50) em tubos ou em placas. A: ensaio hemolítico da via clássica de complemento (CH50) em tubos. B: ensaio hemolítico da via clássica e alternativa de complemento (CH50 e APH50) em placa. (Veja imagem colorida no encarte.)

proca da diluição, que causa 50% de lise das hemácias. O teste avalia componentes presentes apenas na via alternativa (fatores B, D e properdina), mas também os componentes C3 e C5-C9 do complexo de ataque à membrana[26]. A interpretação desse teste deve levar em consideração o resultado do teste de CH50.

Avaliação Individual das Proteínas do Complemento

Útil na suspeita de deficiência de um dos componentes do complemento. A dosagem individual de cada componente pode ser realizada por ELISA, imunodifusão, nefelometria ou turbidimetria, com excelentes sensibilidade e precisão[26].

DIAGNÓSTICO GENÉTICO DAS IMUNODEFICIÊNCIAS PRIMÁRIAS

Atualmente, são conhecidos os defeitos genéticos subjacentes a uma vasta gama de IDP, o que torna o sequenciamento de DNA uma ferramenta importante no diagnóstico dessas doenças[11]. O estudo genético-molecular possibilita a confirmação diagnóstica em casos difíceis, permite a identificação de portadores e possibilita o aconselhamento genético[27].

Ademais, o conhecimento de que uma determinada mutação genética é hereditária possibilita o diagnóstico pré-natal por meio da análise de material fetal, inclusive com tipagem de HLA, para que se possa procurar um doador de medula óssea compatível.

Entre as muitas técnicas para detecção de mutação, a mais sensível é o sequenciamento direto do DNA, utilizando-se sequenciadores capilares automatizados que se baseiam na adição de dideoxinucleotídeos marcados com um fluorocromo a um *mix* de nucleotídeos normais não marcados utilizados na síntese da sequência de DNA em estudo, delimitada por iniciadores (*primers*), que nada mais são do que sequências das regiões flanqueadoras do gene que queremos avaliar. As diversas cópias do gene estudado, bloqueadas quando ocorre a adição de um dideoxinucleotídeo fluorescente, geram fragmentos de tamanhos diferentes que são organizados por eletroforese em um gel dentro de tubos capilares. Essa eletroforese continua até que todos os fragmentos de nucleotídeos saiam dos capilares e passem defronte a um laser, cuja luz, incidindo sobre os fluorocromos acoplados aos dideoxinucleotídeos referentes à adenosina, à citidina, à guanosina e à timidina, gerará um sinal de quatro cores diferentes, que será processado e guardado em um computador. Como pontos negativos desse procedimento, podem-se citar o alto custo e a necessidade de equipamento e pessoal especializados.

A Figura 20.9 apresenta o resultado de um sequenciamento no qual foi encontrada a troca de uma base de DNA (T > A), afetando a sequência de aminoácidos da proteína (F > L). Esse tipo de gráfico chama-se eletroferograma, e cada pico representa uma base de DNA.

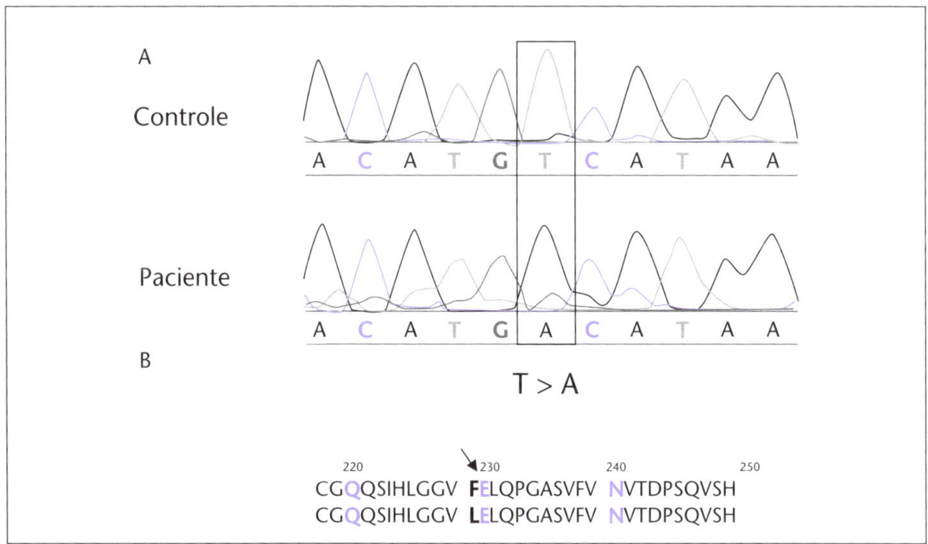

Figura 20.9 Sequenciamento de DNA pelo método de adição de dideoxinucleotídeos fluorescentes. A: cada pico do gráfico, chamado eletroferograma, representa um nucleotídeo em uma determinada posição do DNA. Nota-se a troca de T por A na amostra do paciente, quando comparado ao controle normal; B: a troca de bases ocasiona a mudança do aminoácido fenilalanina (F) por leucina (L) na sequência da proteína codificada por esse segmento de DNA. Essa troca de aminoácidos é deletéria à função dessa proteína, neste exemplo específico.

Recentemente, os sequenciadores capilares vêm sendo substituidos por sequenciadores de nova geração, que permitem realizar o sequenciamento paralelo de múltiplos genes simultaneamente, reduzindo o custo e aumentando significativamente a eficiência das análises genéticas[28]. Esses equipamentos baseiam-se na síntese de uma cópia de uma matriz de DNA (ou RNA) previamente fragmentado. Esse material genético é copiado simultaneamente em milhões de micropoços em um *chip*, que possuem um sensor individual que detecta a adição de cada nucleotídeo, permitindo que sequências que demorariam meses a anos para ser divididas possam sê-lo em horas a dias. O maior problema surgido com esses avanços é a enorme quantidade de dados gerados pelos sequenciadores, que precisam ser decodificados e realinhados, permitindo inferir a sequência do material genético estudado e suas possíveis variantes alélicas, que caracterizam doenças, suscetibilidade a tumores, características do metabolismo de fármacos etc. Entre as vantagens, podemos enu-

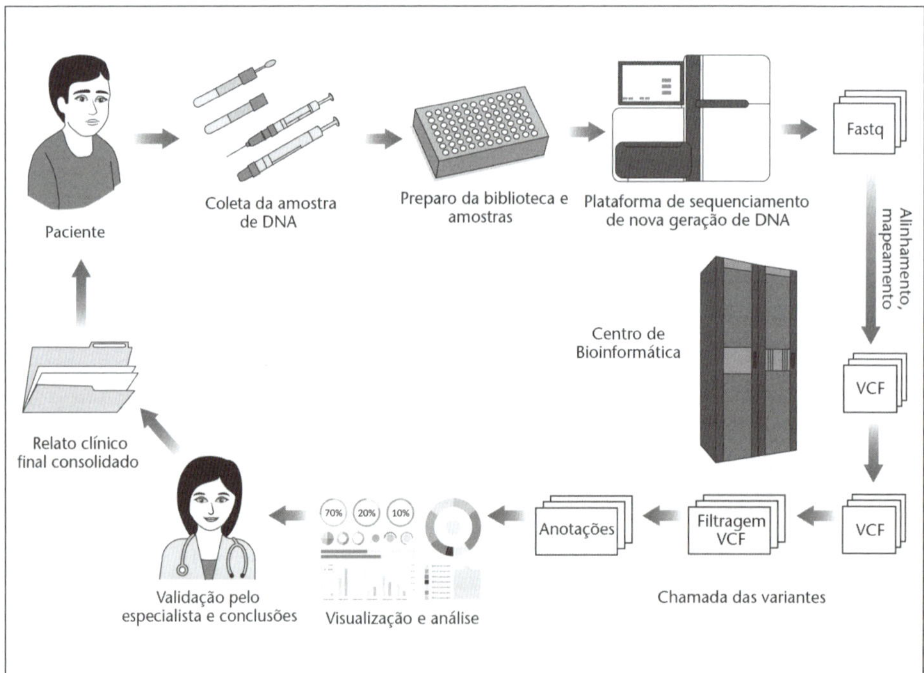

Figura 20.10 Esquema geral de sequenciamento de nova geração. A partir da amostra coletada do paciente, o material genético a ser sequenciado é fragmentado e ligado a adaptadores para o preparo da biblioteca. Enzimas promovem a extensão do DNA com nucleotídeos fluorescentes e a sequência vai sendo caracterizada a cada nucleotídeo incorporado. Os dados dos múltiplos amplicons são alinhados por métodos computacionais. A seguir, as sequências são comparadas com as sequências de referência, as variantes caracterizadas e anotadas para que o especialista faça as associações com as hipóteses aventadas pelo médico que acompanha o paciente e seja fornecido o diagnóstico do gene ou dos genes mutados.

merar a maior precisão do sequenciamento e a possibilidade de obtenção de dados referentes a um vasto número de genes simultaneamente. A Figura 20.10 mostra um esquema simplificado de um sequenciamento múltiplo paralelo e a subsequente análise de dados.

AVALIAÇÃO DAS IMUNODEFICIÊNCIAS PRIMÁRIAS

As imunodeficiências primárias (IDP) são um grupo extremamente heterogêneo de distúrbios, de caráter hereditário, que afetam o sistema imunológico causando aumento da suscetibilidade a infecções (geralmente por agentes de baixa patogenicidade), a doenças autoimunes e a neoplasias.

Atualmente, existem mais de 300 imunodeficiências diferentes identificadas e, com os recentes avanços genético-moleculares e imunológicos, novas variantes são constantemente caracterizadas, permitindo maior precisão no diagnóstico e na terapêutica, que assim pode ser mais específica e eficaz.

Como é de praxe na medicina interna, a obtenção de uma história clínica cuidadosa é necessária para a avaliação objetiva de pacientes suspeitos de imunodeficiências. Um item a ser observado é que a presença de infecções, causadas especialmente por bactérias capsuladas, somente a partir dos 3 a 6 meses de idade, época em que a proteção exercida pelos anticorpos IgG provindos da mãe pela passagem placentária desaparece, leva à suspeita de defeitos de anticorpos.

Por outro lado, a presença de infecções mais precoces indica a presença de defeitos em outros setores do sistema imunológico. Assim, queda tardia do cordão umbilical e infecções por bactérias incomuns como *Staphylococcus epidermidis*, *Pseudomonas* sp ou *Serratia marcescens* sugerem distúrbios dos fagócitos. Infecções por patógenos oportunistas, mormente intracelulares, indicam defeitos celulares dos linfócitos T; meningites ou septicemias de repetição por bactérias do gênero *Neisseria* sugerem distúrbios nos componentes terminais da cascata do complemento.

Outras informações fundamentais a serem obtidas na história clínica referem-se à gravidade, frequência das infecções e resposta à terapia habitual. Dessa forma, é comum em pacientes imunocomprometidos a presença de infecções recorrentes, prolongadas e muito graves, afetando mais de um órgão ou sistema ou apresentando complicações inesperadas. Além disso, é fundamental obter também a história de vacinações e suas possíveis complicações (p. ex., infecção desencadeada por vacina de patógeno vivo atenuado), assim como a história familiar, observando casos de distúrbios similares, mortes precoces na infância e consanguinidade.

O passo seguinte da investigação corresponde ao exame físico dos pacientes, que podem apresentar alterações gerais, como baixa estatura ou baixo peso, sugestivas de defeito específico como diminuição dos órgãos linfoides, como amídalas e linfonodos, periodontites e gengivoestomatites, ou características de certas doenças, como as associações ataxia-telangiectasias, eczema-trombocitopenia, albinismo parcial, hipotrofia de cartilagens e pelos etc.

Os achados da história clínica e do exame físico devem guiar os exames laboratoriais a serem realizados. Nesse grupo de doenças, um diagnóstico definitivo é, em grande parte, dependente de uma avaliação laboratorial detalhada. No entanto, o custo, a disponibilidade e o espoliamento dos pacientes (frequentemente crianças) exigem que haja hierarquização e direcionamento da avaliação laboratorial.

No Brasil, sugere-se a seguinte avaliação inicial (esquema resumido na Figura 20.11):

- Hemograma completo: permite a determinação do número e do aspecto morfológico dos linfócitos, neutrófilos, monócitos e plaquetas no sangue periférico.
- Radiografia simples de tórax (em PA e perfil) e de *cavum*: permite a observação do timo, de sequelas pulmonares e do tecido linfoide adenóideo.
- Níveis séricos de IgA, IgG e IgM: permitem a caracterização das hipogamaglobulinemias (deficiências isoladas ou de vários isótipos simultâneos).
- Avaliação da síntese ativa de anticorpos:
  - títulos de iso-hemaglutininas (IgM);
  - sorologias para antígenos aos quais o paciente tenha sido exposto naturalmente ou por vacinação (como pólio, sarampo, caxumba etc.).
- Testes intradérmicos de leitura tardia com PPD, candidina, tricofitina e varidase: caracterizam a resposta imune mediada por células T.
- Sorologia para HIV: úteis na maior parte dos indivíduos. Resultados falso-negativos podem ocorrer em pacientes hipogamaglobulinêmicos, em razão da inerente perturbação da resposta anticórpica, requerendo a avaliação direta da carga viral por PCR.
- Teste do NBT ou DHR: teste de triagem para o *burst* oxidativo.
- Quantificação do CH50: teste de triagem para a via clássica de complemento.

A investigação subsequente deverá ser dirigida aos ramos afetados, a saber:

Humoral (Anticorpos)

- Fenotipagem dos linfócitos B e de suas subpopulações ($CD19^+$, $CD20^+$, sIg^+ [imunoglobulinas de superfície]).
- Dosagem de subclasses de Ig.
- Avaliação de anticorpos antes e após imunização com toxoides ou vacinas polissacarídicas bacterianas.

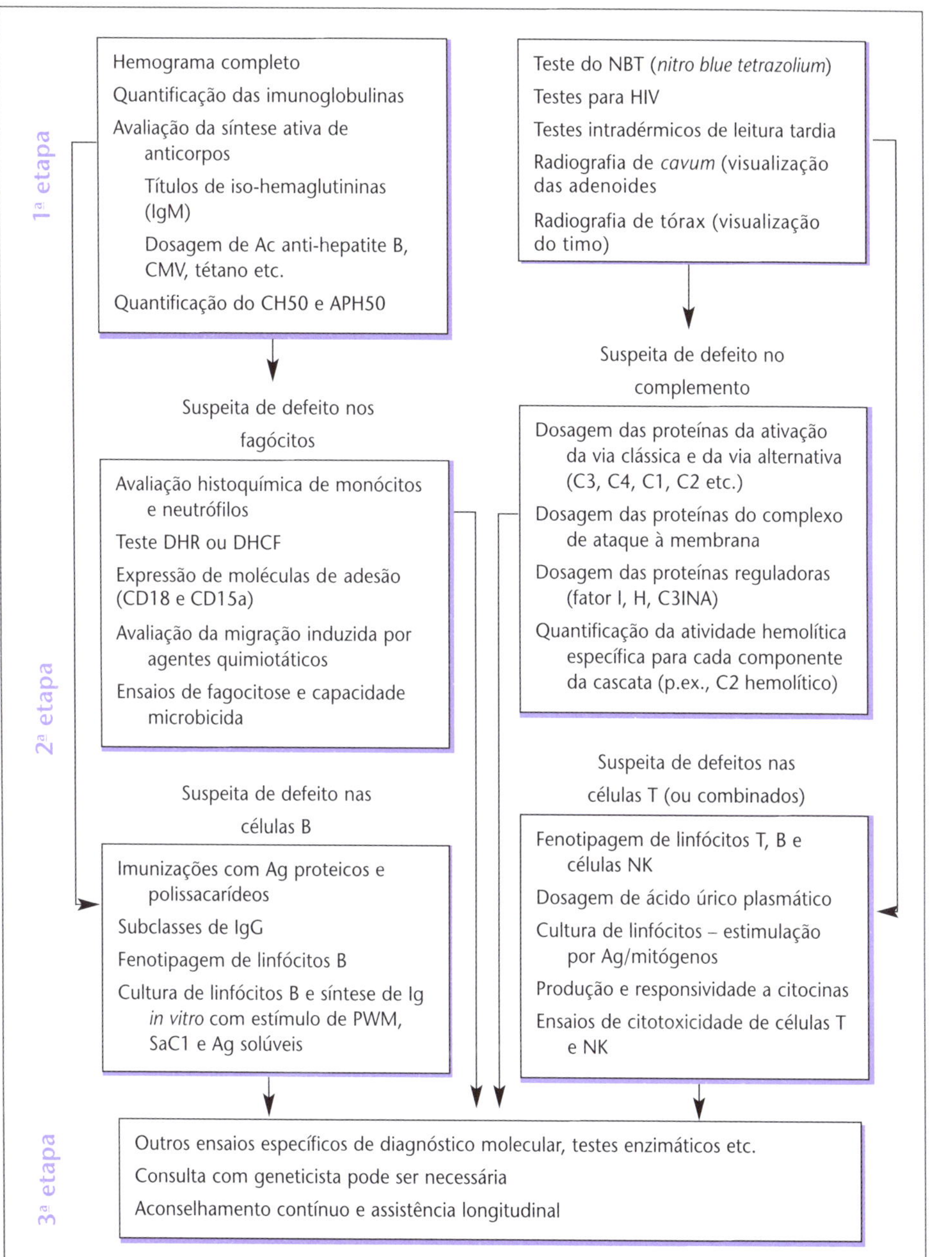

1ª etapa
Hemograma completo
Quantificação das imunoglobulinas
Avaliação da síntese ativa de anticorpos
Títulos de iso-hemaglutininas (IgM)
Dosagem de Ac anti-hepatite B, CMV, tétano etc.
Quantificação do CH50 e APH50
Teste do NBT (nitro blue tetrazolium)
Testes para HIV
Testes intradérmicos de leitura tardia
Radiografia de cavum (visualização das adenoides
Radiografia de tórax (visualização do timo)
2ª etapa
Suspeita de defeito nos fagócitos
Avaliação histoquímica de monócitos e neutrófilos
Teste DHR ou DHCF
Expressão de moléculas de adesão (CD18 e CD15a)
Avaliação da migração induzida por agentes quimiotáticos
Ensaios de fagocitose e capacidade microbicida
Suspeita de defeito no complemento
Dosagem das proteínas da ativação da via clássica e da via alternativa (C3, C4, C1, C2 etc.)
Dosagem das proteínas do complexo de ataque à membrana
Dosagem das proteínas reguladoras (fator I, H, C3INA)
Quantificação da atividade hemolítica específica para cada componente da cascata (p.ex., C2 hemolítico)
Suspeita de defeito nas células B
Imunizações com Ag proteicos e polissacarídeos
Subclasses de IgG
Fenotipagem de linfócitos B
Cultura de linfócitos B e síntese de Ig in vitro com estímulo de PWM, SaC1 e Ag solúveis
Suspeita de defeitos nas células T (ou combinados)
Fenotipagem de linfócitos T, B e células NK
Dosagem de ácido úrico plasmático
Cultura de linfócitos – estimulação por Ag/mitógenos
Produção e responsividade a citocinas
Ensaios de citotoxicidade de células T e NK
3ª etapa
Outros ensaios específicos de diagnóstico molecular, testes enzimáticos etc.
Consulta com geneticista pode ser necessária
Aconselhamento contínuo e assistência longitudinal

Figura 20.11 Esquema geral das etapas de investigação imunológica nas imunodeficiências primárias (IDP). A primeira etapa pode ser realizada em serviços de atenção primária à saúde por médicos generalistas, enquanto a segunda e a terceira etapas – desenvolvidas dependendo especificamente do ramo afetado da imunidade – geralmente são realizadas em laboratórios especializados sob a orientação de imunologistas clínicos. O diagnóstico precoce e correto das IDP permite melhora substancial da morbidade e da mortalidade nesses distúrbios, assim como a orientação quanto ao prognóstico e a orientação genética familiar.

- Síntese policlonal de Ig *in vitro* induzida por *Staphylococcus aureus* Cowan 1 (independente de linfócitos T).
- Síntese policlonal de Ig induzida pelo mitógeno do *pokeweed* (dependente de linfócitos T).
- Síntese de Ig-específicas, induzida *in vitro* por antígenos solúveis.
- Avaliação de genes específicos das células B por biologia molecular.

Celular (Linfócitos T)

- Fenotipagem de linfócitos T ($CD2^+$, $CD3^+$, $CD4^+$, $CD8^+$, $CD45RA^+$, $CD45RO^+$ etc.).
- Proliferação de linfócitos induzida por lectinas ou por anticorpos monoclonais mitogênicos (PHA, Con A, anti-CD3).
- Proliferação de linfócitos induzida por Ag solúveis (Candida, PPD, toxoide tetânico etc.).
- Responsividade a citocinas (IL-1, IL-2, IL-4, IFN-gama etc.).
- Citotoxicidade mediada por linfócitos, restrita ou não pelo complexo principal de histocompatibilidade.
- Ensaios de auxílio e de supressão da síntese de Ig, da citotoxicidade celular e da mitogênese induzida por lectinas ou antígenos, na avaliação do efeito de citocinas.
- Avaliação de genes dos linfócitos T por biologia molecular.

Células *Natural Killer*

- Contagem do número de células NK e de suas subpopulações ($CD16^+$, $CD56^+$, $CD57^+$).
- Avaliação da citotoxicidade celular dependente de anticorpos (ADCC).
- Avaliação da citotoxicidade celular de células-alvo da eritroleucemia humana K562.
- Avaliação de genes das células NK por biologia molecular.

Fagócitos Mono e Polimorfonucleares

- Contagem do número de monócitos e neutrófilos, com avaliação morfológica e histoquímica.
- Teste do NBT ou DHR (di-hidrorodamina).
- Avaliação da migração aleatória.
- Avaliação da migração induzida por agentes quimiotáticos.
- Ensaios de capacidade microbicida.

- Fenotipagem de moléculas acessórias de adesão (CD15s, CD18, CD11a, CD11b, CD11c).
- Avaliação de genes dos fagócitos por biologia molecular.

Sistema Complemento

- Quantificação da:
  - Atividade hemolítica da via clássica (CH50).
  - Atividade hemolítica da via alternativa (APH50).
  - Diversas proteínas da via de ativação da via clássica e da via alternativa (inicialmente C3 e C4).
  - Diversas proteínas do complexo de ataque à membrana.
  - Proteínas reguladoras da cascata do complemento.
  - Atividade hemolítica específica para cada componente da cascata, por exemplo, C2 hemolítico.
- Avaliação de genes do sistema complemento por biologia molecular.

CONCLUSÕES

A investigação laboratorial das IDP deve ser orientada pela análise dos dados epidemiológicos e pelas histórias familiar e clínica. A priorização dos exames a serem considerados é de fundamental importância, principalmente em crianças, que podem apresentar limitação quanto ao volume de sangue a ser coletado.

REFERÊNCIAS BIBLIOGRÁFICAS

1. Chaplin DD. Overview of the immune response. J Allergy Clin Immunol. 2010;125(2 suppl 2):S3-23.
2. Kawamoto H, Katsura Y. A new paradigm for hematopoietic cell lineages: revision of the classical concept of the myeloid-lymphoid dichotomy. Trends Immunol. 2009;30(5):193-200.
3. Kaplan MH, Hufford MM, Olson MR. The development and in vivo function of TH9 cells. Nat Rev Immunol. 2015;15(5):295-307.
4. Zhao P, Xiao X, Ghobrial RM, Li XC. IL-9 and Th9 cells: progress and challenges. Int Immunol. 2013;25(10):547-51.
5. O'Shea JJ, Paul WE. Mechanisms underlying lineage commitment and plasticity of helper CD4+ T cells. Sci. 2010;327(5969):1098-102.
6. Oliveira JB, Fleisher TA. Laboratory evaluation of primary immunodeficiencies. J Allergy Clin Immunol. 2010;125(2 Suppl 2):S297-305.
7. Ochs HD, Davis SD, Wedgwood RJ. Immunologic responses to bacteriophage phi-X 174 in immunodeficiency diseases. J Clin Invest. 1971;50(12):2559-68.
8. Pyun KH, Ochs HD, Wedgwood RJ, Yang XQ, Heller SR, Reimer CB. Human antibody responses to bacteriophage ϕX174: sequential induction of IgM and IgG subclass antibody. Clin Immunol Immunopathol. 1989;51(2):252-63.

9. Locke BA, Dasu T, Verbsky JW. Laboratory diagnosis of primary immunodeficiencies. Clin Rev Allergy Immunol. 2014;46(2):154-68.
10. Noroski LM, Shearer WT. Screening for primary immunodeficiencies in the clinical immunology laboratory. Clin Immunol Immunopathol. 1998;86(3):237-45.
11. Fleisher TA, Oliveira JB. Functional and molecular evaluation of lymphocytes. J Allergy Clin Immunol. 2004;114(2):227-34.
12. Köhler G, Milstein C. Continuous cultures of fused cells secreting antibody of predefined specificity. Nature. 1975;256(5517):495-7.
13. Oliveira JB, Fleisher TA. Principles of flow cytometry. In: Young N, Gerson N, High K, editors. Textbook of hematology. Philadelphia: Elsevier; 2005. p.1310-25.
14. Campos RA, Moraes-Vasconcelos D, Bellinati-Pires R, Ferriani VPL. Avaliação laboratorial da resposta imune. In: Grumach AS. Alergia e imunologia na infância e adolescência. São Paulo: Atheneu; 2001. p.357-94.
15. Moraes-Vasconcelos D, Orii NM. Citometria de fluxo no diagnóstico das imunodeficiências primárias combinadas e celulares. In: Sales MM, Moraes-Vasconcelos D, editores. Citometria de fluxo: aplicações no laboratório clínico e de pesquisa. São Paulo: Atheneu; 2013.
16. Bonilla FA, Warnatz K. Assessment of the immune system. In: In: Ochs HD, Edvard Smith CI, Puck JM. Primary immunodeficiency diseases – a molecular and genetic approach. 3. ed. New York: Oxford University Press; 2014.
17. Gorski J, Yassai M, Zhu X, Kissela B, Kissella B, Keever C, et al. Circulating T cell repertoire complexity in normal individuals and bone marrow recipients analyzed by CDR3 size spectratyping. Correlation with immune status. J Immunol. 1994;152(10):5109-19.
18. Pilch H, Hohn H, Freitag K, Neukirch C, Necker A, Haddad P, et al. Improved assessment of T-cell receptor (TCR) VB repertoire in clinical specimens: combination of TCR-CDR3 spectratyping with flow cytometry-based TCR VB frequency analysis. Clin Diagn Lab Immunol. 2002;9(2):257-66.
19. Chan K, Puck JM. Development of population-based newborn screening for severe combined immunodeficiency. J Allergy Clin Immunol. 2005;115(2):391-8.
20. Al-Harthi L, Marchetti G, Steffens CM, Poulin J, Sekaly R, Landay A. Detection of T cell receptor circles (TRECs) as biomarkers for de novo T cell synthesis using a quantitative polymerase chain reaction-enzyme linked immunosorbent assay (PCR-ELISA). J Immunol Methods. 2000;237(1-2):187-97.
21. Przybylski GK, Kreuzer KA, Siegert W, Schmidt CA. No recovery of T-cell receptor excision circles (TRECs) after non-myeloablative allogeneic hematopoietic stem cell transplantation is correlated with the onset of GvHD. J Appl Genet. 2007;48(4):397-404.
22. Vowells SJ, Fleisher TA, Malech HL. Testing for chronic granulomatous disease. Lancet. 1996;347(9007):1048-9.
23. Vowells SJ, Sekhsaria S, Malech HL, Shalit M, Fleisher TA. Flow cytometric analysis of the granulocyte respiratory burst: a comparison study of fluorescent probes. J Immunol Methods. 1995;178(1):89-97.
24. Vowells SJ, Fleisher TA, Sekhsaria S, Alling DW, Maguire TE, Malech HL. Genotype-dependent variability in flow cytometric evaluation of reduced nicotinamide adenine dinucleotide phosphate oxidase function in patients with chronic granulomatous disease. J Pediatr. 1996;128(1):104-7.
25. Shearer WT, Paul ME, Wayne Smith C, Huston DP. Laboratory assessment of immune deficiency disorders. In: Huston DP. Diagnostic laboratory immunology. Immunol Allergy Clin North Am. 1994;14(2):265-99.
26. Candotti F, Notarangelo L, Visconti R, O'Shea J. Molecular aspects of primary immunodeficiencies: lessons from cytokine and other signaling pathways. J Clin Invest. 2002;109(10):1261-9.
27. Picard C, Fischer A. Contribution of high-throughput DNA sequencing to the study of primary immunodeficiencies. Eur J Immunol. 2014;44(10):2854-61.
28. Moraes-Vasconcelos D, Oliveira Filho JB. Imunodeficiências e avaliação da imunocompetência. In: Vaz AJ, Takei K, Bueno EC. Imunoensaios: fundamentos e aplicações. Rio de Janeiro: Guanabara Koogan; 2007.

Diagnóstico por imagem nas imunodeficiências primárias 21

Luiz Antonio Nunes de Oliveira
Lisa Suzuki
Julia Diva Zavariz
Juliana Amorim Teixeira

Após ler este capítulo, você estará apto a:

1. Indicar os diversos métodos de imagem para o auxílio no diagnóstico de doenças imunológicas.
2. Descrever os principais padrões de imagem, suas técnicas e objetivos.
3. Relacionar os diferentes padrões de imagem com as imunodeficiências primárias.

INTRODUÇÃO

As imunodeficiências primárias, ou congênitas, abrangem uma ampla gama de anormalidades nas etapas de funcionamento do sistema imunológico, que, em alguns casos, podem estar associadas a padrões radiológicos específicos que auxiliam no diagnóstico dos diferentes grupos de imunodeficiências primárias (IDP).

Alguns tipos de imunodeficiência apresentam alterações genéticas que não só levam ao comprometimento do sistema imunológico, mas também geram fenótipos específicos, auxiliando na suspeita clínica das diferentes IDP. Há também uma propensão ao desenvolvimento de certos tipos de câncer, como as doenças linfoproliferativas[1].

Nas doenças autoimunes, a ultrassonografia médica ocupa lugar na investigação de afecções relacionadas à tireoide, ao timo, às glândulas salivares e à avaliação de potenciais consequências de algumas dessas doenças, como linfadenopatia, esplenomegalia e processos inflamatórios de órgãos abdominais. Assim, os exames de ultrassonografia cervical e ultrassonografia de abdome (superior ou total, conforme o caso) são parte do instrumentário diagnóstico e de acompanhamento pelo pediatra.

Dessa forma, o papel da imagenologia torna-se importante:

- Na avaliação dirigida das possíveis infecções que atingem essa população imunodeficiente.
- No diagnóstico, confirmando a suspeita do pediatra ou, em alguns casos, levantando a hipótese de IDP baseada em um conjunto de alterações típicas, incluindo as de imagem.
- Eventualmente, apontando intervenções, no caso de necessidade de definição do patógeno relacionado a uma infecção (abscesso, por exemplo).
- Na avaliação de potenciais complicações de doenças autoimunes.

Este capítulo trata dos aspectos de imagem que são denominador comum a todas as imunodeficiências, e serão tratadas com maior especificidade aquelas que são mais prevalentes ou cujo padrão radiológico as torna peculiares[2].

A seguir, estão descritos os diferentes padrões de imagem presentes e destacados os aspectos peculiares às imagens mais características.

PADRÃO POR IMAGEM NA RADIOGRAFIA DAS VIAS AÉREAS SUPERIORES

- Técnica: incidência lateral do pescoço em inspiração: permite a identificação das estruturas mais importantes da via aérea da nasofaringe (tonsilas faríngea e palatina, epiglote e pregas ariepiglóticas).
- Objetivo: caracterizar a presença ou a ausência de tecido linfoide (Figura 21.1).

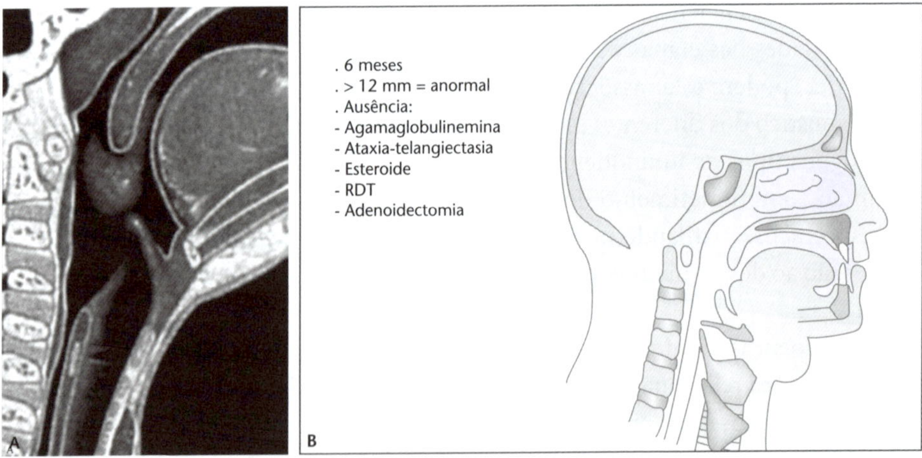

A
B
. 6 meses
. > 12 mm = anormal
. Ausência:
- Agamaglobulinemina
- Ataxia-telangiectasia
- Esteroide
- RDT
- Adenoidectomia

Figura 21.1 A: perfil do *cavum* demonstrando a coluna aérea da rinofaringe reduzida, com tecido linfoide ao nível da tonsila faríngea e das tonsilas palatinas amplas; B: são citadas as principais causas de redução do tecido linfoide; ausência de tecido linfoide na parede posterior da rinofaringe, com coluna aérea ampla. RDT: radioterapia.

PADRÃO POR IMAGEM NO TRATO RESPIRATÓRIO

Quadros respiratórios de infecções das vias aéreas geram mais comumente radiografias de tórax normais. Pode-se, às vezes, observar espessamentos brônquicos e peribroncovasculares, áreas de opacidades atelectásicas, áreas de consolidações e eventuais complicações. A tomografia computadorizada (TC) apresenta maiores sensibilidade e especificidade no diagnóstico precoce de bronquiectasias, represamento aéreo e atenuação em "mosaico"[3] (Figura 21.2).

As Figuras 21.3 e 21.4 representam o esquema de diferentes tipos de bronquiectasias. Os diversos tipos de apresentação dependerão se existe ou não conteúdo no interior da luz brônquica, o que pode ocasionar atelectasias ou represamento aéreo na condição de redução parcial do calibre brônquico, permitindo a entrada do ar e o seu represamento na fase expiratória. Esse fenômeno é caracterizado na imagem como região de hiperluscência (maior transparência às radiografias e hipoatenuação no método tomográfico)[3].

As Figuras 21.5 e 21.6 ilustram padrões radiológicos com etiologias específicas (citomegalovírus, pneumocisto e *Aspergillus*) que podem acometer pacientes imunodeprimidos.

PADRÃO POR IMAGEM NA RADIOGRAFIA E NA TOMOGRAFIA COMPUTADORIZADA DOS SEIOS DA FACE

- Técnica: incidências fronto e mentoplaca na radiografia convencional (Figura 21.7) e cortes axiais em TC (Figura 21.8), preferencialmente por multidetectores que possibilitem reconstruções coronal e sagital.
- Objetivo: diagnóstico das rinossinusopatias.

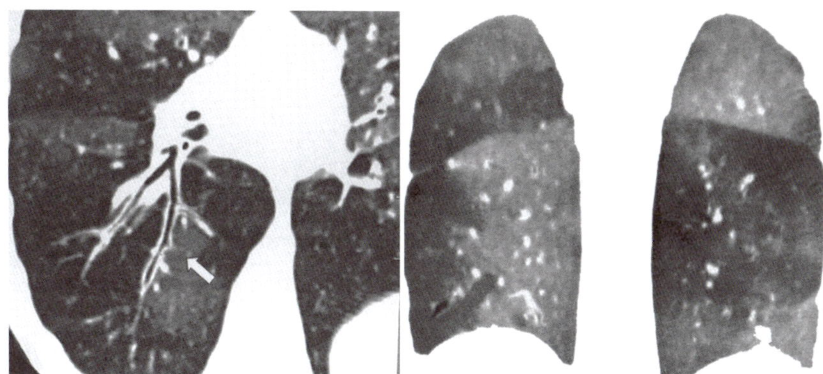

Figura 21.2 Padrão de doença das vias aéreas. Brônquios espessados e discretamente ectasiados (bronquiectasia cilíndrica) e atenuação em "mosaico", indicativo de distúrbios ventilatórios e perfusionais.

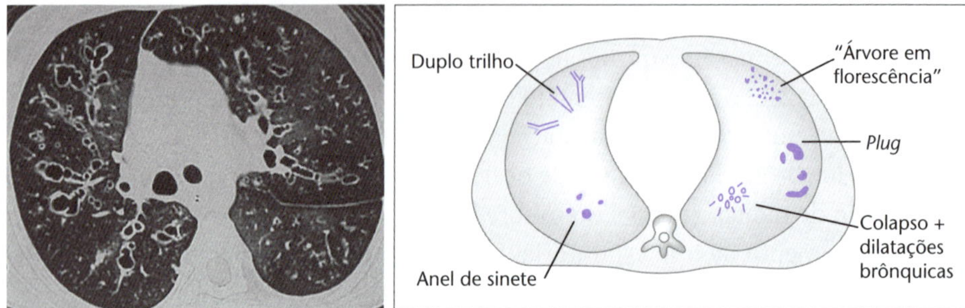

Figura 21.3 Tipos de bronquiectasias (varicosas e císticas). Predominantemente sem conteúdo. Verificar o calibre dos brônquios maior que a respectiva artéria (relação normal de 1:1).

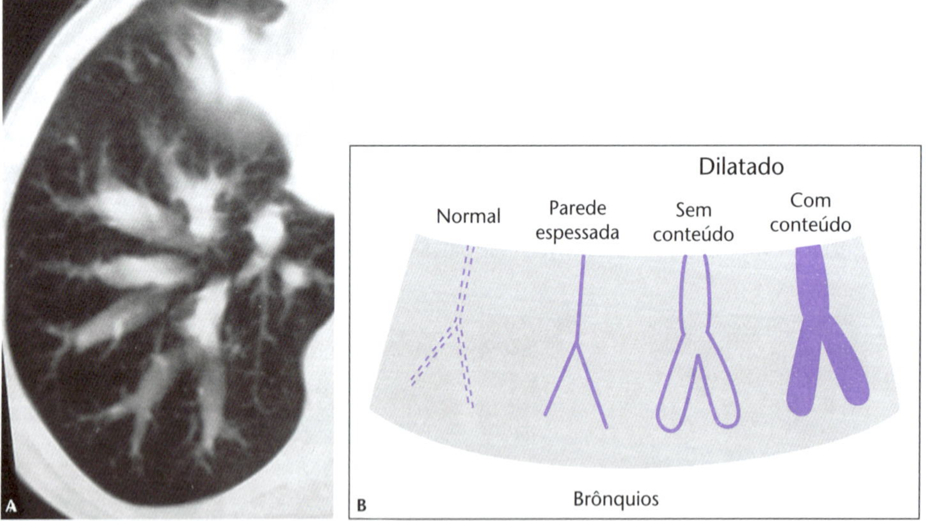

Figura 21.4 A: Bronquiectasias com conteúdos centrais; B: aparência de brônquios sem e com conteúdo.

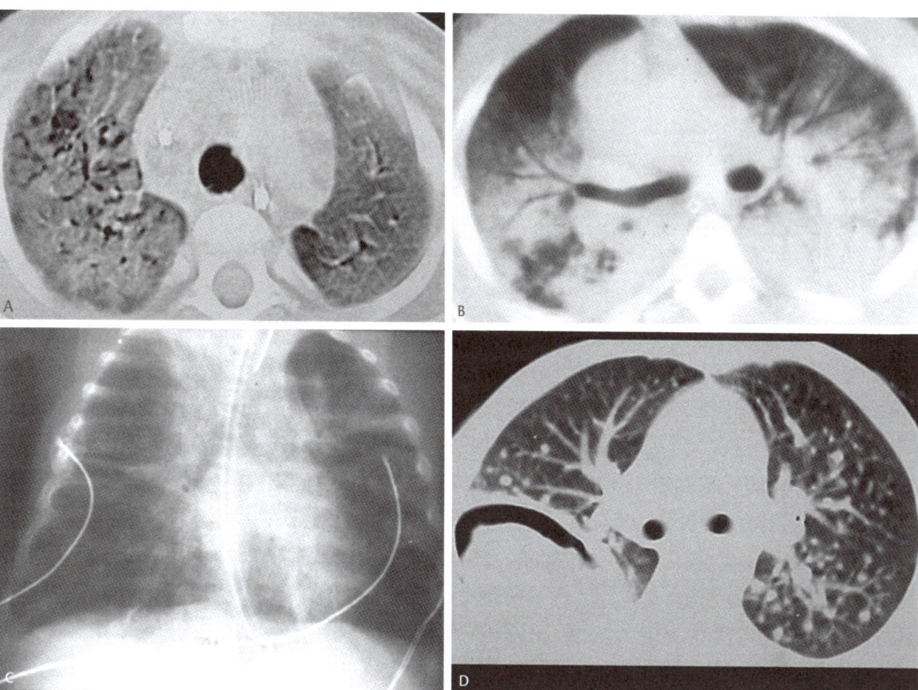

Figura 21.5 A: padrão tomográfico de opacidades em vidro fosco (pneumonia intersticial); B: padrão tomográfico alveolar com aerobroncogramas centrais; C: pulmões hipersinuflados e hipertransparentes. Infiltrados peri-hilares bilaterais com atelectasias (vias aéreas por etiologia viral); D: tomografia computadorizada com nódulos grosseiros e cavitação com "bola fúngica".

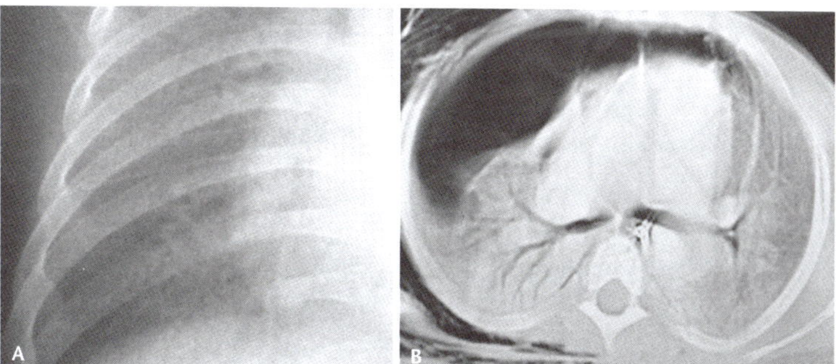

Figura 21.6 A: radiografia com padrão reticular periférico; B: tomografia computadorizada com padrão interstício alveolar caracterizado por opacidade em vidro fosco e aerobroncograma. Pneumotórax e enfisema subcutâneo por ventilação mecânica.

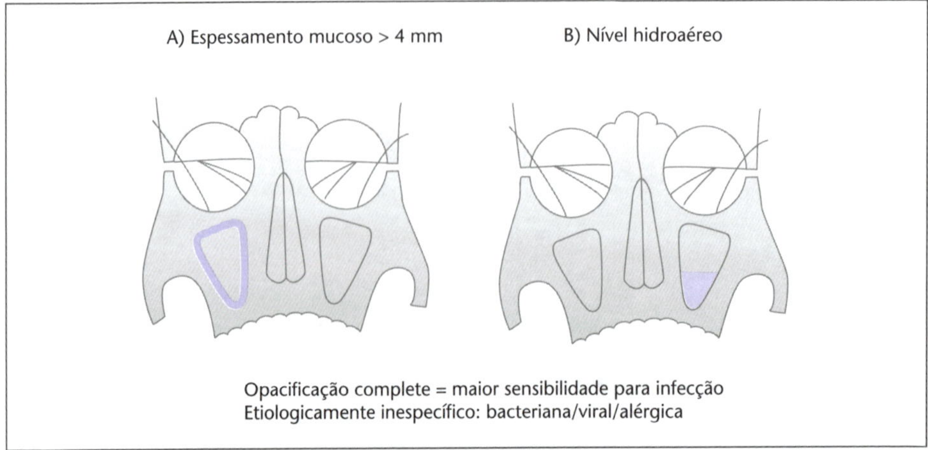

Figura 21.7 Esquema de incidências para estudo dos seios da face demonstrando espessamento do revestimento mucoso (A) e nível hidroaéreo (B).

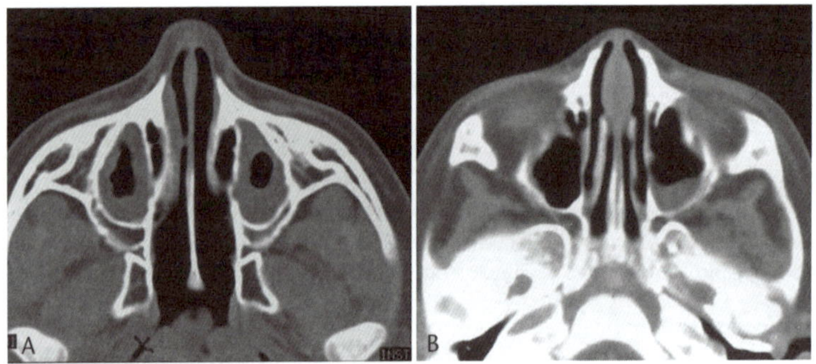

Figura 21.8 A: espessamento da mucosa de revestimento dos seios maxilares e reação periosteal; B: opacificação parcial do seio maxilar esquerdo, configurando sinusopatia.

PADRÃO POR IMAGEM NA TOMOGRAFIA DAS MASTOIDES (TEMPORAL)

- Técnica: cortes apropriados para estudo dos ossos temporais.
- Objetivo: avaliação das mastoides e das orelhas média e externa (Figura 21.9).

PADRÃO POR IMAGEM NO SISTEMA NERVOSO CENTRAL

- Técnica: preferencialmente métodos axiais tomográficos ou por ressonância magnética (RM), com contraste endovenoso nas suspeitas de infecções.

- Objetivo: caracterização de cerebrites, meningites que ocasionem espessamento leptomeníngeo difuso com realce e lesões focais ou difusas de encefalite e abscesso.
- Verificação de atrofia cerebral, especialmente da substância branca, ou atrofia cerebelar.
- Estudo vascular para pesquisa de aneurisma micótico em candidíase mucocutânea crônica (Figura 21.10).

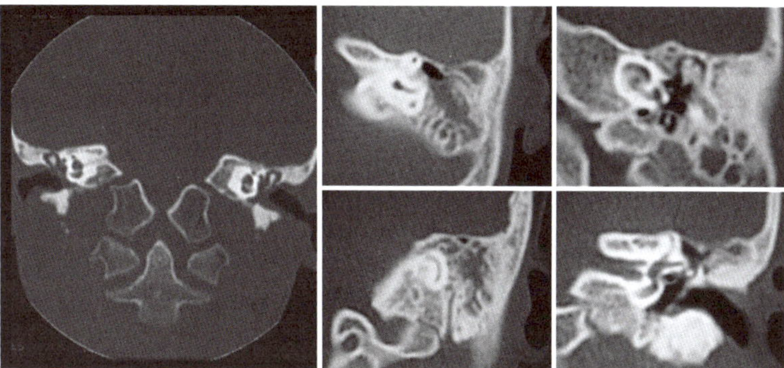

Figura 21.9 Esclerose e escassa pneumatização das células mastóideas. Espessamento da membrana timpânica, com discreta retração, porém intacta. Velamento da caixa timpânica por conteúdo. Cadeias ossiculares e muros laterais íntegros.

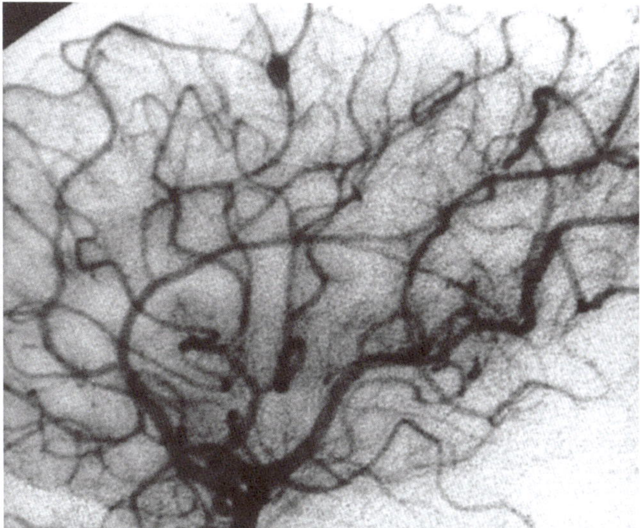

Figura 21.10 Arteriografia demonstrando pequenos aneurismas em artérias cerebrais.

PADRÃO POR IMAGEM NO TRATO GASTROINTESTINAL

Sintomas abdominais são frequentemente inespecíficos e a imagem é muitas vezes requisitada para colaborar no diagnóstico. As inflamações intestinais (enterites) e, em menor frequência, os abscessos intra-abdominais, são as causas mais comuns de sintomatologia[4,5].

- Colite pseudomembranosa: causada pelo crescimento de *Clostridium difficile* e suas toxinas após o uso de antibioticoterapia. Dessa maneira, há uma chance maior de ocorrer em indivíduos imunocomprometidos. O padrão de imagem característico é um acometimento colônico difuso (embora possa ocorrer focalmente), com espessamento importante da parede (em torno de 15 mm), que apresenta hipodensidade central, representando edema.
- Tiflite: a colite neutropênica tem relação bem estabelecida com pacientes com leucemia aguda, infecção por HIV, pacientes transplantados etc. Corresponde à inflamação até a necrose do ceco e do colo ascendente, secundária à isquemia seguida de invasão bacteriana. A localização e a história clínica são a chave para o diagnóstico.
- Enterocolite infecciosa: são inúmeros os microrganismos que podem estar envolvidos. Destaca-se o citomegalovírus, que apresenta uma imagem semelhante à da tiflite, por envolver o ceco e o íleo terminal.

Na radiografia simples, as alterações relacionadas aos eventos inflamatórios agudos[5] podem ser bastante inespecíficas, como níveis hidroaéreos, espessamento do relevo mucoso e/ou distensão de alças. A ultrassonografia (USG) e a TC permitem melhor avaliação da topografia e extensão dos órgãos acometidos. Nesses métodos, é possível demonstrar espessamento da parede de alças, dilatação intestinal, obliteração da gordura perialças e das linhas de reflexão extra e intraperitoneal por inflamações.

Exames contrastados do trato digestivo: seriografia do esôfago, do estômago e do duodeno (SEED); trânsito intestinal e enema opaco. Têm o objetivo de diagnosticar lesões ulceradas por infecções, estenose do antro gástrico, hiperplasia nodular linfoide e polipose intestinal.

Líquido livre na cavidade é diagnosticado inicial e preferencialmente por USG.

Abscessos e complicações são preferencialmente avaliados por TC, utilizando-se contraste por via oral e também endovenoso. Costumam ser múltiplos e atingir órgãos sólidos, como o fígado, o baço e os rins, mais do que focos intraperitoneais de coleções fluidas nos recessos ou entre alças (Figura 21.11).

A utilização de RM para as suspeitas abdominais é menos frequente.

A Tabela 21.1 mostra os achados tomográficos das doenças intestinais que acometem as crianças imunodeprimidas.

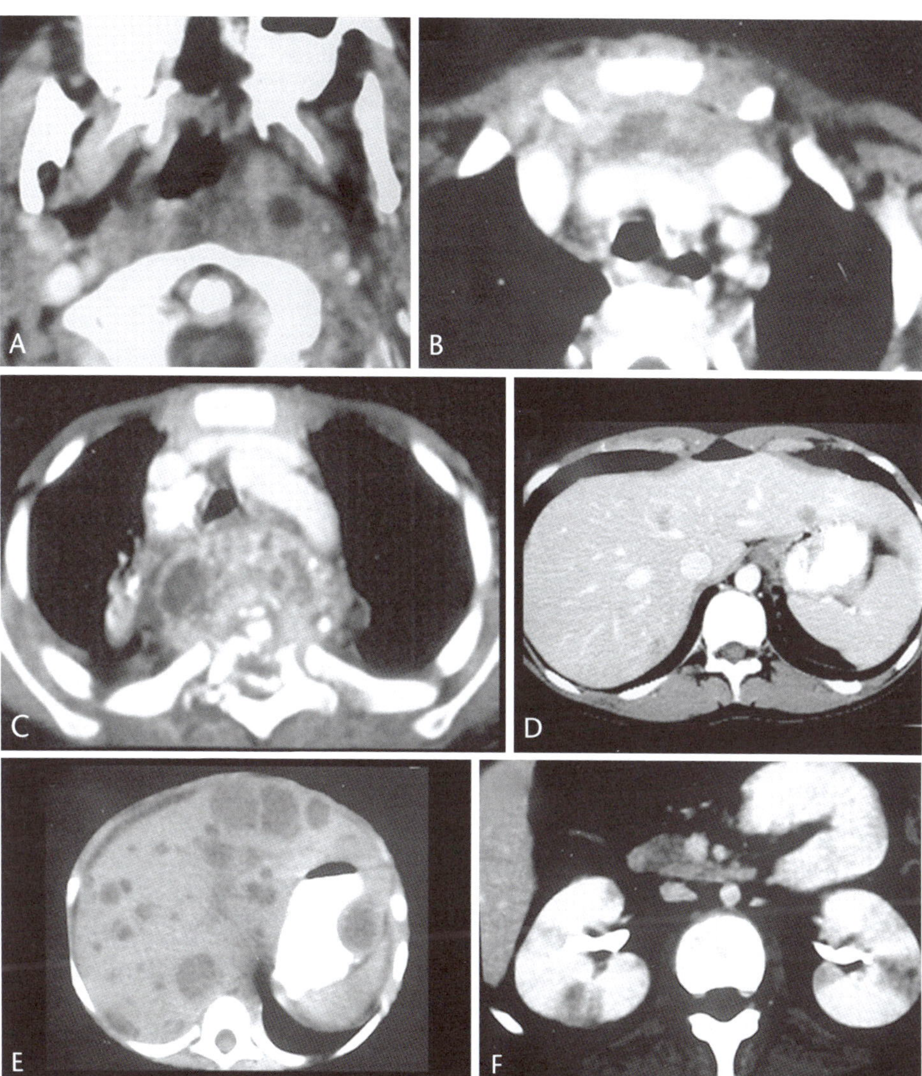

Figura 21.11 Caracterização de abscessos em diversas localizações e deficiências imunológicas. Imagens hipoatenuantes com componente de liquefação/necrose e realce periférico pelo contraste EV. A: rinofaringe/loja amigdaliana esquerda; B: mediastino anterior pré-vascular e parede torácica; C: mediastino posterior e espondilodiscite; D: nódulos hepáticos de natureza fúngica; E: abscessos no fígado e abdominal no espaço retrogástrico por estafilococcia; F: nódulos renais.

Tabela 21.1 Achados tomográficos que auxiliam na diferenciação entre as doenças intestinais que acometem crianças imunocomprometidas

Entidade	Distribuição típica	Achados de imagem
Colite pseudomembranosa	▪ Envolvimento colônico difuso ou, menos comumente, colo esquerdo ▪ Raramente, envolvimento do intestino delgado	▪ Marcado espessamento da parede intestinal e densificação da gordura perialça mínima ▪ "Sinal do acordeão"
Colite neutropênica	▪ Envolvimento do ceco e do colo ascendente ▪ Possível envolvimento adjacente do íleo terminal	▪ Espessamento inespecífico da parede intestinal e alterações inflamatórias adjacentes
Reação do enxerto *versus* hospedeiro	▪ Envolvimento difuso dos intestinos delgado e grosso	▪ Usualmente, espessamento leve da parede do intestino delgado ▪ Realce característico da mucosa ▪ Nível líquido intraluminar ▪ Densificação da gordura mesentérica, baixa atenuação periportal, ascite, realce da parede da vesícula biliar e da bexiga urinária ▪ Hepatomegalia
Colite por citomegalovírus	▪ Envolvimento cecal e do íleo terminal ▪ Possível envolvimento do colo distal por contiguidade	▪ Espessamento inespecífico da parede intestinal e alterações inflamatórias adjacentes
Enterite por radiação	▪ Envolvimento do intestino delgado ou, menos comumente, do intestino grosso	▪ Espessamento da parede intestinal e aderência das alças adjacentes ▪ Densificação da gordura mesentérica ou retroperitoneal ▪ Estenose causando suboclusão/obstrução intestinal
Apendicite	▪ Ceco e, mais raramente, envolvimento do íleo terminal	▪ Apendicólito ▪ Apêndice espessado, dilatado ▪ Espessamento inespecífico da parede do ceco e alterações inflamatórias adjacentes

PADRÃO POR IMAGEM NO SISTEMA MUSCULOESQUELÉTICO

- Técnica: estudo radiológico convencional e/ou métodos seccionais.
- Objetivo: diagnóstico de displasia metafisária tipo McKusick que pode cursar com anormalidades imunológicas e outras anormalidades esqueléticas relacionadas com a deficiência de adenosina deaminase (ADA) (Figura 21.12).
- Utilidade nas suspeitas de osteomielite e suas diversas apresentações.
- Se não houver sítio de localização, deverá ser utilizada cintilografia óssea para as osteomielites.

A Tabela 21.2 resume as principais IDP com suas características e os achados mais comuns de imagem.

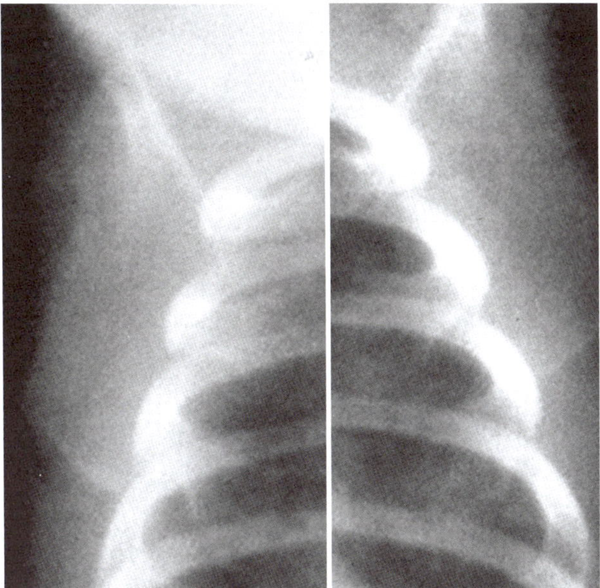

Figura 21.12 Quadratura das escápulas (displasia óssea).

Tabela 21.2 Principais imunodeficiências primárias e seus achados de imagem mais característicos

Doença	Características associadas	Achados de imagem
Deficiência de IgA	Infecções respiratórias e do TGI, alergias e doença autoimune	Relacionadas ao quadro infeccioso Hiperplasia linfoide
Agamaglobulinemia ligada ao X[6]	Infecções sinopulmonares são os quadros mais comuns	Bronquiectasias nos lobos médio e inferior Hipoplasia linfoide Baço normal
Síndrome de DiGeorge	Fácies característica Coração: *truncus arteriosus* e outros	Aplasia do timo/paratireoide Alterações no contorno e na dimensão cardíaca e mediastinal de acordo com a alteração Infecções oportunistas
Doença granulomatosa crônica	Infecções pulmonares fúngicas e bacterianas, abscessos de pele e fígado, osteomielite, cistite granulomatosa e adenopatia	
Síndrome de Chediak-Higashi	Albinismo, infecções bacterianas e Epstein-Barr, neuropatia periférica, maior ocorrência de malignidade	Adenopatia mediastino-hilar, hepatoesplenomegalia, atrofia cerebral (substância branca)
Síndrome de Shwachman-Diamond	Atrofia ou pâncreas gorduroso, displasia metafisária, infecção bacteriana recorrente	
Imunodeficiência combinada grave	Infecção sinopulmonar, meningoencefalite enteroviral, linfonodomegalia, esplenomegalia, hiperplasia linfoide, ausência do timo	

TGI: trato gastrointestinal.

PADRÃO POR IMAGEM NAS DOENÇAS AUTOIMUNES

Hipotireoidismo

Nos casos de hipotireoidismo congênito, diagnosticável pelo exame do *screening* neonatal, mais conhecido como "exame do pezinho", realizado nas maternidades, o ultrassom pode ajudar na detecção de anomalias de formação da tireoide.

O hipotireoidismo congênito é o distúrbio endócrino congênito mais frequente, com incidência variando de 1:2.000 a 1:4.000 crianças nascidas vivas e uma das principais causas de retardo mental que pode ser prevenida[7]. A ultrassonografia cervical é recomendada nesses casos pela Sociedade Brasileira de Endocrinologia e Metabologia para identificação da etiologia do hipotireoidismo, quando este for confirmado.

Com esse exame, pode ser identificada a agenesia da tireoide, que pode ou não ser acompanhada por tecido tireoidiano ectópico. O reconhecimento deste permite prevenir uma retirada inadvertida (Figura 21.13).

A tireoide ectópica costuma ser visualizada como um tecido ovalado, com ecotextura e ecogenicidade da tireoide, porém hipervascularizado, ao longo do trajeto embriológico de migração da glândula, que vai do forame cego da língua ao mediastino superior. Nos casos em que o ultrassom não identificar a glândula, pode ser utilizada a pesquisa com cintilografia.

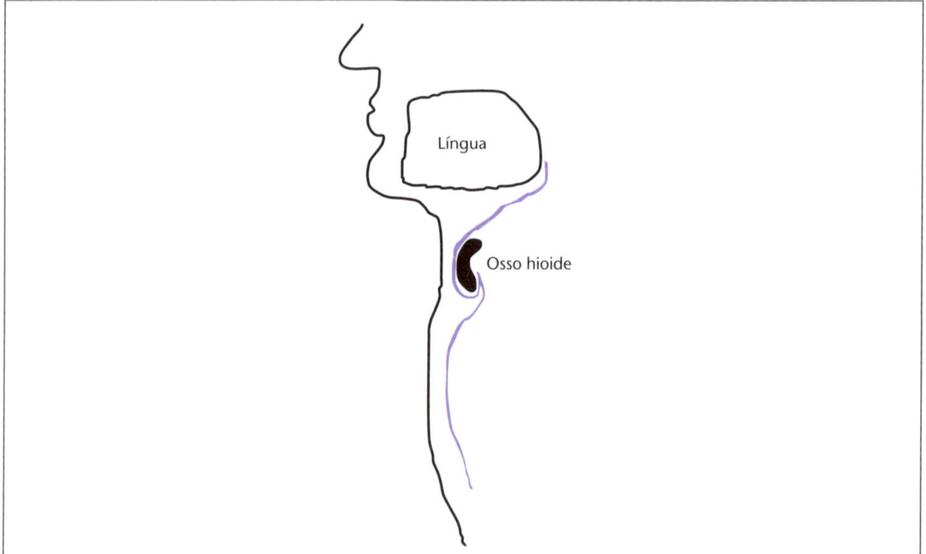

Figura 21.13 Esquema simplificado da migração da tireoide (em azul), que se inicia no forame cego da língua e migra caudalmente, passando pelo hioide até atingir sua posição definitiva.

Tireoidite

Entre as doenças autoimunes que acometem a tireoide com maior prevalência na faixa pediátrica, podemos destacar a tireoidite linfocítica crônica (de Hashimoto).

A incidência é maior entre as meninas, variando de 4:1 até 8:1, sendo a doença rara antes dos 4 anos e elevada entre 10 e 11 anos[8].

Na imagem, apresenta-se inicialmente como uma glândula tireoide aumentada de volume para a faixa etária[9], com redução da ecogenicidade e alteração ecotextural em razão da formação de traves fibróticas e infiltrado linfocitário pseudonodular, podendo ser interpretado como um bócio multinodular por um ultrassonografista inexperiente (Figura 21.14). Nessa fase a glândula costuma estar hipervascularizada ao Doppler e com velocidades não muito elevadas (nas artérias tireóideas inferiores), diferente da doença de Graves[10].

Com o passar do tempo, a glândula pode tornar-se atrófica, mantendo o padrão de alteração textural difusa e reduzindo sua vascularização.

Glândulas Salivares

Dos distúrbios de desenvolvimento (agenesias, hipoplasias e ectopias) às doenças infecciosas, a ultrassonografia tem papel na identificação e na investigação de complicações. O exame é capaz de analisar as glândulas salivares maiores: porção pré e infra-auricular das parótidas, submandibulares e glândulas sublinguais.

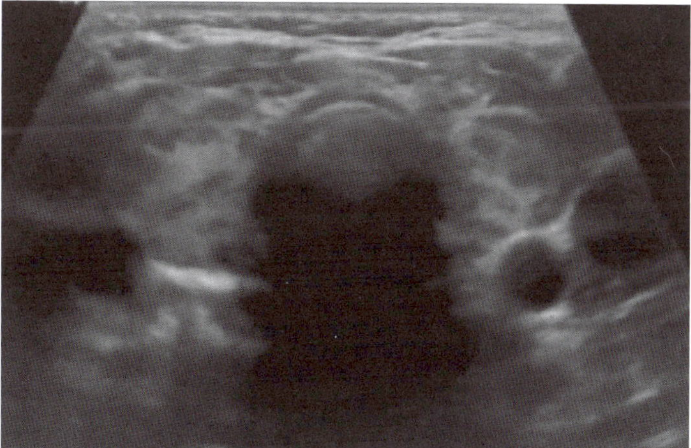

Figura 21.14 Tireoidite. Ultrassonografia ao modo B: corte transversal da glândula tireoide demonstrando uma ecotextura heterogênea à custa de áreas hipoecogênicas mal delimitadas. Observe que a tireoide possui contornos bocelados e a ecogenicidade dessas áreas de alteração é similar à da musculatura pré-tireóidea, enquanto o tecido tireoidiano normal apresenta maior ecogenicidade.

Nas parotidites são observados: aumento das dimensões das glândulas, acompanhado de uma ecotextura heterogênea e ecogenicidade reduzida. No caso de complicações pode ser vista localmente a formação de abcessos e avaliar a presença de orquiepididimite, nos jovens de sexo masculino.

Nos casos de inflamações glandulares recorrentes, a ultrassonografia pode ser utilizada para a detecção de cálculos, dilatação ductal, cistos e aumento glandular (Figura 21.15).

Linfadenopatia

Também reação comum na população pediátrica em razão da prevalência de doenças que podem causar essa reação do sistema imunológico, o padrão ultrassonográfico de avaliação dos linfonodos é similar ao dos adultos.

Um linfonodo de aspecto normal é observado à ultrassonografia como um nódulo ao longo do trajeto dos vasos linfáticos, com cortical hipoecogênica, homogênea e regular e um hilo hiperecogênico, de tamanho inferior aos usados na referência do serviço (que pode variar conforme o grau de sensibilidade e especificidade que quiser ser dada ao exame e a região do corpo estudada), sem alterações (necrose, calcificação etc.) e com um padrão de vascularização hilar e não exacerbado.

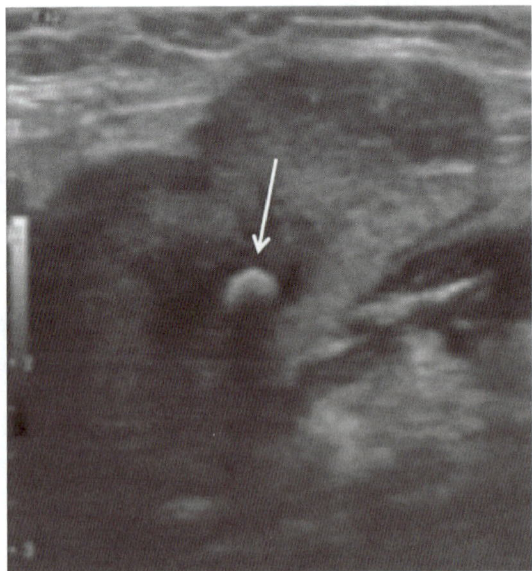

Figura 21.15 Cálculo em glândula salivar. Ultrassonografia ao modo B: corte longitudinal da glândula submandibular direita demonstrando cálculo (seta) e dilatação ductal a montante. Observe que a glândula possui contornos bocelados e ecogenicidade reduzida. O paciente apresentava sialoadenite crônica.

A interpretação do achado de uma linfonodomegalia e sua distribuição e características deve ser feita com os dados clínicos e de exames complementares. Ao colocar a hipótese diagnóstica no pedido de ultrassonografia, o pediatra estabelece um diálogo com o médico que realiza o exame, permitindo que este confirme se o padrão ultrassonográfico dos linfonodos é compatível com a doença suspeita (p. ex., doença infecciosa, linfoma) (Figura 21.16).

Também permite distinguir se um nódulo palpável corresponde a um linfonodo ou um de seus diagnósticos diferenciais (como lesões dermatológicas ou malformações de outra natureza, como cistos de duto tireoglosso).

PROCESSOS INFLAMATÓRIOS ABDOMINAIS

São muitos os processos e distintos os mecanismos fisiopatológicos que podem alterar os órgãos abdominais. Assim, apresentamos brevemente alguns exemplos práticos, mais comuns, mas o raciocínio clínico deve ser empregado pelo pediatra para solicitar o complemento de exame necessário para cada caso.

Hepatites Autoimunes

Como as demais hepatites recorrentes, as hepatites autoimunes levam a alterações sucessivas do padrão de imagem, desde sinais de hepatopatia discretos (esplenomegalia, hipoecogenicidade inicial) até o padrão de hipertensão portal e cirrose.

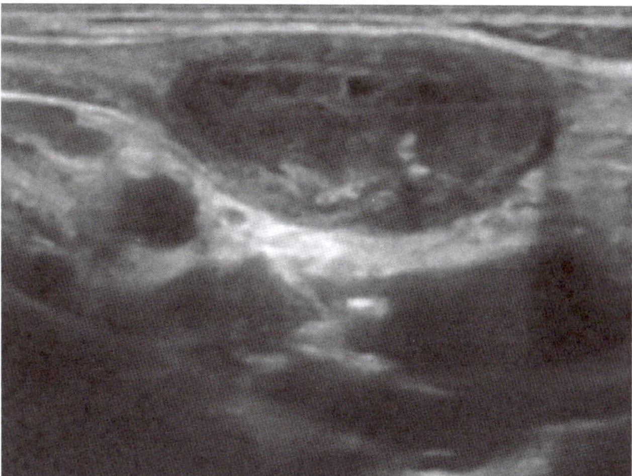

Figura 21.16 Linfonodo alterado. Ultrassonografia modo B: corte longitudinal de linfonodo cervical em paciente com tuberculose demonstra linfonodo aumentado em tamanho, com ecotextura heterogênea decorrente de necrose caseosa.

Qualquer paciente cirrótico deve ser submetido a exames ultrassonográficos de rotina para pesquisa de carcinomas hepatocelulares. O grau de cirrose também pode ser inferido por meio da técnica de elastografia* por ultrassonografia, correlacionável à escala METAVIR, evitando as potenciais complicações de uma biópsia hepática.

Esplenomegalia

O diagnóstico e o monitoramento das esplenomegalias suspeitas ou identificadas ao exame clínico podem ser feitos por meio da ultrassonografia, com medidas objetivas de comprimento ou volume, de acordo com a faixa etária[11]**.

Glomerulonefrite

Apesar de baixa incidência nessa faixa etária, o exame ultrassonográfico é útil. Os sinais ultrassonográficos de nefropatia são comuns às diversas etiologias, como lúpus, síndrome de Goodpasture e depósito de imunoglobulina A. Nos casos de glomerulonefrite aguda o rim torna-se aumentado de tamanho e o parênquima, hiperecogênico. No caso do lúpus, pode ser encontrado líquido perirrenal, consequência da viscerite. Embora inespecíficos quanto à etiologia, são sinais confiáveis de doença. Um aspecto normal na ultrassonografia não exclui a possibilidade de doença.

Pancreatite

Os exames de imagem têm papel fundamental na avaliação e no acompanhamento de complicações da pancreatite. A tomografia computadorizada é o exame de escolha para esse fim. Porém, para evitar o excesso de radiação ionizante, a ultrassonografia pode ser utilizada no acompanhamento desses casos. Técnicas de fusão de imagens*** ajudam na assertividade do acompanhamento.

---

* A elastografia empregada na ultrassonografia é um método de aferição do módulo de elasticidade de um tecido, estimando sua dureza. Há diversas modalidades empregáveis. Para avaliação do parênquima hepático, atualmente a técnica de *shearwave* vem sendo mais utilizada.

** As referências de medidas ultrassonográficas em pediatria estão contidas na bibliografia relacionada a cada item.

*** Fusão de imagens de ultrassonografia (em tempo real) com um exame axial (tomografia ou ressonância) previamente feitos podem ser obtidos por meio de um dispositivo de radiofrequência acoplado ao ultrassom. Útil no acompanhamento de pseudocistos, drenagens etc.

CONCLUSÕES

O diagnóstico de imunodeficiência requer combinação de suspeita clínica apropriada, exame físico, resultado de investigação laboratorial sofisticada e achados de imagem.

Salienta-se que as doenças que acometem a criança imunocompetente também podem ocorrer nas crianças com imunodeficiências primárias e, dessa forma, não se deve estreitar a visão e deve-se sempre levar em consideração todas as doenças possíveis para o tipo de imagem encontrada.

É importante conhecer a classificação, os mecanismos de deficiências e as manifestações clínicas, e indicar os diversos métodos relevantes e o menos deletério possível para a criança.

O radiologista deve realizar estudos, quando necessário, com técnicas de baixa quilovoltagem e miliamperagem, devendo ser considerada a maior suscetibilidade de neoplasias em pacientes imunodeficientes, especialmente naqueles mais sensíveis à dose de radiação, como ataxia-telangiectasia, síndrome de Wiskott-Aldrich, síndrome de Bloom e imunodeficiência comum variável (IDCV)[12].

É raro quando só o achado de imagem resulta em diagnóstico de imunodeficiência específica, mas pode auxiliar a equipe de profissionais que lida com esse grupo especial de pacientes.

REFERÊNCIAS BIBLIOGRÁFICAS

1. Notarangelo L, Casanova JL, Conley ME, Chapel H, Fischer A, Puck J, et al. Primary immunodeficiency diseases: an update from the International Union of Immunological Societies Primary Immunodeficiency Diseases Classification Committee Meeting in Budapest, 2005. J Allergy Clin Immunol. 2006;117(4):883-96.
2. Manson DE, Sikka S, Reid B, Roifman C. Primary immunodeficiencies: a pictorial immunology primer for radiologists. Pediatr Radiol. 2000;30(8):501-10.
3. Morris MI, Fishman JE. Pulmonary infections in the immunocompromised host. Cardiopulmonary Imaging Categorical Course. Syllabus presented at the American Roentgen Ray Society. 105th Annual Meeting, New Orleans, LA; 2005. p.85-103.
4. Donnelly LF. CT Imaging of immunocompromised children with acute abdominal symptoms. AJR Am J Roentgenol. 1996;167(4):909-13.
5. Santos AASMD, Nacif MS. Abdome agudo. In: Abdome. São Paulo: Rubio; 2005.
6. Zi Yin E, Frush DP, Donelly LF, Buckley RH. Primary immunodeficiency disorders in pediatric patients: clinical features and imaging findings. AJR Am J Roentgenol. 2001;176(6):1541-52.
7. Maciel LMZ, Kimura ET, Nogueira CR, Mazeto GMFS, Magalhães PKR, Nascimentos ML, et al. Consenso de tireoide: Hipotireoidismo congênito: recomendações do Departamento de Tireoide da Sociedade Brasileira de Endocrinologia e Metabologia. Arq Bras Endocrinol Metab. 2013;57(3):184-92.
8. Setian N. Hipotireoidismo na criança: diagnóstico e tratamento. J Pediatr. 2007;83(5 Suppl):S209-16.

9. Hess SY, Zimmermann MB. Thyroid volumes in a nationalsample of iodine-sufficient Swiss school children: comparison with the World Health Organization/International Council for the Control of Iodine Deficiency Disorders normative thyroid volume criteria. Eur J Endocrinol. 2000;142(6):599-603.
10. Souza LRMF, De Nicola H, Szejnfeld J. Tiroide. In: Ultrassonografia de órgãos e estruturas superficiais. São Paulo: Roca; 2007. p.23.
11. Rosemberg HK, Markowitz RI, Kolberg H, Park C, Hubbard A, Bellah RD. Normal splenic size in infants and children: sonographicmeasurements. AJR Am J Roentgenol. 1991;157(1):119-21.
12. Quattromani F. Pediatric imaging: rapid-fire questions and answers. Nova York: Thieme; 2008. p.28-33.

Quando e como utilizar testes genéticos na pesquisa de imunodeficiências primárias

22

Diogo Cordeiro de Queiroz Soares
Cristiane de Jesus Nunes dos Santos
Andréia C. Rangel Santos

Após ler este capítulo, você estará apto a:

1. Entender a importância da realização de testes genéticos para o diagnóstico das imunodeficiências primárias.
2. Conhecer as diferentes técnicas existentes para a investigação genética das imunodeficiências primárias.

INTRODUÇÃO

O aumento do conhecimento sobre as bases moleculares das doenças hereditárias que resultou do Projeto Genoma Humano levou a uma maior compreensão dos mecanismos e defeitos genéticos que fundamentam as imunodeficiências primárias (IDP). A importância da identificação dos defeitos moleculares como ferramenta de pesquisa dos vários tipos de IDP é inquestionável, como exemplificado pela observação de que o mesmo fenótipo imunológico e clínico pode resultar de defeitos em genes distintos, assim como diferentes mutações no mesmo gene podem levar a fenótipos diferentes[1]. Segundo Notarangelo[2], há pelo menos cinco boas razões para fazer a análise genética no diagnóstico clínico de pacientes com IDP:

- Proporcionar um diagnóstico definitivo.
- Ajudar no aconselhamento genético, permitindo o diagnóstico pré-natal e a identificação do portador.
- Estabelecer o diagnóstico de casos atípicos.
- Fornecer informações importantes para determinadas IDP, nas quais há forte correlação genótipo-fenótipo, podendo ter implicações no prognóstico.

- Permitir a identificação de indivíduos pré-sintomáticos afetados com formas potencialmente letais de IDP e, consequentemente, proporcionar meios que possam ajudar o paciente, como o transplante de células hematopoiéticas (Quadro 22.1).

Normalmente, a abordagem diagnóstica de pacientes com suspeita de IDP é baseada na história pessoal e familiar detalhada, no exame físico e em testes laboratoriais. Embora muitas vezes isso seja suficiente para confirmar a suspeita de uma IDP, ensaios mais sofisticados são necessários para permitir o diagnóstico conclusivo.

As imunodeficiências primárias são um grupo de doenças fenotípica e geneticamente heterogêneo, que tem como principal característica alterações das funções do sistema imunológico que podem levar a maior suscetibilidade às infecções de repetição, doenças autoimunes e neoplasias. Por volta de 1990, houve um avanço no diagnóstico genético por meio da descoberta de genes que se encontravam mutados em algumas IDP, iniciando-se, assim, a era genética na imunologia clínica (Quadro 22.1). O avanço tecnológico, incluindo metodologias de sequenciamento de nova geração, acelerou a descoberta de novas variantes genéticas causando doenças, de maneira que são conhecidas mais de 229 alterações monogênicas que causam IDP[3].

Quadro 22.1 Aplicações dos testes genéticos no estudo das imunodeficiências primárias[4]
Diagnóstico
Distinção entre doenças congênitas e adquiridas
Confirmação de diagnóstico clínico
Caracterização de novas imunodeficiências primárias
Identificação de formas atípicas de imunodeficiências primárias já descritas
Agilidade na definição diagnóstica de criança com suspeita de imunodeficiência primária, em que não há disponibilidade para realização de testes diagnósticos (p. ex., imunofenotipagem por citometria de fluxo, testes funcionais)
Tratamento
Auxílio nas decisões terapêuticas
Possibilidade de realização de terapia gênica
Prognóstico
Auxílio na investigação de prognóstico da doença
Rastreamento
Rastreamento de parentes em fase pré-sintomática
Rastreamento populacional
Prevenção
Diagnóstico pré-natal
Diagnóstico genético pré-implantacional
Pesquisa
Caracterização genótipo-fenótipo
Identificação de novos defeitos genéticos

PADRÕES DE HERANÇA

Formas de Herança

Muitas IDP seguem o padrão de herança mendeliana, no qual um defeito genético único pode apresentar-se como modelo de herança ligada ao X, autossômica recessiva ou autossômica dominante (Figura 22.1).

As mutações que afetam o cromossomo X ocorrem quando a mãe é portadora do gene mutado em um dos dois cromossomos X e o transmite ao filho homem. O indivíduo do sexo masculino apresenta 50% de chance de herdar a mutação, enquanto as filhas também apresentam 50% de chance de herdá-la, mas normalmente não desenvolvem a doença e são carreadoras assintomáticas (Figura 22.1A).

Na herança autossômica recessiva, a doença geralmente ocorre quando o indivíduo herda duas cópias alteradas do mesmo gene. O indivíduo afetado pode ser homozigoto, se herdar duas cópias idênticas alteradas do mesmo gene, ou heterozigoto composto, se houver duas diferentes mutações no mesmo gene (Figura 22.1B). Os pais são heterozigotos não afetados, os quais carregam uma cópia normal e outra defeituosa do gene. Em muitos casos, a cópia normal do gene pode exercer um efeito compensatório sobre a cópia defeituosa, e os indivíduos portadores podem ser assintomáticos.

A herança autossômica dominante é caracterizada pela presença de somente uma cópia alterada do gene, a qual é responsável pelo aparecimento da doença. Como resultado, o indivíduo afetado tem um alelo normal e outro mutado. A doença autossômica dominante pode ser herdada de um dos pais afetados, que carrega um alelo mutado, ou pode ocorrer esporadicamente, como resultado de uma nova mutação no paciente sem nenhum histórico na família (Figura 22.1C).

PRINCÍPIOS BÁSICOS DOS TESTES GENÉTICOS

Os testes genéticos moleculares tornaram-se ferramentas de diagnóstico essencial para as IDP, pois em grande dos casos, a causa genética é bem definida[5]. Como citado anteriormente, os testes genéticos podem auxiliar não só no prognóstico de uma imunodeficiência específica, auxiliando na terapia apropriada, como no aconselhamento genético. Por isso, é importante que o clínico responsável pela solicitação e análise dos resultados dos testes genéticos tenha algum conhecimento em relação à abordagem dos testes e da terminologia utilizada para descrever as variantes genéticas encontradas e seus efeitos.

As mutações podem estar relacionadas à simples substituição de um nucleotídeo, pequenas ou grandes deleções, inserções, inversões ou duplicações (Tabela 22.1).

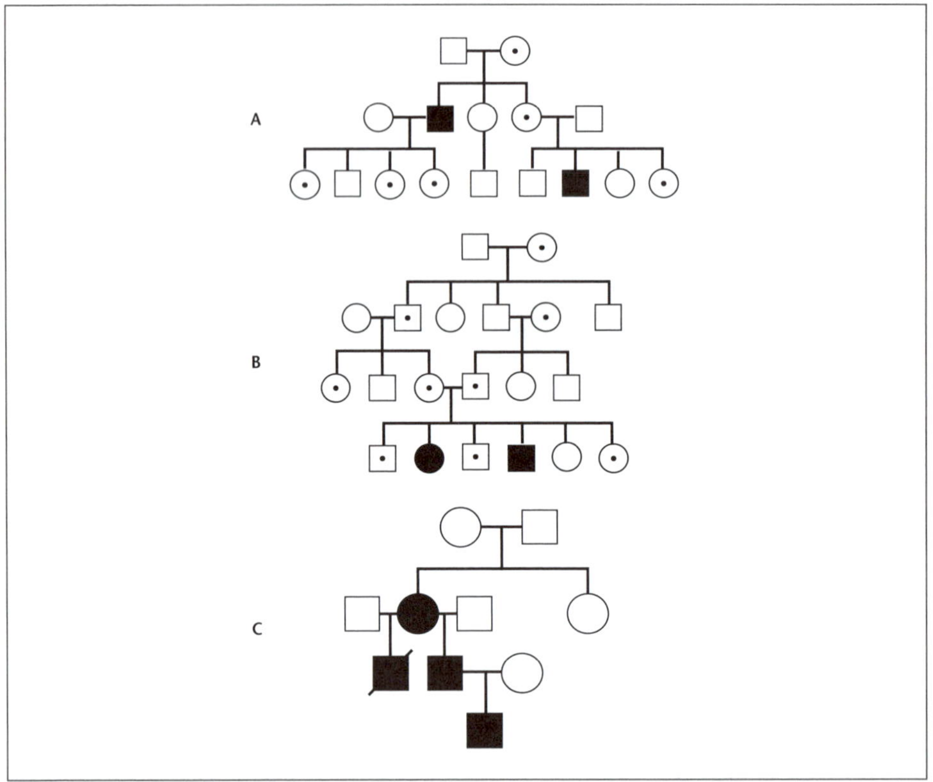

Figura 22.1 Heredograma demonstrando padrão de herança ligada ao X (A). Observe que os homens são afetados e as mulheres são portadoras da mutação, mas não apresentam sintomas da doença. (B) Padrão de herança autossômica recessiva. Observe que, em razão da consanguinidade da terceira geração, dois descendentes foram afetados com as duas cópias do gene mutado. (C) Padrão de herança autossômica dominante. Observe que, na segunda geração, surgiu novamente uma mutação que antes não havia sido encontrada na família[6].

Substituição

- Mutação silenciosa (sinônima) – substituição de uma base do DNA por outra, mas que resulta em um códon que codifica o mesmo aminoácido em razão da redundância do código genético. São alterações muito comuns e responsáveis pela diversidade genética.
- Mutação *missense* (não sinônima) – substituição de uma base do DNA por outra, que tem como consequência a substituição de um aminoácido por outro na proteína codificada, podendo alterar a conformação e a função da proteína.
- Mutação *nonsense* – a troca de uma base no DNA pode criar um códon de terminação prematuro (TGA, TAG, TAA), levando à expressão de uma proteína truncada e frequentemente instável.

Tabela 22.1 Tipos de mutações normalmente encontradas no sequenciamento genético[6]

Mutação		Exemplo										
	Nucleotídeo											
		ATG	ACC	GAT	GGC	CTA	ATC	GGT	GAA	AAC	GAA	TGA
Silenciosa	Proteína	M	T	D	G	L	I	G	E	N	E	X
		ATG	ACC	GAT	GG**A**	CTA	ATC	GGT	GAA	AAC	GAA	TGA
		M	T	D	G	L	I	G	E	N	E	X
	Nucleotídeo											
		ATG	CAC	GAT	GGC	CTA	ATC	GGT	GAA	AAC	GAA	TGA
Missense	Proteína	M	H	D	G	L	I	G	E	N	E	X
		ATG	CCC	GAT	GGC	CTA	ATC	GGT	GAA	AAC	GAA	TGA
		M	P	D	G	L	I	G	E	N	E	X
	Nucleotídeo											
		ATG	CAC	GAT	ATA	CTA	ATC	GGT	GAA	AAC	GAA	TGA
Nonsense (*stop codon*)	Proteína	M	T	D	I	L	I	G	E	N	E	X
		ATG	ACC	GAT	AT**T**	CTA	ATC	GGT	GAA	AAC	GAA	TGA
		M	T	D	*							
	Nucleotídeo											
		TGA	ACC	GAT	GGC	CTA	ATC	GGT	GAA	AAC	GAA	TGA
Deleção	Proteína	M	T	D	G	L	I	G	E	N	E	X
		TGA	ACC	GAT	GGC	C AT	CGG	TGA	AAA	CGA	ATG	A
		M	T	D	G	**H**	**R**	**X**	**K**	**R**	**M**	

Deleção/Inserção

Nem todas as mutações gênicas são substituições de bases. Às vezes um ou mais nucleotídeos podem ser inseridos ou excluídos da sequência de bases do DNA. No processo de síntese proteica, cada trinca de bases corresponde a um determinado aminoácido. Se uma ou duas bases são adicionadas ou excluídas, ocorre deslocamento do módulo de leitura, o que significa que toda a sequência de códons e aminoácidos será alterada, levando à síntese de uma proteína truncada.

Variações no Número de Cópias (*Copy Number Variation* – CNV)

São alterações genéticas de grande extensão, com pelo menos 1 kilobase de extensão, envolvendo variações estruturais como deleções e duplicações. Essas alterações podem envolver não somente uma fração do gene, mas também vários genes, e constituem uma alteração genética importante. O diagnóstico de CNV geralmente é feito utilizando-se a técnica de hibridização fluorescente *in situ* (FISH), CGH-*array* e, mais recentemente, sequenciamento de nova geração (NGS).

PRINCÍPIOS DAS TÉCNICAS DE DIAGNÓSTICO MOLECULAR

O princípio de qualquer técnica de diagnóstico molecular é baseado na detecção de alterações na molécula de DNA que estão associadas a doenças. Essas alterações levaram à pesquisa direcionada para um ou alguns genes durante muito tempo, porém, com a expansão de tecnologias inovadoras, nosso conhecimento sobre o genoma humano e principalmente sobre as doenças genéticas cresceu consideravelmente ao longo dos últimos anos. Várias técnicas podem ser utilizadas para a identificação de alterações genéticas ligadas a uma determinada doença, entretanto, todos os métodos apresentam vantagens e desvantagens não só em relação à sensibilidade e à especificidade da técnica, mas também por necessitarem de consideráveis habilidade e experiência para serem realizados e principalmente analisados. Aliás, a análise dos dados gerados por essas novas tecnologias tem sido uma grande preocupação para quem trabalha com diagnóstico molecular, pois requerem investigadores altamente treinados e qualificados para adquirir e interpretar os dados de maneira correta, uma vez que muitas das alterações detectadas representam variações sem significado clínico ou de significado clínico desconhecido.

ALTERAÇÕES CROMOSSÔMICAS

As imunodeficiências primárias habitualmente decorrem de defeitos monogênicos (alterações na sequência de DNA que compõem um único gene). Contudo, em alguns casos, particularmente naqueles em que há um quadro sindrômico associado (ou seja, paciente com atraso no desenvolvimento neuropsicomotor, dismorfismos craniofaciais e/ou malformações congênitas), podem estar presentes alterações cromossômicas.

Atualmente existem diversas ferramentas na genética para investigação de anormalidades cromossômicas, que devem ser indicadas com base na hipótese diagnóstica levantada após avaliação médica do paciente. Quando há suspeita de anormalidades cromossômicas numéricas ou estruturais detectáveis à microscopia óptica (> 5 Mb), como trissomias e monossomias, está indicado o estudo cromossômico por meio do cariótipo banda G do sangue periférico[7].

Quando a suspeita é de uma síndrome relacionada a alterações cromossômicas submicroscópicas (500 Kb a 5 Mb), como microdeleções e microduplicações, podem ser utilizadas técnicas de citogenética molecular, como hibridização *in situ* por fluorescência (FISH), amplificação de múltiplas sondas dependentes de ligação (MLPA®, do inglês *multiplex ligation dependent-probe amplification*) ou a análise cromossômica por microarranjos de DNA (p. ex., CGH-*array*)[8-11].

Desse modo, podemos observar que há um arsenal de técnicas na citogenética (clássica e molecular) que torna possível a detecção de variações em um único nucleotídeo até a identificação de anormalidades em um cromossomo inteiro. Na Tabela 22.2 podem ser verificadas as indicações para cada uma das técnicas.

Vale salientar que durante o processo de investigação do paciente é de fundamental importância que o médico informe os achados clínicos com a maior riqueza de detalhes possível ao laboratório e que haja uma comunicação entre a clínica e o laboratório, a fim de possibilitar a elucidação diagnóstica com maior celeridade.

Tabela 22.2 Técnicas de identificação de anormalidade genética

Técnica	Informações gerais	Instruções de coleta
Cariótipo com banda G do sangue periférico	Indicado sempre que houver ao menos uma malformação clinicamente relevante, suspeita de alteração cromossômica (p. ex., trissomia do cromossomo 21)	Amostra de 4 mL (recém-nascido: 2 mL) de sangue total coletado com heparina sódica (tampa verde ou azul escuro) e submeter imediatamente ao laboratório de referência. Se necessário, armazenar em geladeira (2 a 8°C) por no máximo 24 horas
Pesquisa de microdeleções e microduplicações por MLPA® (*multiplex ligation-dependent probe amplification*)*	Considerar, principalmente, se houver suspeita de alguma imunodeficiência primária cujo mecanismo genético esteja relacionado a microdeleções ou microduplicações (p. ex., síndrome de microdeleção 22q11.2; deficiência de DOCK8)	Amostra de 4 mL (recém-nascido: 2 mL) de sangue total coletado com EDTA (de tampa roxa, usado para hemograma)**
Hibridização genômica comparativa por microarranjos de DNA (p. ex., CGH-*array*)*	Reservada aos casos de pacientes com imunodeficiências primárias sindrômicas, em que não há suspeita clínica específica ou quando investigação prévia com outras técnicas (p. ex., cariótipo banda G, MLPA, FISH) não foi conclusiva	Amostra de 4 mL de sangue total em 1 tubo com EDTA (de tampa roxa, usado para hemograma)**
Sequenciamento tradicional de DNA (método de Sanger)*	Corresponde ao sequenciamento (ou seja, determinação exata da sequência de ácidos nucleicos) de determinado segmento do DNA	Amostra de 4 mL de sangue total coletado em 1 tubo com EDTA (de tampa roxa, usado para hemograma**
Sequenciamento de nova geração (painel com múltiplos genes, exoma, genoma)*	Compreende conjunto de técnicas de sequenciamento em larga escala que permite o estudo concomitante da sequência codificante de determinados genes (ou seja, painel de genes) ou de todos os genes conhecidos (ou seja, exoma)	Amostra de 4 mL de sangue total coletado em 1 tubo com EDTA (de tampa roxa, usado para hemograma**

* Recomenda-se fortemente a orientação de médico geneticista para essa solicitação.

** Em situações excepcionais, pode-se armazenar em temperatura ambiente (máximo de 48 horas) ou em geladeira (2 a 8°C) por até 7 dias.

ALTERAÇÕES MONOGÊNICAS

Sequenciamento de DNA

Nos últimos anos, o teste genético molecular tem se tornado uma ferramenta essencial para o diagnóstico de IDP, por vezes fornecendo o diagnóstico definitivo para muitos pacientes. A abordagem genética mais comum para diagnosticar uma IDP é baseada na caracterização fenotípica e funcional, seguida por sequenciamento Sanger de um ou mais genes candidatos. Essa abordagem clássica pode ser demorada, cara, e nem sempre conduz ao diagnóstico molecular definitivo. Alternativamente, os métodos de sequenciamento de "próxima geração" (NGS, do inglês, *next generation sequencing*) estão se tornando cada vez mais acessíveis e utilizados para avaliar não somente genes únicos, mas principalmente painéis multigene[12-14]. Essa nova tecnologia promete aumentar a produtividade e reduzir o custo do sequenciamento de DNA e vem sendo implementada em laboratórios tanto de pesquisa quanto de diagnóstico molecular. Com a tecnologia NGS, a quantidade de DNA, o tamanho do gene ou sua contribuição para o diagnóstico não são mais uma barreira para o lançamento de novos testes genéticos, sendo o desafio atual o ritmo das descobertas de novos e relevantes genes para um dado fenótipo.

Os desafios que os médicos enfrentam hoje em relação à escolha dos testes de sequenciamento estão ligados às aplicações práticas dos testes, como eles podem ser integrados à assistência ao paciente e, consequentemente, ao diagnóstico. Há ainda muita discussão sobre o potencial uso do sequenciamento do exoma ou do sequenciamento de painéis de genes-alvo no contexto clínico. O sequenciamento do exoma (WES, do inglês, *whole-exome sequencing*) pode fornecer um diagnóstico relativamente rápido e tem sido adotado por vários pediatras como o método para o diagnóstico não só de imunodeficiências primárias, mas também de várias doenças hereditárias[15,16], em razão de sua abrangência na identificação das regiões de codificação de todo o conjunto de genes no genoma (éxons), em uma única corrida. Porém, mutações intrônicas profundas ou em regiões regulatórias não são detectáveis nesse teste. Algumas questões importantes são levadas em consideração em relação a seu uso: uma delas é o custo (ainda alto) e a outra está ligada à quantidade de informações que são geradas em cada teste, requerendo técnicos e investigadores altamente treinados para analisar e interpretar os dados, além de um amplo conhecimento do clínico sobre a doença, para associar os resultados encontrados.

As características clínicas e imunológicas do paciente podem direcionar a escolha do gene ou genes candidatos que serão testados. No entanto, tendo em conta a heterogeneidade genética e fenotípica das IDP, a seleção do gene candidato não é uma tarefa simples. Uma solução promissora e que tem ajudado no diagnóstico das várias IDP é a utilização de NGS-alvo, em que um painel de genes de interesse ou associados a uma determinada síndrome podem ser selecionados e avaliados, direcionando a identificação de uma possível variante importante relacionada à doença. Essa abordagem reduz o custo, facilita os desafios interpretativos e agiliza o diagnóstico para a maioria das imunodeficiências[17,18].

Independentemente da escolha do tipo de sequenciamento, existem dois pontos importantes em relação ao método de NGS. O primeiro está ligado às limitações da metodologia, incluindo a dificuldade em identificar grandes inserções e deleções (InDel), alterações estruturais, como translocações e inversões, e o fato de que a técnica é menos precisa que o sequenciamento Sanger. Por esse motivo, alguns genes não são bem cobertos por essa abordagem, ou seja, não são sequenciados ou bem identificados. Entretanto, essas limitações estão sendo resolvidas pelo avanço tecnológico não só dos reagentes e equipamentos utilizados, mas também dos algoritmos de análise dos dados. O segundo ponto importante está ligado ao grande volume de dados gerados por NGS, que requer acesso a recursos de bioinformática caros e que dificilmente estão disponíveis para os profissionais que estão assistindo e avaliando o paciente na clínica[19].

Não há dúvida de que as novas técnicas de análise genética, principalmente de sequenciamento, chegaram para melhorar e auxiliar o diagnóstico não somente das imunodeficiências primárias, mas também de outras doenças. No entanto, existem vários desafios que impedem o uso mais amplo dos testes no dia a dia do pediatra.

O mais importante é superar a falta de informação e compreensão do impacto da maioria das alterações genéticas encontradas nos resultados dos testes, sobretudo as variantes raras e de efeito desconhecido. A interpretação dos resultados requer o conhecimento mais aprofundado do clínico para tentar correlacionar os dados encontrados com a clínica do paciente.

ACONSELHAMENTO GENÉTICO

O aconselhamento genético é um elemento fundamental no processo de investigação e acompanhamento de pacientes com doenças genéticas. O conceito de aconselhamento genético foi elaborado durante um seminário desenvolvido pela National Genetics Foundation dos Estados Unidos e publicado por Fraser em 1974. Este foi adotado pela American Society of Human Genetics em 1975, fazendo do conceito a seguir um clássico: "[...] processo de comunicação que lida com problemas humanos associados com a ocorrência, ou risco de ocorrência, de uma doença genética em uma família, envolvendo a participação de uma ou mais pessoas treinadas para ajudar o indivíduo ou sua família a: compreender os fatos médicos, incluindo o diagnóstico, provável curso da doença e as condutas disponíveis; apreciar o modo como a hereditariedade contribui para a doença e o risco de recorrência para parentes específicos; entender as alternativas para lidar com o risco de recorrência; escolher o curso de ação que pareça apropriado em virtude do seu risco, objetivos familiares, padrões éticos e religiosos, atuando de acordo com essa decisão; ajustar-se, da melhor maneira possível, à situação imposta pela ocorrência do distúrbio na família, bem como à perspectiva de sua recorrência"[20-22].

Os recentes avanços tecnológicos tornaram o diagnóstico de doenças genéticas mais rápido, preciso e cada vez mais disponível. Isso é visto com particular entusiasmo na pediatria, diante da oportunidade de intervenções precoces. No entanto, a disparidade entre a capacidade atual de oferta de informação genética e o domínio de sua interpretação tem gerado preocupação em relação a impactos éticos, legais e psicossociais de sua realização. Diversas sociedades internacionais de pediatria e genética médica posicionaram-se quanto a essas questões nos últimos anos[23-25].

Embora a avaliação do impacto real desses testes dependa da realização de estudos longitudinais, alguns aspectos demandam questionamento:

- Os resultados dos testes genéticos muitas vezes envolvem predição de riscos futuros de desenvolvimento de doenças. Há benefício em realizá-los em uma idade precoce na qual a criança não tem autonomia sobre a decisão? Há risco de desenvolvimento de ansiedade e estigmatização do paciente com base em uma informação probabilística de sua saúde?
- Resultados genéticos podem fornecer informações que envolvem, além do paciente, seus relacionamentos familiares (paternidade, consanguinidade, incesto etc.), cuja interpretação pode ser difícil e cuja divulgação traz implicações legais[26].
- Quanto mais extensa a investigação genética, maior a chance de achados de significado desconhecido e não relacionados ao motivo da solicitação do exame (achados incidentais). A triagem genética extensa de crianças saudáveis não é indicada pelas associações médicas. Há preocupação de que a divulgação de resultados alterados possa influenciar toda a dinâmica familiar: percepção da criança como vulnerável, vínculo dos pais com a criança e culpabilização própria ou do parceiro[26].
- Há carência na formação profissional quanto a conhecimentos genéticos, o que pode prejudicar a escolha do teste, sua interpretação e a comunicação de seus resultados ao paciente.

À luz das recomendações atuais, entende-se como investigação genética responsável em pediatria aquela direcionada por suspeita clínica fundamentada, que possa trazer benefício bem definido à saúde da criança, na qual as possibilidades e limitações dos testes estejam claras tanto para o profissional solicitante quanto para os responsáveis pelo paciente. É mandatória a assinatura de termo de consentimento pelos responsáveis e, sempre que possível, assentimento da criança.

Abaixo estão listados os princípios éticos recomendados ao processo de aconselhamento genético, de acordo com diretrizes propostas pela Organização Mundial da Saúde[27]:

- Respeito às pessoas e famílias, incluindo a verdade total, respeito pela decisão das pessoas e informação precisa e sem tendenciosidade (autonomia).
- Preservação da integridade da família (autonomia, não maleficência).
- Revelação completa para os indivíduos e famílias de todas as informações relevantes para a saúde (autonomia, não maleficência).
- Proteção da privacidade dos indivíduos e famílias de intrusões não justificadas por parte de empregadores, seguradoras e escolas (não maleficência).
- Informação aos indivíduos sobre a obrigação ética que eles se encontram de informar aos parentes de que podem estar em risco genético (não maleficência).
- Informar aos indivíduos sobre a necessidade de que eles revelem seu *status* de portadores a esposos/parceiros se uma criança está sendo desejada e as possibilidades de dano ao casamento das revelações (não maleficência).
- Informar às pessoas de suas obrigações morais de revelar o *status* genético que possam afetar a segurança pública (não maleficência).
- Apresentação das informações de forma menos tendenciosa possível (autonomia).
- Uso de técnicas não diretivas, exceto nas questões de tratamento (autonomia, beneficência).
- Envolver as crianças e adolescentes o máximo possível nas decisões que lhes afetem (autonomia).
- Obrigação dos serviços de seguimento dos afetados/famílias se apropriado e desejado (autonomia, beneficência e não maleficência).

CONCLUSÕES

Conforme exposto em todo o capítulo, os testes genéticos são essenciais para o diagnóstico preciso das doenças genéticas, auxiliando no prognóstico e no tratamento adequado, bem como no aconselhamento genético das famílias. Considerando-se a imensa variedade e os tipos de alterações que podem ocorrer no genoma humano, atualmente existe grande quantidade de testes genéticos disponíveis para o diagnóstico das imunodeficiências primárias.

A combinação adequada dessas metodologias levará à resposta apropriada na área de pesquisa. Na prática clínica, devem ser escolhidas as metodologias que resultam em melhor custo-benefício. Se, por um lado, a execução dessas técnicas deverá ser cada vez mais simples, será cada vez mais complexa a atuação do clínico na indicação de qual teste solicitar para obtenção do resultado mais seguro, isto é, aquele que dará resposta à conduta mais adequada.

REFERÊNCIAS BIBLIOGRÁFICAS

1. Malahoui N. European Society for Immunodeficiencies database statistics. Available: http://esid.org/Working-Parties/Registry/ESID-Database-Statistics. (Acesso 20 jul. 2016).
2. Notarangelo LD, Sorensen R. Is it necessary to identify molecular defects in primary immunodeficiency disease? J Allergy Clin Immunol. 2008;122(6):1069-73.
3. Casanova JL, Conley ME, Seligman SJ, Abe L, Notarangelo LD. Guidelines for genetic studies in single patients: lessons from primary immunodeficiencies. J Exp Med. 2014;211(11):2137-49.
4. Ameratunga R, Woon ST, Neas K, Love DR. The clinical utility of molecular diagnostic testing for primary immune deficiency disorders: a case based review. Allergy Asthma Clin Immunol. 2010;6(1):12.
5. Picard C, Al-Herz W, Bousfiha A, Casanova JL, Chatila T, Conley ME, et al. Primary immunodeficiency diseases: an update on the classification from the international union of immunological societies expert committee for primary Immunodeficiency 2015. J Clin Immunol. 2015;35(8):696-726.
6. Torgerson T, Ochs H. Genetics of primary immune deficiencies: In: Sullivan KE, Stiehm ER. Immune deficiencies. Londres: Elsevier; 2014. p.73-81.
7. Trask BJ. Human cytogenetics: 46 chromosomes, 46 years and counting. Nat Rev Genet. 2002;3(10):769-78.
8. Crotwell PL, Hoyme HE. Advances in whole-genome genetic testing: from chromosomes to microarrays. Curr Probl Pediatr Adolesc Health Care. 2012;42(3):47-73.
9. Knoll JH, Rogan PK. Sequence-based, in situ detection of chromosomal abnormalities at high resolution. Am J Med Genet A. 2003;121A(3):245-57.
10. Weise A, Mrasek K, Klein E, Mulatinho M, Llerena JC Jr, Hardekopf D, et al. Microdeletion and microduplication syndromes. J Histochem Cytochem. 2012; 60(5):346-58.
11. Manning M, Hudgins L; Professional Practice and Guidelines Committee. Array-based technology and recommendations for utilization in medical genetics practice for detection of chromosomal abnormalities. Genet Med. 2010;12(11):742-5.
12. Nijman IJ ,van Montfrans JM, Hoogstraat M, Boes ML,van de Corput L, Renner ED, et al. Targeted next-generation sequencing: a noveldiagnostic tool for primary immunodeficiencies. J Allergy Clin Immunol. 2014; 133(2):529-34.
13. Picard C, Fischer A. Contribution of high-throughput DNA sequencing to the study of primary immunodeficiencies. Eur J Immunol. 2014;44(10):2854-61.
14. Conley ME, Casanova JL. Discovery of single-gene in born errors of immunity by next generation sequencing. Curr Opin Immunol. 2014;30C:17-23.
15. Chou J, Ohsumi TK, Geha RS. Use of whole exome and genome sequencing in the identification of genetic causes of primary immunodeficiencies. Curr Opin Allergy Clin Immunol. 2012;12(6):623-8.
16. Moens LN, Falk-Sorqvist E, Asplund AC, Bernatowska E, Smith CI, Nilsson M. Diagnostics of primary immunodeficiency diseases: a sequencing capture approach. PLoS One. 2014;9:e114901.
17. Stoddard JL, Niemela JE, Fleisher TA, Rosenzweig SD. Targeted NGS: a cost effective approach to molecular diagnosis of PIDs. Front Immunol. 2014;5:531.

18. Al-Mousa H, Abouelhoda M, Monies DM, Al-Jassan N, Al-Glonanium A, Al-Saud B, et al. Unbiased targeted next-generation sequencing molecular approach for primary immunodeficiency diseases. J Allergy Clin Immunol. 2016;137(6):1780-7.
19. Fraser FC. Genetic counseling. Am J Hum Genet. 1974; 26(5):636-61.
20. McKusick V. Genetic counseling. Am J Hum Genet. 1975;27(2):240-2.
21. Brunoni D. Aconselhamento genético. Cienc Saúde Coletiva. 2002;7(1):101-7.
22. Committee on Bioethics; Committee on Genetics; American College of Medical Genetics; Genomics Social, Ethical, Legal Issues Committee. Ethical and policy issues in genetic testing and screening of children. Pediatrics. 2013;131(3):620-2.
23. Botkin JR, Belmont JW, Berg JS, Berkman BE, Bomard Y, Holm IA, et al. Points to consider: ethical, legal, and psychosocial implications of genetic testing in children and adolescents. Am J Hum Genet. 2015;97(1):6-21.
24. British Society of Human Genetics. Report on the testing of children. Birmingham: British Society of Human Genetics; 2010.
25. Sénécal K, Thys K, Vears DF, Van Assche K, Knoppers BM, Borry P. Legal approaches regarding health-care decisions involving minors: implications for next-generation sequencing. Eur J Hum Genet. 2016;24(11)1559-64.
26. Frankel LA, Pereira S, McGuire AS. Potential psychosocial risks of sequencing newborns. Pediatrics. 2016;137(1):24-30.
27. World Health Organization (WHO). WHO ethics in medical genetics: proposed international guidelines on ethical issues in medical genetics and genetic services. Geneva: WHO; 1998.

23

Investigação laboratorial em alergias

Clóvis Eduardo Santos Galvão
Fábio Fernandes Morato Castro

Após ler este capítulo, você estará apto a:

1. Reconhecer a história clínica como principal ferramenta para direcionar a investigação laboratorial no diagnóstico das alergias.
2. Entender o substrato fisiopatológico das abordagens laboratoriais empregadas para melhor indicá-las na investigação das doenças alérgicas.
3. Conhecer as características dos principais exames laboratoriais usados para investigar as doenças alérgicas.
4. Desenvolver análise crítica sobre as vantagens e desvantagens dos métodos apresentados.

INTRODUÇÃO

Mesmo com o avançado conhecimento que se dispõe atualmente sobre os mecanismos das alergias e com a disponibilidade de métodos *in vivo* e *in vitro* para o diagnóstico nessa área, a investigação laboratorial das doenças alérgicas pode ser uma tarefa difícil tanto para médicos generalistas como para especialistas.

Antes de qualquer procedimento diagnóstico, é necessário determinar se os sintomas referidos pelo paciente são de fato alérgicos ou não. Uma vez que a sintomatologia é compatível como uma doença alérgica, uma avaliação diagnóstica mais específica com a identificação dos antígenos responsáveis pelo quadro clínico deve ser realizada. Além disso, outras variáveis têm de ser considerada, como o grau de sensibilidade a determinado antígeno, que pode variar consideravelmente de indivíduo para indivíduo, assim como o grau de exposição ao alérgeno. Muitos pacientes são sensíveis a múltiplos alérgenos e o efeito cumulativo da exposição a vários antígenos pode ser importante. Devem ainda ser levados em consideração fatores não imunológicos como infecções, inalação de irritantes inespecíficos, estresse e problemas emocionais. Considerando-se esse grande número de variáveis, não é nenhuma surpresa que a parte mais importante da avaliação clínica seja uma anamnese bem feita. Assim, a investigação diagnóstica das alergias deve se iniciar com o levantamento de uma história clínica detalhada e individualizada para cada paciente, com considerações específicas sobre os sintomas do paciente, sua idade e a compreensão sobre a doença. Depois do levantamento da história clínica, o próximo passo no processo diagnóstico é o exame físico. Todo paciente deve ser submetido a um exame físico completo, com particular atenção aos sistemas e/ou órgãos comprometidos nas doenças alérgicas. Embora possa adicionar algumas informações quando o paciente está sintomático, o exame físico pode, em muitos casos, encontrar-se absolutamente normal.

Nem sempre uma boa história clínica e exame físico são suficientes para esclarecimento diagnóstico, sobretudo para estabelecer uma sensibilização específica e determinar o agente etiológico. Williams et al.[1] avaliaram o diagnóstico de alergia em 152 pacientes em dois centros de referência para doenças alérgicas e mostraram que o diagnóstico de alergia baseado apenas na história e no exame físico não foi consistente quando relacionado aos resultados obtidos com testes cutâneos e pesquisa sérica de IgE específica, nos quais a concordância variou entre 25 e 50%. Os autores demonstraram ainda que a interpretação do médico sobre a história está sujeita a uma variedade de erros cognitivos, baseada em fatores como sua formação, experiência clínica e seu julgamento pessoal. O paciente, por sua vez, ao procurar o alergologista, já acreditando ser portador de uma doença alérgica, pode supervalorizar alguns sintomas, apresentando uma história clínica tendenciosa. No caso das alergias alimentares, por exemplo, a história de alergia só é confirmada em aproximadamente 40% dos casos, quando uma avaliação completa é realizada[2]. Assim, os exames complementares podem ser de grande ajuda na determinação do diagnóstico das doenças alérgicas. Neste capítulo, são apresentados os principais exames laboratoriais disponíveis na prática clínica para avaliar indivíduos com suspeita de doenças alérgicas, com ênfase na determinação da IgE específica, lembrando que, em vez de realizar uma bateria de exames de rotina em todos os pacientes, o médico deve usar esses testes com bastante critério, com base, sobretudo, nos detalhes da história clínica.

CONTAGEM DE EOSINÓFILOS

Os eosinófilos desempenham um papel importante na fase tardia da resposta alérgica, e o aumento do número dessas células tem sido observado no sangue periférico e em outras secreções de indivíduos alérgicos. Embora seja um achado não específico, o aumento de eosinófilos tem sido usado com um marcador sugestivo da presença de alergias[3].

Anormalidades na série vermelha não estão associadas às doenças alérgicas. Quando presentes, outras doenças ou complicações devem ser investigadas. Em geral, a contagem diferencial de leucócitos também está normal, porém, eosinofilia leve a moderada é frequentemente encontrada, com contagem de eosinófilos variando de 5 a 15% dos leucócitos totais. Esse achado, como foi dito anteriormente, não é específico e pode estar presente também em outras doenças que, dependendo das evidências clínicas, devem ser investigadas, como parasitoses intestinais, doenças malignas e efeitos adversos a algumas drogas. O aumento do número de eosinófilos também pode ser encontrado na secreção nasal, conjuntival, mucosa gástrica e até no escarro de indivíduos atópicos. Na secreção nasal, o achado de mais de 10% de eosinófilos sugere o diagnóstico de atopia, e o uso de corticosteroides tópicos nasais leva à diminuição do número de eosinófilos[4]. Métodos não invasivos, como a pesquisa de eosinófilos no escarro induzido, têm sido pesquisados na tentativa de promover um marcador inflamatório para o diagnóstico precoce da inflamação nas vias aéreas[5].

Mais recentemente, a contagem de eosinófilos tem sido bastante discutida para estabelecer um fenótipo de asma bem definido que parece ter uma fisiopatologia subjacente diferente da asma alérgica clássica que se inicia na infância. A asma eosinofílica é agora reconhecida como um importante subfenótipo de asma com base no padrão de infiltrado inflamatório celular nas vias aéreas. Pode estar associada com o aumento da gravidade da asma, atopia, doença de início tardio e refratariedade ao uso de corticosteroides. A contagem de células de escarro induzido é o padrão de referência para a identificação de inflamação eosinofílica na asma, apesar de vários biomarcadores não invasivos, incluindo a fração exalada do óxido nítrico e a periostina, estarem emergindo como possíveis substitutos. O melhor diagnóstico desse fenótipo de asma pode se traduzir em abordagens terapêuticas mais eficazes e melhor qualidade de vida para muitos pacientes[6].

DOSAGEM DE IMUNOGLOBULINA E TOTAL

A doença alérgica é iniciada pela exposição de indivíduos suscetíveis a determinadas substâncias, em geral proteínas do ambiente (alérgenos) que interagem com o sistema imunológico estimulando a produção de anticorpos IgE específicos. Esse processo é denominado sensibilização. As primeiras evidências da existência de um fator sérico envolvido na reatividade alérgica começaram a aparecer com a reação de Prausnitz-Küstner e com os experimentos de De Besche, ainda em 1921. Na década de 1960, esse fator sérico passou a ser chamado de "reagina atópica" e somente em 1967, por meio dos estudos com imunoquímica, Ishizaka et al. identificaram uma nova imunoglobulina, que denominaram IgE. Praticamente ao mesmo tempo, Johansson e Bennich, na Suécia, por meio de estudos com mieloma atípico, identificaram o mesmo fator, que chamaram de IgND. Finalmente, em 1968, a Organização Mundial de Saúde reconheceu sua existência e padronizou a nomenclatura como IgE[7].

A descoberta do papel da IgE na resposta alérgica resultou em uma nova geração de ensaios diagnósticos *in vitro* para testar a sensibilidade a determinado alérgeno. Os princípios do radioimunoensaio utilizados no desenvolvimento desses testes foram desenvolvidos por Yalow e Berson em 1960, mas somente em 1972 os primeiros imunoensaios foram desenvolvidos para quantificar a concentração sérica da IgE total[8]. Em indivíduos normais, a IgE está presente em níveis que variam até 130 a 150 ng/mL. Entretanto, um grande número de indivíduos normais assintomáticos, pacientes com parasitoses e pacientes com depressão da resposta imune celular podem exceder esses limites. Além disso, pessoas alérgicas podem apresentar a determinação IgE sérica total normal, mesmo na presença de níveis elevados de IgE específica[9]. Dessa forma, embora o nível de IgE sérica total seja considerado útil na avaliação de um paciente alérgico, o mais importante é a demonstração de IgE alérgeno-específica associada à clínica do paciente. A identificação da IgE específica pode ser realizada nos tecidos (*in vivo*): por meio de testes de provocação diretamente no órgão de choque ou dos testes cutâneos de puntura (*prick test*) e, ainda, no sangue (*in vitro*).

TESTES *IN VIVO*

Provocação Específica

Os testes de provocação são realizados na tentativa de reproduzir a exposição natural do paciente a determinado alérgeno sob condições controladas. As provocações podem ser orais, nasais ou brônquicas. Na teoria, as provocações com alérgenos fornecem evidências diretas do papel do alérgeno na doença. Esse procedimento levanta várias discussões, como a relevância clínica da exposição aguda a altas doses de um aeroalérgeno para avaliar exposições crônicas a baixas doses[10]. Acredita-se que a resposta dos pacientes alérgicos aos testes de provocação seja modulada não apenas pela quantidade e afinidade dos anticorpos IgE específicos, mas também pela responsividade de mastócitos e basófilos. Além disso, a exposição concomitante e o uso de medicamentos influenciam os resultados dos testes e podem contribuir para a variabilidade ao longo do tempo[11]. Em alguns casos, como nas alergias alimentares ou ocupacionais, o mecanismo envolvido nem sempre é mediado por anticorpos IgE, o que coloca os testes de provocação como o padrão de referência para o diagnóstico, entretanto, o risco de reações sistêmicas graves é alto, e antes de sua indicação a relação risco *versus* benefício deve ser levada em conta.

Determinação de Imunoglobulina E Específica

A base para o diagnóstico etiológico de uma doença alérgica é a demonstração objetiva de uma sensibilização, que se traduz pela presença de IgE específica para determinado alérgeno. A sensibilidade pode ser demonstrada por testes *in vivo* por meio do teste de puntura (*prick test*) ou por medidas *in vitro* da IgE específica. Esses testes mostram apenas que existe uma sensibilização a um alérgeno, mas não provam que esse alérgeno é a causa dos sintomas do paciente, ou seja, os resultados devem ser correlacionados com a história clínica e a exposição[12].

O teste de puntura é o método diagnóstico mais comumente utilizado em razão da facilidade da técnica, do resultado rápido e do baixo custo. Foi introduzido por Charles Blackley por volta de 1870 e posteriormente modificado por Pepys, na década de 1970[13]. A resposta cutânea imediata resulta da ação de mediadores inflamatórios e neurogênicos. A base do teste de puntura de leitura imediata nada mais é que a reprodução dessa inflamação provocada pela inoculação epicutânea de um alérgeno. Na pele, a histamina (entre outros mediadores) produz vasodilatação e aumento da permeabilidade capilar, responsáveis pelo aparecimento de eritema e do edema local[14]. O teste é realizado pingando-se uma gota do alérgeno, de preferência sobre a pele da região flexora do antebraço, e, com o auxílio de um puntor, a pele é perfurada através da gota, produzindo um pequeno orifício por onde o alérgeno será absorvido. A seleção dos alérgenos deve ser baseada nos dados da anamnese e no conhecimento do meio ambiente do paciente. A leitura do teste (pápula e eritema) deve ser feita após 15 a 20 minutos. Um diâmetro de pápula maior que 3 mm será considerado resultado positivo para a presença de IgE específica[15]. Para garantir a confiabilidade dos resultados, os extratos utilizados devem ser bem padronizados e de boa qualidade, o controle positivo (histamina) e o controle negativo (diluente do extrato) devem ser testados para ajudar na interpretação, o teste deve ser realizado em pele sã e é necessária a suspensão do uso de algumas medicações, como os anti-histamínicos[16]. Os resultados dos testes dependem de uma combinação de variáveis, que incluem a potência dos extratos, o instrumental utilizado, a idade do paciente, o local do corpo onde o teste é realizado, o estado da pele, a habilidade do examinador, a precisão da interpretação e a influência da medicação nos resultados (Quadro 23.1). Resultados negativos em crianças com menos de 2 anos devem ser interpretados com cautela, pois nessa faixa etária a reatividade cutânea está diminuída e o próprio sistema imunológico ainda está amadurecendo[17-19].

No caso de contraindicações ao emprego dos testes de puntura, como comprometimento cutâneo extenso ou uso de anti-histamínicos, pode ser realizada a determinação *in vitro* da IgE específica por meio de técnicas imunoenzimáticas, quimioluminescência, entre outras. Com esses métodos, os resultados são mais específicos,

Quadro 23.1 Fatores que comumente influenciam os resultados dos testes cutâneos

- Potência do extrato
- Material de puntura utilizado
- Idade do paciente
- Localização do corpo
- Estação do ano
- Estado da pele
- Habilidade do técnico
- Precisão da interpretação
- Influência de medicamentos

além de eliminar o risco de reações sistêmicas. Entretanto, são menos sensíveis e de maior custo. O mais importante é que o resultado do teste, independentemente do método usado, seja correlacionado com a clínica do paciente e a história de exposição, evitando assim uma orientação inadequada para o caso[20].

DOSAGEM DE IGE ESPECÍFICA – *IN VITRO*

Um ensaio para detecção de anticorpos IgE deve ser específico, preciso e não mostrar valores elevados, mesmo na presença de grande quantidades de IgE total. Para avaliar a especificidade da IgE, ensaios de IgE total foram modificados fixando-se proteínas de alérgenos em uma fase sólida de celulose, incubadas com amostras de soro, medindo a IgE sérica com anticorpos anti-IgE isotopicamente marcados. A partir dos ensaios iniciais, uma grande variedade de testes foi se estabelecendo, envolvendo diversas variações na metodologia inicial: radioimunoensaio (RIA), ensaios imunoenzimáticos (EIA/ELISA), imunofluorescência (IF), quimioluminescência. No final dos anos 1980, mais de uma dúzia de testes comerciais estavam disponíveis, mostrando resultados discrepantes entre os diferentes fabricantes, o que levou a certo ceticismo em relação ao desempenho desses ensaios. No início da década de 1990, foi lançado um novo método de detecção de IgE específica usando superfície de fase sólida com área maior para a ligação de proteínas alergênicas, extratos alergênicos com melhor padronização, mistura de anticorpos anti-IgE monoclonais e policlonais para aumentar a sensibilidade dos ensaios e automatização para reduzir erros[21]. Vários estudos consideram esse sistema como padrão de referência atual para a determinação de IgE sérica específica[22].

A determinação sérica da IgE específica apresenta algumas limitações: o desempenho depende da qualidade dos extratos, o custo é mais elevado que os testes cutâneos, há um menor número de alérgenos disponíveis que o teste cutâneo e, embora seja mais específica, é menos sensível que o teste cutâneo[23].

Existem algumas situações em que os testes *in vitro* devem ser preferidos ou especificamente indicados, na maioria das vezes associadas às dificuldades na realização dos testes de puntura, como no caso de doenças cutâneas graves e/ou extensas – dermatite atópica, urticária, dermografismo, impossibilidade de descontinuar anti-H1 e risco de reações sistêmicas, principalmente com determinados alérgenos – venenos de himenópteros, látex e alimentos. A correlação entre a determinação sérica de IgE específica e o teste cutâneo varia com diferentes alérgenos entre 20 e 80%. A melhor correlação observa-se com os aeroalérgenos – ácaros e polens. Se a correlação for menor que 65%, essa informação deve constar na bula[23]. A Figura 23.1 resume de forma comparativa as vantagens e desvantagens dos métodos para a determinação de IgE específica *in vivo* e *in vitro*.

Apesar do considerável avanço no diagnóstico etiológico das alergias, a metodologia laboratorial até recentemente disponível para detecção de IgE específica *in vitro* se limitava a identificar a presença de sensibilização a determinado alérgeno, e em geral não oferece informações adicionais sobre a gravidade da reação alérgica, seu prognóstico a médio e longo prazo e tampouco quanto à reatividade cruzada, não permitindo a diferenciação entre monossensibilização a pan-alérgenos e polissensibilização a vários alérgenos não relacionados. Com os avanços no conhecimento sobre a biologia molecular dos alérgenos em novas ferramentas diagnósticas, passou-se a ter acesso ao diagnóstico resolvido por componentes[24].

Uma fonte alergênica qualquer (p. ex., um ácaro) contém milhares de moléculas, das quais apenas algumas são alergênicas (p. ex., Der p 1). Essa molécula alergênica é o componente dessa fonte de alérgeno capaz de caracterizar melhor a sensibilização. Os componentes específicos indicam sensibilização genuína e ajudam a diferenciar indivíduos monossensibilizados e polissensibilizados, diagnosticando com maior precisão a sensibilização a proteínas de reatividade cruzada, uma

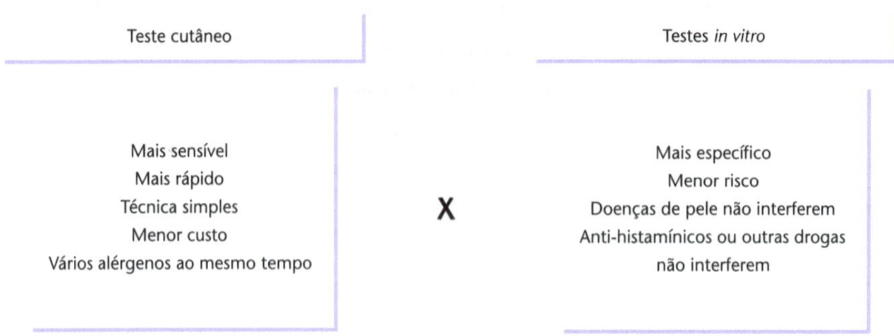

Teste cutâneo
Testes *in vitro*
Mais sensível
Mais rápido
Técnica simples
Menor custo
Vários alérgenos ao mesmo tempo
X
Mais específico
Menor risco
Doenças de pele não interferem
Anti-histamínicos ou outras drogas
não interferem

Figura 23.1 Vantagens e desvantagens dos métodos para a determinação de IgE específica *in vivo* e *in vitro*.

vez que componentes semelhantes podem estar presentes mesmo em espécies distintamente relacionadas. A biologia molecular ajuda a identificar a estabilidade da proteína, e esse dado pode auxiliar na avaliação de risco, em que a sensibilização a proteínas mais lábeis está associada a reações locais e menos graves, enquanto a sensibilização a proteínas mais estáveis está associada à reação sistêmica. No caso das alergias alimentares, como a proteínas estáveis a altas temperaturas e enzimas digestivas, pode-se levar a reações até mesmo com alimentos cozidos. Em resumo, o diagnóstico laboratorial das alergias na era molecular (baseado na sensibilização aos componentes) auxilia a identificar melhor as reações cruzadas (identificando a sensibilização aos pan-alérgenos), predizer com mais precisão a gravidade das reações (identificando a sensibilização a proteínas mais ou menos estáveis), dando uma pista sobre o prognóstico natural da alergia (indução de tolerância oral espontânea ou não), além de identificar marcadores de alergia *versus* sensibilização e oferecer um perfil alergênico detalhado do paciente, colaborando para uma imunoterapia mais específica futuramente[24,25].

Ainda assim, os consensos internacionais recomendam a anamnese detalhada como a primeira abordagem e os testes de IgE específica (*in vitro* ou *prick test*) como investigação secundária. O diagnóstico molecular das alergias é considerado a terceira abordagem, quando as duas primeiras forem inconclusivas. Para os mais experientes em seu manuseio, essa tecnologia pode ser considerada a segunda abordagem. O diagnóstico molecular é um novo e complexo procedimento que, em um futuro próximo, representará um instrumento padrão para os alergistas. Programas educacionais no diagnóstico por componentes moleculares são necessários[24].

A Figura 23.2 é um organograma que resume as etapas do diagnóstico para as doenças alérgicas, de acordo com as considerações feitas anteriormente.

TESTES CUTÂNEOS DE CONTATO – *PATCH TEST*

As dermatites de contato podem ser classificadas em dermatites de contato por irritantes primários, que envolvem mecanismos inespecíficos, e dermatites de contato alérgicas, quando envolvem a sensibilização do sistema imunológico a um alérgeno específico, consistindo em uma reação de hipersensibilidade tipo IV, mediada por células. Nesse caso, a investigação diagnóstica deve ser realizada por meio do teste de contato, ou *patch test*.

O método padronizado envolve a aplicação de antígenos na pele em concentrações padronizadas em veículo apropriado e sob oclusão. O uso das substâncias testadas nas concentrações corretas, de acordo com as condições de exposição habituais, é fundamental para a realização do teste. A região superior do dorso é o local de preferência para a realização desse teste, que apresenta sensibilidade e especifi-

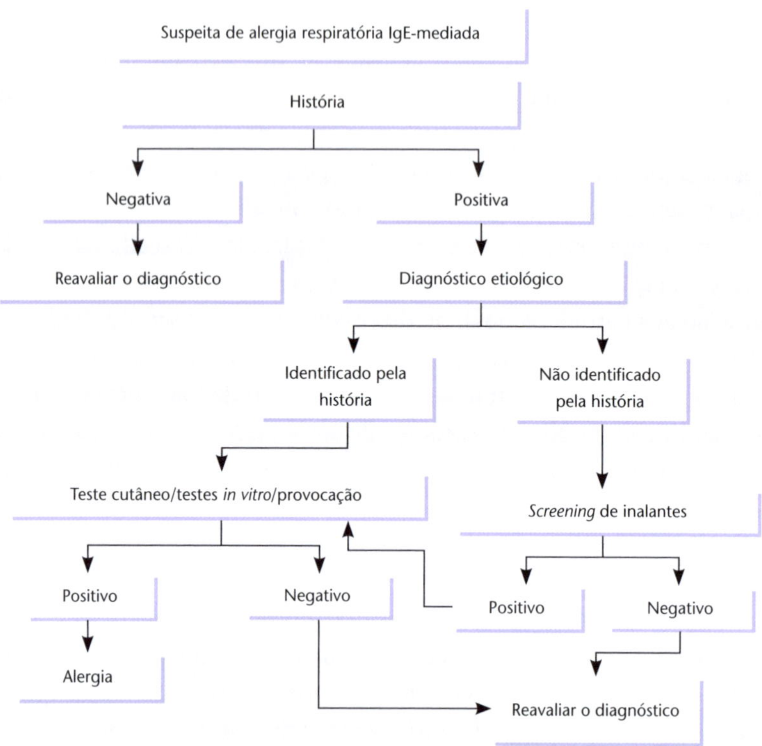

Figura 23.2 Avaliação diagnóstica das doenças alérgicas IgE-mediadas, mediadas, exemplo alergia respiratória.

cidade entre 70 e 80% e reproduz o contato com alérgenos suspeitos[26]. As substâncias testadas são ocluídas sobre a pele com adesivos. Como se trata da avaliação de reação de hipersensibilidade tardia, em geral duas leituras são recomendadas, nos dias 2 e 4, e alguns autores preconizam ainda uma leitura nos dias 6 ou 7[27]. Pacientes em uso de anti-histamínicos podem realizar o teste de contato, sem necessidade de suspender a medicação. O teste deve ser evitado em pessoas com lesões cutâneas ativas e/ou muito extensas. As reações positivas aparecem como várias intensidades de um eczema e, de acordo com o ICDRG (International Contact Dermatitis Research Group), o grau de intensidade das respostas positivas pode ser dado em cruzes, com o padrão mostrado na Tabela 23.1[28]. Existem várias séries de antígenos preconizadas para o uso clínico, mas o paciente também pode fornecer substâncias suspeitas e, após avaliação médica e com diluição adequada, a própria substância pode ser testada, como no caso dos antígenos ocupacionais.

Tabela 23.1 Resultados do teste de contato segundo o International Contact Dermatitis Research Group

-	Não houve reação	Negativo
?	Eritema pálido	Duvidoso
+	Eritema nítido	Reação fraca
++	Eritema, pápulas e começo de vesiculação	Reação moderada
+++	Eritema, edema, pápulas e vesículas	Reação forte
++++	Intenso edema e vesiculação – ulceração pelo rompimento das vesículas	Reação muito forte
IR	Reação irritativa	Reação irritativa

CONCLUSÕES

A investigação laboratorial das doenças alérgicas IgE-mediadas deve ser baseada sobretudo em uma história clínica que já sugere o diagnóstico e na determinação da IgE específica, que confirma a sensibilização, mas não prova que o alérgeno está envolvido na sintomatologia do paciente. A exposição ao alérgeno deve ocorrer com concentração e duração suficientes para causar sensibilização e desencadear doença, e os sintomas alérgicos aparecem ou pioram quando a exposição alergênica se repete. Qualquer avaliação diagnóstica deve ser indicada com critérios clínicos para evitar procedimentos desnecessários e um conhecimento mínimo da fisiopatologia deve existir para auxiliar na interpretação dos resultados.

REFERÊNCIAS BIBLIOGRÁFICAS

1. Williams PB, Ahlstedt S, Barnes JH, Sodestrom L, Portnoy J. Are your impressions of allergy tests performance correct? Ann Asthma Allergy Immunol. 2003;91(1):26-33.
2. Sampson HA. Food allergy, part 2: diagnosis and management. J Allergy Clin Immunol. 1999;103(6):981-9.
3. Rothenberg ME. Eosinophilia. N Eng J Med. 1998; 338(22):1592-600.
4. Lacy P, Welley PF, Moqbel R. A report from the International Eosinophil Society: eosinophils in a tug of war. J Allergy Clin Immunol. 2001:108:895-900.
5. Lemière C. Non-invasive assessment of airway inflammation in occupational lung diseases. Curr Opin Allergy Clin Immunol. 2002;2(2):109-14.
6. Walford HH, Doherty TA. Diagnosis and management of eosinophilic asthma: a US perspective. J Asthma Allergy. 2014;7:53-65.
7. Adkinson Jr F, Yunginger JW, Busse WW, Bochner BS, Holgate ST, Simons FER, editors. Middleton's allergy principles and practice. 6th ed. Philadelphia: Mosby; 2003.
8. Lundkvist U. Research and development of the RAST technology. In: Evans R, editor Advances in diagnosis of allergy: RAST. Symposia Specialist. 1975. p.85-99.
9. Arruda LK. Testes diagnósticos em alergia: In vitro. In: Geller M, Scheinberg M. Diagnóstico e tratamento das doenças imunológicas. Rio de Janeiro: Elsevier; 2005. p.463-6.
10. Platts-Mills TAE, Vervloet D, Thomas WR, Calberse RC, Chapman MD. Indoor allergens and asthma: Third International Workshop. J Allergy Clin Immunol. 1997:100(6Pt1):S1-24.

11. Selner JC, Sullivan TJ, Ahlstedt S, Claman HN, Dolen WK, Nelson HS, et al. Current issues relating to in vitro testing for allergen-specific IgE: a workshop report. Ann Allergy Asth Immunol. 1999;82(5):407-12.9.
12. Johansson SGO. Milestones in understanding allergy and its diagnosis. Clin Exp All Rev. 2002;2:2-7.
13. Bernstein IL, Storms WW. Practice parameters for allergy diagnostic testing. Joint Task Force on Practice Parameters, eds. Ann Allergy Asth Immunol. 1995;75(6Pt2):543-625.
14. Seba JB, Boechat JL. Testes diagnósticos em alergia: In vivo. In: Geller M, Scheinberg M. Diagnóstico e tratamento das doenças imunológicas. Rio de Janeiro: Elsevier; 2005. p.455-61.
15. Seba J, Mendes N, Rosario N, França A. Guia prático de utilização de extratos alergênicos para fins diagnóstico e terapêutico nas doenças alérgicas. Rev Bras Alergia Imunopatol. 2001;24:116-9.
16. Bernstein IL, Storms WW, editors. Practice parameters for allergy diagnostic testing. Ann Allergy Clin Immunol. 1995;75(6Pt2):543-625.
17. Rhodius R, Wickens K, Cheng S, Crane J. A comparison of two skin test methodologies from two different manufacturers. Ann Asthma Allergy Immunol. 2002;88(4):374-9.
18. Skassa-Brociek W, Manderscheid JC, Michel FB, Bousquet J. Skin test reactivity to histamine from infancy to old age. J Allergy Clin Immunol 1987;80(5):711-6.
19. Nelson HS, Rosloniec DM, McCall LI, Ikle D. Comparative performance of five commercial prick skin test devices. J Allergy Clin Immunol. 1993;92(5):750-6.
20. Smith T. Allergy testing in clinical practice. Ann Allergy. 1992;68(4):293-300.
21. Dolen WK. IgE antibody in the serum – detection and diagnostic significance. Allergy. 2003; 58(8):717-23.
22. Yunginger JW, Ahlstedt S, Eggleston PA. Quantitative IgE antibody assays in allergic diseases. J Allergy Clin Immunol. 2000;105(6Pt1):1077-84.
23. Wood RA, Phipatanakul W, Hamilton RG, Eggleston PA. A comparison of prick skin tests, intradermal skin tests, and RASTs in the diagnosis of cat allergy. J Allergy Clin Immunol. 1999;103(5Pt1):773-9.
24. Canonica GW, Ansotegui IJ, Pawankar R, Schmid-Grendelmeier P, van Hage M, Baena-Cagnani CE, et al. A WAO – ARIA – GA²LEN consensus document on molecular-based allergy diagnostics. World Allergy Organ J. 2013;6(1):17.
25. Renz H. Advances in In vitro diagnostics in allergy, asthma, and immunology in 2012. J Allergy Clin Immunol. 2013;132(6):1287-92.
26. Bourke J, Coulson I, English J. Guidelines for care of contact dermatitis. Br J Dermatol. 2001;145:877-5.
27. Jonker MJ, Bruynzeel DP. The outcome of na additional patch test reading on day 6 or 7. Contact Dermatitis. 2000;42:330-35.
28. Carvalho LP, Rios JBM. Dermatite de contato – XIV. Testes alérgicos de contato. In: Carvalho LP, Rios JBM, editors. Alergia clínica – diagnóstico e tratamento. 2. ed. Rio de Janeiro: Revinter; 2007. p.417-35.

Seção VI

Prevenção nas doenças imunoalérgicas

24 Vacinação do paciente alérgico e imunodeficiente

Marcelo Genofre Vallada
Mayra de Barros Dorna

Após ler este capítulo, você estará apto a:

1. Reconhecer os pacientes alérgicos que necessitam de cuidados especiais na administração de vacinas.
2. Descrever os cuidados necessários na administração de vacinas aos imunodeprimidos.
3. Descrever as vacinas contraindicadas para determinados grupos de pacientes imunodeficientes.
4. Identificar os grupos de pacientes imunodeficientes que tenham indicação especial de vacinas.

VACINAÇÃO DO PACIENTE IMUNODEFICIENTE

Pacientes imunocomprometidos têm em comum a aumentada suscetibilidade a infecções, decorrente da incapacidade de desenvolver uma resposta imunológica suficientemente protetora a determinados microrganismos. O número de pacientes com comprometimento imunológico, tanto primário quanto secundário, tem crescido muito nos últimos anos, não só pela maior sobrevida de indivíduos com imunodeficiências primárias, infectados por HIV e com neoplasias malignas, mas também pelo aumento no número de transplantes hematopoiéticos e de órgãos sólidos e pelo uso crescente de medicamentos imunossupressores.

A vacinação é sabidamente um método bastante eficiente de induzir a imunidade a determinado agente infeccioso e representa um dos grandes avanços em saúde pública, com redução da morbidade e mortalidade decorrentes da grande variedade de doenças infecciosas[1,2]. No entanto, ao indicar a vacinação a um paciente imunodeprimido, deve-se sempre considerar que este pode não gerar ou não ser capaz de sustentar uma resposta imunológica adequada, bem como pode apresentar maior risco de desenvolver complicações causadas pelos agentes vacinais. Essa análise deve englobar não somente o comprometimento imunológico que a própria doença determina, mas também as interferências causadas pelos tratamentos utilizados, que podem influenciar na eficácia da vacina e na capacidade de responder a ela. Desse modo, a vacinação do paciente imunodeprimido é um tema de grande importância, com recomendações que devem ser individualizadas para a doença e de acordo com as recomendações mais atualizadas. Orientações específicas devem ser solicitadas aos médicos responsáveis pelo cuidado da condição de base do paciente ou a profissionais com conhecimento e prática na prescrição de vacinas para indivíduos em situações especiais. No entanto, é importante que todos os médicos envolvidos no cuidado de imunodeprimidos estejam atentos a alguns princípios fundamentais antes de orientar a vacinação[3]:

- Determinar a condição imunológica.
- Avaliar com cuidado os riscos e benefícios.
- Seguir as recomendações vacinais mais recentes para o tipo de comprometimento imunológico.
- Vacinar antes de imunossuprimir sempre que possível.
- Vacinas inativadas são geralmente seguras.
- Vacinas de agentes vivos são geralmente contraindicadas.
- Considerar a avaliação da resposta à vacina por dosagem de anticorpos.

Algumas condições merecem atenção especial do pediatra geral em relação à vacinação:

- Corticosteroides: pacientes em uso de corticosteroides tópicos (cutâneo ou em vias aéreas), injeções locais, corticosteroides sistêmicos em doses fisiológicas, baixas ou moderadas não necessitam de qualquer mudança ou atraso na vacinação. No entanto, se o paciente estiver em uso de corticosteroide sistêmico, em dose alta, por mais de 14 dias, as vacinas contendo agentes vivos atenuados só deverão ser administradas quatro semanas após o término do tratamento. São consideradas doses altas de corticosteroide o equivalente a mais de 2 mg/kg ao dia de prednisona para crianças com menos de 10 kg ou mais de 20 mg de prednisona por dia para pacientes com 10 kg ou mais[4,5].
- Quimioterapia: doenças malignas e quimioterapia (QT) apresentam efeitos imunossupressores com comprometimento das imunidades celular e humoral. É importante assegurar-se de que o paciente tenha recebido todas as vacinas recomendadas antes de iniciar o tratamento. Caso isso não tenha ocorrido, se

possível, vacinar pelo menos duas semanas antes do início, sempre levando em consideração a segurança e a capacidade de resposta de acordo com a condição imunológica[3]. No entanto, uma vez iniciado o tratamento quimioterápico, geralmente não mais se vacina o paciente, uma vez que as vacinas com agentes vivos estão contraindicadas e as vacinas de agentes inativados, apesar de seguras, não serão consideradas válidas[6]. A exceção é a vacina contra influenza inativada, que deverá ser aplicada anualmente, exceto se o paciente estiver fazendo uso de anticorpo contra células B (rituximabe) ou de quimioterapia de alta intensidade[3,6]. Após a QT, existe a possibilidade de perda da resposta humoral, de modo que algumas condutas podem ser tomadas e variam entre os diversos grupos que lidam com esses pacientes e de acordo com a intensidade do tratamento: revacinação completa; doses de reforço (*booster*) com avaliação da imunidade residual; ou dosagem das concentrações séricas de anticorpos específicos (sorologia) com dose de reforço na ausência de títulos protetores, lembrando que não há valores determinados para todas as vacinas e nem todas as vacinas têm sorologias amplamente disponíveis[3]. Em relação ao tempo recomendado para a retomada da vacinação, a IDSA (Infectious Diseases Society of America) recomenda que ocorra três meses após o término da QT e, caso a QT tenha incluído anticorpo contra células B, a vacinação será iniciada seis meses após o término do tratamento[6].

- Transplante de células-tronco hematopoiéticas (TCTH): candidatos ao TCTH que não estejam em uso de imunossupressores, cuja condição de base permita e seja capaz de gerar resposta, podem ser vacinados antes do início do condicionamento para o TCTH. Nesse caso, as vacinas contendo agentes vivos devem ser administradas com um intervalo mínimo de quatro semanas antes do início da imunossupressão e vacinas de agentes inativados devem ser administradas no mínimo duas semanas antes[6]. Após o início do tratamento com imunossupressores, não se deve mais vacinar o paciente. Apenas após cerca de seis meses do transplante, com recuperação imunológica e estando sem o uso de imunossupressores é que a vacinação será retomada, sendo reiniciado todo o esquema vacinal. No entanto, apenas as vacinas inativadas serão administradas inicialmente. Vacinas contendo agentes atenuados só poderão ser iniciadas no mínimo dois anos após o transplante e desde que o paciente não esteja em uso de imunossupressor ou com doença do enxerto *versus* hospedeiro[3,6].
- Imunodeficiências primárias: as imunodeficiências primárias (IDP) são um grupo muito heterogêneo de desordens hereditárias que acometem um ou mais setores da imunidade. Além da maior suscetibilidade a infecções, algumas IDP conferem maior predisposição a doenças autoimunes e a malignas, que podem, por si só, ou em decorrência de tratamento, aumentar ainda mais o risco infeccioso desses pacientes. Bem como os demais indivíduos, pacientes com IDP po-

dem se beneficiar das vacinas. No entanto, a capacidade de responder e sustentar a reposta vacinal, bem como os riscos relacionados à administração de vacinas contendo agentes vivos, varia de acordo com a IDP e com o grau de comprometimento imunológico de cada paciente, que pode variar entre indivíduos com a mesma IDP. Desse modo, é importante que o pediatra e os médicos generalistas solicitem orientações ao imunologista e que conheçam os princípios básicos da vacinação de pacientes com IDP:

- Vacinas contendo agentes inativados podem ser administradas com segurança e podem inclusive ser administradas para avaliar a capacidade de produção de anticorpos. No entanto, em indivíduos que sejam sabidamente incapazes de responder a vacinas, essas não serão administradas e outras formas de proteção deverão ser oferecidas.
- Vacinas contendo agentes vivos atenuados são contraindicadas em grande parte das IDP. Por isso, apenas após a avaliação imunológica será possível determinar a segurança e a capacidade de resposta do paciente a esta vacina. Assim, essas vacinas deverão ser consideradas contraindicadas até que o imunologista responsável dê orientações sobre a administração.
- O calendário vacinal deve ser individualizado. As vacinas que não forem contraindicadas serão administradas no mesmo esquema proposto aos pacientes saudáveis no que se refere ao número de doses e intervalos. No entanto, eventualmente, doses de reforço podem ser necessárias, caso a resposta seja inadequada. Além disso, algumas IDP conferem suscetibilidade a determinados agentes infecciosos em especial e por esse motivo pode haver a necessidade de ampliar o esquema vacinal em relação ao que é oferecido de rotina para indivíduos saudáveis. É o caso, por exemplo, de pacientes com deficiências do complemento e pacientes com asplenia, a quem se orienta ampliar a vacinação pneumocócica com a administração da vacina pneumocócica polissacarídica 23-valente[4,6].

Outro ponto de relevância é a vacinação de cuidadores e familiares do paciente com IDP. Devem, de modo geral, receber as imunizações orientadas pelo calendário vacinal. No entanto, a vacinação dos contactantes do paciente com IDP com vacinas contendo agentes vivos pode ser uma fonte de transmissão de infecções a este indivíduo[7]. A vacinação com vírus da poliomielite atenuado deve ser substituída pela vacina inativada em contactantes de todos os pacientes para quem a vacina oral estiver contraindicada, como deficiência de IgA, defeitos mais graves de linfócitos B (imunodeficiência comum variável, agamaglobulinemia), imunodeficiências de linfócitos T (imunodeficiência combinada grave, síndrome de DiGeorge, síndrome de Wiskott-Aldrich, síndrome hiper-IgM ligada ao X) e defeitos de citotoxicidade, entre outras. As vacinas de sarampo, caxumba, rubéola e varicela podem ser administradas aos contactantes, em razão do risco muito baixo de transmissão do vírus vacinal de um indivíduo imunocompetente e por grande parte destes pacientes estarem recebendo outras profilaxias como imunoglobulina ou aciclovir[8]. No entanto, a vacinação contra varicela aos contactantes está particularmente contraindicada se existir suspeita ou diagnóstico de imunodeficiência comum variável (SCID) ou de DiGeorge completo, em que exista ausência de timo, linfopenia T grave e defeito da função de linfócitos T, pois, se o contactante desenvolver vesículas, poderá transmitir o vírus ao paciente[8,9]. Em especial, recomenda-se a vacinação anual contra influenza com vacina inativada para todos os contactantes e familiares de pacientes com imunodeficiências primárias. A Tabela 24.1 resume as recomendações relativas à vacinação dos pacientes com imunodeficiências primárias.

Tabela 24.1 Recomendações para vacinação de pacientes com imunodeficiência primária

Categoria de IDP	Exemplo de imunodeficiência	Vacinas contraindicadas pelo Red Book, 2012	Eficácia e comentários, incluindo risco específico da vacina	Observação de imunologistas
Linfócitos B (humoral)	Defeitos humorais graves (p. ex., XLA, IDCV)	VOP, varíola, vacina atenuada da gripe, febre amarela, BCG, *Salmonella typhi* Considerar vacina contra sarampo Ausência de dados sobre vacinas de varicela e rotavírus	Eficácia a qualquer vacina é incerta se dependente apenas da resposta humoral; IGIV interfere com a vacina do sarampo e possivelmente da varicela Eficácia da pneumocócica 23-valente não documentada em deficiências humorais graves Considerar vacina do sarampo e varicela	Concordam com as recomendações para pacientes com XLA Infecções virais vacinais pouco relacionadas à IDCV
	Defeitos humorais menos graves (p. ex., deficiência de IgA, deficiência de subclasses de IgG)	VOP, BCG, febre amarela; demais vacinas de agentes vivos parecem seguras, mas merecem cuidado	Todas as vacinas são provavelmente eficazes; resposta imune pode ser fraca Vacina pneumocócica e Hib recomendadas	Concordam com as recomendações
Linfócitos T (celular e humoral)	Defeitos completos (p. ex., SCID, síndrome de DiGeorge completa)	Todas contendo agentes vivos atenuados	Todas as vacinas serão ineficazes Vacina pneumocócica e Hib recomendadas	Concordam com as recomendações
	SCID pós-TCTH	Vacinas contendo agentes vivos a depender do *status* da reconstituição imunológica	Eficácia das vacinas depende do grau de imunossupressão Vacina pneumocócica, meningocócica e Hib são recomendadas	Avaliação cuidadosa da competência imunológica é necessária antes de qualquer vacina com agentes vivos
	Defeitos parciais (p. ex., maioria dos pacientes com síndromes de DiGeorge e de Wiskott-Aldrich, ataxia-telangiectasia)	BCG, *Salmonella typhi*, vacina atenuada da gripe, SCR, varicela, herpes-zóster, VOP, febre amarela, varíola, rotavírus	Eficácia das vacinas depende do grau de imunossupressão Vacinas pneumocócica, meningocócica e Hib são recomendadas	Evidências clínicas não apoiam a restrição de todas as vacinas com agentes vivos se documentado T CD4+ > 500/mm³

(continua)

Tabela 24.1 Recomendações para vacinação de pacientes com imunodeficiência primária (*continuação*)

Categoria de IDP	Exemplo de imunodeficiência	Vacinas contraindicadas pelo Red Book, 2012	Eficácia e comentários, incluindo risco específico da vacina	Observação de imunologistas
Complemento	Componentes do complemento, properdina e deficiência de fator B	Nenhuma	Todas as vacinas de rotina serão provavelmente eficazes Pneumocócica, Hib e meningocócica são recomendadas	De acordo
Função fagocítica	DGC, LAD, deficiência de mieloperoxidase	Vacinas com bactérias vivas (BCG e *Salmonella typhi*)	Todas as vacinas inativadas são seguras e provavelmente eficazes Vacinas de vírus vivos são seguras e provavelmente eficazes	De acordo
Defeitos do eixo IFN-gama-IL12	Suscetibilidade a infecção adquirida pela vacina BCG	BCG, *Salmonella typhi*	Ausência de relatos de infecção induzida por vacinas virais atenuadas, mas o cuidado é necessário	Poucos dados sobre vacinas contendo agentes vivos outros que a BCG

Fonte: adaptada de Medical Advisory Comittee of the Immune Deficiency Foundation, 2014[7].

BCG: bacilo de Calmette-Guèrin; DGC: doença granulomatosa crônica; Hib: *Haemophilus influenzae* b; IDCV: imunodeficiência comum variável; IGIV: imunoglobulina intravenosa; LAD: defeito de adesão leucocitária; SCID: imunodeficiência combinada grave; SCR: sarampo-caxumba-rubéola; TCTH: transplante de células-tronco hematopoiéticas; VOP: vacina oral da poliomielite; XLA: agamaglobulinemia ligada ao X.

VACINAÇÃO DO PACIENTE ALÉRGICO

Importante instrumento no controle e na erradicação de doenças infecciosas, a administração das vacinas, do mesmo modo que medicamentos, pode levar ao desenvolvimento de alergia a um ou mais dos componentes[10].

Toda vacina contém diferentes componentes, incluindo o antígeno que vai gerar a resposta imune protetora, proteínas carreadoras nas vacinas conjugadas, substâncias adjuvantes com o intuito de potencializar a resposta imune, antimicrobianos e conservantes, para inibir o crescimento de fungos e bactérias, estabilizantes e produtos derivados do meio de cultura usado na produção da vacina[11]. Cada uma das substâncias tem, em maior ou menor grau, potencial para induzir uma resposta alérgica[12].

As reações alérgicas devem ser diferenciadas de outros eventos adversos que possam ter relação temporal com a vacina, incluindo reações inflamatórias locais não alérgicas e resposta vasovagal. A reação vasovagal pode ocorrer em qualquer idade, mas é particularmente frequente entre adolescentes. Nessa situação, a hipotensão é transitória e associada à bradicardia, diferentemente do que acontece nas reações anafiláticas, quando taquicardia é a regra. Também são comuns palidez cutânea, náusea, vômito, sensação de fraqueza e mesmo síncope[13]. Todo adolescente deve receber a vacina sentado ou deitado, nunca em pé, e deve permanecer sentado/deitado por pelo menos 15 minutos após a administração do produto.

Diferentes mecanismos estão implicados nas reações alérgicas às vacinas[10,12,14]. As vacinas podem causar reações alérgicas mediadas por IgE (reação de hipersensibilidade tipo I), geralmente de aparecimento rápido, poucos minutos após a administração. Essas reações se manifestam com intensidade e sintomatologia variada, mas com maior frequência com o aparecimento de urticária, angioedema, tosse, broncoespasmo, estridor laríngeo, hipotensão e eventualmente na forma de uma reação anafilática grave, com comprometimento de múltiplos sistemas e órgãos. A reação anafilática a algum componente das vacinas é um evento considerado bastante raro, cerca de um episódio para cada 1 milhão de doses administradas[15]. É de suma importância a correta caracterização de uma reação como anafilaxia, pelas implicações na programação de doses adicionais da mesma vacina, ou encerramento do esquema. O pediatra que atua em serviço de vacinação também deve conhecer as medidas de suporte no caso de uma reação anafilática. É recomendada a leitura do Capítulo 19, "Anafilaxia".

As reações de hipersensibilidade do tipo IV são reações tardias, que na maioria das vezes se iniciam 48 horas após a administração das vacinas, sendo os sintomas mais exuberantes encontrados entre 72 e 96 horas depois. São reações bastante incômodas, mas geralmente não acarretam dano ao paciente[11,14]. A maioria dos casos de reação tardia está associada com a formação de imunocomplexos (reação de hipersensibilidade do tipo III), e as manifestações mais comuns incluem o aparecimento de exantemas, raramente acompanhados de artralgia, artrite, doença do soro ou púrpura de Henoch-Schönlein. Algumas reações tardias não são imunomediadas, como nódulos persistentes no local da administração da vacina, causados por irritantes locais, como o alumínio.

Pacientes hiperimunizados podem apresentar uma reação local pela deposição de imunocomplexos intravasculares que se ligam ao complemento, causando aglutinação celular, dano endotelial e necrose, a chamada reação tipo Arthus. Esse fenômeno é mais frequente com as vacinas de tétano e pneumocócica.

Reações idiopáticas e autoimunes induzidas pelas vacinas são raras. Autoanticorpos induzidos pela semelhança molecular entre antígenos vacinais e epítopos endógenos podem levar ao desenvolvimento de purpura trombocitopênica ou da síndrome de Guillain-Barré.

De uma maneira mais prática, o tipo de sintoma observado e o tempo entre a administração da vacina e o aparecimento das manifestações clínicas são a principal chave na caracterização do tipo de reação[10,11,16]. Reações de hipersensibilidade imediata, mediadas por IgE, de uma maneira geral se manifestam minutos ou raramente poucas horas após a administração do imunobiológico. Reações não mediadas por IgE costumam ser notadas muitas horas ou mesmo dias após a vacinação.

As reações vacinais imediatas por hipersensibilidade e anafiláticas associadas a alergias a algum componente vacinal são bastante raras, entre 1 a cada 50 mil a 1 a cada 500 mil a 1 milhão de doses aplicadas para as vacinas da rotina[11,17,18]. Porém, como o número de doses aplicadas no Programa Nacional de Imunização anualmente é de cerca de 300 milhões, não é raro o profissional da saúde deparar com uma reação grave.

Avaliação do Paciente

Na rotina, o pediatra vai deparar basicamente com duas situações distintas: (i) crianças que receberam uma dose de alguma vacina e apresentaram uma reação alérgica grave, e há a necessidade de se decidir pela continuação ou não do esquema vacinal; (ii) crianças que têm alergia conhecida a algum possível componente vacinal, e para as quais o pediatra precisa decidir entre a segurança de se fazer a vacina e os possíveis riscos de contraindicá-la, deixando a criança suscetível a determinada doença. São exemplos dessa última situação alergia ao ovo e a vacinação contra gripe e febre amarela; e a alergia à gelatina e a imunização contra a varicela. O pediatra não deve esquecer que a associação temporal entre a administração de uma vacina e o aparecimento de um evento adverso sugere, mas não implica necessariamente, a existência de causalidade.

Para os pacientes que apresentam um relato de reação grave após administração de uma dose da vacina, o pediatra deve proceder a um interrogatório minucioso[11,16,19]. É preciso determinar se o tipo de reação é compatível com uma hipersensibilidade imediata, mediada por IgE, com risco de repetição do evento. Deve-se avaliar se os sinais e os sintomas relatados, bem como o intervalo entre a administração da vacina e o aparecimento deles, são compatíveis com esse diagnóstico. Uma vez estabelecido o diagnóstico, sempre que possível é conveniente tentar determinar se a reação foi decorrente de algum componente específico do produto administrado, uma vez que o mesmo componente pode estar presente em outras vacinas ou imunobiológicos. Um interrogatório minucioso sobre reações alérgicas prévias, inclusive com outras vacinas, pode ajudar. Sempre se deve questionar sobre reações semelhantes em doses anteriores da mesma vacina ou com vacinas diferentes. Quando uma reação de hipersensibilidade imediata ocorre na primeira dose de uma vacina, raramente ela está associada ao imunógeno em si, mas frequentemente a outros componentes da vacina.

O pediatra deve ter em mente se doses adicionais da mesma vacina serão necessárias no futuro. Algumas vacinas têm um esquema composto por múltiplas doses, mas eventualmente o paciente pode estar protegido e ter títulos protetores de anticorpos com um número menor de doses que aquele habitualmente recomendado. Quando disponível, pode ser realizada uma sorologia. Anticorpos em títulos adequados pode, eventualmente, prescindir das demais doses.

Para aqueles pacientes que tenham a indicação formal de receber uma vacina para a qual apresentaram uma reação grave anteriormente, está indicada a realização de testes cutâneos[16,19,20]. Deve-se inicialmente utilizar o método de *prick test* com a vacina na forma que é rotineiramente administrada ou eventualmente diluída. Se o teste for negativo, procede-se a um teste intradérmico com a vacina diluída a 1:100. A realização dos testes e a interpretação devem ser feitos por médicos treinados e experientes com o método, em ambiente equipado para atender eventuais reações anafiláticas.

Na investigação de pacientes com história de reação prévia a algum componente vacinal, como ovo ou gelatina, também se deve proceder ao teste cutâneo com esses componentes, que estão disponíveis comercialmente. É igualmente possível a realização da dosagem de IgE específico para alguns desses componentes.

Se os testes cutâneos forem negativos, é improvável que o paciente tenha anticorpos da classe IgE para algum componente vacinal, e a vacina pode ser administrada rotineiramente, porém é prudente observar o paciente por 30 minutos após a aplicação. Se os testes cutâneos forem positivos para a vacina ou para algum dos componentes, a vacina só deve ser administrada se for imprescindível[12,20]. Nesse caso, deve-se utilizar um protocolo de administração no qual a dose é aumentada gradualmente, porém mesmo assim há o risco de uma reação anafilática, e o procedimento deve obrigatoriamente ser feito em ambiente hospitalar ou clínicas com equipe e equipamento preparados para o atendimento de eventual emergência.

ALÉRGENOS MAIS COMUNS PRESENTES NAS VACINAS

Os antígenos vacinais responsáveis por gerar uma resposta imune muito raramente foram associados a uma reação de hipersensibilidade imediata. Diferentes componentes das vacinas, que não o antígeno propriamente dito, estão associados com maior frequência ao risco de reação alérgica, incluindo anafilaxia[10,11,14]. A Tabela 24.2 apresenta os alérgenos encontrados com maior frequência nas vacinas usadas rotineiramente, mas a presença desses componentes pode variar entre os diferentes fabricantes de uma mesma vacina ou mesmo entre diferentes lotes da mesma vacina. Na maioria das vezes, a quantidade presente é muito pequena, insuficiente para induzir a uma resposta de hipersensibilidade imediata (Tabela 24.3). É importante que se consulte a bula de cada produto especificamente para conhecer os componentes e as respectivas concentrações.

A proteína do ovo pode estar presente nas vacinas tríplice viral, raiva, influenza e febre amarela. Com exceção desta última, a quantidade do alérgeno presente é tão pequena que, de uma maneira geral, não há contraindicação para a administração rotineira das vacinas[11,12,21]. Contudo, na vacina contra a febre amarela a presen-

Tabela 24.2 Principais alérgenos presentes nas vacinas usadas rotineiramente.

Alérgeno	Vacinas
▪ Anfotericina B	Raiva
▪ Caseína	TDaP, Tdap, TDaP/IPV, TDaP/IPV/Hib, TDaP/IPV/Hib/HepB, febre tifoide
▪ Lactoalbumina	Tríplice viral (SCR [Serum Institutte of India])
▪ Ovo	Influenza, tríplice viral (SCR), tetraviral (V-SCR), febre amarela
▪ Gelatina	Raiva, influenza, tríplice viral (SCR), tetraviral (V-SCR), varicela, encefalite japonesa, febre amarela, DTaP
▪ Gentamicina	Influenza
▪ Neomicina	Influenza, hepatite A, raiva, tríplice viral (SCR), tetraviral (V-SCR), varicela-zóster, TDaP/IPV, TDaP/IPV/Hib, hepatite A+B
▪ Polimixina B	IPV, TDaP/IPV, TDaP/IPV/Hib, influenza
▪ Timerosal	Influenza (frasco multidose), Hib, DT, hepatite B
▪ Levedura	Hepatite B, hepatite A+B, pneumococo conjugada, HPV, meningococo ACWY
▪ Látex	Como componente da seringa ou da tampa do frasco da vacina

Fonte: modificada de Institute for Vaccine Safety of the Johns Hopkins University Bloomberg School of Public Health[27].

ça do antígeno é bem mais significativa, e pessoas com história de alergia à proteína do ovo, especialmente reações graves, de hipersensibilidade imediata, devem ser cuidadosamente avaliadas por um imunologista antes de receber a vacina[22]. Para as vacinas tríplice viral e raiva, nenhum cuidado especial é necessário. No caso da vacina influenza, a situação é um pouco mais complexa[12]. Há variação muito grande da quantidade de proteína do ovo nas diferentes apresentações e mesmo em diferentes lotes de uma mesma vacina, mas, de uma maneira geral, raramente excede 1 mcg em 0,5 mL de vacina. Pacientes com história prévia de alergia a ovo, mas que atualmente ingiram ovo e alimentos feitos com ovo sem nenhuma manifestação clínica, podem ser vacinados rotineiramente. Paciente que tenham o diagnóstico de alergia ao ovo, mas que não sejam expostos ao alimento, ou aqueles que tenham relato de manifestações clínicas compatíveis com uma reação de hipersensibilidade imediata após a ingestão de ovo ou dose anterior de vacina, devem receber a vacina em um ambiente com disponibilidade de tratamento de anafilaxia, sob supervisão de um médico. Mas mesmo nessas condições é muito raro que se observe um evento grave. Na vacina contra a febre amarela, pacientes com história de alergia ao ovo devem ser avaliados por um alergista e submetidos a um teste cutâneo com a vacina[20]. Pacientes com teste cutâneo negativo podem receber regularmente a vacina, mas em ambiente com condições para o atendimento de eventual reação de hipersensibilidade imediata, e observados por 30 minutos. Pacientes com um teste cutâneo positivo podem receber a vacina fracionadamente, com aumento progressivo da quantidade[12,19].

A gelatina é utilizada como estabilizante em algumas vacinas, e pacientes com história prévia de alergia à ingestão de alimentos com gelatina devem ser avaliados por um alergista antes da administração da vacina. Se o relato for consistente com uma reação de hipersensibilidade imediata e a pesquisa de anticorpos específicos IgE para gelatina for positiva, pode-se fazer um teste cutâneo com a vacina que se pretende administrar. Um teste cutâneo positivo obrigatoriamente implica que a vacina só deve ser administrada em locais com condições de atendimento de urgência para anafilaxia, em doses aumentadas gradualmente. Um teste cutâneo negativo não afasta totalmente o risco de reação grave, e o paciente deve ser mantido sob observação por pelo menos 30 minutos após receber a vacina[23].

Algumas vacinas são preparadas em um meio derivado da proteína do leite de vaca, e quantidades residuais de caseína foram detectadas nessas vacinas. A maior parte dos pacientes alérgicos à caseína recebe essas vacinas sem apresentar nenhuma reação. No Brasil, utiliza-se com frequência a vacina tríplice viral (sarampo, caxumba e rubéola), produzida pelo Serum Institute of India. Nessa vacina, existem pequenas quantidades de lactoalbumina, e foram relatadas reações graves em crianças alérgicas após a administração. Crianças com alergia à proteína do leite de vaca devem receber vacina de outros produtores[24].

Timerosal ainda é utilizado em algumas vacinas como preservativo, particularmente nas apresentações multidoses[25]. Não existem casos documentados de ração de hipersensibilidade imediata associados ao timerosal, e as reações geralmente reportadas são locais. Nos pacientes alérgicos, preferencialmente devem-se administrar os produtos que não contenham timerosal mas, na falta, o risco de reações locais mais intensas é mínimo e a vacinação não deve ser adiada. Reação anafilática prévia após a administração de algum antibiótico ou antifúngico implica precaução no uso de vacinas que tenham esses antimicrobianos como preservativos[10,12]. Deve ser realizada avaliação cuidadosa com um alergista.

As tampas dos frascos de vacina ou os êmbolos das seringas podem conter látex. Há raríssimos relatos na literatura a possíveis reações anafiláticas de pacientes com história de alergia ao látex e que receberam essas vacinas[26]. Por precaução, todo paciente nessa condição deve evitar produtos com tampas ou seringas que contenham látex. Na impossibilidade de substituir o produto, a tampa deve ser retirada e a vacina aspirada diretamente do frasco, evitando que a agulha perfure a tampa e se contamine com o látex. Esses pacientes devem sempre ser observados por pelo menos 30 minutos, em ambiente preparado para o atendimento de uma possível reação anafilática.

A Tabela 24.3 resume as principais vacinas de uso rotineiro no Brasil que podem estar associadas a reações alérgicas IgE-mediadas.

Tabela 24.3 Principais vacinas de uso rotineiro associadas com reação de hipersensibilidade imediata[15,22,28-30]

	Incidência de reações alérgicas	Observações
DTP/DTaP	▪ Urticária (3,9/10.000 doses) ▪ Anafilaxia (1,3/1.000.000 doses)	▪ Eventos adversos mais frequentes com o uso da vacina tríplice de células inteiras que a tríplice acelular
Influenza	▪ Síndrome de Guillain-Barré (1 a 2/1.000.000 doses) ▪ Reação de hipersensibilidade imediata (10,7/1.000.000 doses) ▪ Anafilaxia (0,8/1.000.000 doses)	▪ Anafilaxia pode eventualmente estar associada à alergia ao ovo
Sarampo/caxumba/ rubéola (SCR)	▪ Reação de hipersensibilidade imediata (1,06/100.000 doses) ▪ Anafilaxia (1-3,5/1.000.000 doses)	▪ Presença de proteína do leite em algumas marcas específicas
Varicela	▪ Anafilaxia (1/1.000.000 doses)	▪ Anafilaxia frequentemente associada à gelatina
Hepatite B	▪ Anafilaxia (1,1/1.000.000 doses)	▪ Relação causal entre anafilaxia e a vacina possível, mas não comprovada
Haemophilus influenzae B		▪ Não há descrição de reação anafilática associada à vacina
Papilomavírus humano	▪ Prurido, exantema, urticária (1-9 /1.000.000 doses) ▪ Anafilaxia (1,7-2,5/1.000.000 doses)	▪ Reação de hipersensibilidade imediata eventualmente associada a traços de levedura presentes na vacina ou ao polissorbato 80
Febre amarela	▪ Anafilaxia (0,8-1,8/100.000 doses)	▪ Anafilaxia pode eventualmente estar associada à alergia ao ovo

REFERÊNCIAS BIBLIOGRÁFICAS

1. Delany I, Rappuoli R, De Gregorio E. Vaccines for the 21st century. EMBO Mol Med. 2014;6(6):708-20.
2. Whitney CG, Zhou FJ, Singleton J, Schuchat A. Benefits from immunization during the vaccines for children program era - United States, 1994–2013. MMWR. 2014;63(16):352-5.
3. Shetty AK, Winter MA. Immunization of children receiving immunosuppressive therapy for cancer or hematopoietic stem cell transplantation. Ochsner J. 2012;12(3):228-43.
4. Manual dos Centros de Referência para Imunológicos Especiais. Ministério da Saúde. 4th ed. 2014.
5. Eibl MM, Wolf HM. Vaccination in patients with primary immune deficiency, secondary immune deficiency and autoimmunity with immune regulatory abnormalities. Immunotherapy. 2015;7(12):1273-92.
6. Rubin LG, Levin MJ, Ljungman P, Davies EG, Avery R, Tomblyn M, et al.; Infectious Diseases Society of America. 2013 IDSA clinical practice guideline for vaccination of the immunocompromised host. Clin Infect Dis. 2014;58(3):309-18.
7. Medical Advisory Committee of the Immune Deficiency Foundation; Shearer WT, Fleisher TA, Buckley RH, Ballas Z, Ballow M, Blaese RM, et al. Recommendations for live viral and bacterial vaccines in immunodeficient patients and their close contacts. J Allergy Clin Immunol. 2014;133(4):961-6.
8. Papadopoulou-Alataki E, Hassan A, Davies EG. Prevention of infection in children and adolescents with primary immunodeficiency disorders. Asian Pac J Allergy Immunol. 2012;30(4):249-58.

9. Blaese RM, Stiehm ER, Bonilla FA, Younger ME, editors. Immune deficiency foundation patient & family handbook for primary immunodeficiency. 5th ed. Townson: Immune Deficiency Foundation; 2013.
10. Kelso J. Drug and vaccine allergy. Immunol Allergy Clin North Am. 2015;35(1):221-30.
11. Chung EH. Vaccine allergies. Clin Exp Vaccine Res. 2014;30(1):50-7.
12. Dreskin SC, Halsey NA, Kelso JM, Wood RA, Hummell DS, Edwards KM, et al. International Consensus (ICON): allergic reactions to vaccines. World Allergy Organ J. 2016;9(1):32.
13. Centers for Disease Control and Prevention (CDC). Syncope after vaccination – United States, January 2005-July 2007. MMWR. 2008;57(17):457-60.
14. Caubet J-C, Ponvert C. Vaccine allergy. Immunol Allergy Clin North Am. 2014;34(3):597-613.
15. McNeil MM, Weintraub ES, Duffy J, Sukumaran L, Jacobsen SJ, Klein NP, et al. Risk of anaphylaxis after vaccination in children and adults. J Allergy Clin Immunol. 2016;137(3):868-78.
16. Halseya NA, Edwards KM, Dekker CL, Klein NP, Baxter R, Larussa P, et al.; Causality Working Group of the Clinical Immunization Safety Assessment network. Algorithm to assess causality after individual adverse events following immunization. Vaccine. 2012;30(39):5791-8.
17. Zent O, Arras-Reiter C, Broeker M, Hennig R. Immediate allergic reactions after vaccinations – a post-marketing surveillance review. Eur J Pediatr. 2002:161(1):21-5.
18. Bohlke K, Davis RL, Marcy SM, Braun MM, DeStefano F, Black SB, et al.; Vaccine Safety Datalink Team. Risk of anaphylaxis after vaccination of children and adolescents. Pediatrics. 2003:112(4):815-20.
19. Caubet J-C, Rudzeviciene O, Gomes E, Terreehorst I, Brockow K, Eigenmann PA. Managing a child with possible allergy to vaccine. Pediatr Allergy Immunol. 2014;25(4):394-403.
20. Wood RA, Berger M, Dreskin SC, Setse R, Engler RJ, Dekker CL, et al.; Hypersensitivity Working Group of the Clinical Immunization Safety Assessment (CISA) Network. An algorithm for treatment of patients with hypersensitivity reactions after vaccines. Pediatrics. 2008;122(3);e771-7.
21. Kelso JM. Raw egg allergy – a potencial issue in vaccine allergy. J Allergy Cli Immunol. 2000;106(5):990.
22. Lindseya NP, Schoeder BA, Miller ER, Braun MM, Hinckley AF, Marano N, et al. Adverse event reports following yellow fever vaccination. Vaccine. 2008;26(48):6077-82.
23. Sakaguchi M, Nakayama T, Inouye S. Food allergy to gelatin in children with systemic immediate--type reactions, including anaphylaxix, to vaccines. J Allergy Clin Immunol. 1996;98(6Pt1):1058-61.
24. Brasil. Ministério da Saúde. Parecer n. 03/2015 - CGPNI/DEVIT/SVS/MS. Orientações para vacinação de crianças com alergia à proteína do leite de vaca que não foram vacinadas na campanha de seguimento contra o sarampo. Ministério da Saúde. Secretaria de Vigilância em Saúde. Departamento de Vigilância das Doenças Transmissíveis. Coordenação Geral do Programa Nacional de Imunizações. Brasília, 10 fev. 2015.
25. Golos A, Lutynska A. Thiomersal-containing vacines – a review of the current state of knowledge. Przegl Epidemiol. 2015;69(1):59-64.
26. Hamilton RG, Brown RH, Veltri MA, Feroli ER, Primeau MN, Schauble JF, Adkinson NF Jr. Administering pharmaceuticals to latex-allergic patients from vials containing natural rubber latex closures. Am J Health Syst Pharm. 2005;62(17):1822-7.
27. Components of vaccines – allergens. Institute for vaccine safety of the Johns Hopkins University Bloomberg School of Public Health. Available: http://www.vaccinesafety.edu/components-Allergens.htm.
28. Committee to Review Adverse Effects of Vaccines; Institute of Medicine. Adverse Effects of Vaccines: Evidence and Causality. Stratton K, Ford A, Rusch E, Clayton EW, editors. Washington (DC): National Academies Press (US); 2011.
29. Wise RP, Salive ME, Braun MM, Mootrey GT, Seward JF, Rider LG, Krause PR. Postlicensure safety surveillance for varicella vaccine. JAMA. 2000;284(10):1271-9.
30. World Health Organization. Information sheet. Observed rates of vaccine reactions. Available: http://www.who.int/vaccine_safety/initiative/tools/vaccinfosheets/en.

Prevenção das doenças alérgicas 25

Carolina Sanchez Aranda
Gustavo F. Wandalsen
Dirceu Solé

Após ler este capítulo, você estará apto a:

1. Compreender as diferenças entre prevenção primária, secundária e terciária.
2. Identificar os fatores modificáveis associados ao risco de desenvolvimento das alergias.
3. Identificar os grupos de risco ao desenvolvimento das doenças alérgicas, principalmente aqueles com história familiar de atopia.
4. Conhecer os novos conceitos envolvidos na prevenção das alergias, como os endótipos e o microbioma.

INTRODUÇÃO

No último século, o perfil das doenças sofreu mudanças drásticas. Com o avanço da antibioticoterapia, as infecções estão mais controladas, emergindo as doenças crônicas não transmissíveis (DCNT), como as doenças autoimunes, as oncológicas, a asma e outras doenças alérgicas[1].

Alguns estudos sugerem que fatores ambientais podem influenciar a resposta inflamatória, facilitando o desenvolvimento dessas doenças. Estratégias para promover a chamada "saúde imunológica" no início da vida vêm sendo estudadas[1].

As doenças alérgicas são as DCNT de início mais precoce. O objetivo deste capítulo é revisar as evidências mais atuais na prevenção das doenças alérgicas.

A causa da alergia é multifatorial e depende da interação entre fatores genéticos e ambientais. Pode-se observar que muitos fatores associados às mudanças na vida moderna apresentam efeito sobre o sistema imunológico, como a dieta atual e a atividade física. Deficiência de vitamina D, uso de antibióticos e vacinação também devem ser lembrados[2]. Diferentes estudos demonstram efeitos imunomoduladores e caminhos potenciais por meio dos quais esses fatores de risco podem promover doenças alérgicas e inflamação[3,4].

Entender a epigenética é imprescindível. Ela é definida pelo conjunto de mecanismos bioquímicos que ocasionam a metilação de DNA e a modificação de histonas induzida por fatores ambientais, alterando e modulando a expressão gênica[5]. Desse modo, intervenções ambientais antecipadas podem modificar o desenvolvimento das doenças de maneira eficaz.

NÍVEIS DE PREVENÇÃO

Estudos evolutivos em crianças têm permitido identificar alguns fatores associados ao desenvolvimento de doenças alérgicas e possibilitar a instituição de medidas preventivas capazes de impedir a sensibilização aos alérgenos (prevenção primária), de deter a expressão da doença a despeito de prévia sensibilização mediada por IgE (prevenção secundária) e, até mesmo, de minimizar a morbidade para aqueles que já manifestem a doença alérgica (prevenção terciária), conforme a Figura 25.1.

A prevenção primária é o conjunto de medidas preventivas oferecidas à população que ainda é saudável, mas apresenta risco de doença. A prevenção secundária cria medidas com o objetivo de evitar o desenvolvimento da doença alérgica no indivíduo que já é sensibilizado e a prevenção terciária se compromete com o tratamento da doença e com as tentativas de evitar a progressão da doença[5].

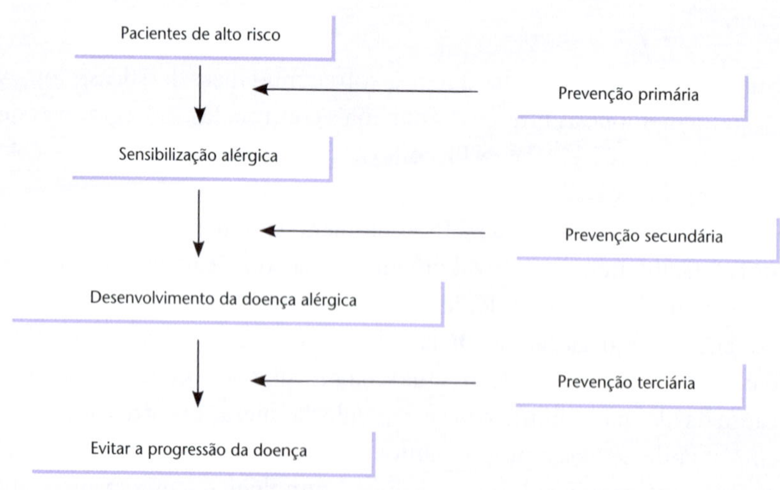

Figura 25.1 Níveis de prevenção[5].

GRUPOS DE RISCO

Identificar fatores de risco modificáveis para facilitar o desenvolvimento de estratégias eficazes de prevenção primária é muito importante, pois é o momento ideal para tais intervenções.

Eventos no período anterior e após o parto desempenham um papel crucial na suscetibilidade às DCNT. Estudos longitudinais revelaram que diferenças na função imunológica podem ser detectadas ao nascimento de recém-nascidos que passam a desenvolver doenças alérgicas mais tarde na infância, sugerindo que o ambiente pré-natal tem uma influência provável na predisposição à alergia. De acordo com isso, a função imunológica pode ser influenciada por uma série de exposições ambientais maternas específicas, como nutrição e exposição microbiana e ao tabaco[1].

A busca de diferentes endótipos nas doenças alérgicas é uma discussão atual e contribui muito para as medidas de prevenção. O endótipo pode ser definido como o conjunto do genótipo e do fenótipo de um paciente. A programação epigenética durante a idade precoce é fundamental para o desenvolvimento dos endótipos das doenças alérgicas e para a elaboração de táticas de prevenção, principalmente primária (Figura 25.2)[4].

A identificação dos indivíduos com potencial para desenvolver doença atópica e evitar que eles se sensibilizem e iniciem a produção de anticorpos IgE-específicos são condições ideais a sua prevenção. Estudos populacionais evolutivos têm possibilitado identificar de modo mais preciso alguns desses fatores em pacientes com

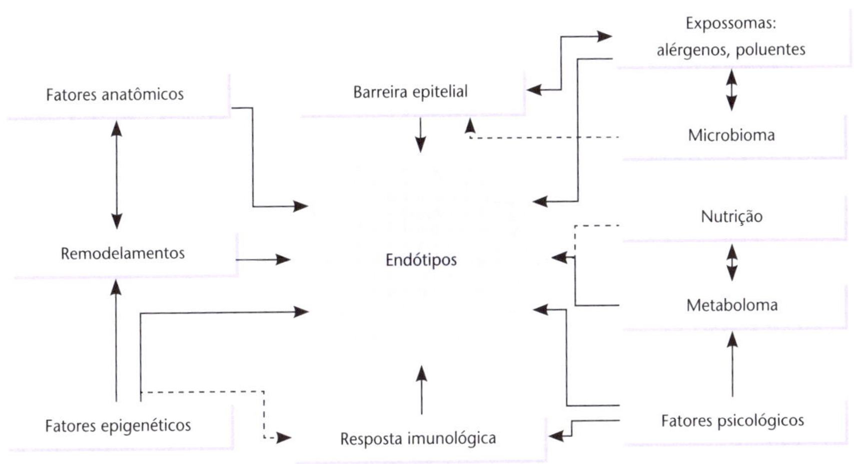

Figura 25.2 Principais fatores envolvidos no desenvolvimento dos endótipos das doenças alérgicas[4].

risco para desenvolverem doença alérgica, mesmo quando ainda assintomáticos[2]. Entre eles, destacam-se a história familiar positiva para atopia e a presença de marcadores em sangue de cordão umbilical (IgE e citocinas – endótipo tipo 2 – perfil linfócito T-*helper* 2). Gênero masculino, nascimento prematuro, baixo peso ao nascer e tabagismo materno durante a gestação são alguns dos fatores identificados como responsáveis pela sensibilização de crianças com risco. Deles, o tabagismo materno durante a gestação é o único capaz de ser alterado[3].

É importante lembrar que existe uma associação frequente entre as doenças alérgicas com o padrão de evolução chamado marcha atópica. A sequência de progressão se inicia com a dermatite atópica e com a alergia alimentar, podendo "evoluir" para asma e rinite.

PAPEL DO MICROBIOMA

O microbioma é o conjunto de microrganismos e seus genomas que constituem a microbiota do organismo humano. Esse pode gerar uma resposta benéfica no sistema imunológico. Alguns estudos mostram que a microbiota adequada pode promover um desvio da resposta linfocitária para *helper* 1. Essa regulação depende da instalação precoce de microbioma adequado[2]. Entretanto, o benefício do uso de prebióticos, probióticos e lisados bacterianos ainda não está totalmente elucidado[5].

Estudos evolutivos que envolvem crianças com risco de desenvolver doença alérgica documentaram ser a frequência elevada de infecções virais um dos fatores, sobretudo no primeiro ano de vida. Vírus sincicial respiratório e rinovírus, assim como o vírus influenza, se apresentam como fatores significativos para sibilância recorrente e fatores facilitadores para pneumonia, principalmente nos primeiros anos de vida. A vacinação contra influenza já é recomendada para pacientes com doenças respiratórias como a asma. O desenvolvimento de vacinas contra o rinovírus pode contribuir para a prevenção do desenvolvimento e também para diminuição do número e da gravidade das exacerbações da asma[6].

Entretanto, outros vírus, como os da hepatite A, do sarampo e a infecção pelo herpes-vírus, podem ser considerados fatores de proteção para o desenvolvimento de doenças alérgicas. Cogita-se que, em determinados períodos da vida, essas infecções poderiam funcionar como agentes moduladores do perfil imunológico, desviando-o para padrão de linfócitos Th1 e, assim, funcionando como fator preventivo primário para processos alérgicos posteriores.

Em relação ao papel das bactérias no desenvolvimento da asma, os resultados das pesquisas são controversos, principalmente em estudos que visam identificar fatores associados à asma. A história de pneumonia e o uso de antibióticos parece ter relação com o desenvolvimento da asma, entretanto, um viés é nítido nesse quesito, pois é difícil saber se a pneumonia aconteceu primariamente às crises de sibilância, confundindo os resultados[7].

ALEITAMENTO MATERNO E ALIMENTAÇÃO

Estudos epidemiológicos recentes têm legitimado o aleitamento materno por tempo superior a 4 meses como importante na prevenção primária da asma e de doenças atópicas. Na impossibilidade do aleitamento materno, o emprego de fórmulas extensamente hidrolisadas tem sido justificado nos recém-nascidos com alto risco de desenvolver doença atópica[3].

A introdução da alimentação complementar deve acontecer sem atrasos ou restrições mesmo em crianças de alto risco. Deficiências de várias vitaminas, principalmente de vitamina D, estão sendo associadas ao desenvolvimento das doenças alérgicas, entretanto mais estudos são necessários para que a suplementação seja utilizada como rotina[5].

Em relação à dieta da gestante e da mãe que está amamentando uma criança com risco aumentado de desenvolvimento de alergias, a orientação é que ela tenha uma dieta saudável, balanceada e sem restrições[5].

EXPOSIÇÃO AMBIENTAL

Outro fator muito importante a ser observado e atualmente questionado por vários estudos de metanálise é a higiene do ambiente físico. A diminuição da exposição de crianças a poluentes ambientais (fumaça de tabaco, alérgenos inalatórios, fumaça e pelos de animais) tem sido documentada por vários autores como eficaz para retardar o início de manifestações alérgicas em crianças com risco de desenvolvê-las[2].

Os alérgenos intradomiciliares, especialmente ácaros, fungos, baratas e materiais liberados de animais domésticos, são as principais fontes de sensibilização em indivíduos predispostos, com subsequente expressão fenotípica de alergia, principalmente a asma e a rinite alérgica. Nesses indivíduos, a exposição a concentrações crescentes de alérgenos de ácaros ou de barata tem se associado a maior frequência de sensibilização e gravidade da alergia respiratória. Para indivíduos não sensibilizados, a correlação entre o contato com alérgenos ambientais, principalmente alérgenos de gato e endotoxinas, e a posterior expressão clínica de alergia, parece não ser tão evidente. Atualmente, tem se demonstrado que a exposição precoce a esses alérgenos, principalmente por crianças residentes em áreas rurais ou institucionalizadas (creches ou pré-escola), pode desviar o desenvolvimento do sistema imunológico para padrão não Th2 ou mesmo promover uma resposta Th2 modificada com produção de IgG4, que de qualquer modo atenuaria futuras manifestações de alergia[5].

Além disso, partículas em suspensão provenientes da queima do tabaco (fumaça de cigarro) e da combustão de gases automotivos respondem por grande parte do agravo de sintomas asmáticos. A exposição passiva à fumaça de tabaco (intrauterina ou não) tem sido associada ao aumento de manifestações respiratórias. Recém-nascidos cujas mães fumaram durante a gestação apresentam redução de parâmetros pulmonares e aumento da hiper-reatividade brônquica. Além disso, aumento de sensibilização alérgica foi documentado entre crianças tabagistas passivas. Assim, reduzir a exposição de crianças com risco de desenvolverem doença respiratória alérgica ao tabagismo passivo é procedimento imperioso e é inquestionável quando se trata de estratégia de prevenção secundária[2].

PREVENÇÃO SECUNDÁRIA E TERCIÁRIA

Utilizar medicações como estratégia de prevenção secundária ou terciária em pacientes sintomáticos parece procedimento óbvio e largamente difundido. Entretanto, o uso de medicações para tratamento de manutenção da asma e rinite alérgica, como os corticosteroides, não altera o desenvolvimento da doença. A medicação funciona para diminuir a frequência e a intensidade das crises[5].

O uso de emolientes em crianças com alto risco de desenvolvimento de dermatite atópica parece ajudar na preservação da barreira cutânea e diminuir a sensibilização a alérgenos[2].

Em relação ao omalizumabe, utilizado por asmáticos graves e sensibilizados a alérgenos inalatórios, a redução no remodelamento brônquico com diminuição da infiltração eosinofílica já foi verificada. Entretanto, a ação prolongada após o tratamento requer mais estudos[8].

Em pacientes com doença alérgica respiratória estabelecida e principalmente nos monossensibilizados, a imunoterapia alérgeno-específica tem sido efetiva no controle dos sintomas. Para a prevenção de novas sensibilizações, as evidências ainda são insuficientes[5].

Estando a doença alérgica estabelecida, o controle de exposição a agentes irritantes e alérgenos inalatórios, bem como a dieta de exclusão do alimento envolvido e de seus derivados (alergia alimentar), são medidas efetivas[3]. Evitar ou pelo menos controlar a exposição a esses fatores pode reduzir os sintomas e, em longo prazo, diminuir a inflamação das vias aéreas.

Alguns exemplos de medidas de prevenção para o paciente alérgico são:

- Forrar colchões e travesseiros com capas impermeáveis aos ácaros. Essas capas devem ser laváveis e podem ser feitas de poliuretano.

- Evitar vassouras e espanadores de pó. Limpar semanalmente, com pano úmido, todas as superfícies do quarto.
- Aspirar cuidadosamente o colchão, o travesseiro, ao redor da base da cama e o assoalho do quarto, semanalmente. Preferir o uso de filtro HEPA ou usar aspiradores com reservatórios de plástico laváveis.
- Desumidificadores ajudam a controlar a umidade relativa do ar, porém podem ressecar muito o ambiente, provocando crises de tosse irritativa, agravando crises de asma.
- Vaporizadores são contraindicados em quartos de pacientes alérgicos, pois facilitam a proliferação de fungos.
- Remover travesseiros de penas ou paina, cobertores de lã e edredons de plumas, substituindo-os pelos de tecido sintético e lavando-os semanalmente a 60°C.
- Evitar tapetes, carpetes e cortinas. Dar preferência a pisos laváveis e persianas ou cortinas confeccionados com material que possa ser limpo com pano úmido.
- Evitar objetos que acumulem poeira, como bichos de pelúcia, caixas, malas, estantes de livros, almofadões.
- Agentes químicos para matar os ácaros ou desnaturar as proteínas alergênicas podem ser utilizados. No Brasil estão disponíveis somente o benzoato de benzila e o ácido tânico.
- Evitar mofo e umidade. Solução de ácido fênico (3 a 5%) pode ser aplicada nos locais mofados, até a resolução definitiva da causa da umidade. Porém, são produtos voláteis e de odor forte, que causam irritação nas vias aéreas superiores. Assim, sua aplicação não deve ser feita pelo paciente e a casa precisa ser mantida em ventilação por 6 horas antes da entrada dos moradores.
- Evitar animais com pelos. Caso não seja possível, eles têm de ser banhados pelo menos uma vez por semana e não devem, de forma alguma, permanecer no dormitório.
- Evitar o uso de talcos, perfumes, desinfetantes e produtos de limpeza com odor forte. Não usar inseticidas em *spray*, nem do tipo espiral.
- Evitar a procriação das baratas, mantendo a casa sem acúmulo de sujeira, papéis velhos ou restos alimentares. A dedetização periódica é recomendada.
- Proibir o tabagismo no interior do domicílio.

CONCLUSÕES

A prevenção de doenças é um dos principais objetivos da medicina. Com o entendimento dos mecanismos da epigenética, as ações preventivas serão mais eficazes, principalmente para a identificação das crianças com alto risco de desenvolvimento das doenças alérgicas[1].

O diagnóstico e o tratamento precoce para evitar a progressão da doença devem ser ressaltados. Muitos estudos ainda são necessários para as medidas de prevenção na alergia, e orientações com pouca evidência científica devem ser evitadas.

REFERÊNCIAS BIBLIOGRÁFICAS

1. Rueter K, Haynes A, Prescott SL. Developing primary intervention strategies to prevent allergic disease. Curr Allergy Asthma Rep. 2015;15(7):40.
2. Abrahamsson TR, Jakobsson HE, Andersson AF, Björkstén B, Engstrand L, Jenmalm MC. Low diversity of the gut microbiota in infants with atopic eczema. J Allergy Clin Immunol. 2012;129(2):434-40.
3. Fiocchi A, Pecora V, Dahdah L. Probiotics, prebiotics & food allergy prevention: clinical data in children. J Pediatr Gastroenterol Nutr. 2016;6(Suppl 1):S14-7.
4. Agache I, Akdis CA. Endotypes of allergic diseases and asthma: an important step in building blocks for the future of precision medicine. Allergol Int. 2016;65(3):243-52.
5. Nieto A, Wahn U, Bufe A, Eigenmann P, Halken S, Hedlin G, et al. Allergy and asthma prevention 2014. Pediatr Allergy Immunol. 2014;25(6):516-33.
6. Anderson HM, Lemanske RF Jr, Arron JR, Holweg CT, Rajamanickam V, Gangnon RE, et al. Relationships among aeroallergen sensitization, peripheral blood eosinophils, and periostin in pediatric asthma development. J Allergy Clin Immunol. 2016;139(3):790-6.
7. Aranda CS, Wandalsen GF, Fonzar LF, Bianca AC, Mallol J, Solé D. Risk factors for recurrent wheezing – International Study of Wheezing in Infants (EISL) phase 3. Allergol Immunopathol. 2016;44(1):3-8.
8. Busse WW, Morgan WJ, Gergen PJ, Mitchell HE, Gern JE, Liu AH, et al. Randomized trial of omalizumab (anti-IgE) for asthma in inner-city children. N Engl J Med. 2011;364(11):1005-15.

Índice remissivo

A

Abelhas 348
Ácido fólico 189
Aconselhamento genético 445
Agamaglobulinemias 97
Agentes infecciosos 195
Aids 196
Aleitamento materno 479
Alérgenos alimentares 279
Alergia
  a ferroadas de himenópteros 347
  complicações 360
  contraindicações à imunoterapia 359
  diagnóstico 355
  epidemiologia 351
  exames complementares 355
  indicações da imunoterapia 359
  manifestações clínicas 354
  patogênese 354
  reação(ões)
    alérgica 355
    sistêmicas 355
    sistêmica anafilática 355
    tóxica 354
  reatividade cruzada 356
  tratamento 357
Alergia alimentar 252, 277
  diagnóstico 264
  exames laboratoriais e testes de provocação 265
  fisiopatologia 254
  manifestações clínicas 255
  manifestações clínicas
    desencadeadas por mecanismos mistos 261
    IgE-mediadas 256
    não IgE-mediadas 259
  orientação nutricional 281
  reconhecimento e tratamento das crises 286
  tratamento 277
Alergia ao leite de vaca 283, 285
Alergias cutâneas 290
Alterações
  cromossômicas 442
  imunológicas da SD22q11.2 177
  metabólicas 191
  monogênicas 444
Anafilaxia 47, 257, 379
  diagnóstico 384
    diferencial 386
  etiologia 383
  fatores de risco e cofatores amplificadores 382
  manifestações clínicas 384
  mecanismo 380
  prevalência 382
  tratamento 388
Anemia hemolítica autoimune 51
Angioedema hereditário 131
Anormalidade genética 443
Anticolinérgicos 245
Anticonvulsivantes 202
Anticorpos 414
  IgA 28
  IgG 24, 25
Antígeno 3, 27
Anti-histamínicos H1 323
Anti-histamínicos orais 246, 247
Antileucotrienos 226, 246
ARIA (*Allergic Rhinitis and its Impact on Asthma*) 239
Asma 45, 208, 243, 369
  abordagem farmacológica 221, 222
  avaliação do controle 214
  controle ambiental 228
  diagnóstico 210
  farmacoterapia 218
  imunoterapia 227
  tratamento de manutenção 217
Aspergilose broncopulmonar alérgica 371
Asplenia 193
Ataxia-telangiectasia (A-T) 90
Ativação de mastócitos 39
Avaliação
  da atividade bactericida dos polimorfonucleares 406
  da atividade *natural killer* 403
  da diversidade do repertório linfocitário 404
  da função fagocítica 406
  da resposta citolítica 403
  da resposta imunológica
    celular 398
    humoral 396
  da resposta vacinal 397
  do *burst* respiratório 406

do sistema complemento 407
individual das proteínas do complemento 410
laboratorial do sistema imunológico 394

B

Baço 19
Bandagens umedecidas 304
Barreira cutânea 299
BCG 92
Beta-2-agonistas inalatórios de longa duração 225
Broncodilatadores 225
Burst oxidativo leucocitário 408

C

Cálcio 282
Candidíase 113
Carência nutricional 187
Células apresentadoras de antígenos 29
Células *natural killer* 29, 416
Células-tronco da medula óssea 395
Ciclosporina 201
Citocinas 41
Citometria de fluxo 399
Classificação original de Gell e Coombs 49
Cobalamina 189
Cobre 189
Contagem de eosinófilos 451
Corticosteroides 200
inalatórios 223, 224
tópicos 301
nasais 248
Cromoglicato dissódico 245

D

Defeitos
congênitos de fagócitos 116
da imunidade inata 124
da via de sinalização do TLR3 125
das células Th17 125
de recombinação de troca de classe 105
Deficiência(s)
da imunoglobulina A 98
de anticorpo específico antipolissacarídio com imunoglobulinas normais 107
de IRAK4 125
de MyD88 125
de subclasses de IgG 106
do CD40 ligante 85
do complemento 127
do CTLA4 87
do DOCK8 86
do STAT5b 90
Déficit pôndero-estatural 82
Dermatite atópica 45, 296, 291
diagnóstico 295
exames laboratoriais 298
fisiopatologia 291
quadro clínico 295
tratamento 298, 303
Dermatite de contato 62, 304
diagnóstico 305
principais alérgenos 306
tratamento 306
Descongestionantes 244
Diabete melito 55, 191
Displasia ectodérmica 113
Dispositivos inalatórios 219
Doença(s)
alérgicas 369, 475
alimentação 479
exposição ambiental 479
grupos de risco 477
níveis de prevenção 476
papel do microbioma 478
prevenção 475
associadas a circulação linfática deficiente 200
autoimunes 100, 419
autoinflamatórias 126
celíaca 56
com perda proteica 198
crônicas não transmissíveis 475
de Crohn 66
de desregulação Imunológica 107
de Graves 54
do enxerto contra o hospedeiro 81
do interferon tipo I 116
do soro 59
genéticas 163
classificação 163
etiologias 166
granulomatosa crônica 119
hemolítica do recém-nascido 51
imunológicas 373
infecciosas 60
linfoproliferativas 198
mediadas por IgE 44
monogênicas com eosinofilia 374
não atópicas mediadas por IgE 47
reumatológicas 371
Dosagem
de IgE específica 455
de IgE veneno-específica *in vitro* 356
de imunoglobulina e total 452
DRESS (*drug rash with eosinophilia and systemic symptoms*) 335

E

Ensaio(s)
de APH50 409
de ativação linfocitária 401
de CH50 409
Enteropatia(s)
ligada ao X (IPEX) 114
perdedoras de proteína 199
Eosinofilias 367
causas 367
diagnóstico 373
investigação clínica 373
medicamentos 370
relacionada ao uso de medicações 369
Eosinófilos 363, 451
características e funções 364
na criança normal 366
Eritroblastose fetal 51
Erupção
fixa por droga 335
maculopapular 334
Escore para avaliação da necrólise epidérmica tóxica (SCORTEN) 337
Esofagite eosinofílica 262, 371
Espirometria 212
Esplenomegalia 434
Esquistossomose 66

F

Fagócitos 416
Ferro 189
Formigas 349

G

Gastroenterite eosinofílica 263
GINA (*Global Initiative for Asthma*) 210
Glândulas salivares 431
Glomerulonefrite 60, 434
Grau de sensibilização 44

H

Hanseníase 65
Hepatites autoimunes 433
Herpesvírus 197
Himenópteros 347

Hipersensibilidade 34
  tipo tuberculínica 63
Hipofunção tímica 169
Hipogamaglobulinemia 104
  transitória da infância 98
Hipotireoidismo 430
HIV 196

I

Imunidade inata 29, 124
Imunização com neoantígenos 398
Imunodeficiência(s)
  combinada grave 79
  comum variável 101
  humorais 95
  primárias 72, 77, 144, 162, 410, 419, 437
    achados de imagem 429
    avaliação 413
    classificação 78
    diagnóstico 72
      genético 410
      molecular 442
      por imagem 419
    manifestações clínicas 74
    profilaxia antimicrobiana 147
    sinais de alerta 73, 75
    testes genéticos 438
  secundárias 186, 191, 192
    agentes terapêuticos 200
Imunodesregulação com colite 116
Imunofenotipagem 402
Imunoglobulina(s) 148
  administração 149
  armazenamento 150
  endovenosa 148, 151
  indicações 148
  séricas 27
  subcutânea 151
Imunoglobulina E (IgE) 37, 452
  específica 454
Imunomoduladores 303
Imunotoxicidade 203
Infecções 370
  bacterianas 197
  disseminada pelo bacilo de Clamette-Guèrin 82
  do trato respiratório 72
  por micobactérias 197
Infestação por Parasitas 198
Inflamação neurogênica 234
Insetos hematófagos 306
ISAAC (*International Study of Asthma and Allergies in Childhood*) 291

L

Linfadenopatia 432
Linfocitopenia 20
Linfócitos
  valores de referência de 83
Linfócitos B 23, 170
Linfócitos T 19, 169, 416
  T CD4+ 395
Linfocitose 20
  fisiológica do lactente 20
Linfo-histiocitose hemofagocítica 108
Linfonodos 19
Linfopenia 83

M

Magnésio 190
Mediadores
  neoformados 40
  pré-formados 39
Medidas
  da função pulmonar 211
  da inflamação das vias aéreas 213
  do estado alérgico 213
Metotrexato 202
Miastenia grave 54
Micofenolato mofetil 202
Microbioma 293, 478
Monócitos 30

N

Necrólise epidérmica tóxica 336
Neoplasias 371
Neutrófilos 29
Neutropenias congênitas 117
Níveis séricos de IgG 26
Nutrição 187
  e sistema imunológico 188

O

Órgãos linfoides 17
Otites de repetição 242

P

Padrões de herança 439
Pancreatite 434
Passagem transplacentária de imunoglobulinas 23
Pico do fluxo expiratório 212
Piridoxina 189
Poliendocrinopatia autoimune 113
Predisposição
  a encefalites herpéticas 125
  a infecções bacterianas invasivas 125
  a infecções fúngicas 125
Produção de citocinas 403
Projeto Genoma Humano 437
Pustulose exantemática generalizada aguda 335

Q

Quantificação
  de anticorpos específicos circulantes 397
  de imunoglobulinas 397
  de *T-cell receptor excision circles* 405
Queimadura 195

R

Radiação ionizante 203
Radiação ultravioleta (UVB) 203
Reação(ões)
  adversas a drogas 328
    classificação 329
    dessensibilização 344
    diagnóstico 338
    epidemiologia 329
    manifestações clínicas 332
    patogênese 330
    profilaxia 343
    testes diagnósticos 339
    tratamento 342
  adversas a picadas de insetos 306
    quadro clínico 307
    tratamento 307
  anafiláticas 379
  de hipersensibilidade 35
    alérgicas 330
    tipos 331
      tipo I 37
      tipo II 49
      tipo III 57
      tipo IV 61
    tardia 61
  de Mantoux 63
Receptores 3, 9
  celulares para IgE 37
  de IgE 38
  de reconhecimento de padrões 9
Remodelamento 236
Repelentes 308
Repertório imunológico 4
Respiração oral 242
Resposta
  de anticorpos 23
  imune 4, 16
    adquirida 11
    celular 12
    humoral 12
    nos primeiros anos de vida 16

Restauração da barreira cutânea 299
Rinite 45
Rinite alérgica 231, 369
 comorbidades e complicações 242
 controle ambiental 244
 diagnóstico 239
 epidemiologia 232
 fases da resposta imune 235
 imunoterapia 249
 local 237
 manifestações clínicas 237
 patogênese 232
 sintomatologia 237
 tratamento 243
 tratamento medicamentoso 244
Rinossinusites 243
Rituximabe 202

S

Sarampo 196
Sarcoidose 65
Selênio 190
Sequenciamento de DNA 411, 444
Síndrome
 APECED 113
 autoimune linfoproliferativa 111
 autoinflamatórias 128
 de Chediak-Higashi 109
 de desregulação imunológica com poliendocrinopatia 114
 de DiGeorge 173
 de Down 166
 de Goodpasture 54
 de hipersensibilidade induzida por droga 335
 de microdeleção 22q11.2 173
  caracterização clínica 174
  diagnóstico molecular 179
  etiologia e fisiopatologia 178
 de Stevens-Johnson 334
 de Wiskott-Aldrich 88
 de hiper-IGM 105
  ligada ao X 85
 hipereosinofílicas 372, 377
 miastênica de Lambert-Eaton 54
 nefrótica 199
Síntese de imunoglobulinas 23
Sistema
 complemento 127, 417
 imunológico 2, 17
Soluções salinas 244

T

Tacrolimo 201
Terapia gênica 157
Teste
 cutâneo 213, 241, 356, 455
  de contato 457
 de broncoprovocação 213
 de contato 306
  atópico 267
 de hipersensibilidade tardia 398
 de linfoproliferação 401
 de provocação
  com drogas 341
  oral 269, 272
   duplo-cego placebo controlado 270, 271
 de puntura 266
 genéticos 439
 in vivo 453
Tiamina 189
Timo 18, 169
Tireoidite 55, 431
Tolerância imunológica 4
Transplante de células-tronco hematopoiéticas 94, 153, 154
Trauma 195
Trissomia do cromossomo 21 166
Tuberculose 65

U

Urticária 49, 312, 334
 aguda 315
 avaliação diagnóstica 319
 classificação 313
 crônica 316
 diagnóstico 317
 epidemiologia 313
 etiologia 315
 exames complementares 317
 investigação laboratorial 318
 manifestações clínicas 316
 mecanismos fisiopatológicos 314
 patogênese 313
 prognóstico 324
 tratamento 321

V

Vacinação do paciente
 alérgico 467
 imunodeficiente 462
Vacinas
 alérgenos presentes 471
 reação de hipersensibilidade imediata 473
Vasculites 60
Venenos 349
 de abelhas 350
 de formigas 351
 de vespas 351
Vespas 349
Via de Acesso do Alérgeno 44
Vitamina
 A 188
 B1 189
 B6 189
 B9 189
 B12 189
 C 189
 D 188
 E 188

X

Xantinas 226

Z

Zinco 189

Encarte – imagens coloridas

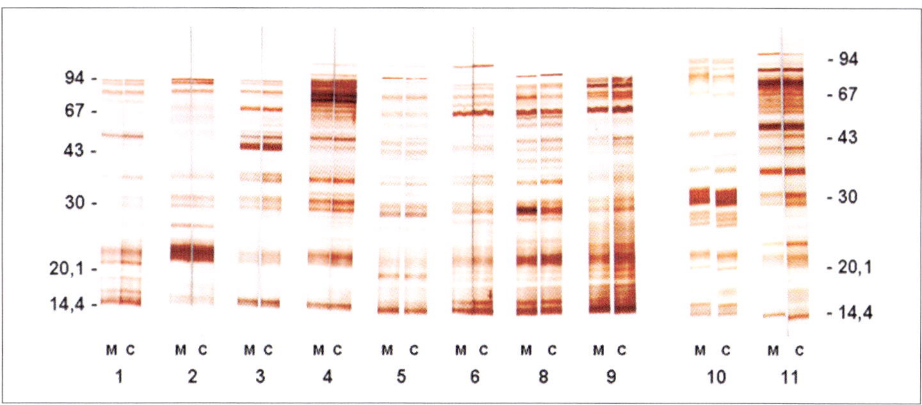

Figura 2.2 Transferência placentária de anticorpos IgG antiproteínas da membrana externa da *E. coli* êntero-hemorrágica O157:H7, representada por experimento de *immunoblotting* realizado com pares de soros maternos no momento do parto (M) e dos respectivos cordões umbilicais (C) de recém-nascidos a termo. Observa-se que existe uma quase completa identidade entre os antígenos reconhecidos pelos soros materno e de cordão umbilical.

Fonte: Laboratório de Investigação Médica 36/LIM 36.

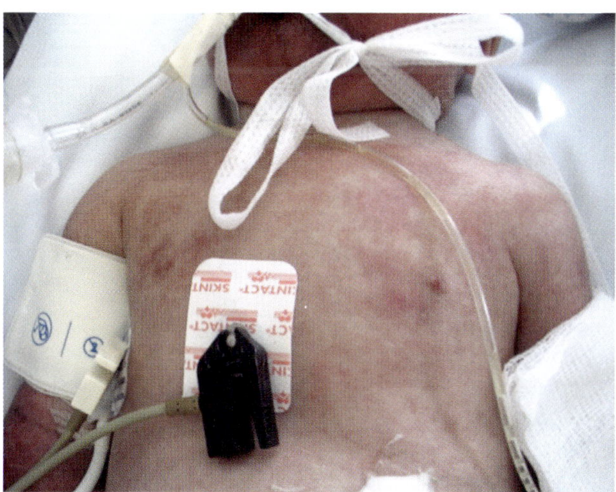

Figura 5.1 Doença do enxerto *versus* hospedeiro em paciente com imunodeficiência combinada grave.

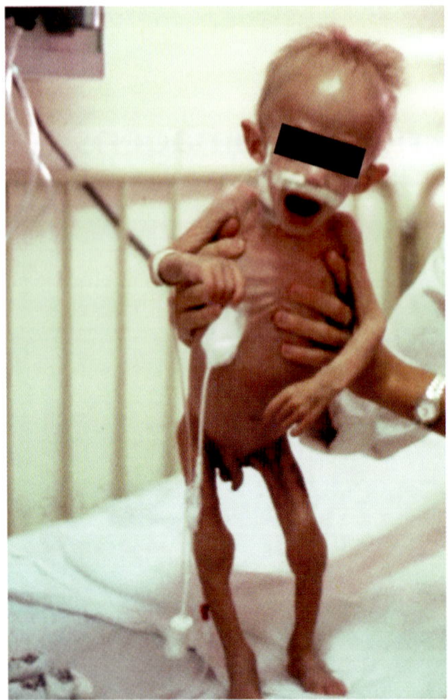

Figura 5.2 Déficit pôndero-estatural em paciente com imunodeficiência combinada grave.

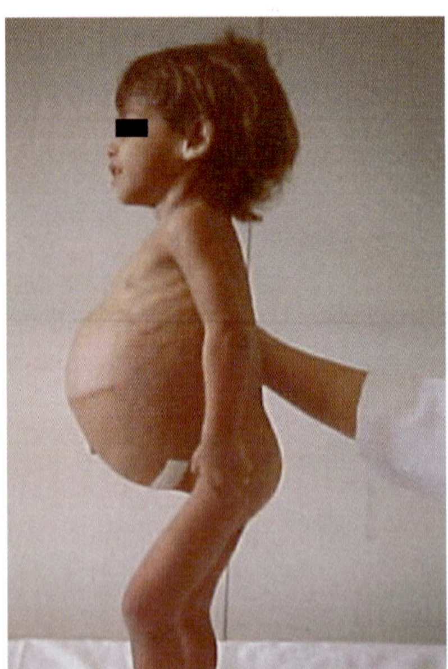

Figura 5.3 Infecção disseminada pelo bacilo de Calmette-Guèrin (BCG) pós-vacinal em paciente com imunodeficiência combinada grave.

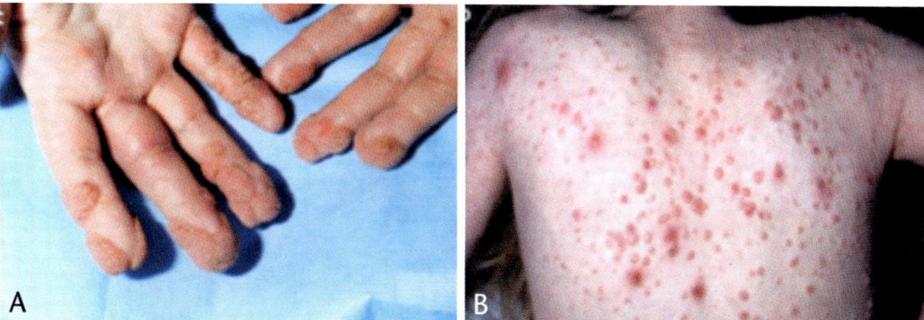

Figura 5.5 Infecções virais disseminadas em pacientes com imunodeficiência combinada por deficiência de DOCK8. A: Verrugas em mãos. B: Molusco contagioso no dorso.
Fonte: Zhang et al.[25].

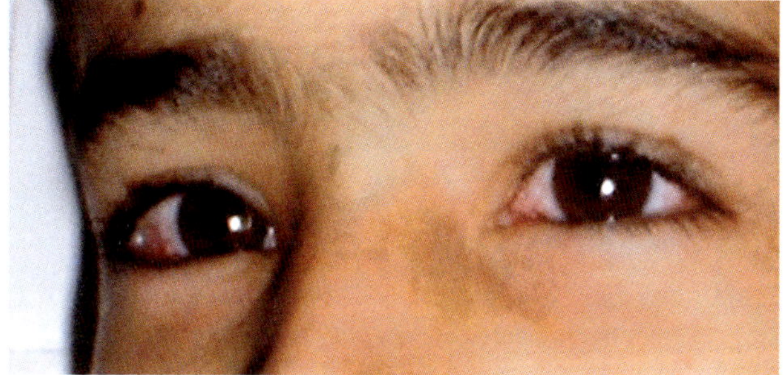

Figura 5.6 Telangiectasias em paciente com ataxia-telangiectasia.

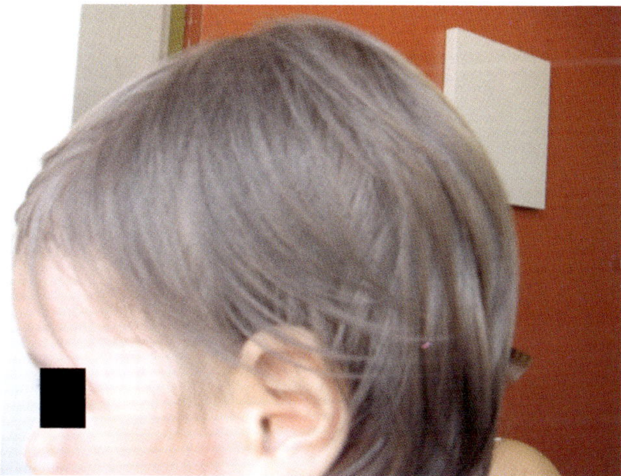

Figura 5.7 Cabelos prateados em paciente com síndrome de Chediak-Higashi.

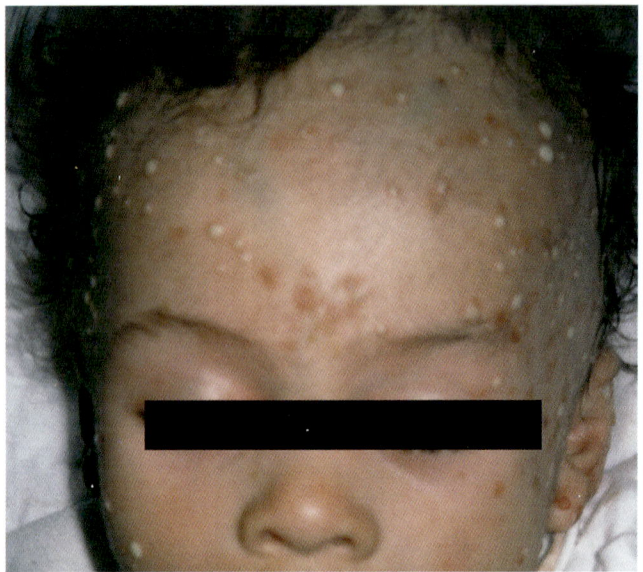

Figura 5.9 Abscessos cutâneos em paciente com doença granulomatosa crônica.

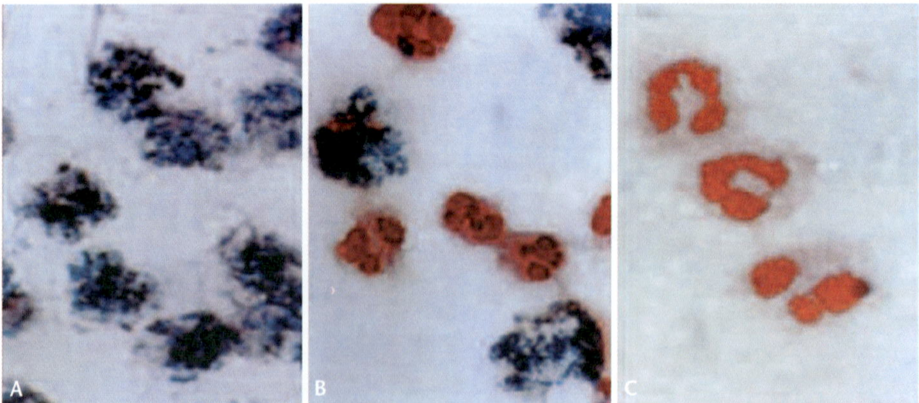

Figura 5.12 Teste do *nitro blue tetrazolium* (NBT). A: teste normal; B: mãe portadora de doença granulomatosa crônica; C: paciente do sexo masculino com doença granulomatosa crônica.

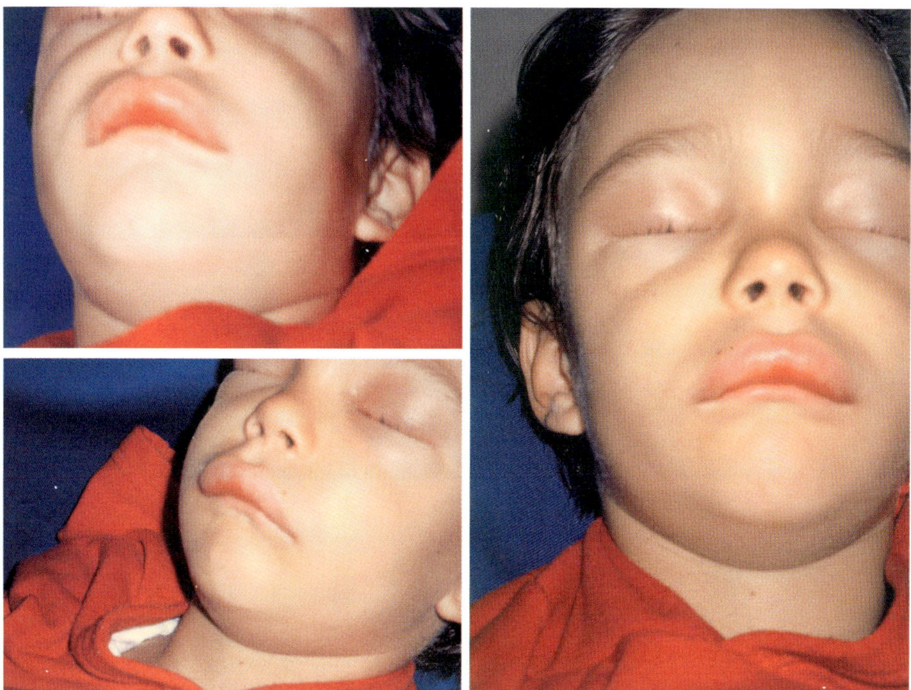

Figura 5.13 Angioedema deformante em paciente com angioedema hereditário.

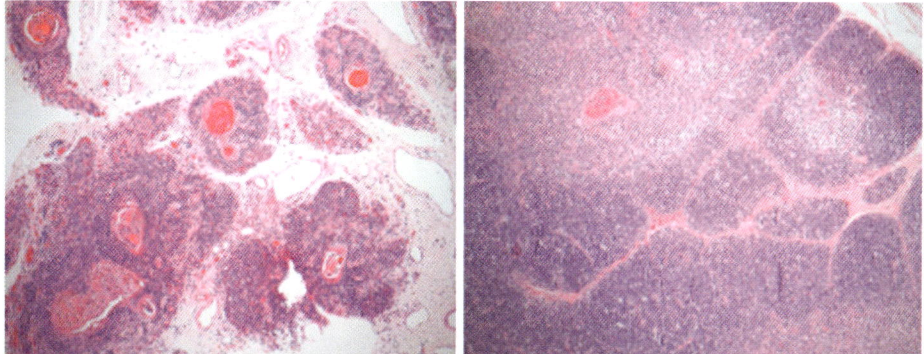

Figura 7.2 Achados histológicos do timo de 2 meninos de 18 meses, o do lado esquerdo portador da síndrome de Down (SD) e o do lado direito portador de uma cardiopatia como malformação isolada. Podem ser observadas estrutura anormal e intensa hipocelularidade na SD quando comparada ao controle.

Fonte: imagens gentilmente cedidas pela Profa. Maria Cláudia Zerbini, do Departamento de Patologia da FMUSP.

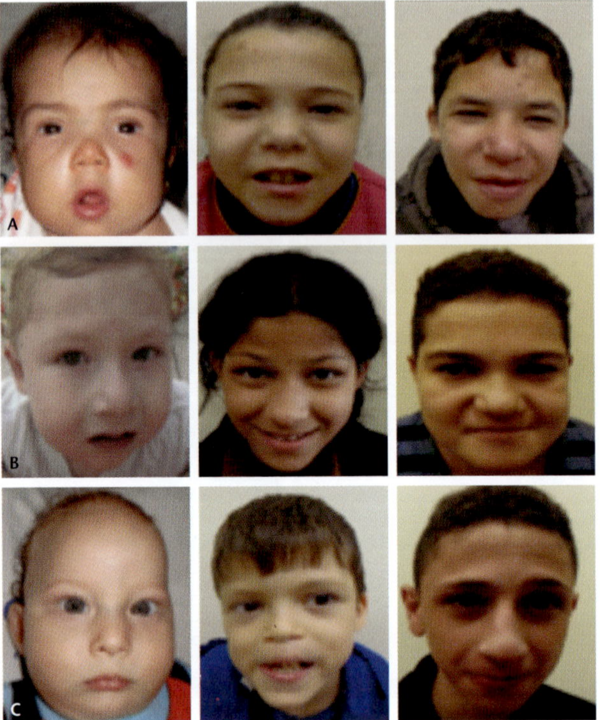

Figura 7.4 Principais características fenotípicas dos pacientes com a síndrome da deleção 22q11.2. A: fendas palpebrais estreitas; B: face e/ou nariz alongado; C: lábio superior fino[52].

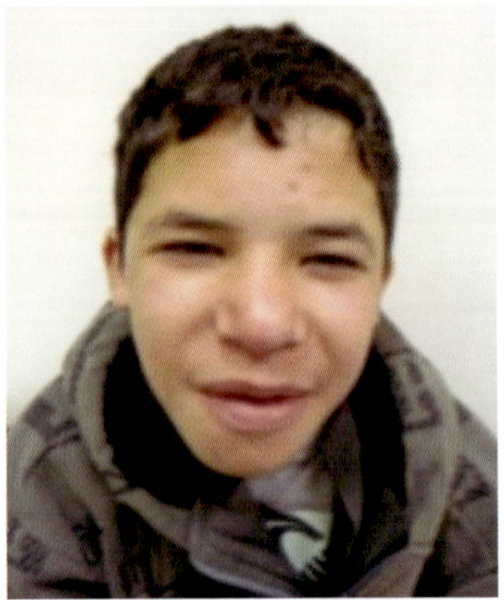

Figura 7.5 Demonstração da face alongada (aumento do comprimento vertical da face), fendas palpebrais estreitas, pálpebras "encapuçadas", nariz alongado, ponta nasal bulbosa com hipoplasia alar.

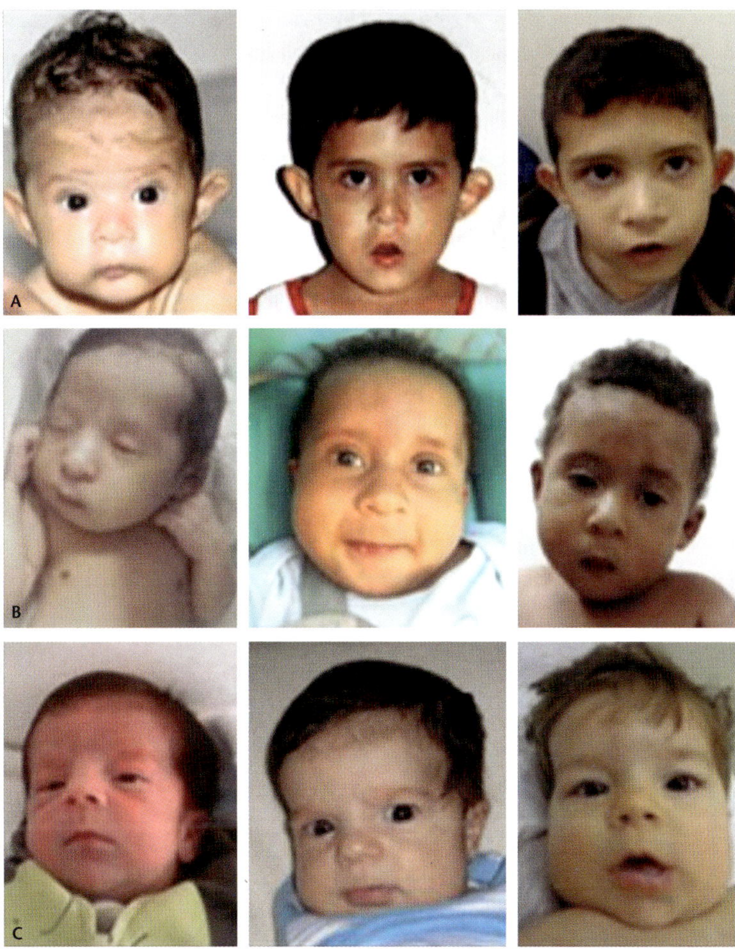

Figura 7.6 Fotos evolutivas de pacientes com a síndrome da deleção 22q11.2 em diferentes idades. A: recém-nascido com lábio superior fino e orelhas displásicas, tornando-se mais características as alterações faciais na fase escolar; B: recém-nascido com dismorfismo facial (face e nariz alongados, fendas palpebrais estreitas, lábio superior fino); C: lactente com face alongada e nariz curto com ponta nasal bulbosa, mais evidentes na evolução[52].

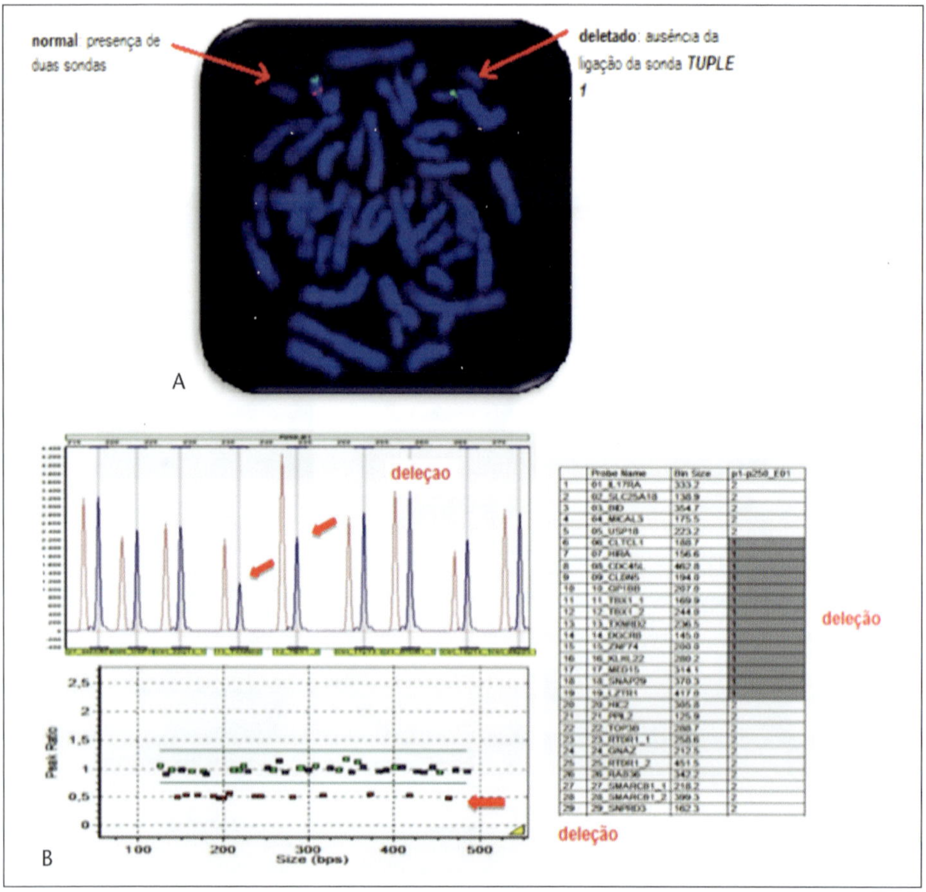

normal: presença de duas sondas

deletado: ausência da ligação da sonda *TUPLE 1*

A

deleçao

	Probe Name	Bin Size	p1-p250_E01
1	01_IL17RA	333.2	2
2	02_SLC25A18	136.9	2
3	03_BID	354.7	2
4	04_MICAL3	175.5	2
5	05_USP18	223.2	2
6	06_CLTCL1	188.7	1
7	07_HIRA	156.6	1
8	08_CDC45L	462.8	1
9	09_CLDN5	194.0	1
10	10_GP1BB	207.0	1
11	11_TBX1_1	169.9	1
12	12_TBX1_2	244.0	1
13	13_TXNRD2	236.5	1
14	14_DGCR8	145.0	1
15	15_ZNF74	290.0	1
16	16_KLHL22	280.2	1
17	17_MED15	314.1	1
18	18_SNAP29	378.3	1
19	19_LZTR1	417.0	1
20	20_HIC2	305.8	2
21	21_PPIL2	125.9	2
22	22_TOP3B	288.7	2
23	23_RTDR1_1	258.6	2
24	24_GNAZ	212.5	2
25	25_RTDR1_2	451.5	2
26	26_RAB36	342.2	2
27	27_SMARCB1_1	218.2	2
28	28_SMARCB1_2	399.3	2
29	29_SNRPD3	162.3	2

deleção

deleção

Peak Ratio

2,5 2 1,5 1 0,5 0

100 200 300 400 500

Size (bps)

B

Figura 7.7 Demonstração da deleção na região 22q11.2. (A) técnica de FISH; (B) técnica de MLPA.

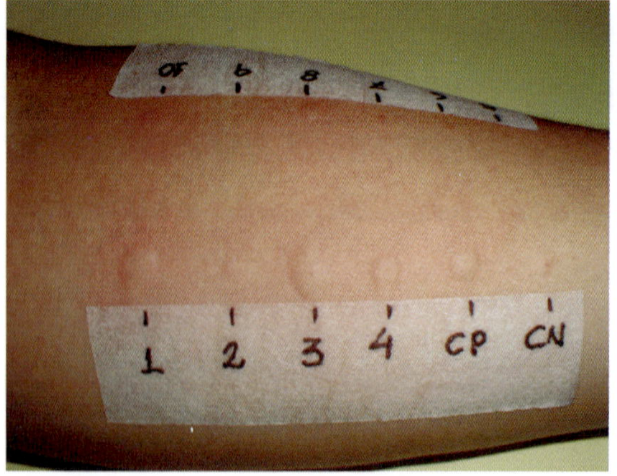

Figura 11.4 Teste cutâneo de puntura com controle negativo e positivo (CN, CP).

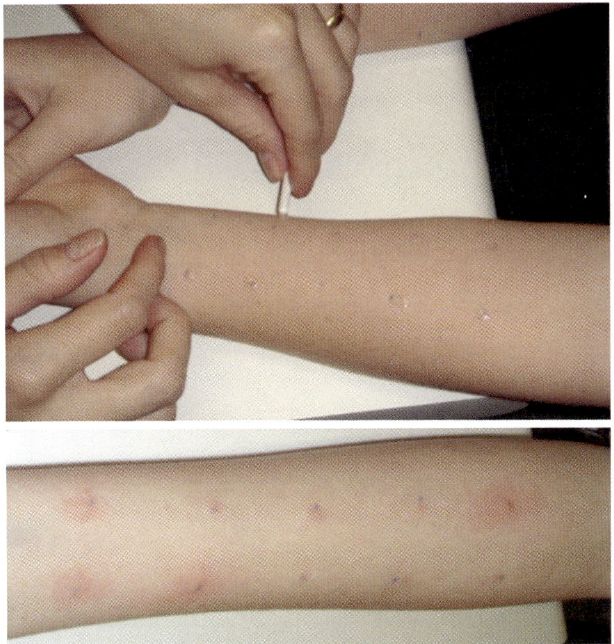

Figura 12.1 Teste de puntura. Aplicação e leitura do teste.

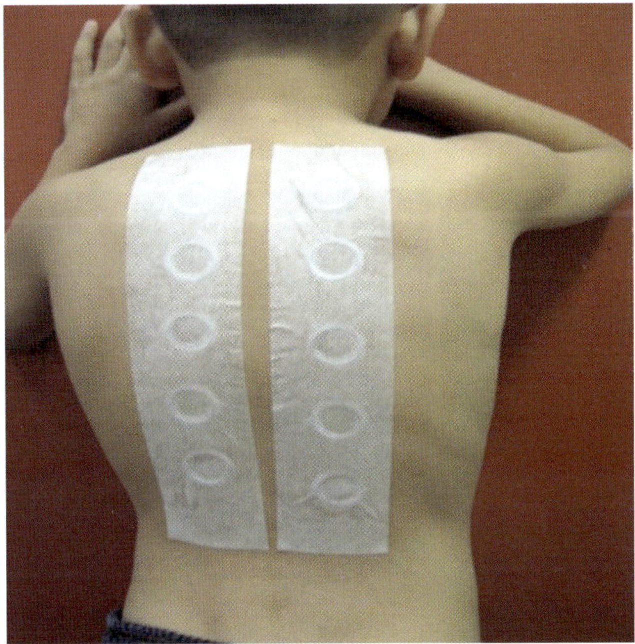

Figura 12.2 Teste de contato atópico.

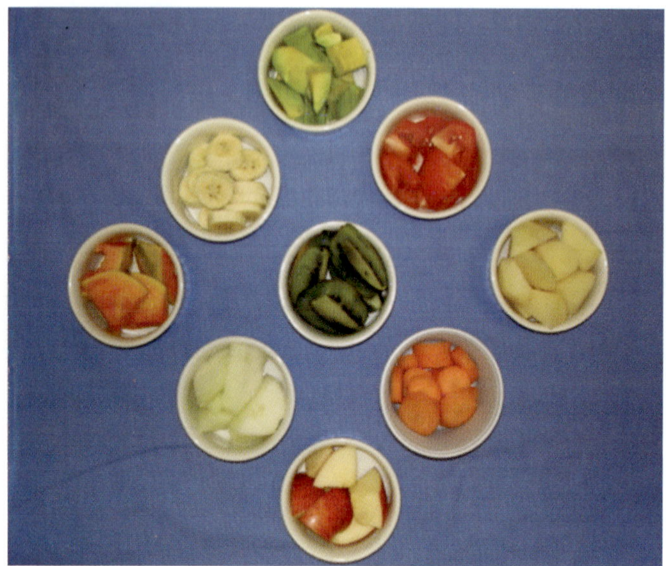

Figura 12.3 Alimentos *in natura* utilizados no *prick to prick*.

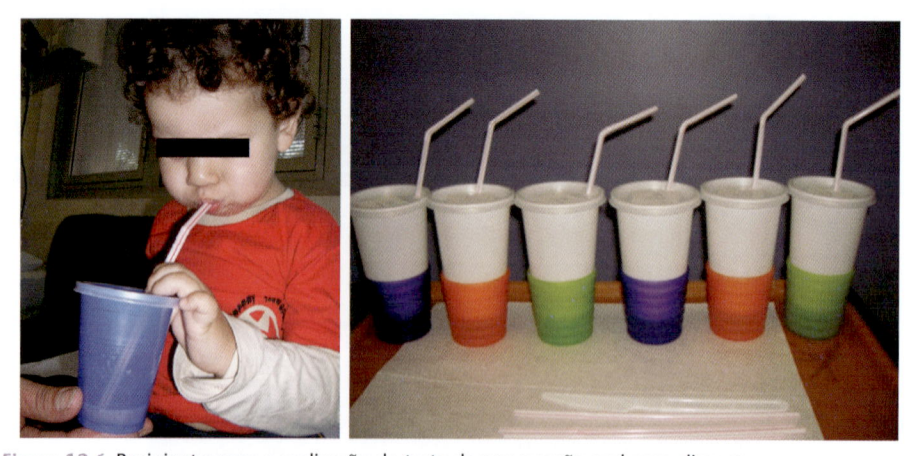

Figura 12.6 Recipientes para a realização do teste de provocação oral para alimentos.

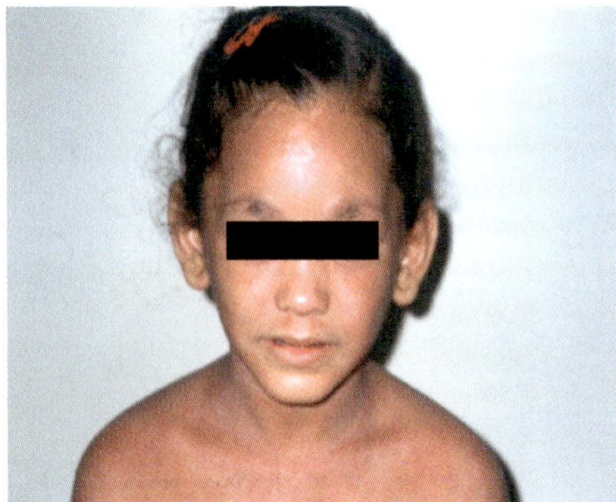

Figura 14.1 Dermatite atópica. Nota-se presença de critérios menores como rarefação da sombrancelha (sinal de Hertogue).

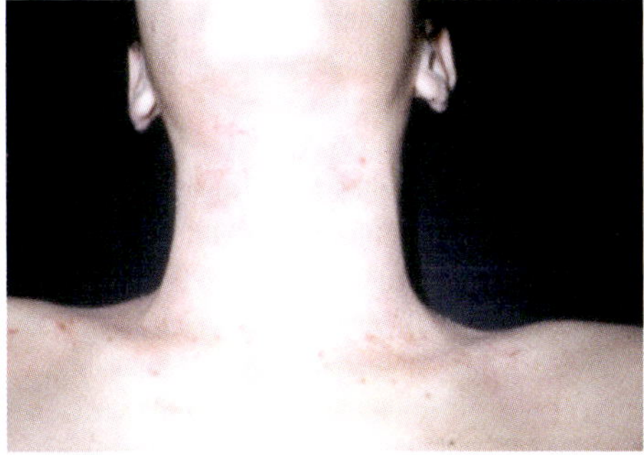

Figura 14.2 Paciente com dermatite atópica em pescoço – fase crônica.

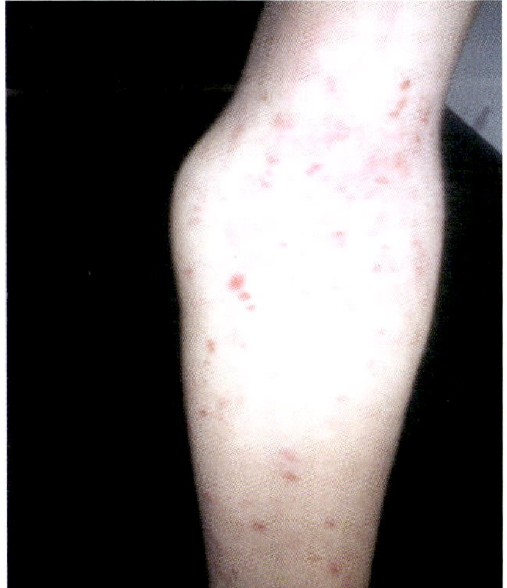

Figura 14.3 Acometimento de dobras.

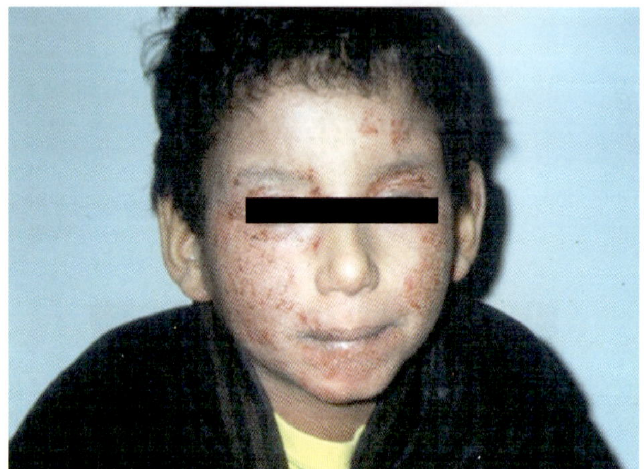

Figura 14.4 Dermatite atópica em face associada à infecção secundária por *S. aureus*.

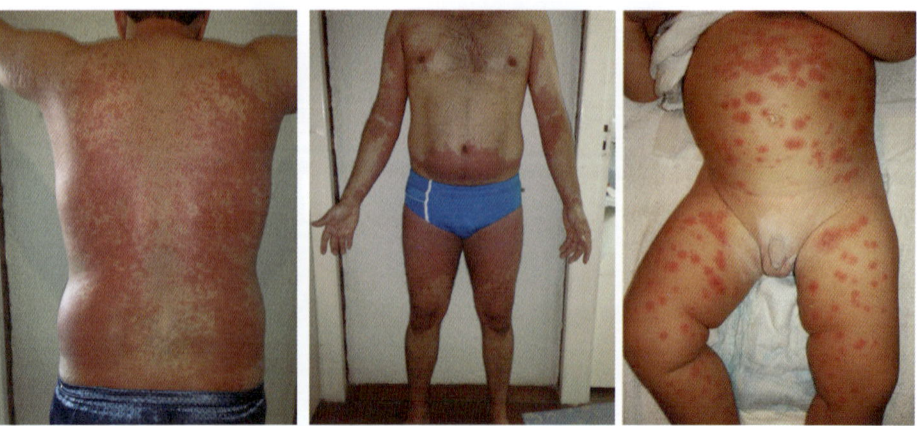

Figura 16.3 Erupção maculopapular.

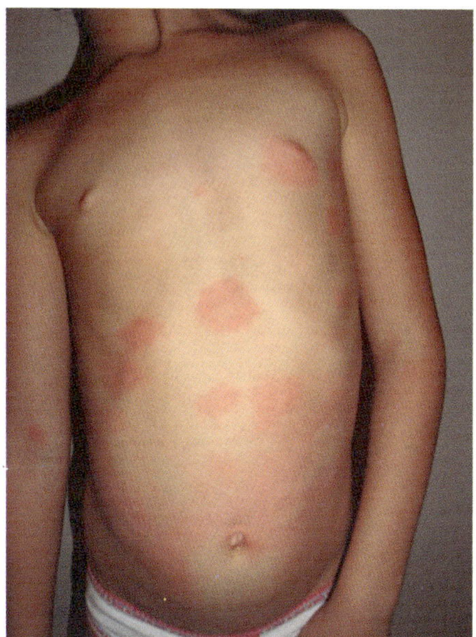

Figura 16.4 Urticária.

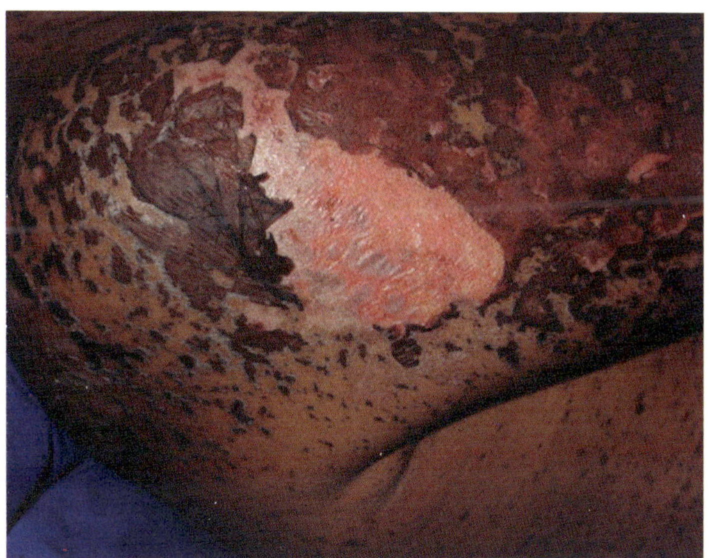

Figura 16.5 Síndrome de Stevens-Johnson/necrólise epidérmica tóxica.

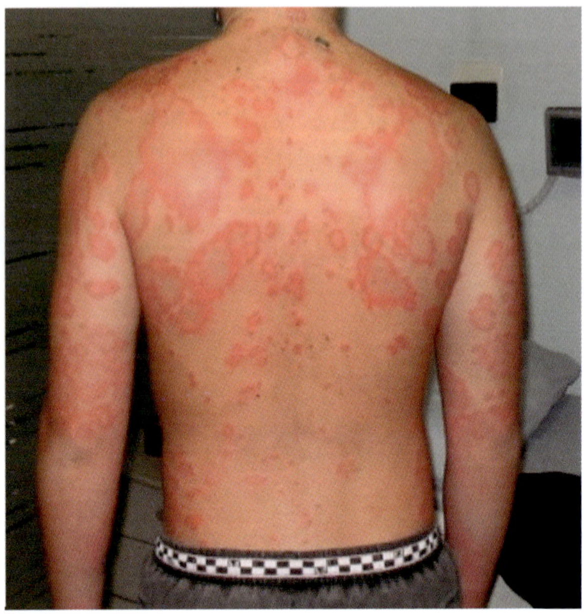

Figura 19.2 Urticária precedendo quadro de anafilaxia em adolescente sensível ao ácido acetilsalicílico.

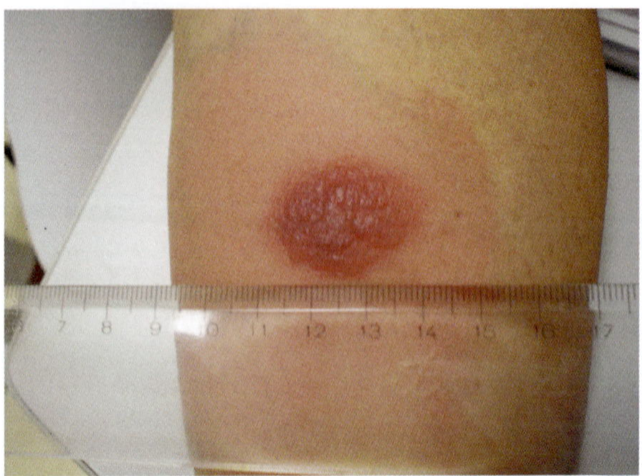

Figura 20.1 A triagem da imunidade celular é realizada por meio de testes cutâneos de hipersensibilidade tardia, como o teste de Mantoux, induzido pela injeção intradérmica de uma solução de um derivado proteico purificado da tuberculina no indivíduo sensibilizado.